高级卫生专业技术资格考试指导用书

儿科护理学高级教程

（第 2 版）

主　编　黄人健　李秀华

科学出版社
北　京

内 容 简 介

本书在人民军医出版社畅销书《儿科护理学高级教程》基础上修订而成。由中华护理学会内最具权威的护理专家共同编写，按照国家对高级卫生专业技术资格人员的专业素质要求，集中、准确地介绍了相关的护理学基本理论及新进展。全书分护理学总论篇和儿科护理学篇两部分共24章。除介绍护理伦理、护理心理、护理教育、护理管理和医院感染等总论的内容外，以儿科疾病护理为目标，用15章全面介绍了新生儿护理、儿科各系统疾病护理的特点和儿童预防保健等内容，详细介绍了每种疾病护理问题和护理措施及健康指导。本书配有网络资料，包含由知名专家亲自拟定的2000余道试题，读者可通过实战演练，掌握卫生专业技术资格考试机考的知识内容和操作技巧。

本书适合于拟晋升高级职称的应试者，也是高年资护理人员提高临床、教学、科研水平和进一步提高临床实际工作能力的案头必备指导用书。

图书在版编目(CIP)数据

儿科护理学高级教程/黄人健，李秀华主编.—2版.—北京：科学出版社，2018.1
高级卫生专业技术资格考试指导用书

ISBN 978-7-03-056185-5

Ⅰ.①儿… Ⅱ.①黄… ②李… Ⅲ.①儿科学－护理学－资格考试－教材
Ⅳ.①R473.72

中国版本图书馆CIP数据核字(2017)第325364号

责任编辑：郝文娜 徐卓立 / 责任校对：韩 杨
责任印制：赵 博 / 封面设计：吴朝洪

科学出版社 出版
北京东黄城根北街16号
邮政编码：100717
http://www.sciencep.com

中国科学院印刷厂 印刷
科学出版社发行 各地新华书店经销
*
2011年4月第 一 版 由人民军医出版社出版
2018年1月第 二 版 开本：889×1194 1/16
2018年1月第一次印刷 印张：21 3/4
字数：615 380

定价：118元

(如有印装质量问题，我社负责调换)

高级卫生专业技术资格考试指导用书
《儿科护理学高级教程》
编 委 会

主　编　黄人健　李秀华

副主编　（以姓氏笔画为序）

刘纯艳　刘绍金　吴欣娟　张黎明

倪国华　徐润华

编　者　（以姓氏笔画为序）

丁炎明　北京大学第一医院

于丽莎　中国人民解放军第 302 医院

马玉芬　中国医学科学院北京协和医院

马秀芝　首都儿科研究所

王立新　北京五洲女子医院

王丽霞　首都医科大学附属北京儿童医院

叶文琴　海军军医大学附属长海医院

成守珍　中山大学附属第一医院

刘纯艳　天津医科大学护理学院

刘绍金　中国医学科学院北京协和医院

刘春华　北京大学妇产儿童医院

李庆印　中国医学科学院阜外心血管病医院

李秀华　中日友好医院

李春燕　首都医科大学附属北京朝阳医院

吴欣娟　中国医学科学院北京协和医院

汪四花　浙江大学医学院附属第二医院

宋书梅　中国医学科学院北京协和医院

张晓静　中国医学科学院北京协和医院

张海燕　北京大学人民医院

张培生　浙江绿城职业培训学校

张黎明　中国人民解放军总医院

陈　东　首都医科大学附属北京佑安医院

陈伟菊　暨南大学附属第一医院

陈京立　中国协和医科大学护理学院

陈建军　北京大学第一医院

陈湘玉　南京大学医学院附属鼓楼医院
郑一宁　首都医科大学附属北京友谊医院
赵继军　海军军医大学附属长海医院
顾则娟　南京医科大学第一附属医院
倪国华　杭州师范学院护理学院
徐　波　中国医学科学院肿瘤医院
徐润华　首都医科大学附属北京儿童医院
徐筱萍　复旦大学附属中山医院
高凤莉　清华大学北京清华医院
黄人健　中国医学科学院北京协和医院
黄惟清　北京护士学校
曹文媚　天津市第一中心医院
屠丽君　南京医科大学附属脑科医院

出版说明

人事部、卫生部于2000年下发了文件《关于加强卫生专业技术职务评聘工作的通知》(人发[2000]114号)。根据该文件的精神和各地的实际情况，我国目前卫生专业技术资格的评定工作主要采取如下方式进行：卫生专业的副高级技术资格一般通过考试与评审相结合的方式获得；而正高级技术资格则通过专业答辩，由评审委员会评议通过后获得。现在全国各个省、自治区、直辖市负责职称评定的部门已经领导设立了多个考区，专门负责副高级技术资格考试的一系列工作有序公正地开展；很多地区的正高级技术资格的评审工作也正在逐步向考评结合的方式过渡。凡符合申请卫生专业高级技术资格的人员，通过考试合格并取得相应资格，就代表了该人员已经具备相应级别技术职务要求的水平与能力，这是单位聘任相应技术职称人员的必要依据。

随着卫生专业职称改革的进一步深化，高级技术资格考试制度也正在日臻完善。2011年为了配合国家的高级技术资格考试，也根据职称改革考试时考生对考前辅导用书的迫切需求，人民军医出版社与各学科权威专家通力协作，编辑、出版了《高级卫生专业技术资格考试指导用书》(后称指导用书)系列丛书，本次出版的《护理专业高级资格考试指导用书》就是其中一套，受到了相关人员的热烈欢迎。现在该套书出版已经5年有余，鉴于出版和市场的实际情况，我们决定将其修订再版，以满足当前卫生专业技术资格考试用书的市场需求。本次修订编写人员基本不变，仍由从事临床工作多年，在本学科领域内具有较高知名度且具有副主任护师职称以上的专家及教授担任，除确保内容的权威性、实用性和先进性外，全书基本延续了第1版书编写的基本宗旨与框架结构，主要根据国家对高级卫生专业技术资格人员的专业素质要求，介绍相关领域内的基本理论和规范护理，特别注意“注重实用、突出进展”的原则，同时根据近几年护理形势的变化和技术的更新做了必要的修改。鉴于原书的多媒体光盘在使用中读者反馈有诸多不便，也不符合数字化出版的发展趋势，本次修订将练习题设立为网络版，护理专业系列共含2000余道题，但题目和题型保持不变，便于考生复习、记忆。

考试不是目的，而是为了加强临床医务人员对学科知识的系统了解和掌握，是提高医疗质量的一种手段。因此，本套书的受益者不仅仅是中、高级技术资格应考人员，其权威、专业、前沿的学科信息将会对我国医学科学的发展、医学科技人才的培养以及医疗卫生工作的进步起到推动和促进作用。

前　言

护理是一门科学，也是一门艺术，其目标为“协助人们增进健康，并协助解决人们的健康问题”。随着时代及社会的变迁，人们观念的改变，护理的定义在发生变化，内涵也在逐步扩大。首先，护理是一个专业。今日的护理人员，大多接受过大专或大专以上的高等教育，并需要经过执业资格考试取得护士执业资格，才能从业并实现职称晋升。其次，护理是综合性科学，涉及社会学、生物学、哲学、人类文化学、心理学、营养学等。第三，护理应有整体观。目前所推崇的整体护理，要求护理人员应以整体理论帮助患者治愈疾病，并关注患者的心理问题。第四，护理必须具备同情和关怀思想。护理是关怀人们的健康及与健康有关的问题。第五，护理是一门实务学科，护理人员在实务上扮演着医疗照顾者、教育者、辅导者、个案照顾者等不同的角色。总之，护理是以科学、整体、关怀和实务为中心的专业。护理人员需要具备足够及广泛的专业知识和社会知识。

为贯彻人事部、卫生部《关于加强卫生专业技术职务评聘工作的通知》等相关文件的精神，自 2001 年全国卫生专业初、中级技术资格以考代评工作正式实施。通过考试取得的资格代表了相应级别技术职务要求的水平与能力，作为单位聘任相应技术职务的必要依据。随着初、中级技术资格以考代评工作的日益完善，高级技术资格评审也进入考评结合的时代。为了配合护理人员高级技术资格全国统一理论考试，我受高级卫生专业技术资格考试指导用书编委会邀请担任主编，负责组织全国护理专家编写这套护理专业高级资格考试指导用书，本套书的编委均来自全国知名医院及医学院校，工作在临床和教学一线。在编写过程中，我们严格按照国家对高级卫生专业技术资格人员专业素质的要求，根据“注重实用，突出进展”的原则，系统介绍了护理学的基础理论和各专科护理规范，阐述了护理学专业的国内外发展现状和发展趋势等前沿信息，反映了目前本学科发展的现况，保证了全书具有很高的权威性、实用性和先进性。

本套用书共 5 种，分别是《护理学高级教程》《内科护理学高级教程》《外科护理学高级教程》《妇产科护理学高级教程》《儿科护理学高级教程》。为配合考生复习，还有网络版配套模拟试题，包括单选题、多选题、共用题干单选题、案例分析题 4 种题型(书后二维码)。希望本书能加深护理人员对基础理论知识的掌握，深化临床护理技能，提高护理人员对患者服务的水平，顺利通过考试。

承担本书撰写的作者均是护理学领域的知名专家和学术带头人，除繁重的临床、教学、科研工作之外，还要利用业余时间伏案编写此书实属不易，在此对他们的辛勤劳动及严谨工作表示感谢。因水平有限，对书中不足和错误之处，恳请读者不吝赐教，提出宝贵意见，以期再版时及时改正。

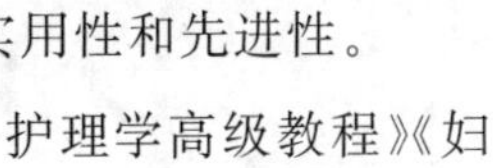

中国医学科学院北京协和医院

2017 年 2 月

目　录

第一篇　护理学总论

第二篇　儿科护理学

第一篇　护理学总论

第1章

护理管理

人类的管理活动源远流长，但是管理学的出现是近100年的事情。护理管理学是管理科学在护理管理事业中的具体应用，通过对管理的含义、内容、方式以及管理活动规律的系统研究，实现对医院护理工作的有效管理。合格的护理管理必须掌握护理管理科学规律，了解当今国际先进的管理理论和方法，提高管理能力和水平，在管理实践中不断探索和创新，建立完善的适合我国医院工作实际的护理管理理论和方法。

第一节　基本概念

一、管理与管理学

1. 管理与管理学的概念　管理(management)是管理者通过计划、组织、人事、领导、控制等各项职能工作，合理有效利用和协调组织管理所拥有的资源要素，与被管理者共同实现组织目标的过程。要准确理解这一概念，需要明确以下几点：管理的对象是组织管理者所拥有的资源，包括人、财、物、信息、空间和时间6个方面，其中人是管理的主要对象，人际管理是管理的核心问题；由于时间具有不可逆性，所以时间是管理过程中最稀有、最特殊的资源；管理要解决的基本矛盾是有限的资源与相互竞争的多种目标之间的矛盾；管理是为实现组织管理目标服务的，是一个有意识、有目的的行为过程。

管理学是研究管理活动基本规律与方法的综合性应用科学。管理学发展到今天，已经形成一个庞大的管理学体系，几乎每个领域都已经形成了专门的管理学，如为医院护理管理服务的护理管理学。

2. 管理的对象　管理对象是指管理过程中管理者所作用的对象，是管理的客体，管理对象包括组织中的所有资源，其中人是组织中最重要的管理资源。

(1)人力资源：人是组织中最重要的资源，如何使人的主动性、积极性、创造性得以充分发挥，提高组织劳动生产率，是管理者面临的管理挑战。

(2)财力资源：在市场经济中，财力资源既是各种资源的价值体现，又是具有一定独立性和运动规律的特殊资源，财力资源管理目标就是通过管理者对组织财力资源的科学合理管理，做到以财生财，用有效的财力资源为组织创造更大的社会效益和经济效益。

(3)物力资源：物是人们从事社会实践活动的基础，所有组织的生存和发展都离不开物质基础，在进行组织物力管理时，管理者要遵循事物发展的客观规律，根据组织管理目标和实际情况，对各种物力资源进行最优配置和最佳的组合利用，做到物尽其用。

(4)信息资源：信息是物质属性和关系的特征，信息是医院护理管理中不可缺少的构成要素，随着信息社会的到来，广泛地收集信息、快速准确地传递处理信息、有效利用信息为管理活动服务已成为护理信息管理的重要内容。管理者应保持对信息的敏感性和具有对信息迅速做出反应的能力，并通过信息管理提高管理的有效性。

(5)时间资源：时间是运动着的物质的存在形式，物质与时间、空间与时间都是客观存在且密不可分的，管理者要善于管理和安排时间，做到在最短的时间完成更多的事情，创造更多的财富。

3. 管理的方法

(1)行政方法：行政方法是指在一定的组织内部，以组织的行政权力为依据，运用行政手段，按照行政隶属关系来执行管理职能，实施管理的一种方法。行政方法的特点：有一定的强制性；具有明确的范围，只能在行政权力所能管辖的范围内起到作用；不平等性。

(2)经济方法：经济方法是指以人们的物质利益需要为基础，按照客观经济规律的要求，运用各种物质利益手段来执行管理职能，实现管理目标的方法。经济方法的特点：利益性、交换性、关联性。

(3)教育方法：教育是按照一定的目的、要求对受教育者从德智体诸多方面施加影响，使受教育者改变行为的一种有计划的活动。教育方法的特点：教育是一个缓慢的过程；教育是一个互动的过程；教育形式的多样性。

(4)数量分析方法：数量分析方法是建立在现代系统论、信息论、控制论等科学基础上的一系列数量分析、决策方法。数量分析方法的特点：模型化、客观性强。

4. 管理者的角色

(1)人际角色：包括头面人物的角色，是象征性的首脑，必须履行法律性或社交性的例行义务；领导者的角色，负责激励和指导下属；联络者的角色，与外部能够提供好处和信息的人保持接触和联系网络。

(2)信息传递角色：包括监控者、传播者、发言人的角色，所有管理者在某种程度上都要从其他组织或机构接受或收集一些信息，这种活动最典型的是通过阅读杂志和与别人交谈来了解公众需求的变化、竞争者可能在做什么计划等，这是监控者角色，管理者也会像导体一样给组织成员传送信息，这是信息发送者的角色；当管理者代表组织与外界交往时，扮演的是发言人的角色。

(3)决策角色：在企业家角色中，管理者激发并监督能改善组织绩效的新项目；作为混乱处理者，管理者对事先未预测到的问题采取正确的行动；作为资源分配者，管理者负责分配人力、物力和财力资源，作为谈判者，他们与其他部门协商和谈判，为自己的部门争取好处。

5. 管理的职能　管理的职能，也就是管理的作用或功能，包括计划、组织、领导、人力资源管理、控制 5 个方面。

(1)计划：计划是为实现组织的管理目标而对未来行动方案做出选择和安排的工作过程，具体就是确定做什么，为什么做，什么人去做，什么时间做，在什么地点去做和怎样去做，好的计划可以促进和保证管理人员在工作中开展有效的管理，有助于将预期目标变成现实。

(2)组织：组织职能的主要内容包括组织的结构设计、人员配备、医院护理管理的规划与变动、医院护理管理授权等。组织是分配和安排医院护理管理成员之间的工作、权利和资源、实现医院护理管理目标的过程。组织职能使医院护理管理当中的各种关系结构化，从而保证计划得以实施。

(3)领导：领导是指导和督促组织成员去完成任务的一项管理职能，护理管理的领导职能就是管理者带领和指挥护理人员同心协力实现组织目标的过程，领导工作成功的关键在于创造和保持一个良好的工作环境，激励下属努力工作，提高组织工作效率。

(4)人力资源管理：人力资源管理职能是指管理者根据组织管理内部的人力资源供求状况所进行的人员选择、使用、评价、培训的活动过程，目的是保证组织任务的顺利完成。

(5)控制：控制是为实现组织目标，管理者对被管理者的行为活动进行的规范、监督、调整等管理的过程。控制职能与计划职能密不可分，计划是控制的前提，它为控制提供了目标和标准；控制是实现计划的手段，没有控制，计划就不能顺利实现。

二、护理管理

1. 护理管理的概念　世界卫生组织医院和护理管理专家委员会认为：护理管理是为提高人类健康水平，系统地发挥护士的潜在能力及有关人员或设备、环境及社会活动作用的过程。

美国护理专家吉利斯认为，护理管理若能具备规划、组织、领导、控制的能力，对人力、财力、物力、时间能做最经济有效的运用，就能达到最高效率并收到最大效果。

护理管理是以提高护理质量和工作效率为主要目的的活动过程。管理中要对护理工作的诸多要素进行科学的计划、组织、领导、控制、协调,以便使护理系统实现最优运转,为服务对象提供最优的护理服务。护理管理学是管理科学在护理管理工作中的具体应用,是在结合护理工作特点的基础上,研究医院护理管理活动的基本规律和方法的一门科学,已经为越来越多的专家、学者和管理人员所接受,对医院护理管理实践具有积极的指导作用。

2. *护理管理者的角色* 大多数医院的护理管理体制包括护理部主任、总护士长、护士长三级管理或总护士长、护士长两级管理体制。护士长是医院护理管理最基层的管理者,是病房或护理单元工作的具体护理管理者,在医院护理管理中扮演重要角色。

(1)联络者:护士长在工作中需要不断地与护理人员、上级护理管理者、医师、其他医技人员等进行沟通,保证创造一个良好的工作场所和利于患者治疗康复的环境。

(2)代表者:在处理行政、业务工作中,护士长代表病房参加各种会议,接待来访者等。

(3)监督者:护士长有责任对病房的各项护理活动与资料进行监督,促进各项护理活动顺利进行。

(4)传达和宣传者:护士长要主持各种会议,将上级的文件、指令、命令和政策精神等传达给护理人员,宣传有关的方针、规定及有关护理知识等。

(5)护、患代言人:护士长应维护护理人员群体利益,代表护理人员与其他医务人员协商业务工作,与行政后勤部门协商保护护理人员的权益。护士长还须代表患者反映其要求,与相关人员联络沟通,以解决患者的问题,满足他们的健康需求。

(6)计划者:护士长要规划病房护理业务工作,制订年度、季和月工作计划,提出工作改进方案,促进护理质量的提高。

(7)冲突处理者:护士长有责任协调病房人员之间的冲突和矛盾,通过双方协商、劝告、解释说明等管理手段,使双方相互理解,求同存异,维持部门工作氛围的团结和谐。

(8)资源调配者:护士长负责病房资源的合理分配和有效利用,包括合理有效的护理人力资源组合、保证各班次的护理人力能够满足病房护理工作需要,对科室医疗仪器、设备、办公用品等消耗性物质的计划、申请、领取、保管、维修和报废,保证临床医疗护理工作的正常运转。

(9)协商谈判者:护士长的管理工作需要与有关部门人员进行正式、非正式的协商和谈判。如向上级申请调整护理人员,增添医疗仪器设备等。

(10)教育者:病房是患者健康教育最直接的场所,护士长有责任对自己本单元的护理人员进行教育,不断提高护理人员的素质,是护理人员、进修护士、护士学生在护理业务技术方面的指导者和教育者;同时要安排科室护理人员开展病人健康教育项目,对患者及其家属进行护理指导、健康教育。

(11)变革者:护士长是医院临床第一线的管理者,有着丰富的基层护理管理经验,最能发现护理管理上的问题,对病房护理管理有一定的权威性。护士长在病房护理的服务模式上有较大的自主权,可以大胆变革、创新,提高护理服务质量。

第二节 相关理论

一、古典管理理论

1. *泰勒的科学管理理论* 美国的佛雷德里可·泰勒(Frederick Taylor)是科学管理学派奠基人。在产业革命以后,改进工厂的管理、提高效率、解决劳资双方的矛盾是管理学家迫切需要解决的问题。泰勒在科学管理理论上的主要贡献是:有关工作定额方面的时间与动作研究;有关工作能力与工作相适应的人员合理适用研究;有关提高工作效率的工具标准化研究;有关劳资方面的工资制度的研究;有关组织方面的计划与执行部门、职能部门的研究。

泰勒虽然运用时间研究以及根据科学的方法对工作进行甄选、训练及培养,使得工作成果增加,但是他的管理过程过分强调工作场所及方法,而忽略了组织整体。同时,也由于他高估薪酬对工人的重要性,而忽略了组织中社会满足的重要性,因此引起劳工组织激烈的反对。因为他们认为科学管理的方法使工人犹如机器般工作,奖金又迫使工人必须保持高水准的绩效,而生产力增加的成果对业主的利益大于雇工。不过,无论其缺点如何,不可否认科学管理是管理工作科学化、系统化的开端,是管理理论发展史上的重要里程碑。科学管理理论在护理管理中的应用如下。

(1)以科学的研究方法对各项护理业务的改进进行探讨。

(2)各阶层的护理管理者有其特定的职责,各班护理人员也有固定的角色与功能,护士长负责护理单元业务的统筹、规划、控制等事宜。

(3)进行护理人员的甄选、分配、训练和再教育。

(4)部分护理工作标准化。

(5)护理管理人员的管理、领导能力训练。

(6)建立奖励制度和绩效考核。

2. 法约尔的管理过程理论 与科学管理理论并肩而行的另一管理理论是管理过程理论。它不同于科学管理学派的标准化、制度化,而是探讨如何使管理过程合理有效等问题,法约尔是此学派中的代表人物。

法约尔曾撰写《一般与工业管理》一书,书中指出管理过程可分为规划(planning)、组织(organization)、指挥(command)、协调(coordination)及控制(control)5 项功能,并提出如下 14 项管理原则:

(1)合理的分工。

(2)权责的对应。

(3)严明的纪律。

(4)统一指挥。

(5)目标与计划一致。

(6)集体利益重于个人利益。

(7)公平合理的奖酬原则。

(8)权力应予以集中。

(9)良好的等级系统状态。

(10)良好的工作秩序。

(11)对雇员一视同仁。

(12)人员的相对稳定。

(13)鼓励和发展下属。

(14)养成团体意识与合作精神。

法约尔对管理过程的职能划分,为近代管理学科的研究提供了理论的框架,也为现代的管理科学理论体系的形成奠定了牢固的基础。其一般性管理理论的提出,扩展了管理理论的领域,为社会各种组织的管理活动提供了科学依据。

管理过程理论在护理管理中的应用:①强调护理管理者必须负责本单位内各项工作的规划、组织、领导、协调与控制等事宜;②有正式的护理管理组织,每一阶层有其职责,每一员工有一主管,每人的权利与责任对等,并将工作进行分工,护理部主任是最高的护理主管,各单位都朝着护理部的目标努力;③护理部及各单位都设有奖惩方法,强调奖罚分明,并设有留任措施,以减少护理人员的流动;④护理工作是团队的工作,所以强调团队的合作;⑤有一套固定的员工薪资办法,使员工的薪酬公平化;⑥通过制订护理技术手册,使护理技术一致化,并成为正式的工作说明单。

3. 韦伯的行政组织理论 韦伯在古典管理组织上的最大贡献是在他的代表作《社会理论与经济组织》一书中提出的"理想的行政组织模式"理论,该模式具有以下特点:

(1)明确的组织分工,即每一职位都应有明确规定的权利和义务。

(2)自上而下的等级体系,即应按照等级原则建立权职指挥系统。

(3)合理任用人员,即任用人员完全要通过职务的要求,经过考核和教育训练来执行。

(4)建立职业性的管理人员制度,即管理人员应有固定的薪酬和明文规定的升迁制度,并作为一种职业人员去对待。

(5)建立严格的、不受各种因素影响的规则和纪律。

(6)建立理性的行动准则,即人与人之间的关系只有职位的区别,不应受个人情感的影响,人与人之间应具有一种不偏不倚的态度。

二、行为科学理论

1. 弗莱特的管理理论 弗莱特是美国管理学家,其观点主要集中在她的《新国家》《创造性的经验》等著作中,其内容可归纳为四点:通过利益的结合去减少冲突;变服从个人权力为遵循形式规律;通过协作和控制去达到目标;领导应以领导的拥护者的相互影响为基础。

2. 孟斯特伯格的工业心理学理论 孟斯特伯格是德国人,他在管理方面的最大贡献是首先把心理学知识与测试方法应用于工商管理的实践中,他批评过去的管理者只注重人的体力与技能,却忽视了人的智力与心理状态,这实质上是一个严重的错误,他认为人员选用的同时就应该考虑到"职业要求"和"个人心智",并用测验方法加以确定。他在《心理学与工业效率》一书中,明确指出了实践心理学应系统地应用在人员的选用上,其目的是要发现:

(1)如何使每个人的心理特征适合于他的工作。

(2)什么样的心理状态下能使每个人达到最高

效率。

(3)什么方法的刺激才能诱导人们去达到最满意的产量和最高的效率。

3. *梅奥的人际关系理论* 梅奥在他所著的《工业文明中的人类问题》一书中,首次提出了"人际关系的思想",主要内容可归纳为以下4个方面:

(1)以前的管理把人视为"经纪人",认为金钱是刺激积极性的唯一动力,而霍桑试验证明人是"社会人",是受社会和心理因素影响的。

(2)以前的管理认为生产效率主要受工作方法和条件的限制,而霍桑试验证明生产的效率主要取决于工人的积极性、职工的家庭和社会生活及组织内部人与人之间的关系。

(3)以前的管理只注重管理组织机构、职能划分及规章制度的建立,而霍桑试验发现除了正式的团体和组织外,职工中还存在各种非正式的小团体,并且这种无形的组织有它的情感影响力,能左右其成员的行为活动。

(4)以前的管理只强调管理的强制作用,而霍桑试验发现新型有效的领导,应该是提高职工的满足感、善于倾听和沟通工人的意见,使人们的情感和需要发生转变。

4. *马斯洛的人类需要层次理论* 马斯洛提出人有五种需要,是依次要求、依次满足、递级上升的五个层次,这五种需要是:①生理的需要;②安全的需要;③社会交往(爱和所属)的需要;④自尊和受人尊重的需要;⑤自我实现的需要。当需要未被满足时,就可以成为激励的起点,马斯洛的人类需要层次论为研究人类行为的产生和发展规律奠定了基础,在国内外管理中得到了广泛的应用。

5. *路因的人类行为领域* 路因主张一个员工的行为受到员工的性格、工作群体的结构以及工作场所的工作气氛三者互动的影响。其主要观点如下:

(1)群体是一种非正式组织,是处于相对平衡状态的一种"力场",群体行为就是各种相互影响的力的结合,这些力也修正个人行为。

(2)群体形成有从属的目标。

(3)群体的内聚力,即群体对每一成员的吸引程度。他可用每个成员对群体的忠诚、责任感、对外来攻击的防御、友谊和志趣相投等态度来说明。

(4)群体有本身的规范。

(5)群体的结构。在非正式群体中,包括正式成员、非正式成员、领导成员和孤立者,其中领导成员重视保持群体的团结及组织结构。

(6)群体领导方式有3种,即专制的、民主的、自由放任的,各有不同效果。

(7)群体的领导者要创造条件促使参加者做出贡献。

(8)群体中的团结、消除紧张、同意、提建议、确定方向、征求意见、不同意、造成紧张、对立等行为。

(9)基本团队趋向于规模较小,以便成员间相互交往的团队。

三、现代管理理论

1. *管理科学学派* 管理科学在狭义上是指制订数学和统计模型,并通过计算机应用于管理,使管理工作中大量的数字筹算、统计、决策、检索及大型复杂的控制等问题简单化,降低不确定性,不仅节省人力、物力,而且提高了精确度。

管理科学学派具有这样的特征:①以决策为主要着眼点,通过数学分析求得最优决策;②以经济效果标准作为评价的依据;③依靠数学模型和计算机作为处理和解决问题的方法和手段。

2. *系统管理学派* 系统管理学派提倡将管理的对象视为系统,从系统的整体性出发进行管理活动。系统管理学派的主要观点如下:

(1)管理系统是一个由人、财、物、信息等要素构成的有机整体,各要素之间相互影响、相互作用,领导人员的责任在于保持各要素间的动态平衡和相对稳定。

(2)管理系统是一个开放式系统,与外界环境有着密切的联系,管理人员在制订计划时应考虑市场、服务和盈利。

(3)管理系统是一个输入、输出系统,输入的是人力、物质、信息和时间等要素,输出的是产品、服务和盈利。

系统理论为护理管理人员提供了一种独到的见解,打开了新的思想领域,在护理上应用很广泛,护理组织系统内的人员组成、层级结构、职务权责的分界,以及各种护理活动,如:使用护理计划、病人分类、人力规划、排班、护理品质改进等都是系统理论的应用。

第三节　进　　展

一、人力资源管理

在所有的管理对象中，人是首要的因素，员工的素质和行为表现是实现组织目标的关键，人才便是资本。护理人力资源是以促进疾病康复，提高全体人民的健康水平，延长寿命为目标的国家卫生计划所需要的一种人力资源，他们是受过不同的护理职业培训，能够根据病人的需求而提供护理服务、贡献自己才能和智慧的人，包括已经在卫生服务场所工作的护理人员，正在接受教育和培训、达到一定的学历或技术水平后能提供卫生服务的人员。

(一)我国护理人力资源现状

1. *护理人力资源总量及分布*　据国家卫生和计划生育委员会 2015 年统计，我国现有卫生机构数量为 98.35 万个，医院 27 587 个，床位 533.1 万张。现有卫生技术人员 800.8 万人，其中执业医师 303.9 万人，注册护士 324.1 万人，注册护士占卫生技术人员总数的 40.5%，医护比为 1∶1.06。与 2007 年相比，注册护士增加了 177.1 万人。至 2016 年每千人口注册护士数由 2007 年的 1.12 人增加到 2.54 人。到 2016 年底全国医院共有注册护士 350.7 万人，占医院卫技人员总数的 42%，比 2010 年增长了 71.2%。尽管近年护士数量已经有了较大提高，但仍没有达到《医院管理评价指南(2008 年版)》要求的医院护士至少占卫生部统计人员 50%的比例。

2015 年的统计数据还显示，护理人力资源分布地区差异较大，东部及中心城市，如上海、北京、天津、广东、江苏、浙江等地区的护理人力资源数量及指标相对较高，而西部和边远地区数量及指标较差。城乡分布差异也很大，我国 80%的人口在农村，而截至 2015 年底，全国 58.1 万个行政村的卫生室人员只有 144.8 万人，其中执业(助理)医师 31.0 万人、注册护士 10.6 万人、乡村医生 96.3 万人。平均每个村的卫生室人员数量为 2.26 人。

2. *护理人力资源结构状况*

(1)年龄结构：据相关统计数据显示，我国护士年龄因职业特点普遍比较年轻，主要分布在 20～45 岁。随着年龄的增长护士的流失率也在增长。

(2)职称结构：2005 年时的统计显示全国护理人员中护士与护师数量占注册护士总数的 68.1%。主管护师、副主任护师、主任护师的数量分别为 30.3%、1.2%、0.4%。而从 2015 年各地发表的统计数据初步估计，该数据中护士与护师数量的占比有所增加，在 82%～86%，而高级职称人数虽有增加但数量仍然偏少，约占 4.7%。

(3)学历结构：2005 年时的统计显示我国护理人员学历普遍较低，以中专学历为主，其中具有大专学历者占 31.8%，而中专学历者占 57.5%。目前该数量已有很大改观，至 2015 年国家卫计委统计我国护士中具有大专以上学历的总数已经达到 62.5%，但具有本科和研究生学历的护士的数量仍不多。

(4)性别结构：女性比例占绝对优势，男性比例极低。

3. *护理人力资源培训现状*　我国的护理高等教育起步较晚，1983 年恢复本科教育，1990 年第二军医大学率先在国内开始培养护理学硕士研究生，2007 年护理学硕士招生院校为 58 所，招生人数 428 名，受过高等教育的人还很少，与发达国家相比有很大的差距。据不完全统计，我国目前有 570 余所中高等院校培养护理专业人才，有 19 所高等医学院开设了护理本科教育，7 所开设了护理硕士点，还有 50 余所开设了护理进修大专班。

目前，我国护理继续教育的作用和地位越来越受到重视，卫生部曾颁发了《继续护理教育暂行规定》和《继续护理教育学历授予试行办法》，对继续护理教育的内容、时间、对象都做了详细的阐述。但目前我国护理继续教育还未能很好地落实，很多医院还是采取临时讲课、短期培训的方式为主，未形成目标明确、阶段性的教育模式，需要进一步的规范和完善。

我国专业护士的发展还处在初级阶段，虽然近几年专业护士培训发展迅速，北京(直辖市)、江苏、广东等省已开设了不同专业的专科护士培训班，但是与发达国家相比还存在着很大的差距。美国高级实践护士(advanced practice nurse，APN)发展迅速，美国的 APN 占护士总数的 7%，日本从 1993 年引进美国临床护理专家(clinical nurse specialist，CNS)和专科护士培训制度，并发展迅速，现已有 13 个专科护理领域。

(二)护理人员的编配

护理人力资源管理就是对护理人员进行有效

选择、安置、考评、培训和开发，使之能达到岗位和组织的要求，而人力资源管理的目的就是根据医院的结构、目标、护理模式，给予每个护理单元、每个班次足够的、高质量的护理人员。护理人员编配，是指对护理人员进行有效恰当的选择，以充实组织结构中所规定的各项职务，完成各项护理任务。人员编制是否合理，比例是否适合，直接影响到工作效率、护理质量、服务水平和成本消耗，甚至影响护理人员的流动及流失率。因此，护理管理者要在有限的内部经费限制下，合理配置护理人员，最大限度地满足病人需要。

1. 编配原则　护理人员编配除了遵循人员管理的基本要求，还应该遵守以下原则。

(1)以病人为中心：医院护理工作的目标是为病人提供最佳的整体护理。因此，配置护理人员的数量、结构等应满足病人的护理需要，即有利于护理目标的实现，并结合医院情况和护理工作的科学性、社会性和持续性等特点，进行全面安排。

(2)结构合理：护理人员编配不仅要考虑数量，而且要考虑人员群体的结构比例。护理队伍中，高、中、初级专业技术职务人员，老、中、青不同资历人员，护士与护理员，临床护理与教学、科研人员等，都应有合理的比例。只有合理编设不同数量和不同层次结构的护理人员，才能优化人才组织结构，做到不同个性、智能、素质特长优势互补，从而充分发挥个人潜能，以最少的投入达到最大效益。

(3)能级对应：即按照工作职能编制人员，使护理人员的资历、级别等与之相适应。由于各级医院及医院各科室的性质、规模不同，服务对象的数量和层次不同，护理人员编制标准也就不同。如普通病房从事护理技术操作的以初级护理人员为主，而重症监护病房则需要配备较多高学历、实践能力较强、专科知识扎实、有临床护理经验的护理人员。选择合适的人去担任所规定的各项任务，做到人员的资历、能力、素质与所担负的固定职务相适应，才能提高护理工作的质量和运转速度。

(4)控制成本：护理人员的配置不仅要根据病人和护理工作的需要，同时也要参照医院的经济效应。护理管理者应考虑预算中的人事费用，制订合理的人员编制，较大限度地发挥人力资源的效能，减少成本。

(5)动态调整：护理专业的发展，服务对象的变化，医院在体制、制度、机构等方面的不断变革，客观上对人员编制的动态管理提出了要求。护理管理者应根据实际情况，不断进行人员动态调整，包括引进新的护理人员、重视和落实在编人员的继续教育，从而在人事工作上发挥对护理人员的筛选、调配、选用、培养的作用，为配合医院总体发展，提供护理人员编配的决策性建议。

2. 护理人员的编配方法

(1)国内护理人力配置方法

①宏观卫生人力资源配置的预测方法：目前我国宏观的卫生人力资源配置的研究方法是以医生人数为主要研究对象，护士数量则通过医护比例来确定。《综合医院组织编制原则试行草案》规定，临床医护比为1:2，卫护比为1:0.5。宏观配置方法不能直接计算出应配置的护理人员数量，必须由医生数间接计算，并受医生数结果的影响，随着社会的发展对护理人员的需要及要求的变化，此方法早已不再适应现代护理模式的要求。

②床护比计算法：目前，国内的大多数医院仍然在采用卫生部1978年颁布的《关于县及县以上综合性医院组织编制原则(试行)草案》进行配置，即医院500张床位以上，床护比1:(0.58～0.61)；300～500张床位，1:(0.50～0.52)；<300张床位，1:(0.40～0.46)；临床平均床护比为1:0.4。该计算方法没有考虑到医院或科室之间床位使用率、工作量大小，以及病人病情严重程度的不同，已不再适应医院护理人员需求的新局面。

③护理工作量测定配置法：护理工作量测定法是在准确测定护理工时的基础上运用公式计算，合理配置护理人力资源的方法。护理人力的计算公式为：

护士人数＝(病房床位数×床位使用率×平均护理时数)×(1＋机动系数)/每名护士每天工作时间；平均护理时数＝各级患者护理时数总和/该病房患者总数；床位使用率＝占用床位数/开放床位数；每名护士平均每日工作时间应去除每周公休时间。

护理工作量的测定方法：护理工作量包括直接护理时间和间接护理时间，直接护理时间是护士每日直接为病人提供服务的护理活动，如晨间护理、输液、输血等；间接护理时间是护士为直接护理服务所准备的项目，以及沟通协调工作(包括会议、交接班、书写记录)所需要的护理活动，如参加医生查房、处理医嘱、领药等。

此外，护理工作量测定方法还包括按患者日常生活自理能力等级测定法、按护理级别测定法、按患者照顾需要分类测定法等。

目前我国护理工作者对护理工作量的测量方法做了很多研究,但是还没有一个公认的可靠的测量方法,且工时测定只测量了我们所做的而不是我们应该做的,还是有一定的缺陷,测量结果应做到标准化、计算机化;测量结果应在医院的各个科室之间或在全国范围内的各医院之间进行比较。

(2)国外护理人力配置方法:关于护理人力资源配置的相关研究,国外起始于20世纪50年代,目前已趋于成熟。

①宏观护理人力资源配置的预测方法:如北爱尔兰卫生部和社会服务系统运用护理人力资源数据库和护理计划聘用护士,不断评价和测算护理人员在岗与离职情况,并用图表显示各种比例,以便动态调整。

②国外微观护理人力资源的配置方法如下。

PRN信息管理方法:PRN(project of research in nursing,护理科研项目)起源于加拿大,是一种医院护理体系信息管理系统,目前被许多国家广泛应用,该方法通过累加每名患者每日所需每项护理工作的时间,得出每名患者每日所需的直接护理和间接护理时间总和,用来指导护理人员的配置。

患者分类系统配置(patient classification system,PCS):是北美护理工作量的主要测量方法,该方法对患者在特定时间内所需求的护理等级进行分类,再根据各类情况分配工作、预估经费、计算人力等。该方法包括原型分类法、患者分类量表法、因素分类法等,这些方法的应用有效利用了护理人力资源,提高了护理效率。

治疗性干预评分系统(therapeutic intervention scoring system,TISS):该系统1974年由麻省医院建立,于1983年更新并被应用于重症监护病房,它被用来判断疾病的严重程度、评估病床的使用和需求及确定护患比。通过为患者接受的干预行为打分来判断病情严重程度,再根据分值将患者分类(Ⅰ类≤10分,Ⅳ类≥40分)。该系统的优点在于,所搜集的干预措施很容易被床旁护士识别,是评估监护室患者护理需求的有效手段,但它的分值是与医疗项目密切关联,所以使用范围不广。

应用计算机技术进行配置:美国的Medicus Systems计算机公司编制的医疗软件在美国被广泛应用于护理人力资源的配置,它根据护理患者的工作量需求安排护理人员在班数。该方法在一些发达国家和地区实施情况证明它能够科学合理地配置护理人力资源,避免人员紧缺和浪费,是一种有效的人力资源配置方法。

【例】　二级与三级综合性医院护理人力资源的配置研究

2005年7月,中华人民共和国卫生部颁布了《中国护理事业发展规划纲要(2005—2010)》(简称《纲要》),《纲要》强调,护士队伍建设亟待进一步加强。医疗机构临床护理岗位的护士数量不足,提出了要增加临床一线护士总量,实现护理人力资源的合理配置。根据《纲要》的要求,上海市确定了二级与三级综合性医院护理人力资源配置专项研究课题,根据诊疗技术的发展和临床护理工作的实际需要,设置护理岗位,制订医院护士配置标准,为合理制订护理人力资源配置标准提供科学的理论依据。

1. 对象与方法

(1)研究对象:本次研究时间为2005年7月至2006年12月,研究分两个阶段进行。第一阶段研究:采用分层随机抽样法在上海市抽取34所二级与三级综合性医院进行现况调查。第二阶段研究:采用分层随机抽样法在上海市抽取40所二级与三级综合性医院作为研究对象。对上述医院进行现况调查,内容包括医院护士和床位的总体配置情况和个别护理单元的配置情况。从第二阶段抽取的40所医院中选择10所医院进行为期1周的"护理项目工时测算",用于护理人力资源配置数量的计算。

(2)研究方法

专家咨询:两个阶段研究所使用的调查问卷和护理项目工时测算表,均在阅读文献的基础上使用头脑风暴法自行设计,由专家咨询确定表格,对其进行信度和效度分析,调查问卷克朗巴哈系数为0.827 67,被咨询专家权威系数C为0.88。

问卷调查第一阶段研究:针对34所医院不同层次人员发放5种调查问卷,调查的对象包括医院行政管理人员、护理部主任、护士长、临床一线护理人员、患者家庭等;调查的内容有护理人员数量与现有配置情况,护理人员的学历结构、职称结构,护理工作主要问题与需求等。共发放问卷4826份,回收4768份,回收率为98.80%,有效问卷4704份,有效率为98.66%。第二阶段研究:针对40所选定医院护理管理人员发放5类调查问卷(综合问卷、门诊问卷、急诊问卷、手术室问卷、消毒供应室问卷)共200份,回收200份,回收率为100%;回收问卷全部有效,有效率为100%。

工时测算选定10所医院发放工时测算表格3

类(直接工时测算表、间接工时测算表、频数登记表)共160份,回收160份,回收率为100%。课题组对10所即将进行工时测定的医院负责人和调查员进行测算前培训。工时测算采用体育专用计时秒表,时间单位精确到秒(s)。10所医院同时在普通外科、骨科、神经内科、呼吸内科、重症监护病房(ICU)及精神科、妇科、儿科、五官科、急诊观察室、中心输液室、门诊换药室、门诊注射室、内科等科室展开测定,使用"一对一"跟踪测定,三班24h不间断,力求准确全面。

研究指标:①护理人员休假机动系数:机动系数又称为机动率,它是一个比值,指因正常缺勤而在一般编制人数基础上需另外增加的人数比例。根据机动系数的概念可知,机动系数=全年所有休假人数/全院护理人员全年工作日;②医院整体护理人员配置:本次研究在结果表达中使用两类数据,即实际配置数值和标准配置数值。实际配置是基于目前临床护士实际从事直接护理和间接护理工作的计算结果,未考虑配置公式中的机动系数部分(即机动系数=0)。其计算使用:科室护士实际配置数值-(病房床位数×床位使用率×平均护理时数)÷每名护士每天工作时间(每天工作5.71 h)。标准配置是考虑护理人员的事假、产假、病假、节日长假、脱产教学等实际缺勤情况的计算结果,在计算过程中考虑机动系数(即机动数=0.079)。计算公式为:科室护士标准配置数值=实际配置数值×(1+机动系数)。

统计学处理:使用EpiData 3.0、SPSS 12.0和Excel 2003中文版软件,建立数据库,将全部调查问卷和工时测定表格数据录入。

2. 结果

(1)机动系数:本研究第二阶段调查了40所医院2005年度护理人员不在岗情况(双休日休息不在其内)。由公式计算40所医院机动系数并进行相关分析,结果为护理人员休假机动系数均数为0.079,标准差为0.003 95,95%参考值范围为0.071~0.087。

(2)配置结果:经过两个阶段的调查研究,我们将现况调查和护理项目工时测定数据整合、汇总,根据护理人员配置公式,计算出了不同级别医院内外科、重症监护护理单元护理人员配置的床护比数值。

①普通病房配置:普通病房是住院患者接受治疗、护理的场所,也是医护人员开展临床科研、教学的场所,它是医院的基本组成单位。主要包括内科病房(呼吸内科、心血管内科、消化内科、血液内科等科室)和外科病房(普通外科、心胸外科、泌尿外科、骨科、神经外科等科室)。根据实际配置公式计算,结果见表1-1;根据标准配置公式计算,结果见表1-2。

②医院整体护理人员配置:应用以上配置方法分别形成监护病房、急诊、门诊、手术室、消毒供应室等5个单元的配置模型,并且综合以上各单元护理人力资源实际配置数值和标准配置数值,得出综合性医院整体护理人力资源配置模型,见表1-3。

(三)护理人员的排班

排班是指护理管理者根据人员管理和工作的计划,以每天及每班为基础,分配护理人员的过程。为了达到工作的最大效能、为病人提供最佳的服务,护理管理者必须根据护理模式、护理工作任务、护理人员的数量、职称,合理安排人力,否则会导致病人需求与护理人员数量不平衡。护理是24h不间断的,护理人员必须轮流在不同的时间上班,包括晚班及节假日上班,这样就会造成护理人员生理时钟、日常生活、社交活动的改变,甚至影响护理人员的健康及工作的质量。护理人员常抱怨轮班后出现睡眠紊乱、食欲缺乏、烦躁、疲倦及对疾病的抵抗力降低等生理方面的改变,以致在工作中反应迟钝、工作效率降低,甚至有可能造成给药错误、仪器操作失败及问题处理不当等错误。因此,护理管理者应实施合理排班,最大限度地减少轮班的影响,使护理人员在工作和个人生活之间达到一种平衡或和谐的状态。

表1-1 综合性医院普通病房护理人员实际配置

医院级别	实际床护比	95%参考值范围下限
三级综合医院	1:0.42	0.397 7~0.443 1
二级综合医院	1:0.40	0.380 5~0.424 1

表 1-2 综合性医院普通病房护理人员标准配置

医院级别	标准床护比	95%参考值范围下限
三级综合医院	1:0.45	0.429 1～0.478 1
二级综合医院	1:0.43	0.410 6～0.457 6

表 1-3 综合性医院整体护理人力资源配置模型

医院级别	平均展开床位(张)	实际配置床护比	标准配置床护比
三级综合医院	1091.60	1:0.62	1:0.67
二级综合医院	596.94	1:0.56	1:0.60

1. 排班的目标

(1)达到以病人需要为基础的管理目标，提供持续性的照顾，使病人获得最佳的护理。

(2)实现人力运作的最大效果，以最少的人力完成最多的工作，避免护理人员工作负担过重或闲置。

(3)力求让每位护理人员都得到公平的待遇，至少对同一级工作人员的节假日安排有一定的原则可循。

(4)激励护理人员专业技能的发挥，提升护理人员的满足感。

(5)维护排班的弹性和机动性，提供应付紧急状况的排班模式，避免人力过多或不足的情形发生。

2. 排班的原则

(1)以病人需要为中心，合理安排人力，保证护理工作的安全性、连续性。

(2)根据护理人员的不同层次结构来排班，实现职能匹配。

(3)让护理人员参与排班，尽量给护理人员安排喜欢的班以及给予其足够的时间安排私人事宜、学习、生活等。当病人所需照顾与护理人员需求发生冲突时，应优先考虑病人需求。

(4)掌握工作规律，实行弹性排班，保证护理工作量与护理人力相一致，节假日备机动人员，做好应急准备。

(5)尽量避免长期连续地工作，防止工作效率降低。

(6)节假日可适当减少护理人员，但要确保病人得到持续的照顾。同时考虑护理人员排班的公平性，最好是假日轮流连续休息 2d，其次是在一周中间连续休息 2d。

(7)避免增加护理人员的紧张度，勿将“排班”作为奖惩工具，降低护理人员的紧张度，提高工作积极性。

(8)排班必须依据劳动法、医院及护理部的政策和规定实施。

3. 排班的影响因素 Maier rotho & Wolfe 认为影响排班的一般性因素有下列 6 点。

(1)护士的不同素质：依教育程度而言，护士有职校、专科和大学毕业等。个人的经验、教育的背景、成长的历程等均影响其工作的绩效及工作的承受能力。

(2)不同时段的工作性质：医院的护理工作是全天 24h 的提供，每周工作 7d，白天的工作量负荷较重，需要较多的人力；晚、夜班的工作量依次减轻，需要的人力也较少。一般来说，白天、晚班、夜班的人力配置为 50%、30%、20%。周六、日病人出入院减少，医生的医嘱及病人的化验、检查均减少，因此，护理工作量是周一至周五的 70% 或 80%。

(3)医院的政策：排班与人力的充足与否有密切的关系。然而，人力的状况与医院管理者的政策方向息息相关。例如：A 医院的政策是赚钱第一，服务第二，则人力的运作必然是以最少的人力获取最大的利润。B 医院的政策是服务第一，赚钱第二，则人力的运作会考虑到服务的品质，如医院有盈余的资金会聘用较多的护士。

(4)排班的方法：不同的排班方法，就会产生不同的人力运用情形。例如：有传统式排班、周期性排班、每 8h 轮班的三班制，或每 12h 的轮班方式等。

(5)护理的模式：提供护理的方式不同，则排班的方式也不相同。如功能制护理、小组护理或整体护理等不同护理模式在人力的需求或安排上各有不同。

(6)单位的特殊性:监护中心、手术室、门诊部、产房等病区均有其特殊性,因此与普通病区的排班有不同之处。

4. 排班的种类

(1)集权式排班:由护理部门的一级、二级管理者负责所有单位护理人员的排班。随着计算机的临床应用,亦可由计算机负责操作。负责人员管理的协调者要清楚每天可运用的护理人数,并根据每日护理人员或病情不同的需要而做改变,使人员运用能完全满足医院护理的需要。优点:对人员管理有全盘的了解,可随时调整各单位的人数,避免忙闲不均;节省护士长的时间,使其能处理其他的管理问题;运用一致的政策及目标,使所有的护理人员得到公平的待遇。缺点:没有顾及个人及单位的需要,影响下级人员的满意度;单位层次责任感低,不利于发挥人力所长;管理者较少参与人员的管理,容易忽视人员预算的控制。

(2)分权式排班:排班者为单位护士长,可依自己的排班计划,配合护理人员的愿望,以及病人的需要来排班,为目前最常见的排班方式。优点:排班者熟悉单位临床及护理人员的需要,能有效利用人力,表现自主力,也称有弹性;能增加护理人员管理的责任感;能较好满足护理人员的需要。缺点:护士长花过多的时间在排班的非护理性工作上;可能会造成工作人员间为得到好的班次而产生不良竞争;造成护理单位间不一致的政策;可能会成为护士长用来惩罚或奖励护理人员的工具;可利用的人力资源较少;使护理人员有较多的机会提出特殊要求;较不符合经济效益。

(3)自我排班:指病区管理者和护士共同制订工作时间安排表。优点:可增强向心力,改善主管与工作人员的合作关系,使工作人员的自觉性增强;同时护士长亦可节省排班所费的时间。缺点:排班规则不完善,易导致人力不能有效利用;护理人员的需求不易协调。

5. 排班方式

(1)传统式排班:是目前普遍采用的排班法。由护士长对护理人员的上班时间做大致上的分配,通常是以单位所使用的护理模式、护理人员数、病人数及病情等因素作为排班的依据,这种方式的好处在于它比较有规律性,也可以随时调整,管理者实施起来比较方便。缺点是缺乏弹性,人力与工作需要不能较好匹配。三八制混合排班是常见的传统式排班,即实行每日 8h 工作,二日夜班制,夜班后休息 2d。而 12h、24h 多适用于产房、手术室或其他非病房科室。

(2)循环式排班:即护理人员按照重复的排班方式实施,一般是 4 周或 6 周循环 1 次。这种排班方式优点是:品质高、涵盖面广、稳定性佳、公平性高及成本低,且护理人员可预见自己的上班时间,因而可以及早安排自己的活动,另外护士长花在排班上的时间减少、护理人员间的冲突也减少。但是,这种排班方式有一个很明显的缺点就是没有弹性。

(3)计算机辅助的传统式排班:计算机可根据既定的排班政策及护理人员过去的排班方式来协助排班,也可帮助快速及完整地寻找过去的较好的排班表,计算护理时数及统计护理人员的夜班费。这种排班方式不但具有传统排班方式的弹性、产生高品质的排班,也可配合政策使稳定性增加,成本降低,还能减少时间的浪费。此方法多用于集权式的排班中。目前,国内已有多家医院的护理部采用电脑辅助的排班方式。

(4)自我排班:是一种由单位的护理人员共同决定后采取的以月为单位的排班过程。实施自我排班的单位,护理人员能表现出较高的自主性及工作满意度、护理人员间协调及沟通的能力增加、士气提高、能较好完成各单位预定的目标,可使离职率下降、成本降低、要求换班及怠工的情形减少。自我排班包括 5 个步骤:①委员会征集护士要求,提出自己要求的工作日、班次和休息日。②委员会汇总,制订出一张排班表,突出强调尚待安排的班次与休息日。③张贴公布尚待安排的班次,以便护士自愿改变工作日填补。④委员会调整排班,填补空缺的班次,在一个排班周期内,一个护士最多被调班 1 次。护士轮流调班,保证被调班的护士在下一排班周期之内不再被调班。⑤张贴最终病区排班表,若再有任何改动则通过护士私人间协商解决。护士长应给予护士自我排班练习的时间,先试验两三次,提出改进措施,待完成排班规则后正式实行。

(5)弹性排班方式:介于传统及循环式排班间的排班方式,由管理者根据工作的性质、病人的数量、病情,弹性调整工作时间安排的排班方式。它可以合理使用人力,提高护士积极性。

(四)护理人员的绩效考核

绩效考核是人力资源管理中的重要环节,它能给人力资源管理的各个方面提供反馈信息,是工资管理、晋升、人员使用和培训的主要依据，也是调动员工工作积极性的重要手段。绩效考核是“知人”的主要手段，而“知人”是用人的主要前提和依据，即绩效考核是护士人力资源与开发的手段、前提与依据。

1. 绩效考核的定义　绩效考核，又称人事考核、绩效评估、员工考核等，是指按照一定的标准，采用科学的方法，检查和评定员工对职务所规定的职责履行程度，以确定其工作成绩的一种有效管理方法。简而言之，是指主管或相关人员对员工的工作做系统的考核。

2. 绩效考核的功能　绩效考核有悠久的历史，古今中外都有很多记载，当今世界各国政府和企业对人员绩效考核越来越重视，主要是因为考核具有以下重要功能。

(1)控制功能：绩效考核是人力资源管理中主要的控制手段。通过考核，可以使工作过程保持合理的数量、质量、进度和协作关系，使各项管理工作能够按计划进行。对员工本人来说，也是一种控制手段，员工能明确自己的工作职能，因而能提高员工按照规章制度工作的自觉性。

(2)激励功能：通过考核，对员工的工作成绩给予肯定，使员工能够体验到对成功的满足感、对成就的自豪感，由此调动员工的积极性。

(3)标准功能：考核为各项人事管理提供了一项科学而公平的标准，管理者依据这个考核结果决定人员的晋升、奖惩、调配。这样，便可使组织形成事事按标准办事的风气，从而促进人力资源管理标准化。

(4)发展功能：考核的发展功能，主要表现在两个方面：一方面，组织可以根据考核的结果制订正确的培训计划，达到提高全体素质的目标，以推动专业的发展；另一方面，它可以发现员工的长处和特点，从而决定员工的培养方向和使用办法，充分发挥人员的长处，促进个人发展。

(5)沟通能力：考核的结果出来以后，管理者向员工说明考核结果、听取员工的申诉和看法，并帮助其分析原因、提出改进措施，为领导与员工的沟通提供了相互理解的机会。

3. 考核的内容　考核护理人员绩效时，管理者所选定的考核标准，对考核结果有重要的影响，如用“能遵守三查七对制度”来评价护理人员行为，不如用“差错事故发生率”来评价更直接、更有意义。因此，对护理人员应该考核什么？3种最为常用的标准是：个人完成任务的结果、行为、特质。

(1)结果：如果重要的是结果而不是手段，那么管理者就应对护理人员任务完成的结果进行考核。比如，使用任务结果来评价护士长的标准是：行政管理质量、业务管理质量、安全管理质量。

(2)行为：许多情况下，工作效果很难直接归结为护理人员活动的具体结果，因为许多护理工作任务属于群体工作的一部分，在这种情况下，群体的绩效可能易于评价，但每个成员的贡献就很难判断，因此，管理者可对护理人员的行为进行评价，如职业态度、缺勤次数、夜班数等。

(3)特质：个人特质是最弱的一个标准，因为它离实际的工作绩效最远，但应用却很广泛。如“梯度良好”“合作”“经验丰富”这样的特质，不一定与良好的绩效高度相关，但不能忽视，因此也能被组织用作评价人员绩效的标准。

由于每个医院都有它自身的特点、独特的历史和未来目标。因此，工作评价内容要与医院的任务、目标和宗旨相一致。个人行为表现的标准包括任务的完成情况、工作满意度、个人的成长；部门的行为标准包括有效地护理病人、组织纪律、缺勤情况、周转率和有效的资源利用；医院的行为反映在有效的资源利用和投入回报。

4. 绩效考核的类型　在传统观念中，管理者权利的表现形式之一是评估下属的绩效，这种观念背后的理论基础是：管理者对下属的绩效负有责任，只有他们来进行绩效评估才有意义，但是实际上，采取多种考核方式，可能会达到更好的效果。

(1)上级考核：医院对护理人员的绩效评估，95%是由他们的直接上司来做的。但是，有些医院已经认识到这种评估方式的缺陷，因为管理者负责的事务太多，不可能充分地和每个部属直接接触，也不可能熟悉所有部属整体的表现。最理想的办法是由每个员工的上一级督导人员来考核该员工的表现。

(2)同行评议：同事的评估是最可靠的评估资料来源之一。因为同事之间的行动密切相关，日常接触使他们对自己同事的绩效有一个全面的认识，通过同行评议，可以增加人员之间的信任、减少冲突，使人员勇于面对困难和努力改进行为，同时还能使护士提高交流技能、增加责任感。

(3)自我考核：让护理人员评估自己的工作绩效，与自我管理和授权是一致的。自我评估法得到员工的高度评价，因为它有助于消除员工对评估过程的抵触，有效地刺激员工和他们的上司就工作绩效问题展开讨论。但是，这种方法难免存在自我服务偏见，造成评估结果被夸大。因此，自我评估更适用于员工的自我开发计划。

(4)下属评价：直接下属的评估也能够提供关于管理者行为的准确信息，因为评估者与被评估者的接触比较频繁。但是这种评价方式存在的问题是，员工害怕对上级的评价太低而受到不利影响。因此，想要得到准确的评估结果，在评估中应采取匿名的形式。

(5)全方位评估(360°评估)：最新的绩效评估方法是360°评估法，这种方法提供的绩效反馈比较全面。评估者可为护理人员在日常工作中接触到的所有人，如病人及其家属、上级、同事等。但实施起来比较困难。

5. 绩效考核的方法　明确了绩效评估的内容和评估方式后，就要采用具体的考核技术来评估员工的绩效。下面介绍几种主要的绩效考核方法。

(1)书面报告法：写一篇短文来描述一下员工的缺点、优点、过去的绩效状况、潜能和改善建议。书面报告不需要复杂的形式，也不需要多少训练就可以做。但是，这种评估法反映的常是写作者的能力，表现在评估结果的好坏往往50%取决于评估者的写作技巧，50%取决于员工的实际绩效水平。

(2)关键事件法：关键事件法将绩效考核的注意力集中在那些有效从事一项工作与无效从事一项工作的关键行为上。也就是说，评估者记录下护理人员的哪些行为是特别有效和无效的。这里的关键是描述的重点必须是具体的行为，而不是定义模糊的人格特质。此种方法有助于护理人员提高应变能力和维持较高的工作水准，也可以提供丰富的行为榜样，让护理人员知道哪些行为是符合要求的，哪些行为是需要改进的。

(3)评定量表法：由于编制和实施中花费时间较少，而且可以进行定量分析和比较，因此是绩效考核中使用的一种最古老又最常用的方法。这种方法是把一系列绩效因素罗列出来，如工作的质与量、知识能力、合作、忠诚感、主动性等。

(4)专家复审法：专家复审法是所有绩效考核方法中成本最高的，需要外请护理专家与各单位主管、护理成员与同事一起讨论工作人员的表现。由于考核人员为外聘，因此考核结果比较公正，也较专业。

(5)要素评定法：把被考评岗位的工作内容划分为相互独立的几个考核要素，并把每个考核要素划分为若干等级，且对每个等级均用明确的定义或说明，来描述达到该等级的标准，然后按此进行评估，最后再综合得出总的评价。

(6)多人比较法：这种评估法是在与别人绩效水平对比的过程中评估每个人的绩效水平，因而是一种相对的而非绝对的测量手段。最常用的3种比较方法是：小组顺序排列法、个人排序法和配对比较法。

小组顺序排列法：要求评估者把员工置于特定的类别中，在挑选护理骨干时，可采用这种方法，以判断某个护士是否排在全科护士优等之列，还是中等之列。

个人排序法：把护理人员从最好到最差排出顺序，如果管理者要评估30名护理人员，这种方法先假设第1名和第2名之间的差别与第21名和第22名的差别一样大。虽然有些员工之间差别很小，但这种方法不允许名次并列，这样就能清晰对员工绩效排出最好的到最差的顺序。

配对比较法：把每一个员工与另外所有人员进行比较。在两个人的比较中评出优劣。在配对比较得分的基础上，给每个员工一个总和的等级。这种方法可以保证每个员工都与其他员工做一次比较，但是如果员工人数太多，这种比较就难以进行了。

(五)护理人力资源发展趋势

人力资源是社会组织在激烈竞争中生存、发展、充满生机和活力的特殊资源。护理人力资源是发展护理事业所需资源的重要组成部分，是护理资源中最重要且最具活力的部分，其状况直接影响到护理质量的提高和护理事业的发展，我国护理人才队伍的素质、结构都将面临新的挑战，护理人力资源管理急需建立全新的思维模式和管理模式。

1. 人力资源的影响因素

(1)护理服务需求的变化

①护理服务需求的层次增多、要求提高：随着社会进步和经济发展，人们的健康观开始出现变化，对生活质量和健康更加关注，对卫生保健服务的期望和要求也越来越高；医学领域的迅速发展，使护理强度大大增加，护理队伍必须不断充实并提高自身的素质，才能适应发展的需要；人口老龄化的到来，社会需要照料生活的人数越来越多，使老年护理专业的发展面临挑战，长期的保健工作，还没有利用专业护士，并充分发挥其才能；医疗保健

成本迅速增加、卫生保健制度的改革要求卫生保健系统加快改革步伐，提供优质、高效、低耗、便捷的卫生保健服务，也使得护理工作需要着眼于财力、人力的管理。护理管理者在促进人力资源需求的重建及有效的管理方面，已处于关键位置。

②医疗保健机构功能分化：社会对卫生保健需求的变化和医学科技发展内在规律的作用，使传统的医疗保健功能发生变化，出现了以解决疑难病症的诊断治疗为主，具有科教研和开发新技术能力，拥有更多高水平资源的区域医疗中心和面向社区，以常见病多发病诊断治疗康复、预防保健、健康教育咨询指导为主要任务的社区保健中心。这种变化使医疗保健机构必须更合理、更有效地配置和使用人力资源，提供不同层次的卫生保健服务使大众能够得到更方便、更经济、更有针对性的服务。

③卫生人力的需求发生变化：在传统的医疗结构中，卫生技术人员一般被分为主系列和辅助系列，即医疗岗位和药、护、技等技术岗位，后者一般围绕医疗工作的需要提供技术支持，这种人员配置和工作模式已经不能适应现代化医院发展的需要。随着医学模式的发展，专业分工越来越细，岗位要求越来越高，医疗机构内部岗位的主辅界限在逐渐消失，护理也变得越来越专业化，国内外现代医院中出现的临床护理专家就是有力的证明。这一发展趋势需要大批在护理领域具有较高水平的掌握护理知识、具有良好沟通和合作能力的专业人才。护理人力资源管理应该根据卫生人力需求这种变化，在护理人员的培训、配置、管理方面做出调整，建立相应的专科化体系，建立专科的准入制度及有梯度的学位体系。使在职护士能更好地向专科化发展，保证护理人员的质量和数量能够满足现代医院发展的需要。

我国已经进入老龄化社会，老年人因衰老导致的身体功能减退、多重慢性疾病缠身，因社会活动圈狭小易出现精神心理问题，解决这些健康问题，需要护理人员能够提供包括身体健康情况监测、预防保健、慢性病治疗康复咨询指导、不良行为生活方式的健康教育等方面的服务，并将心理、社会疾病列入常规防治范畴。目前我国社区护理人力资源力量较弱，社区护理人才的教育培训也相对滞后，工作规范化程度不高，很难满足人民群众日益增长的保健需要。

(2)经济全球化对护理人力资源管理的影响

①人才竞争和流动：随着经济的发展，人才竞争与流动日益频繁，如何发现、保留、发展优秀人才，使它们构成组织的核心竞争力，是人力资源管理必须认真对待的问题，护理人力资源中知识型员工占有很大比重，拥有更大的独立性、自由性、灵活性，且可替代性差。

②新技术与服务性工作的挑战：随着医学科技的迅猛发展，医疗机构的知识和服务密集的特点越来越突出，管理者应该为组织招募和培养更多高素质的员工，使传统的纯技能性的“劳动者”转变为多技能性的“知识员工”。

③环境变化与管理变革：面对动态的环境，管理者需要不断地改变以往做事的方式和进行变革，这种变革可能是受外部因素的压力，也有可能是组织主动迎接变化，医疗卫生体制改革就是一场大的变革，变革是否成功，在相当大的程度上是人的问题，既包括管理者，也包括每一位员工。

④医疗安全和经济效益：在医疗保健活动中，质量保证对于提高组织的竞争力十分重要，现代管理中质量包含了安全和经济效益两重含义，实施全面质量管理对质量进行全面、全员、全过程的控制，不仅可以保证提供安全的服务，而且有利于在服务的各个环节重视成本控制。

2. *护理人力资源管理的发展趋势* 随着医疗保健体制改革的不断深入，医疗保健机构的内外环境均在发生变化。通过对人力资源管理发展变化影响因素的分析，护理管理可以从中得到宝贵的启示，加快护理管理现代化的步伐。

(1)建立“以人为本”的管理模式：传统的护理管理基本上属于行政事务式的管理，更多注重的是对“事”控制；现代管理强调以“人”为中心，把人作为活的资源加以开发，注重人与事相宜，事与职匹配，达到人、事、职能效益最大化。管理以人为本不应该仅仅是一个口号，护理人力资源的管理必须提升到战略高度来认识，转变管理模式，切实营造一个能够使员工不断学习、不断获取发展和积累知识的环境。

(2)实现护理人力资源管理专业化：从国内外成功的经验看，人力资源管理在现代管理中的地位和作用越来越重要，专业化的程度越来越高，这是传统的部门管理或专业管理很难胜任的，因此，护理管理必须在人力资源规划、员工招聘和甄选、定向和培训、绩效评估、职业发展、薪酬确定等方面与人力资源管理部门合作，才能提高护理人力资源管理的水平。管理要从建立规范入手，逐步完成从行业规范管理为主到依法管理的转变,实现护理管理现代化。

(3)培养临床专科护理人才:根据现代人力资源管理理论,护理人才队伍建设必须考虑卫生服务需求发生的变化及其对人力资源需求的影响,认真做好护理人力资源规划,抓紧专科护理人才队伍的建设,培养具有较高水平、掌握专业知识的专家型护士,他们是专业建设、学科发展、管理变革的中坚力量,能够在护理实践中充分展现护理工作的专业价值,对于提高护理队伍整体水平具有良好的示范和牵引作用。

(4)完善护理支持系统:目前护士用于非护理专业事务的时间较多,造成了人力资源的浪费,临床已逐步成立护理支持系统,包括改进方法和操作规程、流水线系统,改变工作分配的方式和护理人员的结构,将计算机用于病人的护理等,以较少的专业时间更有效地完成常规的非专业性的和间接的护理任务,在今后的工作中,管理者要进一步完善支持系统,包括制订职工的工作标准与工作计划、建立工作监视系统等,提高医院资源的使用效率。

二、护理质量管理

护理质量是医院质量的重要组成部分,护理质量管理是指按照护理质量形成的过程和规律,对构成护理质量的各要素进行计划、组织、协调和控制,以保证护理服务达到规定的标准和满足服务对象需要的活动过程。开展护理质量管理必须建立护理质量管理体系,并有效运行,护理质量才有保证;应制订护理管理标准,有了标准,管理才有依据;要对护理过程中影响护理质量的各要素,按标准进行质量控制,才能达到满足服务对象需要的目的。

(一)护理质量管理模式

美国质量专家戴明博士于1954年根据信息反馈原理提出了"PDCA"质量管理循环程序是质量管理的基本模式之一,亦称戴明环。李丽传等推荐了国外的D×T×A模式、QUACERS模式、以单位为基础的护理质量保证模式、美国JCAHO ten steps质量管理模式和质量管理圈。

1. PDCA循环　PDCA是在管理活动中,为提高护理质量和管理效应所进行的计划(plan,P)、实施(do,D)、检查(check,C)、处理(action,A)4个阶段循环的质量管理过程。

(1)PDCA质量管理循环的4个阶段8个步骤

计划阶段:①分析现状,找出存在的质量问题;②分析产生问题的各种影响因素;③找出主要因素;④针对影响质量的主要因素,制订工作计划和活动措施。

实施阶段:⑤按照制订的计划措施认真执行。

检查阶段:⑥根据计划的要求,检查实际执行的效果,判断是否达到预期的结果。

处理阶段:⑦肯定成功的经验,形成标准、制度或规定,知道今后的工作;总结记录失败的教训,作为前车之鉴,防止以后再次发生类似事件。⑧提出这一循环中存在的问题,并转入下一循环去解决。

(2)PDCA循环的特点

①PDCA 4个阶段是一个有机的整体。有计划而不去实施,等于没有计划;有计划、有实施,但不检查,则无法了解其效果;计划、实施、检查都有了,缺乏处理,则工作成果无法巩固,管理水平无法提高。因此,4个阶段的有效运行才能形成完整的循环。

②大循环套小循环,互相衔接,互相促进。在大PDCA循环管理中,包含若干小PDCA循环。护理质量管理是一个独立的质量管理系统,也是医院质量管理中一个重要组成部分。它既可以在护理系统内进行不同层次的循环管理,也是医院管理大循环中的一个小循环。

③阶梯式的运行,不断上升的循环。PDCA 4个阶段周而复始地运行,每运转一个循环都会解决一些实际问题,并充实新的内容与目标,使质量水平有所提高。新一轮循环建立在提高了的基础上进行。

④处理阶段是PDCA循环的关键环节。把计划执行中的成功经验和失败教训都纳入有关的标准、规程、制度中去,作为今后工作的指南和借鉴,才能使质量水平在原有基础上提高一步。处理阶段具有承上启下的作用。

2. D×T×A模式　D×T×A模式是简单而有效的质量管理架构,该模式将质量管理的成效视为资料(data)、工具(tool)和态度(attitude)三者交互作用的结果。"×"是乘号,意味着当其中一项为0的时候,则质量管理的成效也将等于0。所以当质量管理失败时,应该考虑从这3个方面来寻找失败的原因。

3. QUACERS模式　1981年M. N. Adair提出QUACERS模式(the quality assurance,cost effectiveness,risk management,and staff need),确

认护理质量管理的4个方向，并确认质量管理的均衡发展，即：①做好病人护理的质量管理保证；②有效掌握医疗护理的成本效益；③做好病人及工作人员的安全措施，有效运用危机处理技巧；④满足工作人员的需求，包括薪水、升迁机会、专业成长与成就感。

4. *以单位为基础的护理质量保证模式*　1984年施罗德结合美国护理行政协会及梅尔的护理质量管理模式，形成了以单位为基础的护理质量管理模式（unit-based practice model for nursing quality assurance），如图1-1。

5. 美国JCAHO ten steps　美国医疗护理机构评鉴联合委员会建议医疗机构采用10个步骤实施质量管理计划，以确保质量管理计划。

（1）审视机构的理念、目标、目的及管理模式，以界定质量管理的责任。

（2）在病人护理、工作人员绩效、成本效益3个监测管理系统责任区内，明确主要功能及措施。

（3）确定主要服务范围及相关活动。应以病人种类、检查治疗形态与基本临床护理活动来考虑，并以该活动是否与高危险性、多量性、潜在性问题及高成本等相关，作为选择重要质量管理监测项目的依据。

（4）建立标准及确定测量指标。

（5）建立阈值。

（6）收集及组织资料，需考虑资料数据的频数、样本数和方法。

（7）分析、评价其变异因素并与常态做比较。

（8）选择并执行行动，优异表现应给予鼓励，存在问题应寻求解决、修正并追踪。

（9）追踪评价，做好记录。

（10）进行有成效的沟通与整合；内容须呈现正、负面结果，并提出总结与建议。

6. *质量管理圈*　质量管理圈（quality control circle，QCC）是由同一现场工作人员或者工作性质相近的同仁，运用简单有效的质量管理方法和理念，对自身的工作环境进行持续的改进。实施过程体现自动、自发、互助的团队精神，按以下8个步骤进行，即：组圈、选定主题、现况分析、制订活动目标、检查对策、实施对策、确认成效及标准化。

（1）圈员自愿来自同一单位或一起工作者，可以轮换。

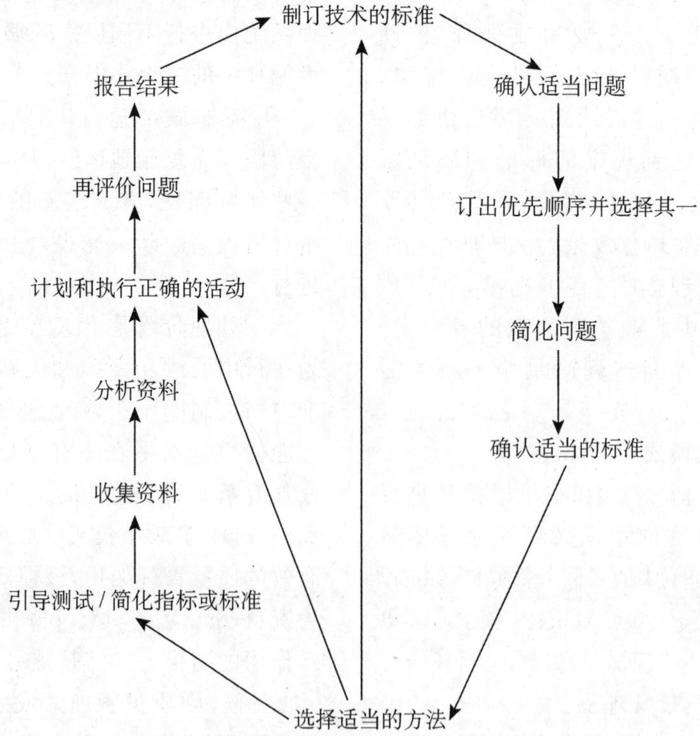

图1-1　以单位为基础的护理质量保证模式

（摘自：李丽传．护理管理．北京：科学技术文献出版社，2000）

(2)圈员每周开会1次,或者每个月至少2次,每次30min至1h;遇有临时问题则随时开会,每次20～30min。

(3)圈员应注意主持会议的技巧,采取指名发言、接力发言或反问等方式引导全体发言。

(4)遵守有效开会的原则,准时开会,不做人身攻击及尊重不同的意见。

(5)圈员应适时学习并运用辨识问题及解决问题的质量管理新技巧。

(6)一般由工作现场的督导者来辅导质量管理圈的活动,注意重在激发员工的创意,而不是去指示员工该如何做。

(7)质量管理圈需要高层管理者给予强有力的支持,比较容易成功。

(8)应重视人员的发展和现场工作者所提供的创意,以提高生产力及效率。

(二)护理质量体系

1. *护理质量体系的概念*　护理质量体系是指实施护理质量管理所需的组织机构、程序、过程和资源。潘绍山等认为,通常所称的质量保证体系、质量管理体系应统一称之为护理质量体系。它包括以下三方面内容:①护理质量管理的组织机构、质量职能、质量职责以及机构之间的纵向、横向关系、质量工作网络、质量信息传递与反馈;②为进行某项活动所规定的途径,所有工作都是通过过程来完成的,每一过程都有输入和输出,输出是过程的结果,护理质量管理是通过对各个过程进行管理来实现的;③人员和物质是护理质量体系的硬件,是实施护理质量管理,实现质量目标的前提和基础,必须给予有力的保证。

医院护理质量体系包含在质量管理的范畴内,是为了实施护理质量管理而建立和运行的。建立护理质量体系必须结合医院的具体情况和内外环境来考虑,实际上任何一个医院都有一个护理质量体系,按照ISO 9000质量体系的标准建立健全护理质量体系,是为了使护理质量体系更加完善、科学和有效。建立护理质量体系可采用不同的步骤与方法,一般按以下程序实施:建立护理质量体系的组织准备→编写护理质量体系文件→护理质量体系的实施。

2. *护理质量体系的建立*　护理质量体系有4个基本要素,即管理者职责、人员和物质资源、质量体系结构及与护理对象沟通,也是质量体系的关键因素。护理对象是护理质量体系3个基本要素围绕的核心和焦点,4个基本要素之间相互作用和影响,只有当4个基本要素协调一致时,才能取得满意的服务效果。因此使护理对象满意,既是医院每个护理人员为之努力的主要目标,也是医院护理质量管理的最高目标。

(1)管理者职责

①制订质量方针:质量方针是指医院的质量宗旨和质量方向,是进行质量管理、建立和实施质量体系、开展各项质量活动的准则。质量方针的内容包括质量宗旨和达到的总体质量水平;应树立形象与信誉;各项具体质量目标;在追求质量目标中采取的措施等。

②明确质量目标:质量目标是实现质量方针的具体内容,是为实现中长期的质量宗旨和质量方向而提出的短期内质量方面要达到的具体目标和活动。

③规定质量职责与权责:为达到质量目标,要建立一个结构设置合理、隶属关系合理、管理与技术人员比例合理的质量体系机构,对护理质量进行有效控制、评价和改进,并明确机构中所有人员的质量职责和权责,使他们在一定岗位上做到有职有权,为实现质量方针和努力目标而工作。

④实施管理者评审:管理者评审是指护理管理者正式的、定期对质量体系运行的有效性和服务成绩及效果进行评审,对质量体系及其运行存在的问题及时予以修正,使质量体系更加符合医院护理质量管理的实际。

(2)人员和物质资源:人员和物质资源是质量体系有效运行的保证。通过资源保证把质量改进与医学护理技术的进步与发展联系起来。

①人力资源:护理人员是护理组织最重要的资源。首先,护理管理者要灵活运用激励机制,调动每个护理人员的积极性,以保证质量方针和目标的落实。其次,做好培训与开发。培训包括两个方面:一是质量体系教育;二是知识更新。通过培训可以提高质量控制的自觉性和控制技能;开发是对护理人员的业绩进行评价,了解他们的发展需要和潜力。再次,是培养沟通联络能力。护理人员应具备与病人和内部工作人员之间进行有效沟通的知识和技能,这是确保护理质量极为重要的无形资源。

②物质资源:物质可以帮助改善服务条件和服务环境,加快服务过程中的信息流转速度,提高服务效率和质量。护理服务所需要的物质,在科技高速发展的今天已经成为影响护理服务质量的重要

因素。因此,护理管理者要把好护理设备和卫生材料的质量关,防止因这些物质的质量问题而影响护理质量;应注意护理设备的更新,采用先进的护理手段为病人服务。

(3)护理质量体系结构:护理质量体系结构包括护理服务质量环、质量文件和记录、内部质量审核。

①护理服务质量环:护理服务质量环概括了医院门诊和住院护理服务全过程的运转情况,包括5个作业过程和3个评价过程。护理服务质量环从质量改进的原理上清晰地阐述了质量体系各运转要素之间的关系,从病人入院开始,到最终满足病人需要的服务结果,充分体现了"病人至上"的服务宗旨,显示了全过程的质量信息反馈系统,以评价护理质量,了解服务在各个阶段中存在的问题,并作为质量改进的依据。

②护理质量文件和记录:体系文件——护理质量体系文件是评审护理质量体系及其运行情况的依据。构成护理质量体系的全部服务要素、要求和规定均应明确并形成文件。质量体系文件包括:护理质量手册、护理质量计划、护理质量程序、护理质量记录和附件(技术规程)。

护理质量手册:是护理质量体系文件中的纲领性文件,主要阐述质量方针、质量目标、组织结构(含职责)、质量体系要素和护理质量活动的基本方法、措施及护理质量体系文件的结构和分发等。通过质量手册可以对一个医院的护理质量管理状况有较全面和清楚的了解。

护理质量计划:是质量体系要求在具体事务上的反映,指针对某一项护理活动做出的包括质量措施、所需资源和活动顺序、进度的具体部署和安排。

护理质量程序:是质量手册的支持性文件,是落实质量手册的要求而规定的实施细则,是以书面文件的形式,规定医院为满足病人需要开展的护理活动的方法、目的和范围,以及活动如何实施、控制和记录等,使各项质量活动处于受控制状态,使与质量活动有关人员明确职责、权限和相互关系,为执行、验证和评审质量活动提供依据。

护理质量记录:是证明护理服务达到的程度,并验证服务质量体系有效性的原始数据资料,为实现护理服务的可追溯性及采取预防、纠正措施提供信息。

文件管理——体系文件应做到字迹清楚、内容明确、易于识别和具有权威性,注明文件修订、再版日期。建立严格的质量文件管理程序,包括文件的发布、发放、修订和管理办法。所有文件应保证做到:由授权人员批准;在需要此文件的范围内发放和保证其有效;使用者能够理解和接受;对任何必要的修订进行评审;文件作废时给予撤销。

③内部质量审核:目的是为了验证护理质量体系的实施效果,进行持续质量改进。应按照已形成文件的程序,由与受审和活动或领域无关的、能胜任的人员有计划地完成并记录档案。审核结论应形成文件并提交上级管理者。对被审核的活动管理者应负责确保采取必要的、与审核结论相适应的纠正措施。应当评定由前次审核产生的纠正措施的落实情况和效果。

(4)与护理对象的沟通:与护理对象的沟通贯穿于护理的全过程,融洽的护患关系是与护理对象良好沟通的前提。与护理对象的沟通包括:①了解护理对象的需要,获取与治疗护理有关的信息;②向护理对象说明诊疗方法和要求,以取得护理对象的合作;③进行健康教育,增强护理对象自我保健水平和能力;④收集护理对象对护理服务质量的感受,便于进行质量改进。护理管理者应致力于护理人员与护理对象之间建立有效的相互协作关系,帮助护理人员掌握与护理对象及内部工作人员的沟通联络方法与技巧。

3. 护理质量体系的实施

(1)加强组织协调:护理质量体系的有效实施,必须确定组织机构,把相应的工作职责和权责分解到各级质量机构和人员。质量职责的分解应遵循职、责、权、利统一的原则,保证各级机构和人员能够严格、有效履行职责,同时做好部门之间、人员之间的协调管理,及时纠正偏差,以保证护理质量体系的有效运作。

(2)进行质量教育:在建立护理质量体系的基础上,应对全体护理人员进行质量教育培训,以程序文件的内容为重点,提高护理人员对建立和实施质量体系的认识,明确建立和实施质量体系的目的、意义、作用和方法,使他们在质量意识上、技术方法上和管理手段上适应新的要求。

(3)建立信息反馈:对质量体系运行过程中的质量信息,应分层次、分等级进行收集、整理、储存、分析、处理和输出反馈到执行和决策部门,为管理者做出正确决策提供依据。在质量体系实施过程中,只有确保信息流通迅速,分析处理及时、准确,才能保证质量控制扎实有效,使护理质量保证在一个稳定的状态中。

(4)定期评审与审核:在质量体系实施过程中,应在一定的时间内,对质量体系运行的过程和结果,组织有关人员进行评审与审核。通过评审,修改质量体系文件,使质量体系运行更科学有效;通过评价结果,对相关人员进行鼓励,调动护理人员实施质量体系的积极性。

(5)持续质量改进:持续质量改进的目的是向病人提供高价值的服务和使他们满意。质量改进的关键是预防问题的出现,而不是等到出了问题采取改进。

(三)护理质量控制

1. *护理质量控制的概念*　控制工作是管理的重要职能之一。它是为了确保组织的目标以及为此而拟订的计划能得以实现,各级主管人员根据预定标准或发展的需要而重新拟订的标准,对下级的工作进行衡量和评价,并在出现偏差时进行纠正,以防止偏差继续发展或今后再度发生。管理活动中的控制是一个复杂并反复进行的工作过程。

护理质量控制是一种有目的的管理行为,其实质是保持或改变管理对象的某种状态,使其达到管理者预期的目的。如果管理对象没有状态变化,也就不需要控制。因而,研究管理对象状态变化及其与目的的关系,也就成为控制理论需要研究解决的核心问题。控制理论正是从这一角度出发,把主观和客观有机地结合起来,把预先的愿望同实现这种愿望的活动结合起来,铺平了理论通向实践的道路。护理质量管理活动中控制的过程也就是主客观逐步统一的过程。护理管理者能否对管理对象的变化状态进行有效的控制,主要取决于两方面的因素:一是要有明确的目的;二是要有实现目的的相应手段。护理质量控制,首先必须要有明确的护理质量指标,同时还必须具有必要的人力、物力、财力、信息及组织机构。

护理质量控制工作贯穿在护理质量管理活动的全过程中。护理质量控制只能是与质量管理的计划、决策、人员管理等活动密切联系在一起作为管理过程的整体发挥管理作用,即控制是质量计划实施的保证,质量计划是控制的标准和依据;决策目标决定控制内容,控制工作为实现决策目标服务;组织成员的工作成效评价的有效性在许多方面也与控制工作的质量直接相关。因此,控制工作不仅可以维持其他职能的正确活动,而且在必要时可以通过采取纠正偏差,改变其他职能的活动。当护理质量控制发现原定目标和标准不能实现时,管理者可能采取调整原计划、重新确定目标或标准的行动;可能调整组织机构;或重新配备合适人选;采取加强领导和指导等重大改变,以便纠正偏差,完成工作任务。因此,护理质量控制工作对于衡量标准的执行程度,揭示标准执行中的偏差,以及指明纠正措施等均非常重要。

2. *护理质量控制的原则*　护理质量控制必须针对具体目标,由控制者与控制对象共同参与,按实际情况设计质量控制系统。建立控制系统时应遵循以下基本原则。

(1)组织机构健全原则:在质量控制工作中,被控制的组织要机构健全、责任明确,所设计的控制系统能反映机构中岗位的责任,使控制工作有利于纠正偏差。当出现偏差时,应责任分明,责任与负责执行质量管理计划的岗位职务相适应。有效的质量控制不仅可以指出偏差,而且可以纠正这种偏差。如护理质量中发生的偏差应能明确地判明科室、病房和人员的责任,并加以纠正。

(2)与组织相一致的原则:质量控制系统的建立要反映质量计划所提出的要求。确立质量控制标准和控制手段也都要依据质量计划,质量控制过程中应力求使实际活动与计划目标相一致。在设计质量控制系统、运用控制技术进行控制活动之前,必须制订质量标准,控制系统要反映计划所提出的要求。例如:护理教学要有教学计划和教学质量控制标准,控制手段要依据教学计划设计;临床护理服务质量的控制标准与方法要反映临床护理工作计划的要求,社区护理、护理科研等不同工作都应分别按各自的计划要求设计控制系统。

(3)控制关键问题的原则:管理者在护理质量控制工作中,应着重于计划完成的关键性问题和实现质量计划的主要影响因素。关键点的选择是一种管理艺术。临床护理工作细致,项目繁多,质量控制应选择对完成工作目标有重要意义的关键标准和指标,重点放在容易出现偏差或偏差造成的危害较大的环节。

(4)直接控制的原则:直接控制原则的指导思想是使合格的人员发生差错最少,并能及时觉察、及时纠正,减少或防止出现偏差。直接控制相对于间接控制而言,是控制工作的重要方式,以采取措施保证所属人员的质量,提高人员素质,而不只在工作出现了偏差后采取纠正措施,追究责任。下属人员越能胜任所担负的职务,自身就越能觉察执行计划的偏差，及时采取措施纠正偏差。因此，在护理质量管理中，应不断提高护理人员的医德、医风、专业、心理、体格等素质，保证提供护理的人员质量。

(5)标准合理性原则：应建立客观、准确、有效、适当的质量标准。标准太高或不合理，不会起到激励作用；标准不准确，不能测量，控制工作就会失败。

(6)追求卓越的原则：要使所属人员具有追求卓越的精神。在质量控制工作中，发现问题、分析原因、纠正偏差时，应寻求发展，追求卓越；在制订质量计划和质量标准、控制指标时，应具有一定的先进性、科学性，使组织和个人经过一定的努力方能达到，而不是可以随意轻取。

3. *护理质量控制的方法*　前馈控制、同期控制和反馈控制称为控制的三级结构理论，也是护理质量控制的基本方法。

(1)前馈控制：前馈控制又称预先控制，是一种积极的、主动的控制，指在活动之前就对结果进行认真的分析、研究、预测，并采取必要的防范措施，使可能出现的偏差在事先就得到控制的方法，前馈控制的纠正措施作用在计划执行过程的输入环节上，工作重点是防止所使用的各种资源在质和量上产生偏差，是通过对人力、财力、物力等资源的控制来实现的。其优越性在于面向未来，通过控制影响因素，而不是控制结果来实现控制目的。

(2)同期控制：同期控制又称过程控制或环节质量控制，是管理人员对正在进行的各种具体工作方法和过程进行恰当的指导、监督和纠正。同期控制的纠正措施作用于正在进行的计划过程之中，是在执行计划过程中对环节质量的控制，这是护士长经常使用的一种控制方法，其有效性很大程度上取决于管理者的素质与能力，以及护士对管理者指示的理解程度。

(3)反馈控制：又称结果控制，主要是分析工作执行的结果，对照控制标准发现已产生或即将出现的偏差，分析原因和对未来的影响，及时拟定纠正措施并实施，防止偏差继续发展和再度发生。这是一个不断提高的过程。

4. *护理质量控制的过程*　护理质量控制工作的过程包括 3 个基本程序：确立工作标准；根据标准衡量成效；纠正计划执行过程中偏离了标准的误差。

(1)确立标准：标准是计量实现预期工作成果的尺度。标准是根据计划而制订的，是计划工作的个体化，是在完整的计划程序中选出的对工作成果进行衡量的关键点。确立护理质量控制标准，首先应明确控制的对象，即体现目标特性和影响目标实现的要素。护理质量控制的对象有护理工作和提供护理的人员，控制标准应针对两方面来制订。护理服务质量的控制应抓住影响护理服务质量的关键点制订出标准。标准的类型很多，如实物标准、费用标准、时间标准、效率指标；有形和无形标准；定量和定性的标准等。一般把目标作为标准是一类比较理想的控制标准，即在各级质量管理机构中建立可考核的完整的目标网络，以使无形标准的作用逐渐减少。

(2)衡量成效：衡量成效是为了确定实际工作绩效而对所控制的管理系统运行效果做定性或定量的描述和评价，直接关系到能否实现管理目标。管理者首先需要收集必要的信息，然后将实际绩效与标准进行比较，确定计划执行的进度和出现的偏差。在实施过程中，要考虑到衡量的精度和频率的问题。所谓精度是指衡量指标能够反映出被控制对象多大幅度的变化，精度越高，越能准确反映管理活动状况，但同时也越复杂。频率是指对被控对象多长时间进行一次考核和评定，频率越高，越能及时掌握情况，但同时也增加了监测机构的工作量，或者根本做不到。在护理质量控制工作中，许多问题很难定出精确的标准，工作成效也难以用定量的方法进行衡量，因此，除了用定量的方法进行考核和评定外，大量的定性指标要规定得尽量具体，并按不同的重要性用一定的级数表示出来，最后用权重方法进行综合评价，使定性的指标趋向定量。权重的确定可以采用专家评审法进行。

(3)纠正偏差：成效与标准之间总存在着一定的偏差。偏差的出现总有一定的原因。系统变化不只是受到控制影响的作用，还受其他一些影响因素的作用，找到这些因素也就找到了导致偏差的原因。找到偏差的原因后，应根据偏差的大小和控制能力，制订纠正偏差的方案。有两种方法：一种是当系统的控制能力有限，在现有条件下根本无法达到要求的目标时，只有改变标准，才能纠正偏差；另一种是改变输入的质量和数量，改变人、财、物、信息和系统的结构，提高系统的控制能力，输出满足目标的要求。

在某些活动中难免会出现一些偏差，但要确定可以接受的偏差范围。衡量成效要通过实际绩效与标准的比较找出偏差，并确定是否在可以接受的范围，如护理技术操作合格率控制范围是90%～95%，低于90%则不能接受。管理者要把握好偏差的大小和方向，这是非常重要的。

（四）护理质量评价

我国医院护理质量管理经历了由定性管理到定量管理、由经验管理到科学管理的发展过程。科学的质量评价不仅有利于维护病人的利益，对劣质服务进行惩处和改进，同时也有利于维护医院与医务人员的利益，使优质服务得到肯定。然而由于护理工作面临的情况复杂，不可控因素多，如何建立起更加科学、客观、可信、有效的护理质量评价方法，是值得卫生主管部门和医院管理者共同深入探讨的问题。

1. *护理质量评价* 护理质量的评价是护理管理中的控制工作。评价一般指衡量所订标准或目标是否实现或实现的程度如何，即对一项工作成效大小、工作好坏、进展快慢、对策正确与否等方面做出判断的过程。评价贯穿在工作的全过程中，而不应仅在工作结束以后。护理质量评价的意义在于：①说明护理工作的价值，证明和使人确认提供给病人的是有质量的护理；②衡量工作计划是否完成，并按预定的目标或方向进行，工作进展的程度和达到的水平；③根据提供护理服务的数量、质量，评价护理工作需要满足病人需求的程度、未满足的原因及其影响因素，为管理者改进和提高护理质量提供参考；④通过比较评价，选择最佳方案，达到肯定成绩，纠正偏差，持续改进提高的目的。

在进行护理质量评价时应遵循两项原则：实事求是的原则，即评价应尊重客观事实，将实际执行情况与制订的标准进行比较，而标准应是评价对象能够接受的，并在实际工作中能够衡量的；评价标准适当的原则，即确定的标准应适当，不能过高或过低，并具有可比性。

医院护理质量评价指标是说明医院护理工作中某项现象数量特征的科学概念和具体数值表现的统一体，它由一个名称和一个数值组合而成，护理质量的评价和比较可在医院之间进行，也可在同一医院内的不同科室之间进行。一项护理质量评价指标只能反映医院护理工作的某个或某些侧面，只有当不同来源和用途的各个方面护理质量评价指标有序地集合在一起，形成护理质量评价指标体系，才能对医院的全面护理质量发挥评价作用。

指标及指标体系是管理科学的产物，也是进行质量管理最基本、最重要的手段。护理质量评价指标对医院护理工作起着关键的导向性作用。各医院现行的护理质量评价指标主要参照：国家卫生和计划生育委员会《医院分级管理办法》、全国"百佳"医院评审标准、《医疗护理技术操作常规》以及各省、自治区、直辖市卫生部门制订的医疗护理评价指标。军队医院还同时参照《军队医院护理质量主要评价指标》《军队医院分级管理办法和评审标准》。

《军队医院护理质量主要评价指标》将护理质量评价指标分为工作效率、工作质量和管理质量三类。工作效率指标主要反映护理工作的负荷程度，包括特级护理床日用率、一级护理床日用率2项；工作质量指标主要反映临床护理和环节质量，包括基础护理质量合格率、特护及一级护理质量合格率、年度压疮发生数、护理技术操作合格率4项；管理质量指标重点控制护理管理过程，包括服务态度优良率、病区管理合格率、急救物品器材准备合格率、五种护理文书书写合格率、陪护率、年度护理事故发生数、年度严重护理差错发生率、年度护理差错发生率、护理人员年培训率、护理人员考核合格率10项。

国家卫生和计划生育委员会《医院分级管理办法》中设置了11项护理质量评价指标，与《军队医院护理质量主要评价指标》基本相同，不同的是设置了责任制护理和整体护理开展病房数、常规器械消毒灭菌合格率，一人一针一管执行率等指标。

随着国家和军队护理学科水平的不断提高和发展，以及医学模式的转变，人们的健康观、服务观、质量观都发生了较大的改变，原有的评价指标有待进一步调整和扩大。自国家卫生和计划生育委员会倡导整体护理工作模式以来，对传统的护理质量管理和评价工作提出了新的要求。我国各大医院的护理管理者积极探讨整体护理的理论与实践，不断完善整体护理质量评价标准。

2. *护理质量评价指标的设置原则* 护理质量评价指标的设立是一项复杂的系统工程。要紧紧围绕进行护理质量评价的目的来设置。一项质量指标就是一项原则、程序、标准、评价尺度或其他能保证提供高水平护理的测量手段，是反映护理工作质量特性的科学概念和具体素质的统一体。因此，每一项指标的设置都应建立在科学、充分的论证和调研，以及对收集的数据进行准确统计分析的基础上，指标的设置除了遵循科学性原则外，还应遵循以下原则。

(1)实用性和可操作性：确定的指标应能切实反映护理质量的核心，能合理解释护理质量现象，同时应考虑到质量管理的成本因素。指标的概念和原理要便于理解，指标的计算公式、运算过程也要简单实用。

(2)代表性和独立性：选择能反映目标完成程度的指标，如病人满意度较好地反映了服务水平、技术水平和管理水平，具有一定的代表性。指标还应具有独立的信息，互相不能替代。

(3)确定性和灵敏性：指标必须客观、确定、容易判断，不会受检查人员的主观因素影响。某些需要现场检查判定结果的指标，如基础护理合格率、病区管理合格率、护理文书合格率，由于评价结果容易受检查人员主观因素的影响，故确定性较差，必须通过合理设计调查和正确的统计学处理，以提高其确定性。对于需要通过向病人发放调查问卷才能取得数据的指标，如病人满意度，只有经过严格设计的调查工具、方式和统计方法取得的数值才具有说服力。指标还应有一定的波动范围，以区别质量的变化。如抢救物品完好率多为100%，其灵敏度较差，起不到比较评价的作用。

评价指标的筛选可选用：专家咨询法；基本统计量法；聚类分类法，即将评价指标分类，选择出具有代表性的指标，以减少评价信息的交叉重复；主成分分析法，即将多个相关评价指标合成转化为数个相互独立的主成分，并保留大部分信息；变异系数法，即选择 *CV* 值中的指标，筛除迟钝和过于敏感的指标。

3. 护理质量评价指标体系的构成　护理质量评价指标体系按管理层次可分为医院间评价指标体系和医院内评价指标体系。医院间评价指标体系适用于上级卫生管理部门了解和评价各医院护理质量水平和状况，为辅助决策提供依据；医院内评价指标体系适用于医院了解和评价各科室护理单元的护理质量水平和状况，奖优罚劣，提高医院护理服务水平。

传统的护理质量评价指标主要侧重临床护理质量，即执行医嘱是否及时、准确；护理文书、表格填写是否正确、清晰；生活护理是否周到、舒适、整洁、安全；有无因护理不当而给病人造成的痛苦和损害等。随着整体护理模式的广泛应用和护理工作内涵与功能的扩展，护理质量评价也应由上述狭义的概念发展为广义概念。

美国学者 Avedis Donabedian 于 1968 年首次提出质量评价的 3 个层次，即卫生服务系统的基本框架是结构质量、过程质量和结果质量的动态构成。我国则按管理流程分为要素质量、环节质量和终末质量。

(1)要素质量评价：要素质量是指构成护理工作的基本要素，主要着眼于评价执行护理工作的基本条件。评价内容如下。

①机构和人员：建立健全与等级医院功能、任务和规模相适应的护理管理体系。可设置 2～3 级质控组织，即护理部专职质量监控组；总护士长级质量监控组；护士长级质量监控小组，定期进行质量控制与改进活动。护理人员编配合理，在数量和质量上符合卫生部规定标准，如护理人员占全院卫生技术人员构成比(50%)，医护比(1∶2)、床护比(1∶0.4)，医院和病区主管护师以上人员构成比、大专以上学历人员构成比、具有执业资格护士构成比等。

②环境、物质和设备：反映医院设施、医疗护理活动空间、环境卫生检查、护理装备水平及物资设备等合格程度。如各护理单元是否安全、整洁、舒适、便捷，床单位设备齐全，护士站离重病人单元的距离、加床数以及常规物品器械消毒灭菌合格率、每年引进护理新仪器设备总值或护理仪器设备占全院构成比、护理仪器设备完好率、急救物品完好率等。

③知识及技术：反映护理业务功能与水平、开展的技术服务项目及执行护理技术常规的合格程度。如护理人员“三基”水平达标率、护理人员年考核合格率、护理人员年培训率、开展整体护理病房构成比、年发表论文数、年科研成果或革新项目数等。

④管理制度：护理工作有计划并按计划落实，规章制度健全并严格贯彻执行，护理资料齐全并尽量达到计算机管理，如年计划目标达标率。

(2)环节质量评价：环节质量管理注重在护理工作的过程中实施控制，将偏差控制在萌芽状态，属前馈控制。目前国内医院进行护理环节质量评价最常用的指标主要包括以下两类：病人护理质量指标，如基础护理合格率、特级与一级护理合格率；护理环境和人员管理指标，如病区管理合格率、消毒隔离管理合格率、急救物品准备完好率、陪护率、护理表格书写合格率、一人一针一管执行率、护理技术操作合格率。部分医院还增加了一些反映护理观察和诊疗处置及时程度的指标，如护理处置及时率、巡视病房及时率、输液病人呼叫率等。

长期以来，国内医院将环节质量管理作为质量监控的重点，并取得了一定的经验。主要采用的检查和评价方法为若干名护理专家现场检查某医院一定数量的病区和病人，对照相应的检查项目和标准扣分，被检查项目达到标准分数记为合格，未达到标准分数记为不合格，最后统计合格率。

(3)终末质量评价：终末质量是病人所得到的护理效果的综合反映，终末质量评价是对病人最终的护理效果的评价，属于传统的事后评价或后馈控制。这些指标的主要特点是从病人角度进行评价。常用指标包括：年度压疮发生数、年度护理事故发生次数、年度严重护理差错发生率、年度护理差错发生率、抢救成功率、出院病人对护理工作满意度、病人投诉数、护患纠纷发生次数等。有研究者认为护理效果的评价应从对病人产生的结果和对医院的影响两方面进行分析，前者包括临床护理效果、病人满意率和健康教育效果；后者包括对医院质量、医院形象和医院经济效益等方面的影响。

为了全面反映护理服务的质量要求，一般采用要素质量、环节质量和终末质量相结合的评价，三者的关系应是：着眼于要素质量，以统筹质量控制的全局；具体抓环节质量有效实施护理措施；以终末质量评价进行反馈控制。

4. *护理质量评价方法* 护理质量评价是一项系统工程。评价主体由病人、工作人员、科室、护理部、医院及院外评审机构构成；评价客体由护理项目、护理病例、护士、科室和医院构成系统；评价过程按搜集资料→资料与标准比较→做出判断的系统过程实施。按护理质量评价的对象分类的评价方法如下。

(1)以护理项目为评价对象：护理项目是质量评价的基本单元，传统的护理质量评价主要将护理项目作为评价对象，如特护及一级护理质量、护理技术操作合格率、健康教育的实施效果等。

(2)以病例为评价对象：整体护理的开展，实现了护理工作模式由功能制护理到以病人为中心的转变，而护理质量评价尚未很好地关注对整体病例的评价，即根据病例分型识别和评价病人的护理需要程度。有以下 6 种分型：①病情分型，区分病人的危重程度；②自理能力分型，识别需要生活照顾的病人；③心理状态分型，把握有心理服务需要和有纠纷倾向的病人；④经济地位分型，把贫困病人与社会名流区分出来；⑤护理措施分型，把不同护理等级和使用高新技术与风险技术的病人区分出来；⑥满意度分型，把不满意的病人区分开来，根据上述病例分型，建立重点病例报告制及病历质量评价标准和评价表，评价整体护理质量。

(3)以病种为评价对象：病种质量评价是一个群体质量评价层次，主要病种的护理质量在一定程度上可反映专科和医院的护理质量水平，目前国内医院护理质量评价采用的指标信息较混杂，以整体病例为评价单位，则实施过程又过细。病种质量评价体现了宏观与微观的结合，且为非随机性抽样检查，有较好的可靠性和代表性，因此正日益受到重视，但至今尚未引进国内护理管理领域。

(4)以病人满意度为评价对象：全面质量管理就是要达到让所有“顾客”满意，达到他们的期望。病人满意度评价方法，旨在从病人的角度评价医疗护理质量。由病人做出满意度评价是一种市场行为，对病人评价的重视程度，是医院市场观念的标志。从病人的观点看，护理效果质量是评价质量的主要内容，建立在病人对服务过程主观描述基础上的满意度测评，对于管理者评价护理质量非常重要，越来越受到重视。在英国，病人满意度调查已经被提议作为一项常规的审计内容。

满意度测评可以在住院病人中进行，需要专人定期访问住院医院，对一个医院来说操作性尚可，但对上级卫生主管部门来说，则较难做到。同时，住院病人的疾病转归尚未明确，有的人病情仍较重，在接受调查、回答问题或填写问卷时往往有顾虑，使调查结果与实际情况有较大出入，影响评价结果的客观、真实和公正，选择出院病人作为调查对象，可较好地避免上述问题，已被上级卫生主管部门和院内评价时采用。收集信息可采用问卷调查、电话咨询、设立意见簿、出院随访等测评方法。

满意度测评的步骤：①确定目标及评价的目的。②根据评价的目的和评价方法的优缺点选择适当的方法。③设计数据收集工具。调查表是常用的方法，必须经过周密的设计，保证其信度和效度。调查内容既要全面深入，又要简洁方便，以开放式问题作为选择。问题答案选项按标准满意度问卷调查表的 Likert 五级设计法，按各选项以 25 分的间距在 0～100 分的范围设计 5 个选项，分别为“非常好”“较好”“一般”“较差”“极差”，使各医院问卷调查指标值的离散度加大，更利于进行院间评价。④数据收集与储存。调查表的发放与回收采用“双盲法”，即由病人经治科室或医院的上级业务主管部门确定调查问卷的内容，病人填妥调查表后直接寄往发信机关，由上级医疗管理机关对调查表进行分析评价，以保证数据来源的真实性和准确性。⑤数据分析和报告，数据分析可从描述和深入分析两方面处理；报告时层次要清楚，重点应突出。⑥信息转化，对评价结果做出快速反应是持续质量改进的基本前提。

第四节 经济效用

护理的各项经费占了医院经费的很大一部分，护理部门对成本的控制、对预算的操纵，将对整个医院的经济利益产生深刻影响。成本核算是提高医疗卫生单位经济管理水平的重要手段，通过实行成本管理，可以降低成本，提高效率，向社会提供更好的医疗卫生服务。

一、成本控制

（一）护理成本概述

成本是在生产过程中的生产资料和劳动消耗。医疗卫生领域中，成本是指实施某项卫生规划或方案所要投入的人力、物力和财力等全部卫生资源的消耗价值。成本通常可以用货币单位统一计量，卫生经济评价要求将成本划分成两部分：一是直接成本，即某方案实施过程中卫生资源的直接消耗，如与疾病直接相关的诊断、治疗等费用；二是间接成本，即人们由于疾病或死亡给社会造成的经济损失，如疾病引起的休工、休学等造成的经济损失。

护理成本是医疗单位在护理服务过程中所消耗的物质资源价值和必要的劳动价值的货币表现。卫生经济评价要求将护理成本划分为两部分，即直接护理成本和间接护理成本。直接护理成本是与护理服务直接相关的卫生资源的直接消耗，如护理人员的工资和护理材料消耗。间接护理成本并不与护理工作直接有关，但是为护理服务的提供起必要的支持作用，如物质资料消耗所转移的价值，包括房屋、医疗器械设备折旧等劳动资料和医院为进行护理业务活动所开支的各项管理费用。

护理成本分类：根据会计核算和医院管理目的的不同，对成本进行不同的分类。

1. 按成本与服务量的关系分类

（1）固定成本：有些成本总额在一定时期内和一定服务量范围内，不受服务量增减变化的影响而保持不变关系，称为固定成本。如护理部主任的固定工资，在一定时期及一定业务量范围内，其总额不随工作量的变动而变动。

（2）变动成本：有些成本总额与业务量增加呈正比例变动关系，称为变动成本，但每一单位成本数额保持不变，变动成本包括卫生材料费、低值易损耗品等。如医院使用的一次性注射器的成本总额，随注射人数的增加而增加，此类成本为变动成本。

（3）总成本：指在特定技术水平和要素价格条件下，生产某一特定产量所需要的成本总额，是固定成本与变动成本之和。

（4）混合成本：有些成本总额随医疗服务量变动而变动，但不保持正比例变动关系，这种兼有固定成本和变动成本特性的成本，称为混合成本。比如电费，医院或护理院要花费一定的成本用于走廊等公共区的照明，而病房只有在有病人时才会收照明费。因此，尽管包括一部分固定成本，电费还是随病人住院天数的增加而增长。

（5）阶梯固定成本：阶梯式成本与固定和变动成本相关，在一定范围内变动，但在较小的范围内保持不变。如在一定工作负荷下，一个护理单元需要聘用 5 名护士，一旦超出此范围就会聘用 6 名，显然，病人越多、病情越重，就需要更多的护理时数，如果按每个住院病人需要 4.2h 的护理时数配置护士，医院不会因为增加了 1 名病人，而为了多出的 4.2h 的护理时数去增加 1 名护士。

2. 按成本的计入方法分类

（1）直接成本：直接成本是指护理服务过程中耗费的可依据凭证直接计入护理服务成本的费用，如工资、卫生材料及低值易耗品。

（2）间接成本：间接成本是指在护理服务过程中无法直接计入某服务项目，而需经过合理分摊进行分配的成本，如行政管理、后勤辅助部门的费用等。

3. 按成本的可控性分类

（1）可控成本：可控成本是指某一时期内，在某个部门或某个人职责范围内能够直接确定和控制的成本。如医疗服务中的药品费、卫生材料费。

（2）不可控成本：不可控成本是指在一定时期内，某个特定部门无法直接掌控，或不受某个特定部门服务量直接影响的成本。如固定资产折旧、大修理费等。

一般情况下，变动成本属于可控成本，固定成本属于不可控成本；直接成本属于可控成本，间接成本属于不可控成本。

4. 按成本在经营决策中的属性分类

(1)机会成本：指某项资源未能得到充分利用而放弃掉的机会所带来的成本，在卫生决策中，选择了一种方案，必然放弃其他一些方案，在被放弃的方案中最好的一个方案的效益，就是所选择方案的机会成本。机会成本并非实际支出，不计入账册，只是在评价和决策时作为参考依据。

(2)边际成本：指增加一单位的产量所要增加的成本量，即总成本对应于总产量的变化率。

(3)沉没成本：指过去的规划已支付的成本，与目前要进行的决策无关。

(二)护理成本核算

成本核算是提高医疗卫生单位经济管理水平的重要手段，通过实行成本管理，可以使有限的卫生投入，依靠技术进步、科学管理和结构调整，来降低成本，提高效率，向社会提供更好的医疗卫生服务。

1. 护理成本核算的作用

(1)成本核算是降低医疗护理成本的有效途径：通过护理成本核算，可以明确为病人服务过程中实际消耗的护理人力、物力和财力，真实地反映护理资源的耗费，从而提出最有效的护理方案，以降低护理成本，减轻病人负担，达到以较低的成本提供较高质量服务的目的。因此，加强护理成本核算和成本分析，对节省护理资源、降低卫生费用有重要意义。

(2)成本核算是确定护理服务价格的重要依据：护理服务价格是护理服务价值的货币表现，依据成本定价是医院得以维持并为人民提供医疗服务的保证。护理服务消耗需通过合理收费得到合理补偿，护理成本核算可为国家、卫生部门、医院制订合理护理价格提供正确依据。

(3)成本核算是评价护理工作效益的基础：护理服务成本的高低表示护理服务过程中耗费劳动量的大小，通过劳动耗费与劳动成果的比较，可以发现管理中的问题和薄弱环节，有利于促使医院不断挖掘和充分利用潜在力量，达到向管理要效益的目的。护理服务成本在很大程度上反映了护理服务的社会效益和经济效益，是反映医院工作质量的一个重要指标，成本核算同时也为评价卫生服务综合效益提供信息资源。

2. 护理成本核算的原则　成本核算的目标是努力提供实际成本信息，要提高成本信息的质量，发挥成本核算的作用，必须遵循以下原则。

(1)按实际成本计价的原则：护理成本必须正确反映实际发生的经济资源耗费，成本计算应当按实际发生额核算成本，不得以估价成本、计划成本代替。

(2)分期核算原则：成本核算应与整个会计分期一致，分别核算各期成本，以确认成本发生的时间和分配时间，一般按月进行，同一项成本，计算期内核算的支出、收入和起止日期必须一致。

(3)责权发生制原则：这一原则是按收益原则正确进行成本计算的基础，凡是应由成本负担的支出，不论是否在本期支付，都应计入本期成本，本期支付应由本期和以后各期负担的费用，应按一定标准分别计入本期和以后各期；凡是不应由本期成本负担的费用，即使在本期支付，也不应计入本期成本。

(4)一致性原则：成本核算时各种成本费用的计价方法、固定资产折旧方法、成本核算的对象、成本计算项目、间接费用的分摊方法等，前后会计期间必须保持一致，不得随意更改，这样才能具有可比性。

(5)重要性原则：指在成本核算过程中应基于管理的要求区分主次，对于那些对成本有重大影响的内容和项目，应重点处理，力求简洁；对无重大影响的成本，可简化处理，以提高效率。

3. 护理成本核算的内容

(1)护理人力成本：包括各级护理人员的工资、奖金及补贴。

(2)材料成本：主要指护理过程中消耗的卫生材料和低值易耗品的消费。

(3)设备成本：固定资产折旧及大修费。

(4)药品成本：护理过程中使用的药品费用。

(5)作业费：公务费、卫生业务费、供应消毒费、洗涤费。

(6)行政管理费。

(7)教学及研究费用。

4. 护理成本测算方法

(1)项目法：项目法是以护理项目为对象，归集费用与分配费用来核算成本的方法，如一级护理中更换床单、口腔护理、预防压疮护理成本的核算。制订计算护理项目成本可以为指定和调整护理收费标准提供可靠的依据，也可以为国家调整对医院的补贴提供可靠依据。但是项目法不能反映每一疾病的护理成本，也不能反映不同严重程度疾病的护理成本。

(2)床日成本核算：护理费用的核算包含在平均的床日成本中，护理成本与住院时间直接相关，床日所包含的服务内容虽有一定的差别，但一般常规性服务项目都包含在内，这种方法并未考虑护理等级。

(3)相对严重度测算法：将病人的严重程度与利用护理资源的情况相联系。

(4)病人分类法：以病人分类系统为基础，测算护理需求或工作量的成本核算方法，根据病人的病情程度判定护理需要，计算护理点数及护理时数，确定护理成本和收费标准。

(5)病种分类法：病种分类法是以病种为成本计算对象，归集预分配费用，计算出每一病种所需护理照顾的成本的方法，以病种服务收费是将全部的病种按诊断、手术项目、住院时间、并发症和病人的年龄、性别分成467个病种组，对同一病种组的任何病人，无论实际住院费用是多少，均按统一的标准对医院补偿。

(6)综合法：即计算机辅助法，结合病人分类系统及疾病诊断相关分类法(diagnosis related groups，DRGs)分类，应用计算机技术建立相应护理需求的标准实施护理。

二、预算管理

(一)预算相关概念

预算就是计划，是经营决策所确定的具体目标，通过有关数据集中且系统地反映出来就是预算，预算控制是通过预算形式对企业未来经营活动发生的成本、费用、收入、利润等加以干预、协调和指导的过程。

1. 预算的分类

(1)操作预算：操作预算是由日进出量得到年收入与支出的计划，如果显示收入大于支出，意味着1年有望获利；如果是以盈利为目的的医院，那么一些利润将以股息的形式支付给股东，至于非盈利的医院赚得的利润将用来更换设备、修缮旧建筑或扩大服务范围。

操作预算中的收入从医疗保险、医疗补助、其他个人保险、自费医疗和捐助中获得。操作预算也是每个部门经营的计划。

(2)零基预算：零基预算是对任何一笔预算收支，都必须以零为起点，从根本上去考虑他们的必要性和规律。这样能使所编制的预算数字更切合当期的实际情况，从而使预算充分发挥其控制实际收支的作用。

(3)长期预算：长期预算是管理者建立的长远计划，操作预算只是对第2年的详细计划，而医院的许多部门需要一个长期计划。可以是未来的3年、5年或10年的规划，通常长期预算不必很详细。

(4)项目预算：项目预算是分析特定项目的预算，一般用于发展新项目或对现有项目的检测，项目预算不仅仅是对第2年的收入与支出的计划，其目的是做决定，即是否采用此新项目。即使是基本项目，也面临如何选择的问题。通常，特定项目的预算是长期预算的结果，项目预算经常跨越几个部门，他们必须由几个主要部门组成的委员会来决定。

(5)资金预算：卫生保健机构项目的许多花费需要一年多的时间，这些被称为资金花费，在整个项目前不必考虑，也不会影响整个项目的预算，资金预算只需与一个部门或单元关联，可能是已有项目的一部分，但资金花费经常涉及特定目的的大量资金。资金项目着眼于投资，资金预算可以超出现金，用更广的视角看待成本与利润，可考虑到给组织带来的一般利益，为了机构生存，管理者必须知道哪些会有利润、哪些会亏损，要有足够的营利活动去弥补那些亏损。

(6)产品线预算：卫生保健机构的预算部门主要着眼于科室或部门，如放射科、营养科、护理部等分别制订自己部门的预算。在实施部门预算的时候，卫生保健机构已开始了产品线预算。产品线是指一群具有共同特征可以归类的病人，如同一诊断的病人。

(7)现金预算：现金是机构的活力，机构的生存依赖于持有足够的现金，使其能满足支出的需要，操作预算注重于机构的收入和支出，如果机构亏损，将会反映在操作预算上，但是，即使没有亏损，机构也可能面临现金危机。组织的现金花费是很普遍的，如工资通常按月、双周或每周支付，但现金收入如果因病人账单或其他原因在某些部门拖延，即使机构盈利，也会逐渐用完现金，而且这种情况会随着病人的增多而日益严重。

另外现金问题与主要资金费用有关，仅一年的资金花费可以在操作预算中表示来年的花费，比如机构预算增加1000万元的设备维护，预算寿命为20年，那么每年花费1/20，也就是每年有50万元作为折旧费在操作预算中，但这1000万元必须用现金预算方式才能成立，结果将比操作预算多花费950万元。

(8)绩效预算：绩效预算是一种用于根据成本中心所取得的成就，以及取得此成就所需的成本来评估中心活动的预算方法。它是一种以具体设计来评估成本中心复合成果的预算方法，而不是一种单一的预算产出。

2. 预算方法

(1)预算准备的合适时间：管理者经常遇到这样的问题：何时做预算？做的频率如何？这个问题随预算种类而定，有些只做1次，有些10年做几次，有些1年1次。

一次预算：有些特殊目的预算，只需准备1次，项目预算是在机构提供新服务新项目评估时必须考虑的，预算项目对于给定项目一般只用一次，如果项目被拒绝，就没必要定时回顾了，如果被采用，则需要定时回顾，并比较实际的预算和结果。

很少做的预算：长期预算一般很少做，这种预算会跨越5年或10年，虽然一些机构每年都会做调整，但预算的主题在这几年内仍不改变，以保持其计划执行的稳定性，长期预算每年还需回顾一下是否有没预料到的情况出现，及时修正计划。长期预算比项目预算简略，所以没必要像项目预算那么长的时间准备，但它不是只与一个部门、科室项目有关，而是关于机构为什么存在和其发展方向这些核心问题，如果机构确定发展方向有困难，将要花费几个月的时间使机构和雇员对计划意见达成一致。

年度、月度预算，操作、资金、现金、进展预算均是这种，每年都必须做，但也有必要把年度预算分成几个短的时期控制成本，如果把科室、部门、机构作为一个整体，等到年底做预算很不方便，因为到年底很多问题已经出现，应该在中途就改正；也有些问题虽然可以在来年预算中改正，但到那时只能等到来年年底才能知道是否成功，所以月度预算对控制运行很重要。

连续预算，一个系统中常注重于操作和现金的年度预算，实际上，如果预算做的烦琐些，一些弱点就可以克服，连续预算是每个月做来年这个月的预算，比如知道了1月的实际结果，就可在2月中或2月底做来年1月的预算。连续预算与传统年度预算相比有4个问题能被解决，即对预算的态度、时间的管理、预算的精确性和对将来的把握。

(2)态度：许多管理者发现预算与他们的工作相差甚远。预算1年1次，与日常工作有很大的不同，需要用几周或更多时间去完成明年的预算，因此很不情愿面对。但是，如果将预算建立在每个月计划的基础上，使它成为正常工作的一部分而不是插入部分。管理者就不会觉得繁重。

(3)时间管理：时间问题与态度问题息息相关。在连续预算中，有很多事要做，整整一年庞大的计划被摆出来，如果1个月中有几天不工作，这个月里就没有什么重大的进展，1个月有几周不工作就有很多事要被拖延，要花几个月的努力赶上。所以在预算中时间管理很重要，不可使预算任务在拖延中变得繁重。

(4)精确性：在今年7月过去时做明年7月的预算，可使明年7月的预算更实际、精确地反映7月的状况，连续预算发展的月预算并不是最终批准的预算，每年要做1次协商和改进。

(二)护理预算目的及程序

预算对于大医院或小的医疗机构都很重要，无论是卫生管理机构、社区、医院还是养老院的护理管理人员，都需要进行预算及掌握预算技巧。

1. 预算的目的

(1)有效运用资源：财务管理者曾经尝试给护理部和科室提供预算，护理管理者只要被告知自己需要雇佣多少护士，需要花费多少就可以，然而，这种方法提供预算注定要失败，因为财务管理者不是能监控影响护理的因素，然而，护士由于直接统计疾病种类的变动和护理技术的改变，并要知道医生要进一步治疗还是终止，知道哪些病人需要住院多长时间，因此，只有工作在护理部或科室的护士才可以合理评估所需的护理资源。

(2)提供管理绩效评价的标准：预算是各部门、各职工要努力达到的标准，也是评定和考核业绩的依据。预算并不与临床工作相隔离，相反，预算常直接面对临床护理工作量及工作方式，在护士为病人制订护理计划时，同样应把预算作为计划贯穿于临床护理中，应提供什么样的临床护理，只有这样才能使每一位病人都受益。

(3)提供管理的功能：预算可以使护理部更好地计划自己的活动和控制成本，并在财政范围内提供尽可能好的服务，预算是护理管理者的一种工具,使管理者将资源更好地服务于病人,避免浪费,管理者必须了解预算项目及过程,才能建立合理、可行、有效的预算。预算中制订的数量目标就是工作中应控制的标准,在预算执行过程中,管理者要关注于预算过程而不是完成一份标准的表格。

(4)提供沟通的功能:预算使管理者必须先做计划,让他们提前注意到问题和机会,有足够的时间应对,预算可以使科室及部门之间更高效地合作,避免重复劳动并及时共享重要的信息,通过编制预算可以正确处理各部门之间的关系,协调他们的工作。

(5)作为决策的基础:医院编制各种预算就是制订各种具体目标,编制全面预算就是制订全部计划的总目标。预算实质上是反映管理部门和职工的期望。因此,编制预算的过程也是制订和明确目标的过程,同时,通过预算平衡,可以把各个部门的工作有机结合起来,统一于一个共同的奋斗目标中,从而有目的、有计划地安排好各项工作。

2. *编制预算的程序*　编制预算的程序概括起来就是有两种类型:一种是自上而下的由各级领导编制,最后让下级部门执行的工作程序;另一种是最先由最低层编制自身的预算,然后交上级审查,反复修改平衡后交最高领导批准的自上而下的工作程序,这种编制预算的程序叫作"自我参与预算",西方企业大部分采用"自我参与预算"的程序,因为,这种预算受到广大职工的欢迎和支持,容易贯彻执行,能较好地完成预算确定的各项目标和任务。为了更好地完成编制预算的工作,西方大中型企业还成立了专门的预算指导机构,即预算委员会。预算委员会由各部门负责人参加,财务副总经理等高级会计领导人主管,委员会负责各部门预算的协调工作,解决冲突,做出决定。医院编制预算的程序具体分为以下几步。

(1)预算期前,医院最高领导提出战略,这是各级、各部门编制预算的标准。

(2)在预算期前一定时间(一般为 1 个月),由各基层部门主管人员根据战略目标和群众意见做出详细的部门预算。

(3)部门领导审定所属机构的预算,并在预算期前报预算委员会。

(4)预算委员会审查各部门的预算,经过反复协调和平衡后汇编全面预算,并报最高领导审批。

(5)在临近预算期,企业最高领导把审批的全面预算交预算委员会并分别下达到所属各部门贯彻执行。

(三)绩效预算

绩效预算可根据成本中心所取得的成就及所花费的成本来评估成本中心的活动。它是一种以具体设计来评估组织成果的预算方法,通过绩效预算可以更好地理解资源投入与产出水平以及质量三者之间的关系,绩效预算是护理管理者应掌握的一种重要工具。

传统意义上说,预算主要强调的是部门或成本中心使用的资源,如护士的数量和工资、一次性使用物品的价格和消耗、护理培训教育费用等医院为了达到目标所需要的资源投入。绩效预算将注意力从计划要使用的资源转移到达到的目的上。绩效预算的步骤如下。

1. *辨明成本中心的绩效领域*　绩效领域是指科室的目标或所要达到成果的领域,在开发绩效领域时,管理者应当考虑许多问题,比如:需要测量哪些重要目标?护士长应掌握哪些绩效因素,哪些绩效还未掌握?护士长如何最有效地利用工作时间?护理人员如何最有效地利用工作时间?常见的绩效领域包括护理质量、病人满意度、工作人员满意度、生产率和创新。

进行绩效预算首先应了解目标管理,目标管理是一种预算技术。当管理者及其下属制订并认同了一组目标,这组目标将被视为绩效测量的基础,目标管理要求给每位护士长一套具体的、可测量的目标,这些目标代表了管理者的业绩,并非整个医院的业绩。护理管理人员必须努力地为护理单元工作,配置员工,控制成本,提高生产率,改善病人和员工的满意度,革新和进行长期规划,这些都是护理管理者和医院的一些关键绩效领域。

2. *评估现行成本中心的项目预算*　绩效评估可用来评估成本中心的操作预算成本,在一个护理单元里这种预算包括下列一些项目的成本,如护理管理人员的工资、临床护理人员的工资、教育培训费和低值易耗品费用等。

3. *决定每一绩效领域中资源的应用分配比例*　通过开发资源分配模型,能够使管理人员去思考哪些是工作中真正重要的部分,以及他们的重要程度,例如:病人的满意度对医院非常重要,那么管理人员就必须思考在提高病人满意度方面,是否投入了足够的时间和精力。因此,护理管理人员进行提高病人满意度这一绩效预算时,在资源的分配上,就应考虑自身投入多少时间、护士投入多少时间,以及其他资源投入多少。

由于资源的有限性，为了达到预期目标，护理管理者将决定如何来分配资源，总投入将按照一定比例投到不同的绩效领域，如在护理质量管理上需投入多少资源。此外，每种资源都根据不同需要进行分配，如护士长将其时间的5%，临床护士时间的35%和低价易耗品的90%用于病人的直接护理。资源的分配应以医院工作重点为基础，但最初进行绩效预算时，管理者可根据历史信息来决定资源的分配。信息可以通过两种途径获得：一是让所有护理人员对几周的工作时间进行记录；二是让他们对自己的工作时间进行一个恰当的估计。一旦绩效预算完成了，护理管理人员就能获得更多的信息，同时也能做出更明确的选择，以更有效的方式重新分配资源。

4. 将中心的预算成本按比例分配到各自的绩效领域中去　一旦决定了每种资源应用到每一绩效领域的百分比，接下来就必须计算有多少资金将被用于每一绩效领域。方法为：用每一被分配到对应绩效领域项目的百分比乘以预算中心该项目的资金总数。例如：若护理管理人员的薪水是50 000元，其工作时间的10%用于改善护理质量，那么花在质量管理上的资金就是5000元，如果此单位的护理人员总共赚了5 000 000元，他们花了自己的5%的时间去改善质量，那么就有另外25 000元被用于改善质量，最终用于质量提高这一绩效领域的总成本为30 000元。

5. 为每一绩效领域选择绩效测量法，确定各部门的目标成本　不同绩效领域可以有不同的绩效测量方法，护理管理者根据所选测量法来决定各部门每一目标的预算成本。例如：护理管理人员要以给药错误的次数来测量护理质量提高的效果，假设该绩效预算要达到减少30次的给药错误，上面提到30 000元被计划用于质量提高，那么可以说减少每例给药错误的预算为1000元，第2年的绩效预算仍需要这样一笔资金，以确保护理质量保持在这一水平上。

我们需要选择合适的绩效领域，选择适当的绩效测量方法，从而使护理管理人员明确每一关键领域中工作的完成情况，明确领域达到的各项目标，例如：绩效预算要确定究竟会减少多少次给药差错；还要确定未达到这一目标究竟需要投入多少。所以，为达到减少给药差错这一目标，就要对护理人员投入的时间进行预算，这样才能使目标与资源投入相匹配。

（叶文琴）

参考文献

曹洁，叶文琴，周咏梅.2008.某三级甲等医院护理人员等级划分的研究[J].中国护理管理，8(6)：14-16.

曹洁，张玲娟，陆小英，等.2007.国外护理人力资源配置研究方法介绍[J].护理学杂志，22(21)：89-91.

程海燕.2008.我国护理人力资源现状分析与对策[J].齐鲁护理杂志，14(7)：93-94.

杜萍，叶文琴，田梅梅.2009.基于Delphi法的康复护理床位内科入住病种研究[J].护士进修杂志，24(16)：1462-1464.

杜萍，叶文琴，王小兰.2008.上海市三级综合性医院护理人力资源配置模型研究[J].护士进修杂志，23(16)：1447-1449.

杜萍，叶文琴，张玲娟.2007.医院护理人力资源配置方法的研究现状[J].解放军护理杂志，24(6)：47-48.

杜萍，叶文琴.2006.医院护理人力资源配置现状与对策[J].中国卫生资源，9(5)：202-203.

杜萍，叶文琴.2007.翁素贞.上海市护理人员工作满意度现状研究[J].护士进修杂志，22(17)：1556-1558.

郭子恒.2000.医院管理学[M].5版.北京：人民卫生出版社.

李继平.2012.护理管理学[M].3版.北京：人民卫生出版社.

李淑花，商临萍.2009.我国护理学硕士研究生教育培养现状[J].护理研究，23(3A)：582-584.

李秀娥，李文秀，杨悦，等.2007.工作量分析法在护理管理中的应用[J].护士进修杂志，22(11)：1002-1003.

刘华平，巩玉秀，幺莉，等.2005.护士人力资源现状分析和配置标准研究[J].中国护理管理，5(4)：22-25.

潘孟昭.2005.护理学导论[M].北京：人民卫生出版社.

田梅梅，杜萍，叶文琴.2009.肿瘤内科患者入住康复护理床位标准总原则的研究[J].护理学杂志，24(15)：1-4.

王小兰，叶文琴，杜萍，等.2008.上海市三级综合性医院急诊科护理人力资源配置模型的建立[J].解放军护理杂志，5(25)：7-9.

王小兰，叶文琴.2007.对我国现行护理工作量测量方法的思考[J].护士进修杂志，22(7)：601-602.

卫生部统计信息中心.2008年中国卫生统计提要[R/OI].[2008-05-30] http://www.moh.gov.cn/publicfiles/business/htmlfiles/zwgkzt/ptjty/200805/35671.htm.

卫生部统计信息中心.2009中国卫生统计年鉴[DB/OL].[2010-01-08].http://www.moh.gov.cn/publicfiles/business/htmlfiles/zwgkzt/ptjnj/200908/42635.htm.

闫怡静.2003.医院护理人员配备的研究进展[J].中华护理杂志，38(4)：295-296.

叶文琴，杜萍，徐筱萍.2006.上海市护理人力资源配置现状研究[J].中华护理杂志，41(10)：874-877.

叶文琴，杜萍.2006.上海市护理人力资源配置与人才需求研究[J].中国护理管理，6(11)：14-18.

叶文琴,刘玮琳,宫克.2005.上海市三级甲等医院外科等级护理项目成本研究[J].中华护理杂志,40(11):812-815.

叶文琴,徐筱萍,王小兰.2008.二级与三级综合性医院护理人力资源的配置模型[J].解放军护理杂志,10(25):10-12.

叶文琴,朱建英.2004.现代医院护理管理学[M].上海:复旦大学出版社.

赵芹芹,刘华平.2007.重症监护室护理人力资源配置方法的研究进展[J].中国护理管理,7(4):43-46.

Ernell S,Ayah J,Julie S,et al.2002.The Registered Nurse Population March 2000[M].USA:Department of Health and Human Services Health Resources and Service Administration Division of Nursing:25.

第2章

护理伦理

第一节 基本概念

一、道德与伦理

医学伦理学以医学领域中的道德现象和道德关系为自己的研究对象。中国古代的“道德”一词，主要指人与人之间的行为原则和规范的总和，也兼指个人的道德行为、思想品质和修养境界。西方的“道德”(morals)一词最早起源于拉丁文的“moralis”，其单数“mos”指个人的性格和品性，复数“moles”指风俗和习惯。在近代汉语中，“伦理”引申为习俗、品性、思想等。西方的“伦理”(ethics)一词源自希腊语“ethos”，是一种有关“辨别对与错的行为素养”。尽管伦理和道德的词源、含义不尽相同，但它们是相通的。

二、护理道德与护理伦理

护理道德是社会一般道德在护理实践领域中的特殊体现，是护理人员在护理领域内处理各种道德关系的职业意识和行为规范。

护理伦理(nursing ethics)是制约护理行为的一系列道德原则，包括护理人员与病人、病人家属、医护同仁，以及整个社会的关系，它也用来制约医疗行业的道德义务。护理伦理是护理专业人员的专业伦理(professional ethics)，是社会舆论要求护理专业人员必须遵守的职业道德。

每个行业都有自己的职业道德和伦理，护理是以治病救人为目的的社会活动，其服务对象是人，因此，研究护理道德和护理伦理就有着更重要的意义。

护理道德与护理伦理既有区别又有联系。护理道德是护理伦理的基础。护理伦理是护理道德的系统化与理论化，并且它反过来又促进良好的护理道德的形成与发展。因此，护理伦理学又是研究护理道德关系的一门学科。护理伦理学的研究对象包括：护理人员与患者及其家属之间的关系，护理人员之间、护理人员与其他医务人员之间的关系，护理人员与护理学科发展之间的关系。

第二节 相关理论

生命论、义务论、功利论、美德论都是护理伦理理论的重要组成部分。所不同的是，生命论从人的生命价值定位，而义务论、功利论和美德论则从精神层面彰显人生命的主观诉求。义务论和功利论着眼于行为的善恶，而美德论强调的不止是行为，还着眼于行为的动机，即遵循道德准则行动者的人。生命论、功利论与义务论解决我们应该做什么的问题，美德论则是解决我们应该成为什么样性质的人的问题。

护理美德论是指护理人员在工作中应具备的职业道德品格，主要内容包括护理人员的护理道德认知与观念、护理道德意识和信念等。护理美德论的具体内容有护理同情、善良、仁爱，护理关怀和帮助，护理勤奋与公正、诚实、谦和、果断、信用等护理道德素质。美德论适用于对护理学生专业精神的培养，更适合作为护理学生教学中道德教育的理论基础。当其他利益与严肃的道德规范发生碰撞时，只有潜移默化的道德教育，才能使天平倾向于道德规范。道德教育最适当的时机就在于护理人员学历教育阶段，一旦将这种德性内化为一个人的品性，那么无论护理人员的专业技能和理论水平上升到什么层次，公众的利益都会得到保护。

第三节　护理道德的基本原则、规范和范畴

护理道德的基本原则、规范和范畴是护理伦理学研究的重点对象与核心内容。其基本原则与规范是指导护理行为的准则。

一、护理道德的基本原则

护理道德的基本原则指护理人员在护理工作中处理人与人之间、个人与社会之间关系时所应遵循的根本指导原则。它统帅护理道德规范和范畴，是衡量护理人员道德水平的最高道德标准。

1981 年全国第一届医学伦理学学术会议上确立了社会主义医学道德的基本原则："救死扶伤，防病治病，实行社会主义人道主义，全心全意为人民的健康服务。"护理是医学的一部分，医学道德的基本原则自然也适用于护理。

1989 年，由 Beauchamp 和 Childress 在 *Principles of Biomedical Ethics* 一书中提出的"四原则"：自主原则(the principle of respect for autonomy)、公平原则(the principle of justice)、有益原则(the principle of beneficence)、不伤害原则(the principle of non-maleficence)已被国际上广泛认可，并应用于医学及护理伦理领域。

二、护理道德的基本规范

护理道德规范是护理人员在实践过程中应遵循的行为准则，是协调护理人员与病人、其他医务人员及社会之间关系的行为标准，也是评价护理人员职业道德的具体标准。国际护士协会在 1953 年 7 月国际护士大会上通过的《护士伦理学国际法》就是国际性的护理人员道德规范。我国卫生部 1981 年 10 月 8 日颁发的《医院工作人员守则》及 1988 年 12 月 15 日颁发的《医务人员医德规范及实施办法》也提出了护理人员的道德规范。护理道德规范主要表现在以下几个方面。

1. 爱岗敬业、自尊自强　护理职业是一项平凡而又崇高的事业。护理人员只有热爱护理职业，不断深化对护理工作内涵的认识，才能更好地为社会人群服务。

护理工作在社会中承担着重要的角色，它关系到社会的发展、民族的繁衍和广大人民群众的身心健康，护理人员应该充分认识到自己的职业价值，并敬重自己的职业。

随着传统的以"疾病"为中心的生物医学模式转变为以"人"为中心的现代医学模式，护理学的内涵得到了进一步的提升，作用也越来越凸显出来，护理人员不仅是护理活动的执行者，还是健康教育者、健康协调者、健康咨询者以及病人利益的维护者。护理人员应视病人为整体，从身体和心理上关心爱护病人。这就要求护理工作者不仅具备扎实的护理基本知识、理论和技能，而且需要学习护理伦理学、护理心理学、美学以及社会学等相关学科的知识，同时，还应具备良好的沟通和表达能力，从而为患者提供优质护理服务。

2. 尊重病人、关心病人　尊重病人，爱护关心病人是护理人员最基本的道德要求，护理人员应把救死扶伤，防病治病，全心全意为病人服务作为自己的最高职责。

首先，要尊重病人，即尊重病人的生命价值，尊重病人的人格和权利。人的生命价值是由其生命质量决定的，护理人员在工作过程中必须努力提高病人的生命质量，无论从生理还是心理上，都应该采取最佳的措施，减轻患者的痛苦，使他们更有勇气面对困难、战胜疾病，从而更好地回归社会。病人的权力，包括平等的医护权利、知情同意的权利、要求保守秘密的权利等，护理人员应对患者一视同仁，不论贫富地位、远近亲疏，都应以诚相待；在医疗护理中，对于病人的隐私，护理人员应负有保守秘密的义务，绝不能随意泄露或当众议论。护理人员应充分尊重患者的以上权利，成为病人权力的忠实维护者，这也是建立良好护患关系的前提。

其次，要关心体贴病人。护理人员应适当移情，设身处地地体谅病人患病的痛苦，看病的艰难和治疗带来的一系列身体和心理的伤害和打击，以最优的服务态度和技术为病人提供治疗和护理。南丁格尔曾说过："护士必须有一颗同情的心。"护理人员只有真正地走进病人的心里，与患者产生共鸣，才能更好地为病人服务。

3. 认真负责、技术求精　以病人为中心，一切为了病人的利益是护理工作的出发点与归宿，护理

工作直接关系到病人的安危，来不得半点疏忽。在道德要求上：护理人员必须以高度的责任心对待工作，谨慎细心，严格执行“三查七对”，严防各种差错事故；严格遵守护理的各项规章制度和操作流程；严密实施各项护理操作，做到及时准确。同时，还应培养敏锐的观察能力，及时发现病情变化并报告医生解决问题。护理人员还应有批判性的思维，辨证地执行医嘱，这也是对病人认真负责的一种表现。

精湛的护理技术也是对护理人员职业道德的基本要求，护理人员应在保证不增加病人痛苦的基础上，努力熟练掌握各项护理技术操作，不断积累经验，从而更快捷高效地完成护理工作。随着现代医疗和护理的不断发展，许多医学诊断治疗新技术的应用，康复医学、社区护理和家庭病房的兴起，护理工作的内容和范围也在不断地扩大，护理人员在这种医疗大环境下更应该不断地学习，完善相关的知识结构，自我提高，从而适应社会的发展，满足患者的需要。

4. 热忱服务、乐于奉献　护理的本质就是照顾，在护理实践过程中满足病人的各种需要，热忱服务正是这一本质的具体体现。护理人员应全心全意为病人服务，在生活上悉心照料，在治疗上以精湛的技术为病人提供服务，在心理上给予病人最大的安慰。特别是对待老年病人、危重症病人、婴幼患儿、精神病人，应给予更多的关心和照顾，要耐心解释，细心观察患者的病情变化和心理反应，及时发现问题，解决问题。

在提倡文明服务的今天，护理人员还应发扬乐于奉献的精神，把解决病人的痛苦放在首位，不怕脏不怕累，不辞辛苦，不厌其烦，全心全意为人民的健康服务。

5. 举止端庄、言语文明　护士是白衣天使，是美的化身，这是社会给予护理人员的高度肯定。护理人员的言行举止是体现护理道德的主要途径，端庄的举止，文明的用语是拉近护患关系的重要桥梁。

端庄的举止要求护理人员在上班时衣帽整齐，精神饱满，态度和蔼，不勾肩搭背，不打闹，遇到同事或熟悉的病人要主动礼节性示意或问候。护士站、坐、行要稳重、端庄、大方、优美。仪容上应自然大方，切忌浓妆艳抹，不宜涂染指甲，也不宜佩戴耳环、戒指或手镯等。

文明的用语有利于护患之间的交流沟通，并且可以对大脑皮质起保护作用，使病人机体减少潜能的消耗并增强防御能力，因此，护理人员应针对不同的病人、根据不同的场合和不同的情景，采用不同的语言，使病人感到亲切愉快。

6. 互尊互学、团结协作　随着现代医学的发展，护理工作与其他部门的联系也越来越紧密，如行政管理和后勤保障部门等，这就要求护理人员除了和病人及病人家属建立良好的护患关系外，还应与医务人员、管理人员、实验技术人员等建立良好的合作关系，在工作中应相互尊重，相互理解和支持，密切配合，协调一致。在护理人员之间，大家既是同事又是兄弟姐妹，更应该相互尊重，相互关心，营造一个和谐的、温馨的工作氛围，从而为护理质量的提高和护理人才的健康发展创造有利条件。

三、护理道德的范畴

范畴(category)是构成一门学科的基本概念。在哲学中，范畴是指在实践基础上，人们对客观事物和客观现象的本质属性及其关系的概括和反映。护理道德范畴就是对护理道德的本质属性及关系的概括和反映。护理道德原则及规范是护理道德范畴的基础，决定了范畴；同时范畴又反映和体现了原则及规范。范畴是原则和规范的细化和个体化，原则和规范通过范畴发挥作用。如果说原则和规范是对护理人员道德的外在约束，那么范畴就是护理人员的内在自我约束与道德愿望。护理道德范畴的内容有以下几方面。

1. 权利　病人的权利是指作为一个病人“角色”，应该得以行使的权利和应享受的利益。尊重病人的权利，是护理道德的重要基础之一。病人的权利主要有：

(1)平等享有医疗护理的权利。《中华人民共和国民法通则》中规定：“公民享有生命健康权。”求生存健康的愿望是每个人的基本权益。一旦人的生命和健康受到了疾病的威胁，病人有权继续生存，有权获得医疗和护理救助，任何医务人员不得拒绝病人的求医要求。

另外，任何人享受医疗护理的权利是平等的。唐代孙思邈曾说过：“若有疾厄来求救者，不得问其贵贱贫富，长幼妍媸，怨亲善友，华夷愚智，普同一等，皆如至亲之想。”因此，医务人员对待病人应一视同仁，保证医疗权利人人平等。

(2)知情同意的权利。在医疗护理过程中，病人有获得关于自己疾病的病因、严重程度、治疗护理措施等情况的权利。对病人进行侵入性的或存在风险的操作前必须征得患者和患者家属的同意，并签字。病人也有提出医疗护理意见并得到答复，以及要求解释医疗费用等监督医疗护理过程的权利。

此外，病人还有要求医护人员为自己隐私和病情保密的权利，以及因病免除一定社会责任和义务的权利。

2. 义务　义务是指个人对社会、对他人应尽的责任。在伦理学上，义务与责任、职责、使命是同等意义的。

护理道德的义务范畴，指的是护理人员在其职业活动中，对患者、对同行、对社会应尽的责任，它是依靠人们内心信念、习惯、意志自觉地履行的，没有明显的强制作用。同时，护理道德中的义务总是以或多或少的自我牺牲为前提的。

护理道德的义务要求主要有：第一，热爱护理工作，忠于护理事业；第二，防病治病，认真为患者进行医疗护理；第三，为患者进行医疗护理服务应以不讲有无代价、有无报偿为前提；第四，把对患者个人尽义务同对社会尽义务统一起来。

3. 良心　良心是指人们对是非、善恶、荣辱、美丑的内心深刻认识和感受，是对所负道德责任的内心感知和行为的自我评价和自我意识，它具有稳定性和自觉性的特点，并且良心是人们道德的“自我法庭”，人们在选择和评价自己的行为时受着良心的指导。

护理人员的良心，是护理人员在履行对病人和对社会的义务过程中形成的道德责任的自觉认识和自我评价能力，它要求护理人员在任何情况下，都忠实于病人，在工作中一丝不苟，具有慎独的精神；良心还要求护理人员忠于护理事业，具有为事业献身的精神；同时，道德良心还要求护理人员忠实于社会，不收取病人的任何礼品，不受贿，自觉维护白衣天使的美好形象。

4. 情感　情感，是人们内心世界的自然流露，是对客观事物和周围环境的一种感受反应和态度体验，它是心理学和伦理学的重要范畴。道德情感，是指在一定的社会条件下，人们根据社会道德原则和规范，去感知、评价个人和他人行为时的态度。

护理道德情感的基本内容：第一是同情心。护理人员应有扶危济困的同情心，对患者的不幸和痛苦产生共鸣，真正理解患者，从而对他们的愿望和要求给予大力支持和热情帮助。第二是责任感，这是高层次的情感内容。护理人员应把护理工作看做是自己应该履行的崇高职责，并升华成一种道德情感，从而全身心地投入到护理工作中去。第三是理智感，指的是护理人员对患者的情感是建立在理智和科学的基础上。对患者的关心、照顾必须是在医学科学允许的范围内进行，对患者不合理的要求不迁就，不徇私情。

5. 审慎　审慎即周密而谨慎。护理道德中的审慎是指护理人员在医疗护理行为前的周密思考与行为过程中的谨慎、认真、细心的一种道德作风。审慎是护理人员对病人和对社会的义务感、责任感、同情心的总体表现。

护理审慎的要求：第一，护理诊断要审慎。护理人员在接触病人的过程中，应详细了解患者的病情，仔细全面地收集资料，通过周密的分析和思考对病人做出正确的诊断。第二，护理语言要审慎。护理人员的语言要求是小心、严密、准确，护理人员通过语言可以向患者传递健康知识，安慰鼓励患者，从而使患者树立战胜疾病的信心。护理人员不应对患者言语粗鲁，这是不负责任的表现。第三，护理技术操作要审慎。护理人员是通过一系列的护理技术操作向病人提供护理服务的，护理人员在操作上应该不断地积累经验，提高操作技术水平。随着医学的进步和发展，越来越多的高端仪器应用于临床，护理人员应该不断地学习，刻苦钻研，秉承严谨、认真负责的态度，为患者提供高效的、高质量的护理服务。

6. 荣誉　荣誉是同义务密切联系的道德范畴，指人们履行了社会义务之后，受到道德上的表扬、奖励和赞许。

护理人员的荣誉指为病人身心健康贡献自己的智慧和力量并得到社会的公认和赞扬，个人也得到了良心上的满足和自我内心的欣慰。

护理道德荣誉观的基本要求是：第一，以病人为中心，为患者、为社会服务，是护理人员衡量荣誉的标准。护理人员应该把患者的利益和社会的利益放在第一位，对他人服务越多，贡献越大，从而获得的荣誉也就越大。第二，正确处理个人荣誉与集体荣誉的关系。护理人员应把个人荣誉归功于集体，看作是集体对自己的鼓励和鞭策。第三，在荣誉面前应该谦逊。

第四节 护理人际关系伦理

一、护患关系中的道德

1. 护患关系的基本内容 护患关系是在特定的条件下,护理人员通过医疗、护理等活动与病人建立起一定联系的人际关系。狭义的护患关系是指护理人员与病人的关系;广义的护患关系是指护理人员与病人及家属、陪护人、监护人的关系。护患关系中的道德是指协调护患关系所遵循的行为准则和要求,它是护理关系中最主要的内容。护患关系的内容可归纳为技术与非技术两方面的内容。

护患关系中的技术交往是指在实际的护理措施的决定和实施当中,护理人员和病人的相互关系。如护士给病人打针、发药、换药等。在这种技术关系中,护理人员通常是专业的,有一定医学知识和技能的,占有主动地位的内行,而病人多半是缺乏医学知识和技能的外行,处于相对被动的地位。技术关系极为重要,它是非技术关系的基础。

非技术关系是指护患双方由于社会的、心理的、教育的、经济的等多种因素的影响,在实施医学技术过程中所形成的道德、利益、法律、价值等多种内容的关系。

(1)道德关系:是非技术关系中最重要的内容。在护理实践当中,虽然护理人员和病人双方所处的地位、环境、利益以及文化教育、道德修养不同,可能在治疗上存在一定的矛盾,但双方都应该尊重对方的人格、权力和利益,以一定的道德原则规范约束自身的行为。

(2)利益关系:指护患双方在相互关心的基础上发生的物质和精神利益方面的关系。护理人员的利益主要表现在两个方面:一是护理人员在为患者服务中消耗的脑力劳动和体力劳动而得到的补偿如工资等经济利益;二是护理人员通过对患者的服务而逐渐积累的经验和技能。患者的利益主要表现在支付了医药费的同时,满足了其解除病痛,恢复健康的需求。

(3)法律关系:护理人员从事护理活动和患者就医都受到法律的保护。对于患者而言,其得到合理诊治等权利若受到侵犯,且造成一定不良后果的,病人或家属有权诉诸法律以维护自身权益。同样,对于护理人员而言,在护理活动中,若受到患者或家属的辱骂、殴打等,法律会对其当事人进行制裁。

(4)价值关系:价值关系是容易被人们忽视的一种关系。护患双方在治疗护理过程中相互影响、相互作用,都体现了为实现人的价值而做出的努力。护理人员运用自身的知识和技能为患者提供医疗服务,减轻患者的痛苦,从而体现了护理人员的个人社会价值。而患者在恢复了健康重返社会的同时,也实现了个人的社会价值。

2. 护患关系的3种模式 护患关系的模式是在护理人员与病人的接触中产生出来的,是根据病人的需要提出来的。1976年,美国学者Szasy和Hollander提出了医患关系的3种模式,这种医患关系模式也同样适用于护理关系。护患关系一般来说有以下3种模式。

(1)主动-被动型:这是护患关系中最古老的方式。护理人员对病人的护理处于绝对的主导地位,而病人则处于完全被动的、接受的从属地位。这种模式对处于危重休克、昏迷、失去知觉和意识障碍的患者,以及婴幼儿等某些难于表达自己主观意志的病人,无疑是适当的。但对于大多数有清醒的自主意识的患者来说,就不应忽视患者的主观能动作用,反而应鼓励患者参与进来,鼓励病人表达自己的意志和想法。在现代医疗护理中,一般不采用此种模式。

(2)指导-合作型:这种模式在护患关系中普遍存在。这种模式认为护患双方在护理活动中都具有主动性。病人的主动是以执行和配合护士的指导为基础的,护士的权威在护患关系中仍然是决定性的作用,但病人可以充分表达自己的意志和需要,同时对治疗效果提供多种信息。在这种模式下,护患关系比较融洽,有利于提高诊治效果。比起主动-被动型的护患关系模式,指导-合作型关系前进了一大步,值得提倡和推广。此种模式适用于急诊患者、术后恢复期患者及有部分自理能力的患者。

(3)共同参与型:这种模式指出护患关系是双向的,在医疗、护理的过程中,护理人员与患者具有大致同等的主动性和权利,共同参与护理措施的决策与实施。此时,患者可向医护人员表达自己的治疗效果,从而进一步帮助医护人员做出正确的诊治,提高诊断的准确性、预见性和治疗的有效性,对提高改善护患关系也会起到积极的作用。因此，我们应该大力提倡这种平等合作的护患关系。此种模式多适用于长期慢性病病人和受过良好教育的病人。

3. *护患关系中的道德要求* 护患关系的道德作用在于协调护理人员与病人的关系，建立指导-合作型、共同参与型模式，从而提高护理质量。良好的护患关系道德不仅能调动病人的积极性和争取病人的合作，而且能直接影响病人的心情和应激状态，使病人从不良的心理状态转化为良好的心理状态，从而提高治疗效果。因此，在护患关系中对护士提出应有的道德要求，提高护士的道德责任是十分必要的。

(1)尊重和爱护患者：这是护患关系道德最基本的道德要求。护理人员与患者接触最多，交往机会也最多，护士的举止行为和态度都会对患者无论在身体上还是心理上产生深刻的影响。而尊重爱护患者无疑是对患者精神和心理上最大的鼓舞。

①尊重患者的人格：在任何情况下，护理人员都应尊重患者的人格，不应侮辱诋毁患者，不能乘人之危追求个人不道德的目的。

②要尊重人的生命价值：生命对每个人来说只有一次，护理人员应该充分地尊重患者的生命价值。无论患者的疾病轻重，有无传染性，还是预后好坏，护理人员都应认真负责，不能有半点懈怠。

③尊重患者的权利：护理人员应该尊重患者的各项权利：平等的医疗护理权利、知情同意的权利、获得有关医疗信息的权利、保守个人秘密的权利和因病免除一定社会责任和义务的权利，时刻牢记自己是患者权利的忠实维护者。

(2)同情与关心患者：护理工作创始人南丁格尔曾提出一条原则："护理要从人道主义出发，着眼于病人。"患病给患者带来了极大的痛苦，身体和心理受到双重打击，护理人员应同情关心患者，用温暖的语言和行动给患者一点慰藉，鼓励患者，增加患者战胜疾病的信心，给患者以无微不至的照顾，全心全意地服务于患者。

(3)精心与热忱服务：护理人员应该同时具备良好的思想道德素质和精湛的技术以及相关的学科知识，才能为患者提供优质的护理服务。护理人员要始终饱含热情，以认真负责的工作态度，一丝不苟，不怕脏不怕累，热情主动地服务于患者。

(4)积极为患者做好健康指导：随着社会的发展和人类的不断进步，人们对健康的需求越来越多，从而赋予了护理人员更多的责任，使护理工作的内容在不断地扩大，其中，健康指导越来越受到人们的重视。护理人员对患者的健康指导主要有以下3种。

①常规指导：即患者初入院时，护理人员应该热情地接待病人，并做好入院环境介绍、作息制度等各项指导，使患者感受到家庭般的温暖。

②疾病指导：即护理人员针对患者的疾病对其进行一系列的健康教育，包括疾病知识，如疾病的发生发展、自我病情监测以及用药知识等。

③心理指导：即护理人员对患者在住院期间存在的心理问题，运用心理学的相关知识，对患者进行疏导，从而排除患者各种消极情绪，以利病情向积极的方向发展。

4. *护理人员与家属关系的道德要求* 护理人员除了与患者有着紧密的联系外，与患者家属也有着一定的间接联系。护理人员与患者家属是团结协作的关系，在患者住院期间共同协助患者，为患者服务。患者家属通常对患者的疾病情况和心理状态比较了解，护理人员可以通过患者家属间接了解患者病情。处理与患者家属关系的道德要求如下。

(1)尊重：护理人员在尊重患者的同时也应该尊重患者家属。护理人员面对患者家属的担心、焦虑以及对治疗的疑问，应耐心地指导和解释。对患者提出的合理要求，应该尽量满足。如果因条件受限而不能满足患者家属的需求，护理人员也应做好解释工作，而不是一味的否定或置之不理，态度冷漠。

(2)知情：患者家属有权知道患者的病情，护理人员应对患者家属适当地介绍患者所患疾病的情况，如病人的病情、治疗、护理、预后等，以求得到其家属的配合，共同提高治疗和护理效果。

(3)宽慰：患者家属是患者至亲的人，面对患者的疾病，看着自己的亲人遭受痛苦，患者家属难免情绪低落，焦虑不安。护理人员在密切观察患者病情变化的同时，也应留意患者家属的心理状态，及时进行干预，这对患者的心理也会产生间接的积极影响。若遇到不幸失去亲人的家属，护理人员更应表示同情，并尽量宽慰家属。

(4)虚心：在患者住院期间，护士与患者、患者家属接触最多，对于患者家属提出的一些意见，护理人员应虚心听取，有的意见对患者的治疗极有价值，有的意见可能会避免一些医疗事故的出现。同时护理人员应主动向患者家属征求意见，不断改进护理质量。

二、护士与其他医务人员之间的道德关系

在整个医疗护理过程中，护理人员除了要搞好护患关系外，还必须围绕护患关系这个中心搞好医际关系，医务人员之间必须加强合作，同心同德、相互支持才能有利于提高诊治水平和护理质量。

1. *护士与医生之间的道德关系*　医生和护士是与疾病作斗争的同盟军，他们之间的配合是最多也是最紧密的。两者在医疗中是完全平等的，只是社会分工不同而已。医生主管诊断和制订治疗方案，护士负责执行医嘱，观察患者病情，为患者提供护理服务，但他们又有着不可分割的联系，医生与护士必须紧密配合，相互协作才能使患者达到最佳的诊疗效果。医护关系的道德原则如下。

（1）要相互尊重和信任：医护之间的平等性，是指双方要充分认识对方的工作职责和作用，承认对方工作的独立性和重要性。医护是相互尊重，相互支持，相互配合的平等关系。护士在治疗过程中，接触患者的机会最多，对患者的病情比较了解。通过细致的观察，护理人员还能及时发现问题，特别是患者的病情变化以及治疗用药效果。医生应该重视护士提出的疑问和合理意见，及时地修改治疗方案。同时，护士也要尊重医生，主动协助医生工作，认真执行医嘱。

（2）要相互协作和谅解：医护之间的相互协作有利于高质量地完成诊疗工作。医护人员在制订各自的诊疗护理方案时，都应考虑对方的情况，多替对方排忧解难。对彼此出现的一些差错，要善意地指出，而不能袖手旁观，相互责备。对于疑难病例的讨论，医生护士都应参加，这是一个相互学习的过程，同时也有利于更加全面地掌握患者的病情。

（3）要相互制约和监督：维护病人的利益是医护关系最重要的道德原则，医生护士要共同努力保护病人的生命安全，严防差错事故。在诊疗活动中，医生护士应相互制约和监督，坚持批评与自我批评，纠正不良的医疗行为和作风。

2. *护士与护士之间的道德关系*　护理人员之间建立良好的护际关系，是圆满完成护理任务，提高护理质量的基础。护士之间是同事、同志和兄弟姐妹，在工作中应该相互尊重、相互帮助、密切配合、团结一致，发挥团队协作精神；在学习上应相互鼓励、交流经验共同提高，低年资的护士应主动虚心向高年资的护士学习，学习她们宝贵的护理临床经验和熟练的护理技术，高年资的护士应给低年资的护士树立良好的榜样，对工作认真负责，并应关心爱护体贴年轻护士，多鼓励肯定她们；在生活中要相互关心、真诚相处。只有这样，才能形成一种良好的工作氛围，同时也利于稳定护理团队，让护士在辛苦工作的同时能感到一丝温暖。

3. *护士与医技科室人员之间的道德关系*　护士与医技科室人员之间的关系也是平等团结协作的关系。护理人员应该熟悉各医技科室的工作特点和规律，相互配合、相互支持，为临床提供及时、准确的诊疗依据。遇有疑问时，护理人员应主动沟通联系，把问题澄清，而不应让患者跑来跑去。

4. *护士与行政、后勤人员之间的道德关系*　现代医院管理已由经验化走向了科学化、系统化、信息化。医疗技术设备要不断更新，客观形势要求行政管理人员、后勤工作人员要把医疗任务放在首要位置，协调好各类医务人员之间的关系。

护理人员要客观反映临床一线的需要，要求行政人员解决实际问题，同时要充分理解行政人员的压力和难处，大力支持他们的工作。遇到矛盾的地方应友好协商，相互尊重，相互理解，以最佳的方式解决问题。

对待后勤人员，护理人员要尊重他们的劳动。后勤工作是医院工作顺利有序开展的重要支持，它负责物资仪器设备、生活设施的提供和维修，也是护理工作有效运转的重要保证。护理人员应充分认识他们工作的重要性，尊重后勤人员，尊重后勤人员的劳动成果，遇到问题及时与他们取得联系，并支持他们工作的顺利完成。同时，后勤人员也应当树立为患者和工作人员、为医院全心全意服务的思想，保证后勤工作有效完成。

第五节　护理实践伦理

一、基础护理伦理

1. *基础护理*　基础护理包括护理基本理论、基本知识和基本技能，是各专科护理的共同基础，是各护理人员必须掌握的基本技能和知识。目标是为病人提供一个接受治疗的最佳身心环境。

2. 基础护理伦理原则　基础护理伦理是护理人员在实施基础护理的过程中应该遵循的准则和规范。

(1)虚心踏实,安心本职工作:基础护理平凡、琐碎、繁重,却有很强的科学性,基础护理是否到位对病人的康复有很大影响。不愿意做基础护理,认为基础护理“没有什么技术含量”,看不到基础护理重要性的护士就不是一个称职的护士。在南丁格尔的《护理札记》中详细阐述了通风、清洁、床褥等基础护理对于病人的重要性,“……他们得到的不仅仅是舒服和放松。实际上他们的感觉正好反映了把一直粘在皮肤上的有害物质清除掉后,皮肤和身体都能够重新获得相当大的生命力。因此,护士必须要十分注意病人的个人卫生,而不应该借口说所有的个人卫生的清洁工作不过只是让病人舒服一点而已,从而不做这样的工作或者是延误为病人清洁个人卫生。”

(2)细心观察,认真谨慎:下面一个案例说明细节的重要性。

患者张某因颅脑外伤由外院转入进一步治疗。入院时,张某处于浅昏迷状态,留置胃管,气管切开。林护士在给张某入院评估时发现痰液为暗红色,性质稀薄,痰液量中等。经过向患者家属询问,得知患者在入院前两天几乎未鼻饲,这引起林护士的注意。于是马上检查张某胃管的位置、回抽胃液。经过林护士判断,胃管位置合适,但是回抽的胃液是暗红色。林护士立即向主管医生汇报了张某的病情,张某得到了及时的诊断和处理。

基础护理虽然不像有些工作那么容易体现业绩,但就是在细微之处更考验护士是否称职。除了上述的案例,还有无数的实例已经告诉我们,很多时候,正是护士的细心观察及时发现病人病情变化,才挽救了病人生命。南丁格尔在《护理札记》中这样定位细心观察的重要性:“仔细准确观察的习惯本身不能带给我们能干的护士,但是没有仔细准确的观察我们将会在所有的职责领域中都不称职。”基础护理,虽然不像有些技术那么深奥,但是我们护理工作的对象是人,基础护理的好坏直接影响着病人的健康、生命安危。这就要求护士执行每一个技术操作时都要严格遵守操作规程和医院的规章制度,坚守“慎独”精神,每一步都必须准确无误,保证每一个护理技术的安全性,做到认真负责,一丝不苟。

(3)热情服务,文明有礼:基础护理工作繁杂、辛劳,不论有多累,护理人员都应保持精神饱满、热情和蔼、文明礼貌,细心、耐心为病人服务。

二、整体护理伦理

1. 整体护理　整体护理是以病人为中心,以现代护理观为指导,以护理程序为基础框架,对病人实施身心整体护理。整体护理的目标是根据病人的生理、心理、社会、文化、精神等多方面的需要,提供适合病人的最佳护理。

2. 整体护理的伦理原则

(1)以人为本,促进健康:整体护理改变了过去针对疾病的护理,强调身心整体的护理,促使护理伦理学也改变了过去的只针对病人自然属性、病人生命的护理道德。它要求护理人员在处理与病人关系时,必须树立“以病人为中心”的指导思想,把服务对象视为“整体的人”,从病人的生物的、心理的、社会文化的需要出发,根据病人实际需要,主动安排护理措施,全面考虑护理措施。不仅如此,整体护理要求护理行为不仅要有利于病人的利益,而且要有利于人类的利益和社会的进步,这是我国“救死扶伤,防病治病,实行社会主义人道主义,全心全意为人民服务”的护理道德基本原则的要求与体现。

(2)爱岗敬业、积极主动:整体护理以护理程序为基础,强调自觉地运用护理程序对病人进行动态的、系统的评价,“评估、诊断、计划、实施、评价”如此循环,积极发现病人的健康问题,及时解决。整体护理要求护理人员不再是被动地、单纯地执行医嘱,完成护理操作,而是发挥主观能动性,有计划、有目标、系统地进行护理工作。护理人员要积极承担起运用护理程序的科学方法为病人解决问题的责任,根据病人的身心问题制订出切实可行的护理计划,并实施计划,评价并及时更新护理措施,保证护理质量。

(3)独立思考、个体化服务:整体护理认为,人是一个系统,是一个与外界环境不断发生联系和作用的开放系统,疾病的发生既有生理的因素,也有心理、社会因素的参与。这就要求护理人员具有独立思考及评判性思维的能力,针对病人的不同特点、文化背景、生活习惯等影响病人健康的诸多因素进行认真、具体地分析,结合病人的身心状况进行综合思考,具体问题具体分析,提出护理问题,并制订个体化的护理措施,实现恢复和保持病人健康的目的。

(4)刻苦钻研、精益求精：整体护理要求的“全人护理”对护理人员的素质提出了更高的要求，护理人员除了在职业道德、身心健康等方面要达到标准外，还要在业务水平上不断完善自我，不仅具有过硬的理论知识、娴熟的操作技能，敏锐的病情观察能力，良好的人际沟通能力和协作能力，还要掌握管理学、心理学、社会学等人文社会科学知识。勤奋学习、不断进取是整体护理模式对护理人员提出的要求，也是每位护理人员追求个人价值和自我完善的必备道德品质。

三、护理管理伦理

1. *护理管理* 世界卫生组织将护理管理定义为：“护理管理是为了提高人们健康水平，系统地应用护士潜能和有关其他人员或设备、环境和社会活动的过程。”护理管理的任务是研究护理工作特点，找出规律，运用科学的理论和方法对护理工作进行管理；目的在于提高护理质量、护理工作效率、效果，对病人实施安全、有效、及时、完善的护理。

2. *护理管理的伦理原则*

(1)以病人为中心：随着医学模式的转变和社会对护理保健需求的增加，护理的工作重点从以疾病为中心转变为以病人为中心。同时为适应新的经济体制，医疗服务的模式也逐渐由以医院、医务人员为中心转变为以病人为中心的模式。把病人利益放在首位，病人至上，为病人提供优质护理服务是当前医院护理工作的道德原则。医院的规章、规范的制订和执行也要树立一切为病人服务的信念。

(2)把护理服务质量放在首位：如果说水是生命之源，那么质量就是医院的生命。卫生部2009年医院管理年活动的主题就是“以病人为中心，以提高医疗服务质量为目标”。护理质量管理是为了保证和促进护理服务质量能够达到安全护理、促进病人健康的质量要求所必需的管理，当与其他利益发生矛盾时，护理服务质量至上。

(3)经济效益与社会效益兼顾：“医乃仁术”，社会主义医学道德的基本原则是：“救死扶伤，防病治病，实行社会主义人道主义，全心全意为人民的健康服务。”治病救人是医学的天然本性、伦理本性，因此，护理管理应坚持兼顾经济效益与社会效益的统一，获得经济效益必须以取得社会效益为前提。在当前的医疗体制下，医院的社会效益与经济效益是统一、相互依存的，社会效益是医院的最终价值目标，而经济效益是医院实现社会效益的动力与手段。离开社会效益谈经济效益，医院就失去了原本的价值目标，而离开经济效益谈社会效益，医院就失去了发展的动力和手段。必须坚持社会效益第一，病人利益第一的原则。

(4)以人为本：护理管理的对象包括人、财、物等许多内容，最核心的是人。以人为本是现代医院管理的根本原则，所谓“以人为本”的护理管理，指在管理过程中以护理人员为出发点和中心，围绕着激发和调动其主动性、积极性、创造性展开的，以实现护理人员与医院共同发展的一系列管理活动。护理人员是医院管理的客体，同时也是医院实施护理服务的主体。促进护理人员的发展才能从根本上促进护理服务质量的提高。在护理管理中注重“以人为本”，就应重视护理人员的价值，维护其尊严、权利，实施人性化管理，为其创造良好的工作和发展环境。

四、临终护理伦理

1. *临终关怀* 在医学界中，临终是指临近死亡的生命过程。临终病人在接受治疗性或姑息性治疗后，病情仍然继续恶化，尽管意识还清醒，然而各种征象已显示生命即将完结。临终关怀(hospice care)指由医生、护士、心理学家、社会工作者、宗教人员和志愿者等多学科、多方面人员组成的团队提供的对晚期病人及其家属的全面照护，其宗旨是使晚期病人的生命质量得到提高，能够无痛苦、舒适、安详和有尊严地走完人生的最后旅程；同时，使晚期病人家属的身心健康得到保护和增强。临终阶段，以治愈为主的治疗转为以对症疗法为主的照料，病人的生活几乎全靠护士昼夜的护理。护士是临终护理的重要角色。

2. *临终护理伦理原则*

(1)尊重临终病人的权利：临终病人虽已进入临终期，但只要他没有进入昏迷状态，他仍然有思维、情感，仍有自主权和维护个人利益的权利。所以，护理人员要尊重和维护临终病人的权利和利益。尊重临终病人的自主权，如尊重病人参与自我决策的权利，尊重晚期病人和家属的宗教信仰，尊重其合理选择，满足其合理要求。维护病人的各项权利，工作人员应懂得临终病人和其他病人一样，也具有平等医疗权、知情同意权、获得医疗信息权、要求隐私保密权等；当临终病人意识清醒、能够自己行使权利时，医护人员要尊重病人的选择。

(2)提高临终病人的生活质量:尽管即将死亡是临终病人不可改变的事实,但是临终病人也有生活,只不过是一种特殊类型的生活。正确认识、识别临终病人正在经历的心理时期,帮助和疏导临终病人正确面对死亡,提高临终病人的生活质量是临终护理的目标之一。及时为病人做好生活护理,心理护理、控制疼痛,给病人提供一个安静、安全、整洁的环境。尊重病人的生活习惯,当病人尚能够自理时,应尽量帮助他们实现自我护理,以增加其自主生活的乐趣,提高生活质量。

(3)尊重临终病人的人格,维护其尊严:病人的个人尊严不应该因为生命的即将结束或已经结束而被剥夺,无论病人是否还有意识,都要像对待其他病人一样维护其尊严。临终关怀的先驱桑德斯博士曾经有过这样一段讲话:"你是重要的。因为你是你,直到你活到最后一刻仍是那样重要。我们会尽一切努力帮助你安详逝去,但也尽一切努力令你活到最后一刻。"尊重临终病人的生命,只要病人存活一天,其生命就有价值,就要竭力做好照护工作。

(4)重视临终病人家属,耐心服务:病人家属面对亲人处于濒死状态、经历着丧亲之痛,处于心理的应激时期。护理人员要理解家属此时的心情,只要是合理的要求、能办到的,应尽可能给予满足。尽心尽责照顾好病人,让家属放心。对于未成年或成年之无意识病人的医疗,应重视病人家属的意愿。

五、精神科病人的护理伦理

1. 精神科病人的特点　精神科病人是一个特殊的群体,病人的精神活动失调、紊乱,丧失自知力和自制力。在护理精神科病人时,护理人员除了要具备精神科病人的护理知识和技能外,更需要具有高尚的道德品质。

2. 精神科病人的护理伦理原则

(1)尊重病人:1977 年第六届世界精神病学大会一致通过的《夏威夷宣言》中指出:"把精神错乱的人作为一个人来尊重,是我们最高的道德责任和医疗义务。"尊重病人的人格和权利,不能因精神病人由病态思维导致的异常举止、粗暴行为而忽视对病人人格的尊重。对病人的合理、正当要求应尽量给予满足;对需要病人配合治疗的措施应尽量给予解释,讲道理;不轻易约束患者,除非治疗需要。

(2)隐私保密:世界医学会《日内瓦宣言》(修订版)中规定:"我会尊重病人告诉我的一切秘密,即使病人已经死去。"保护病人隐私是任何病人都享有的权利,精神科病人也不例外。精神科患者病情复杂,由于治疗护理的需要,护理人员需要详细了解病人的个人经历、家庭情况、婚姻状况等诸多涉及个人隐私的资料。对病人的隐私保密是护理人员应当遵循的基本职业道德,是护患之间相互信任的基础,是对病人的尊重,也是对个人人格的尊重。违背了这一原则,会破坏护患之间的信任关系,更严重的是会影响患者的治疗护理和康复。

(3)宽容正直:精神科的病人由于思维情感的紊乱、行为失常,有的患者由于幻觉、妄想的驱使,可能发生言语不敬、毁物伤人的行为,此时护理人员应该保持头脑冷静,提醒自己,他们是病人,其言行都是疾病所致,不可冲动回击,要做到打不还手,骂不还口。这才是宽容正直的道德境界。

六、传染科病人的护理伦理

1. 传染科病人的特点　传染科病人心理负担重,除了担心疾病恢复及预后,还担心亲人、朋友、社会对自己的看法。陌生的住院环境以及隔离治疗可能会带给病人孤独感、自卑感。传染科病人大多需要不同种类的隔离治疗,消毒隔离的规章制度除了需要监督护理人员严格遵守外,还需要病人及其家属的配合,这给病房的管理带来了较高的要求。传染科护理人员时刻接触传染病人,尽管有消毒隔离措施,但是受感染的机会仍高于其他科室,这就要求护理人员具备无私奉献的高尚道德情操。

2. 传染科病人的护理伦理原则

(1)认真负责:这里的每一个病人都是传染源,护理人员必须严格执行消毒隔离措施,以科学的、严谨的态度实施预防、消毒隔离和护理。不能有一丝马虎,既是对自己负责,更是对其他病人及社会负责。

(2)无私奉献:唐代孙思邈之《大医精诚》,被誉为是"东方的希波克拉底誓言"。它指出作为一名优秀的医务人员,不光要有精湛的医疗技术,还要拥有良好的医德。"凡大医治病,必当安神定志,无欲无求,先发大慈恻隐之心,誓愿普救含灵之苦……不得瞻前顾后,自虑吉凶,护惜身命。"在 1998 年抗击洪水、2003 年抗击非典型肺炎、2008 年汶川地震时,那些无私无畏、冲锋在前的医务人员用自己的实际行动、用生命诠释了何谓"大医精诚”，何谓“无私奉献”。

(3)尊重病人：尊重病人，例如，护理人员不能歧视、疏远患有 AIDS 的病人，不管病人患的什么疾病，为何患该病，都应该一视同仁，给予无私的照护，这是作为一名护士应该具备的道德情操。

第六节 护理科研伦理

一、护理科研

护理科研是用科学的方法反复地探索、回答和解决护理领域的问题，直接或间接地指导护理实践的过程，是提高人的生命质量和价值的一种护理实践活动。护理科研除了同其他科学研究一样，具有探索性和创新性等一般特点外，还具有实用性、复杂性、多学科性的特点。

1. 实用性 护理行业的服务性特点及以病人为中心护理模式的发展，决定着护理研究的最终目的是能够提高护理服务质量，促进病人健康；研究起点始于病人，最终成果又用于病人，而人不仅具有生物学属性，更具有众多的社会属性，因此护理研究不能用单纯的生物医学规律、模式去推理分析，还必须用心理学、社会学的规律去说明，一切要从病人的实际出发，而又实际运用于病人。

2. 复杂性 护理科研的研究对象是人，而人是生物学属性和社会属性的统一体。护理科研除了需要有护理学的知识以外，还必须运用心理学、社会学等许多人文领域的学科知识进行综合分析研究。同时，人体在躯体、心理上的差异较大，所处的环境、条件也不同，致使我们在一个病人或一种疾病上总结的经验不能应用于每一个病人或每一种疾病上。这就要求研究工作必须对这些差异进行严谨的分析，采用科学的方法总结概括。再者，护理科研很少能在实验室进行，研究直接涉及病人，必须遵守伦理原则，所以很多科研干预都无法实施，而以调查分析、总结经验为主。

3. 多学科性 随着医学模式及整体护理模式的发展，社会对医疗护理要求的不断提升，学科发展的相互渗透，无论是在理论上还是在实践上，护理的概念、内容、要求都发生着很大变化。护理科研日益丰富与深入，与医学、人文相关学科的交叉研究日益增多。

二、护理科研伦理原则

护理科研伦理是科研工作者的行动指南，是保证护理科研沿着健康方向发展的重要条件。护理科研应遵循的伦理原则如下。

1. 科研动机端正 1996 年国际护士节主题为“通过护理科研促进健康”，护理科研是为了提高护理服务水平，改善护理服务质量，归根结底，其目的就是维护和促进人民群众的身心健康。如果护理科研不是为了上述目的，而是为了个人或小集体的名和利，就违背了护理科研的伦理原则，是决不允许的。

2. 实事求是 尊重科学、实事求是是护理科研最基本的准则。任何护理科研项目，它的每一个步骤、每一个数据都应该尊重事实，只有这样才能保证科研的意义，才能达到探索护理科学真谛的目的。“失之毫厘，谬以千里”，科研来不得半点虚假，历史的教训告诉我们，对科研数据、材料的任何有意无意地歪曲、篡改、捏造都是弄虚作假的行为，严重违背了护理科研伦理，最终导致的就是使人民的生命健康受到威胁。坚持实事求是，还应该诚实守信，尊重同行的科研成果，坚决杜绝剽窃行为，参考别人成果或文献时，应该表明出处。

3. 团结协作 科学包括护理科学都是人类共同的事业和财富，任何一个重大的科研工程、项目及其突破都是集体努力的结果。护理科研的复杂性、艰巨性、多学科性决定了光靠个人努力，科研工作很难顺利开展。科研工作者只有坚持团队合作、相互支持、相互帮助，才能不断提高护理科研水平。

三、人体研究护理伦理的相关原则

人体研究，通常是指直接以人的活体作为受试对象，用科学的试验方法，有控制地对受试对象进行观察和研究，以判断假说真理性的实践活动。其中受试者既可能是病人，也可能是健康人。医学的进步与人体研究密不可分，为了促进人类健康，必须进行人体研究。但是，人体研究要符合科学的规律与伦理要求，才能避免给人类带来风险与损害。近几十年来，人体研究中保护受试者的权益越来越受到重视，当人成为研究对象时，其研究方案必须经过伦理委员会的仔细审查，以确保研究对象的权益能够得到最大的保护、避免伤害。目前，严重违反护理伦理的研究已不多见，但是如果研究者缺乏护理研究的伦理知识，就容易出现研究设计违背护理伦理的情形。《纽伦堡法典》(*The Nuremberg Code*)是第二次世界大战后提出的第一个人体试验的国际性伦理法则。1964年世界医学会提出的《赫尔辛基宣言》是关于人体试验的第二个国际文件，比《纽伦堡法典》更加全面、具体和完善。1993年，国际医学科学组织委员会(CIOMS)制订了《人体生物医学研究国际道德指南》(*International Ethical Guidelines for Biomedical Research Involving Subjects*)，2002年8月曾给予修订，该准则遵守《赫尔辛基宣言》，同时，对涉及人类为受试者生物医学研究做了更为明确的规定。

四、人体研究护理伦理的考虑重点

1. 知情同意原则

案例：护士/病人在病房的对话。

护士：我们正在研究这种护理方法对您这种手术后康复的影响，您愿意参加吗？

病人：好啊，收费吗？

护士：不收费，您同意了就请在“知情同意书”上签字。

从护理伦理的角度看，这个案例存在的伦理问题主要是：护士没有向病人详细说明可能发生的各种不良反应及病人参加研究的利益和风险，没有向病人说明其享有的权利：拒绝和随时退出该研究，没有向病人承诺科研资料的保密性。

护理研究的知情同意是指研究对象有权知道关于研究的信息，并且充分理解这些信息，而且可以自由选择是否参与或退出研究。从完整意义上来说知情同意权包括：了解权、被告知权、拒绝权和同意权，是病人充分行使自主权的前提和基础。《赫尔辛基宣言》指出：参加研究的对象必须是自愿的，了解研究项目的情况。《人体生物医学研究国际道德指南》也指出：对于所有的人体生物医学研究，研究者必须获得受试者自愿做出的知情同意……免除知情同意被认为是不寻常的和例外的，在任何情况下都必须经伦理审查委员会批准。为了让研究对象在充分了解的情况下做出选择，研究者应该给予详细说明，包括研究的目的、方法、经费来源、任何可能的利益冲突、研究者所属机构、研究的预期收益以及潜在的风险和可能伴随的不便。在确信研究对象已了解研究情况后，研究者才能获取研究对象的知情同意书。

2. 隐私保密原则　隐私保密，具体来说就是研究对象享有隐私权、匿名权、保密权。研究者必须采取有效措施保护受试者研究数据的机密。《人体生物医学研究国际道德指南》指出：研究对象应被告知研究者须保守机密以及机密泄露的可能后果，其权利受到法律和其他规定的限制。

3. 避免伤害原则　在人体研究中，应该优先考虑研究对象的健康，其次才考虑科学和社会收益。研究对象有免于受伤害权。保护研究对象免于受到伤害是研究者的主要责任。每个涉及人体对象的研究项目的潜在风险都必须经过评估，凡是可能会对研究对象造成伤害的措施，都应避免。

第七节　现代医学护理学的伦理难题

随着现代生物医学科技的高度发展，医学界涌现出很多新诊疗手段和技术，一方面，这些新技术使得医学服务人类的能力大大提高，人们可以更有效地诊断、治疗和预防疾病，甚至能够操纵遗传基因；另一方面，这些高新技术的使用在造福人类的同时，也带来了许多生与死的伦理学难题，使人们面临前所未有的困难的选择和矛盾的心态。人们不禁思考：生命是神圣不可侵犯的吗？生命的尊严在哪里？生命的价值是什么？生命的质量如何衡量？新技术的使用是否有个限度？在生与死的重要关头，高新技术该如何取舍？

现代生物技术干预人的生命活动的适度性问题引起各国政府和学者越来越多的关注和广泛的讨论，并逐渐成为全球性的伦理问题。这些伦理问题难以单纯地用传统的社会伦理或医学专业伦理去解释和回答。例如：辅助生殖技术带来的婚姻和家庭伦理问题，安乐死的伦理争论，器官移植涉及的伦理道德问题等。伦理问题是应该做什么(实质伦理学)和该怎么做(程序伦理学)的问题，科学技术是解决能干什么，而伦理学则是解决该干什么。所以，科学技术要以伦理学为前提和指导，否则违反伦理学，就有侵犯人权的倾向。

一、生命伦理学

生命伦理学(bioethics)，也称为生物医学伦理学(biomedical ethics)，是研究、探讨生命科学技术和医疗卫生保健中的伦理问题的学问。它最早被称为生物伦理学，兴起于20世纪70年代，由美国人波特在其《生物伦理学：通往未来的桥梁》一书中首先使用“生物伦理学”来探讨有关人口和环境的伦理问题，并把生物伦理学定义为用生物科学来改善生命的质量，从而更好地生存的科学，尽管他把应用科学和伦理学混为一谈。

生命伦理学是建立在现代生命科学发展的基础上的，它解决的是围绕如何对待生命、完善生命、发展生命，以及如何控制生命的质量和提高生命的质量而展开的一系列的伦理问题。生命伦理学不仅研究疾病的预防、治疗与恢复健康的问题，而且还研究发展生命、完善生命和提高生存质量的问题；不仅研究在疾病诊疗过程中，人与人、人与社会、人与自然的关系问题，还研究生命过程中产生的各种关系的道德原则问题；不仅研究权利义务和个人伦理问题，还研究功利、价值、公益与社会伦理问题。

生命伦理学的兴起，与传统医学道德观念发生了巨大的冲突。这种冲突首先表现在对生死观念的问题上，传统的医学道德观(生命神圣论)认为人的生命是神圣不可侵犯的，只有无条件地保护生命才是道德的，而生命伦理学则认为当代生物医学技术对生命的保护是有条件的，我们可以有条件地保护生命，亦可以有条件地接受死亡。其次，表现在道德观的变化上。传统的观念认为，医学伦理学的价值目标体现在生命的生物学价值；而生命伦理学追求的则是以人的自我价值和社会价值为前提的生物学价值和医学价值，要求把生命的尊严和神圣性与生命的价值和质量结合起来。最后，传统医学道德认为，医生与病人之间只有义务的关系，医务人员的高尚道德仅仅表现在对病人的尽职尽责上，只是对病人负责；生命伦理学不仅要求对病人本身负责，还同时要求对社会和人类负责。生命伦理学为医学伦理难题的解决提供了一个新的参照体系。

二、生殖技术中的伦理难题

辅助生殖技术(assisted reproductive techniques，ART)是指运用现代科学和医学技术及手段对配子(卵子和精子)、受精卵或胚胎进行人工操作，以达到受孕目的的技术，可以代替自然人类生殖过程中的某一步骤或全部步骤的生殖技术手段。包括人工授精、体外受精、无性生殖等。ART的应用给无数不孕不育的家庭带来希望和幸福，但是同时也带来了许多复杂和惹人争议的社会伦理问题。

1. 人工授精的伦理问题　人工授精是指用人工手段将精子注入母体生殖道使其受孕的技术。主要解决丈夫不育而妻子可以受孕而引起的生理、心理、家庭和社会等一系列问题。目前这一技术已广泛运用于临床，世界上人工授精出生的孩子已越来越多。所带来的伦理问题首先是人工授精制造出新的家庭婚姻关系矛盾，将以生育为结局的婚姻切断，将神圣的生育过程变成了生物学实验过程，从而破坏了婚姻关系。其次，人工授精冲淡了传统的血缘关系的纽带，采用社会供体者的精液发育而来的孩子存在提供一半遗传物质的生物学父亲和有抚养关系的社会父亲，在客观上造成了家庭血缘关系的复杂化。传统的亲子观念受到严峻的挑战。再次由于孩子是人工授精所生，作为一个社会个体，有权利得知自己的身世，由此而产生了如下问题，父母是否该告诉孩子？在何时以何种方式告诉孩子人工授精的实情？父母在告诉孩子前后应如何做好孩子的心理辅导？

2. 试管婴儿的伦理问题　首先，这与自然法则相悖。从人类进化的角度看，人类群体内存在部分不能生育的个体是其生育能力经受自然选择的必然结果。既然如此，用人工技术手段使其生育后代，是否与自然法则不相吻合？通过人工的方式干预自然生殖是否与传统生殖相悖？

其次，它打乱了传统血缘关系、家庭伦理观念。第一代试管婴儿实验是从有生殖器官功能障碍的母体内取出卵子，与其丈夫的精子在体外受精，然后移植回原母体子宫内发育成熟，这其中没有夫妻之外的人参与，因此，应当说是没有什么伦理道德问题的。但在其后来的发展过程中却产生了很多伦理道德问题。如夫妻中在男方无法获取精子的情况下，运用其他男子精子与母体卵子实现体外受精，使其受孕，使得试管婴儿同时存在遗传学和法律上的两位父亲。如果一名提供者向若干受体母亲提供精子的现象发生时，由这些母亲生育的子女之间均为“同父异母”关系。他们之间完全有可能因互不知情而发生相互婚配，而由此产生的遗传上和伦理关系上的混乱是令我们难以想象的。同理，如若“借用子宫”也使得婴儿存在两位母亲，一位是遗传学上的母亲，一位是具有生养关系的母亲。这些都打乱了传统的血缘关系和家庭伦理关系。

三、器官移植中的伦理问题

器官移植是摘除一个身体的器官并把它置于同一个体(自体移植)或同种另一个体(同种异体移植)或不同种个体(异种移植)的相同部位(常位)或不同部位(异位)。器官移植是生物医学工程领域中具有划时代意义的技术,对于挽救终末期器官功能衰竭病人的生命具有重要意义。然而,器官移植产生的伦理道德争论和问题,直接影响了器官移植技术的应用和发展,特别是在我国器官移植工作中,来自伦理道德观念障碍造成供体缺乏显得尤为突出。第一个探讨器官移植伦理学问题的人是美国的肯宁汉(B. T. Cunningham),他在1944年所著《器官移植的道德》一书中,针对当时对器官移植的种种怀疑甚至责难,对器官移植的道德合理性做了肯定的论述。①活体器官移植的伦理问题:对活体器官移植,特别是以未成年人或利用再生育孩子作为供体的利弊评价有争论。②尸体器官移植的伦理问题:尸体器官移植面临着传统观念的束缚;当死者生前没有捐献遗体器官的意愿而又无反对表示时,能否将其作为供体;当涉及不同死亡标准时,如何确定和选择摘取器官的时机。③可供移植器官分配的伦理问题:在器官供不应求的情况下,器官如何分配?器官能否商业化?能否进行异种器官移植?④卫生资源配置的伦理问题:如何处理昂贵的器官移植与防治常见病两者之间的矛盾才能体现卫生资源宏观分配的公正合理性?

我国人体器官移植条例规定:

第一,捐献人体器官,要严格遵守自愿的原则。

第二,明确规定活体器官接受人必须与活体器官捐献人之间有特定的法律关系,即配偶关系、直系血亲或者三代以内旁系血亲关系,或者有证据证明与活体器官捐献人存在因帮扶形成的亲情关系。活体器官的捐献与接受需经过伦理委员会的审查。

第三:任何组织和个人不得以任何形式买卖人体器官,不得从事与买卖人体器官有关的活动。

第四:为确保医疗机构提供的人体器官移植医疗服务安全、有效,对人体器官移植医疗服务规定了准入制度。

(成守珍)

■参考文献

杜慧群,等.2016.护理伦理学[M].4版.北京:中国协和医科大学出版社.

弗罗伦斯·南丁格尔.2004.护理札记[M].庞洵译.北京:中国人民大学出版社.

郭照江,等.2003.医学伦理学[M].北京:人民军医出版社.

况成云,兰明银,张昌军,等.2008.医学伦理学[M].北京:人民卫生出版社.

兰礼吉.2004.应用护理伦理学[M].成都:四川大学出版社.

李本富,丁蕙孙,等.1998.护理伦理学[M].2版.北京:科学出版社.

李向东,等.1998.护理与临终关怀[M].北京:北京医科大学出版社、中国协和医科大学出版社联合出版.

李晓云,陈向军,蒋英梦,等.1994.护理伦理学[M].广州:广东高等教育出版社.

卢美秀.2000.护理伦理学[M].北京:科学技术文献出版社.

史宝欣,等.2007.生命的尊严与临终护理[M].重庆:重庆出版社.

尹梅,等.2012.护理伦理学[M].2版.北京:人民卫生出版社.

尹裕君,等.1999.护理伦理概论[M].2版.北京:科学技术文献出版社.

第3章

心 理 护 理

第一节　心理护理的基本概念和内容

一、心理护理概念

1. *心理护理的概述*　心理护理是指护理全过程中，护理人员应用心理学的理论和技术，通过护患间的人际交往，积极地影响患者的心理活动，帮助患者在其自身条件下获得最适宜的身心状态。心理护理是护理心理学的一个重要组成部分，是护理心理学理论及方法在临床护理工作中的体现。

"患者的身心状态"并非仅与其疾病严重程度成正比，更主要取决于其自身的主观体验。"帮助患者获得最适宜身心状态"不同于"促进患者身心康复"，它可涵盖所有患者，而"促进患者身心康复"却无法涵盖临终患者。

患者的适宜身心状态，并非恒定的绝对值，而是动态的相对值，它随时可因患者的病程及一切可能影响患者主观体验的因素而上下波动。虽然患者能够获得身心康复或其进程顺利与否，并不仅仅取决于护理方式，但护士却可以竭尽护理之手段，帮助各类患者获得最适宜身心状态。

心理护理概念有广义和狭义之分。广义的心理护理是指护士以良好的医德和服务态度，赢得患者的信赖与合作，使患者树立与疾病作斗争的信心和决心，促进疾病的早日康复。狭义的心理护理是指护士在护理过程中应用心理学方法，通过人际交往，以行为来影响、改变患者的认知，帮助患者达成最适宜身心状态的过程。

心理护理的广义、狭义概念，可将其简要地概括为3个"不"：不同于心理治疗；不同于思想工作；不限于护患交谈。

2. *心理护理与心理治疗的异同*　"心理护理"与"心理治疗"是两个有联系亦有区别的不同概念。心理治疗侧重神经症、人格障碍等精神异常患者的诊治研究，主张运用心理学的理论和技术协同精神医学专业治疗精神障碍的患者。心理护理则更侧重精神健康人群的心理健康，强调对身心疾病患者、有躯体疾病而无明显精神疾病的患者及健康人群提供心理健康的指导或干预。

3. *心理护理与其他护理方法的异同*　心理护理与其他护理方法有相同的实施对象——患者和(或)健康人群。它们共存于整体护理的新型模式。心理护理只有与其他护理方法紧密联系，才能充分体现其独特功能；只有更深入地依存、渗透、融会贯通于护理全过程，才能突显其影响患者心态的良好效用。但这两者也存在一定的区别，测量患者的心理状态及情绪特征，必须遵循心理学原理，使用依存心理学原理研制的测评工具；其他护理的方法学，需要依据物理学原理，采用以物理学原理设计的测量工具。

4. *心理护理在整体护理中的作用*　在全方位的关怀与照顾的整体护理中，心理护理是其核心内容，主要体现在以下几方面。

(1)心理护理是整体护理的核心成分：个体心理状态的优劣对其自身的健康水平具有直接的、决定性的影响。通过心理护理，给护理对象以良好的心理支持，鼓励他们以积极的心态战胜疾病或超越死亡，预防或减少其身心健康方面的损害，从而确保整体护理的目标得以顺利实现。

(2)整体护理促进了心理护理的深入发展：心理护理要适应、支持或改革人的生命过程，促进个人适应内外环境，使人的生命潜能得到发挥。整体护理等新型护理模式为心理护理的开展提供了条件和机遇。随着整体护理的不断完善和成熟，心理护理的理论体系将进一步完善，心理护理的实践模式也将更为优化。

二、心理护理原则

1. 服务性原则　心理护理是护理工作的一部分，同其他护理工作一样具有服务性。

2. 交往性原则　心理护理是在护士与患者交往过程中完成的，交往有利于医疗护理工作的顺利进行，可以帮助患者保持良好的心理状态。

3. 针对性原则　患者在疾病的不同阶段可能会出现不同的心理状态，应根据患者的具体情况采取有针对性的对策。

4. 个体化原则　由于每个人先天素质、后天教育和训练、生活方式、社会经历等方面的差异，形成了自己独特的个性心理，护士应根据每个患者对疾病的认知、情绪以及行为等方面的心理反应，采取针对性的护理措施，对患者实施个体化的心理护理。

5. 启迪原则　应用心理学的知识及原理，启发患者表达自己的心理愿望，发泄自己的心理压力，并与患者一起讨论所面临的问题，使患者在护士的启发下自由选择自己所采取的措施。

6. 自我护理原则　护士应帮助、启发和指导患者尽可能地进行自我护理。心理护理中的自理原则体现在两个方面，第一，通过心理护理消除患者的心理依赖感，使患者达到最大限度的自理；第二，自理是心理健康的标志之一，鼓励患者在生活各个方面的自理，会促进患者的心理健康。

7. 心身整体原则　人是一个整体，躯体上的痛苦和不适，会影响到患者的心理状态，不良的心境也会加重躯体的不适感。

8. 支持原则　人在患病时，需要护士在心理护理过程中给患者以支持，并要求护士对患者的家属及相关人员进行教育和指导，使他们也能及时为患者提供适当的心理支持。

9. 动态与应变的原则　心理护理应遵循疾病发生、发展和转归的规律，把握好疾病在动态发展的各阶段患者出现的心理反应，及时调整心理护理的措施，灵活有效地运用心理学的知识与技能。

三、心理护理要素

1. 心理护理要素的内容　心理护理的基本要素，是指对心理护理的科学性、有效性具有决定性影响的关键因素，主要包括4个成分，即护士、患者、心理学理论和技术、患者的心理问题。心理护理的基本要素，是启动心理护理运转系统的前提条件。这4个要素相互依存，彼此相扣，其中任何环节的空缺，都会导致整个系统的运转失灵。

其他因素，如患者家属、医务工作者等，但这些因素一般只对心理护理的运转起到推动或干扰作用，并不直接对运转系统的启动具有决定作用。

2. 心理护理基本要素的作用

(1)心理学理论和技术是科学实施心理护理的指南：临床心理护理的实施是否具有科学性，很大程度上取决于实施心理护理的护士能否较好地掌握借以指导临床实践的心理学理论和技能，这种心理学理论和技能是建立在清晰概念上的临床心理护理的新理论、新技术。

(2)患者心理问题的准确评估是选择心理护理对策的前提：“患者心理问题”指患者的心理状况不佳，轻者有心理偏差，重者有心理失衡或危机。护士清晰、准确地描述患者的心理问题，有助于其对患者的不良情绪状态实施调控。

评估患者的心理问题，应主要把握下列3个环节：确定患者主要心理反应的性质；确定患者主要心理反应的强度；确定导致患者负性心理反应的主要原因，如疾病认知、社会支持、人格特征或环境影响等。

(3)患者的密切合作是有效实施心理护理的基础：心理护理的实施能否获得明显疗效，很大程度上取决于患者能否给予积极主动的配合，其主动权掌握在实施心理护理的护士一边。要使心理护理作用得到有效的发挥，首先护士必须维护患者的个人尊严及隐私权；其次，护士宜采用询问口吻和关切态度；再次，护士应尊重患者的主观意愿和个人习惯，包括考虑患者原有的社会角色，选择较适当场合，采取较为适宜的方式为患者实施心理干预。

(4)护士积极的职业心态是优化心理护理氛围的关键：护士积极的职业心态为要素之本、要素之源。护士的职业心态越积极，其潜力就越容易得到充分调动，工作就越有主动性和创造力。

四、心理护理作用

1. 帮助患者接受患者的角色，以良好的心态对待疾病　患病是人身心受损的痛苦经历，一般患者在由健康人的各种社会角色转换为患者角色时会出现一系列的角色转换问题。因此，护士应通过应用相关的心理学理论及知识，转变患者的不良心理，使患者正确认识自己的疾病，以良好的心态接受疾病及患者角色。

2. 密切护患交往，使护士取得患者的信任　患者对护士的高度信任感是心理护理成功的关键。要想取得患者的信任，就要同患者密切交往，缩短护患间的心理距离。

3. 能使患者熟悉医院环境，安心住院，积极配合诊治　心理护理主要目的之一就是要与患者住院求治的目的相和谐、相统一，所以心理护理应做到使患者尽快熟悉医院环境，消除患者陌生感及紧张、焦虑情绪，安心住院，积极配合诊治。

4. 帮助患者减轻或消除负性情绪　护士应帮助患者减轻或消除负性情绪，减轻患者的心理压力，调动患者的积极性，以利于患者的康复。

5. 可使患者学会自我护理，以求早日身心康复　在心理护理过程中，护士是患者的指导者，在疾病转归至治愈的任何一个环节，都离不开护士的精心照顾和指导。患者在与护士良好交往过程中，会逐步正确地领会诊疗和护理的意图，会积极配合医疗和护理、主动地做好自我护理，使自己的身心处于最佳状态。

第二节　临床心理评估内容与常用方法

一、心理评估的概念

1. 定义　心理评估是应用心理学的理论和方法对个体某一个心理现象进行全面、深入的客观描述。当为临床医学目的所用时，称为临床心理评估。

2. 意义　护士对患者进行心理护理评估是心理护理程序的第一步，其意义如下所述。

(1)为医生提供患者的基础信息：患者治疗前的基础资料，包括个人基本信息(姓名、性别、年龄、文化)、个人史、既往史、治疗史、家族史及生活事件等，如果在医生临床干预前就充分获取，将提高医生诊断的效率和准确性。

(2)对临床干预过程中的各种心理表现实施监测和提供信息反馈：患者的心理行为只有在其生活情景中才能最真实、充分地表现出来，因此，护士对患者进行充分、仔细地观察和监测将更好地提高治疗效率，如患者的情绪变化、日常应对方式、对疾病的态度、对治疗的信心、对生活的态度、对医生的信任等，或手术、药物干预后患者的心理行为变化等，信息反馈不仅能提高工作质量，而且可以为医生实施其治疗方案提供有价值的参考。

(3)对疾病进行评估：当患者的一个治疗阶段结束时，对其情绪、认知、行为等的临床心理评估将有助于客观地反馈治疗效果。

(4)为康复者提供健康指导：许多患者治疗结束后会产生一种脱离医生指导后的不安全心理，因而带来一些情绪上的波动，如担忧、焦虑等，其不良的生活习惯和有危害的应对方式也可能影响患者的进一步康复。此时，护士需要根据康复前期疾病的心理评估资料，为其制订针对性的康复方案，如对其生活、应对方式、环境影响、个人性格、情绪调控等进行健康指导。

二、心理评估的常用方法

1. 调查法　调查法是借助于各种问卷、调查表和晤谈等方式，了解被评估者心理特征的一种研究方法。调查方式可以采用一般询问、调查表或问卷形式，以及电话和信函方式进行。调查法的优点是使用方便，基本不受时间、空间限制，可以结合历史调查和现状调查两个方面，内容广泛而全面，且可以在短时间内获得大量资料。不足之处在于调查材料的真实性容易受到被调查者主观因素的影响。调查者不能确定被调查者是否真实地回答问题，因此可能导致调查结果的不真实。被调查者记忆错误也可能影响到调查结果的准确性。

2. 观察法　观察法是心理学研究中最基本的方法，也是心理评估的基本方法之一。评估者通过对被评估者的可观察行为表现，进行有目的、有计划地观察和记录而进行的评估。观察的途径可以是直接观察或间接观察。观察法的优点是使用方便，得到的材料比较真实而客观，对儿童和一些精神障碍者进行心理评估显得尤为重要，且观察结果可以为以后的研究指明方向。观察法的不足之处是观察法得到的资料只能说明“是什么”，而不能解释“为什么”，因此由观察法所发现的问题还需要用其他的方法做进一步的研究。

3. 访谈法　访谈法的基本形式是评估者与被

评估者面对面的谈话方式而进行的评估。分结构式访谈、半结构式访谈和非结构式访谈。

(1)结构式访谈：按照事先设计好的、有固定结构的问卷进行，有标准化的提问方法、顺序及记录方式。在结构式访谈中，访谈者对访谈的走向和步骤起主导作用。优点是谈话的内容有所限制，谈话的效率高。评估者主观因素的影响较小，得到的资料比较客观。根据统一的方法处理被评估者的回答，资料便于统计分析和交流。不足之处是缺乏灵活性，气氛死板，形成简单回答的局面，被评估者也可能感到不自在。

(2)半结构式访谈：访谈者对于需要提出的问题或主题事先有一定的安排，对访谈结构有一定的控制，比如有一个粗略的访谈提纲。但后续问题的提出，可依据应答者的反应稍做调整，鼓励患者积极参与，提出他自己的问题。

(3)非结构式访谈：无固定的访谈问题，或者所提问题无预先设计的程序，鼓励受访者发表自己的看法，主要依据访谈对象的回答及访谈者本人的临时插入进行访谈。非结构式访谈通常用来描述问题，如对价值观、信念等个人思想、经历、行为所隐含的意义等的描述，其目的是最大限度地了解受访者的个人信息。非结构式访谈中访谈双方以自然的方式进行交流。谈话是开放的，没有固定的问题和程序。优点是气氛比较轻松，且可以获得较为真实的资料。不足之处是在于访谈结果的信度和效度的确定性较差，聚焦困难，费时。

4. *心理测验法*　心理测验是依据心理学的原理和技术，对人的心理现象或行为进行数量化测量，从而确定心理现象在性质和程度上的差异。在心理评估领域，心理测验占据着重要的地位。通过各种心理测验可以客观地对个体的心理状态、认知过程、情绪、意志、个性特征等方面进行评估。心理测验可以为心理评估提供巨大的帮助，但应用不当也会造成不良后果。因此，对心理测验的应用和测验结果的解释应当慎重，不可夸大和滥用，应当结合其他资料进行综合分析，以充分发挥心理测验的效力。

三、应用心理测验的一般原则

1. *标准化原则*　所谓标准化原则是指测验的编制、实施、记分和测验分数解释程序的一致性。保证对所有被试者来说题目、施测条件、记分方法都相同，这样不同被试的测验结果才具有可比性，才能减少无关因素对测验结果的影响，保证测验结果的准确性和客观性。标准化也是提高信度和效度的有效保证。为了达到这项要求，使用者应用心理测验的过程中，要做到以下几点。

(1)标准化工具：选择公认的标准化心理测验。

(2)标准化指导语：所谓指导语一般是指对测验的说明和解释，有时包括对特殊情况发生时应如何处理的指示。它包括两部分，一种是对主试的，即指导测验的现场主持者如何实施测验；另一种是对被试的，即指导被测验者如何解答题目或对题目做出反应。在测验实施的过程中，要使用统一的指导语。

(3)标准施测方法：要严格根据测验指导手册规定实施测验。某些心理测验是不限时的，如人格测验。但智力测验、特殊能力测验对时间多有明确要求。在多个分测验中，对测验顺序往往有固定的要求，不可随意更换测验的顺序。

(4)固定施测条件：标准心理测验的指导手册中，对测验环境都有严格要求。应用心理测验时，必须完全遵守手册中的要求。如果测验中出现任何意外的影响因素，主试者都应当详细记录，在解释测验结果时也必须考虑这些意外因素的影响。

(5)标准记分方法：记分时要完全按照测验使用手册的要求和标准答案，记分方法尽量客观化，有时可以使用机器记分以减少主观因素的影响。

(6)代表性常模：常模是解释测验分数的标准。常模是否可靠决定了是否可以从测验中得到正确的结论，而得到可靠常模的关键在于选择有代表性的被试样本。

2. *保密原则*　保密涉及两个方面，一是测验工具的保密，即关于测验的内容、答案及记分方法只有做此项工作的有关人员才能掌握，决不允许随意扩散，更不允许在出版物上公开发表。否则必然会影响测验结果的真实性。二是对测验结果的保密，这涉及个人的隐私权。有关工作人员应尊重受试者的权益。另外，保密原则也是对编制者辛勤工作的尊重。

3. *客观性原则*　对实验结果的解释应当要遵循客观性原则。对结果的解释要符合受试者的实际情况。任何测试都不可能准确无误地测量个体的真实面貌，测量结果和真实情况之间总会存在一定的误差。不要依据一次心理测验的结果来下定论，尤其是对于年龄小的儿童做智力发育障碍的诊断，更要注意这一点。总之，在下结论时，评价者应结合受试者的生活经历、家庭、社会环境以及通过会谈、观察获得的其他资料全面考虑，以便做出准确的、全面的判断。

四、常用的心理测验与评定量表

（一）智力测验

智力是一种潜在的、非单一的能力，它是一种知觉、分析和理解信息的复杂的混合体。

智商（IQ）：智商是智力的量化单位，它有两种，即比率智商和离差智商。

1. *比率智商*　也称年龄智商，它是以一个人的年龄为参照尺度对智力进行测量。其计算公式是：智商 IQ＝智力年龄（MA）/实际年龄（CA）×100。比率智商有一定的局限性，因为人的年龄增长与智力发展并非平行，而且人和人之间有很大的个体差异，所以比率智商只限于16岁以下的未成年人。

2. *离差智商*　它是用统计学中的均数和标准差计算出来的，表示被试者的成绩偏离同年龄组成绩的差距(以标准差为单位)。每个年龄组IQ的均值为100，标准差为15。这是根据测验分数的常态分配来决定的。计算公式是：智商（IQ）＝$(X-M)/SD+100$。式中：X 为某人实得分数，M 为某人所在年龄组的平均数，SD 为该年龄组分数的标准差。离差智商克服了比率智商计算受年龄限制的缺点，已成为通用的智商计算方法。

国际上通用的智力量表有比奈量表、韦氏量表（表3-1）和Kaufman儿童能力成套测验等。

表3-1　韦氏智力等级分类及比例

智力等级	智商范围	理论分布(%)
非常优秀	130以上	2.2
优秀	120～129	6.7
中上(聪明)	110～119	16.1
中等	90～109	50.0
中下(愚笨)	80～89	16.1
临界	70～79	6.7
智力缺陷	69以下	2.2

韦氏智力测验是在临床医学中最常用的是韦氏量表。韦氏量表包括成年人、儿童及学龄前3个年龄本。韦氏成人量表（WAIS），全部量表含有11个分测验。根据测验结果，按常模可换算出3个智商，即全量表智商、语言智商和操作智商。语言量表的分测验包括：知识、领悟、计算、相似性、背数、词汇。操作量表的分测验包括：数字-符号、填图、积木图案、图片排列、拼物。

（二）人格测验

人格测验是人格描述的一种方法。临床人格评估主要研究人格特征和类型与健康和疾病的关系。人格测验主要是对人格进行特征或划分类型的描述，没有量化单位。人格测验在临床中主要应用于诊断、咨询和心理治疗。

临床中常用的人格量表有明尼苏达多相人格调查表（MMPI）；艾森克人格（个性）问卷（EPQ）；十六项人格因素问卷（16PF）；罗夏墨迹测验和主题统觉测验等。

1. *明尼苏达多相人格调查表（MMPI）*　是由美国明尼苏达大学的哈撒韦（Hathaway）、麦金利（Mckiney）于20世纪40年代共同编制的。MMPI包括566个自我陈述式题目，与临床有关的题目多集中在399题之前，其中16个为重复题目。测验有14个量表，其中有10个临床量表和4个效度量表。临床量表包括：疑病、抑郁、癔症、病理性偏离、男性/女性化、偏执狂、精神衰弱、精神分裂症、躁狂、社会-内外向。效度量表包括：掩饰量表、稀少回答、校正装好和装坏的量表、不能回答。此量表的实施有一定的教育程度的要求，至少要有小学毕业或初中1～2年级的文化程度。量表的结果需将原始分转换成“T”分才有解释的意义。MMPI不仅是人格描述量表，也用于协助精神病的诊断工作。

2. *艾森克人格（个性）问卷（EPQ）*　是英国心理学家艾森克（Eysenck）编制的，是目前国内外广泛采用的人格量表之一，有成年人和儿童两种。其中包括P、E、N 3个分量表和L效度量表。P量表表示心理状态是否正常，E量表表示性格的内外倾向，N量表表示情绪是否稳定。L量表用来测定被测者的掩饰程度。在测验时被试者对每题回答“是”或“否”，按照测定手册规定的标准进行记分，依据年龄及性别常模进行解释。

3. *十六项人格因素问卷（16PF）*　是由美国心理学家卡特尔（Cattell）教授1946年编制。他通过因素分析获得了16种人格的根源特质，他认为每一个人的人格都可以用这16种相互独立的人格特质加以描述，16PF就是测定这16种人格特制的量表。量表共有187个题目，适用于16岁以上的成人，该测验对了解个体的人格倾向、选拔人才和职业咨询等有一定的参考价值。该量表需通过粗分转换成标准分,然后参照不同常模剖图分布型来解释受试者的测验剖图意义。

4. 罗夏墨迹测验(RIT)　是瑞士精神科医生罗夏(H.Rorschach)1921 年设计编制的。多数学者认为罗夏墨迹测验是适用于成年人和儿童的良好的人格投射测验,主要用作异常人格的诊断。但是这种测验的技术复杂,训练要求高,掌握比较困难,费时甚多。RIT 是由 10 张墨迹组成,其中 5 张是水墨图,另 5 张是全部或部分彩色墨迹图片。测验时将 10 张墨迹图片按规定的顺序逐一呈现给被试者,要求他看着图片说出他在图片上看到的事物,被试者尽可能地说出一种或几种事物,主试者根据他所说的东西进行记录,然后根据其反应,做出结果分析和评估。

(三)评定量表

临床常用的评定量表多为症状量表,大都是由具有丰富临床经验的心理学家和精神病学家根据大量的临床资料整理、设计编制而成的,是心理评估的重要工具。在选择评定量表时,首先要根据研究的目的选择信度、效率都比较高的量表。根据评定者的性质,可分为自评量表和他评量表。此外,每种评定量表都有一定的针对对象,选择时也要注意病种、年龄等条件。评定时间范围也需要注意。症状量表多为评定检查当时或过去 1 周或 2 周的情况,评定者应当明确所用量表的评定范围以免造成误差。

常用的临床评定量表有:简易精神状况检查(MMSE)、症状自评量表(SCL-90)、Hamilton 抑郁量表(HAMD)、Hamilton 焦虑量表(HAMA)和 Achenbach 儿童行为校核表(CBCL)等。

1. 症状自评量表(symptom checklist 90, SCL-90)　SCL-90 是由 90 个常见心理症状的项目组成。该量表内容多,反映症状丰富,能比较准确评估患者自觉症状,故可以广泛应用于精神科和心理咨询门诊,作为了解来访者心理卫生问题的一种手段。也可以用于综合性医院,以了解躯体疾病患者的精神症状。

SCL-90 包括 9 个因子,分别为躯体化、强迫症状、人际关系敏感、抑郁、焦虑、敌对、恐怖、偏执和精神病性。此外,有 7 个项目不能归入以上因子,一般将它们归入因子 10"其他"中,主要反映睡眠和饮食情况。

(1)评定方法:每个项目均采用 5 级评分,没有反向评分项目。

没有:自觉无该项症状(问题)。

轻度:自觉有该项症状,但发生得并不频繁、严重。

中度:自觉有该项症状,对被试者有一定的影响。

偏重:自觉有该项症状,对被试者有相当程度的影响。

严重:自觉有该项症状,频度和强度都十分严重。

(2)统计指标

总分:将所有项目评分相加,即得到的总分。

阳性项目数:单项分≥2 的项目数,表示患者在多少项目中呈现"有症状"。

因子数:将各因子的项目评分相加得因子粗分,再将因子粗分除以因子项目数,即得到因子分。

根据总分、阳性项目数、因子分等评分结果情况,判断是否有阳性症状及其严重程度,或是否需进一步检查。因子分越高,反映症状越多,障碍越严重。

2. 抑郁自评量表(self-rating depression scale, SDS)　由 Zung 于 1965 年编制,用于衡量抑郁状态的轻重程度及其在治疗中的变化。特别适用于综合医院,以发现抑郁症患者。

SDS 分别由 20 个陈述句和相应问题条目组成。每一个条目相当于一个有关症状,按 1～4 级评分。评定时间为过去 1 周。

SDS 主要统计指标是总分。20 个项目的分数相加即得到原始粗分。以原始粗分乘以 1.25,取整数部分即得到标准总分。记分时要注意量表中的反向评分题目。中国常模 SDS 总粗分分界值为 41 分,标准分分界值为 53 分。

3. 焦虑自评量表(self-rating anxiety scale, SAS)　由 Zung 于 1971 年编制,用于评定焦虑患者的主观感受。焦虑是心理门诊中较常见的一种情绪障碍,SAS 已作为了解患者焦虑症状的一种自评工具。

SAS 与 SDS 非常相似,它也含有 20 个项目,采用 4 级评分。评定时间为过去 1 周。

SAS 主要统计指标是总分。20 个项目的分数相加即得到原始粗分。以原始粗分乘以 1.25,取整数部分即得到标准总分。记分时要注意量表中的反向评分题目。中国常模 SAS 总粗分正常上限为 40 分,标准总分的正常上限为 50 分。

第三节 一般患者的心理护理

一、患者角色与心理需求

1. 患者角色

(1)定义:在社会人群中与医疗卫生系统发生关系,经医生检查证实确实患有某种疾病、伴有疾病行为、寻求医疗帮助的社会人群称为患者角色。

(2)患者角色的特征:美国社会学家帕森斯(Parsons T.)1951年在《社会制度》一书中提到,患者角色的概念包括4个方面。

①患者可以从常态的社会角色中解脱出来,免除其原有的社会责任和义务。

②患者对陷入疾病状态是没有责任的。疾病是超出个体的自控能力的一种状态,也不符合患者的意愿,患者本身就是疾病的受害者,他无须对此负责。

③患者应该努力使自己痊愈,有接受治疗,努力康复的义务。

④患者应求得有效的帮助,并在治疗中积极配合,主要是寻求医生的诊治与医生合作。

(3)患者角色的转化:人们期望患者的言行完全符合患者角色的要求,但在现实中,实际角色与期望角色常有一定差距。就是说,从患病以前的常态向患者角色转化,或者病后向常态转变,都有一个角色适应的过程,如果适应不良,往往导致心理障碍,而且可能进一步影响健康和生活。患者角色适应不良大致有5种类型。

①角色行为缺如:否认自己有病,未能进入角色。虽然医生诊断为有病,但本人否认自己有病,根本没有或不愿意识到自己是患者。

②角色行为冲突:患者角色与其他角色发生心理冲突。同一个体常常承担着多种社会角色。当患病并需要从其他角色转化为患者角色时,患者一时难以实现角色适应。

③角色行为减退:因其他角色冲击患者角色,从事了不应承担的活动。已进入角色的患者,由于更强烈的情感需要,不顾病情而从事力所不及的活动,表现出对病、伤的考虑不充分或不够重视,而影响到疾病的治疗。

④角色行为强化:安于患者角色的现状,期望继续享有患者角色所获得的利益。由于依赖性加强和自信心减弱,患者对自己的能力表示怀疑,对承担原来的社会角色恐慌不安,安心于已适应的患者角色现状,或者自觉病情严重程度超过实际情况,小病大养。

⑤角色行为异常:患者受病痛折磨,因悲观、失望等不良心境的影响导致行为异常,如对医务人员的攻击性言行,病态固执、抑郁、厌世,以至自杀等。

2. 心理需求 疾病不仅打破了人们正常的生活模式和生活状态,而且还改变着患者的心理和行为,它使患者对需要的关注焦点转移到自身。因此,患者和正常人相比,需要的重点存在着明显的不同。患者既有正常人的一般需要,又产生了与疾病有关的各种层次的心理需要和变化。主要包括以下几个方面。

(1)需要尊重:一旦成为患者,原有的社会角色随之丧失或减弱。在新的环境中被认识、被尊重的需要变得更加迫切,自尊的需求更强烈、更敏感。在新的环境中他们需要得到别人的关心、体贴与尊重。若得不到满足,患者就会产生自卑感和无助感,甚至变为不满和愤怒。因此,医护人员要充分尊重患者的人格,使患者获得被尊重的感受,这对患者的康复有积极的意义。

(2)需要接纳和关心:由于疾病的缘故,改变了患者原来的生活习惯和生活规律,当进入到一个陌生的医疗环境之中,会感到孤独、寂寞,并会产生强烈的归属感,比任何时候都渴望得到家庭、朋友、单位以及医护人员的支持、关爱和呵护。患者需要了解别人,也需要让别人熟悉自己,得到新环境人际群体的接纳。同时患者又放心不下家庭、单位的事情,很想了解这些情况。因此,医护人员应帮助患者尽快融入新的群体之中,主动和患者沟通,消除病友之间的陌生感,让患者在温馨和谐的人际氛围中感到温暖、有希望、有信心,情绪稳定,减少孤独和自卑心理,在宽松的环境下安心养病,接受治疗。

(3)需要信息:住院后,患者脱离了原有的社会角色,其活动受到约束,原有的社会交往在不同程度上受到限制,出现了人际隔离的现象。由此患者便产生了强烈的与社会联系和交往的需要。一方面患者需要获得医院这一特定环境的大量信息。如医院的规章制度、治疗设备和医疗水平情况,还急于了解疾病的诊断、治疗、预后及医药费支付等方面的信息;另一方面,希望保持和原有社会环境的接触，了解工作单位及本人事业方面的信息，以及家人、亲朋好友在生活、工作等方面的信息，如不能得到这些信息，便会感到焦虑和茫然。总之，患者需要得到来自医院、社会、家庭等方面的信息和情感支持。提供这些信息不仅可以消除患者的疑虑，还可以避免消极情绪反应的产生。

(4)需要安全:安全感是患者最普遍、最重要的心理需要。在疾病诊治过程中，往往会面临一些影响患者安全的因素。如交叉感染、放射线检查、用药后的不良反应、手术等。所以患者会格外重视自身的生命安全和医疗过程的安全。即人越是在安全受到威胁的时候，对安全的需要越强烈，这就是人在病情严重时，特别关注自身安全的原因。因此，医护人员对患者实施诊治、护理措施时，要向患者详尽解释说明每项工作的具体内容，让患者明明白白地接受诊治和护理，消除顾虑心理，以增强患者的安全感，给患者营造安全、可靠、放心的医疗环境。

(5)需要和谐环境、适度活动和刺激:患者住院后，生活空间缩小了，一切活动都被限制在“白色”世界里。以往的工作、学习、生活规律和习惯都处于被动状态下，难免产生单调乏味感，进而发展成厌烦情绪。再加之疾病的困扰，更易产生度日如年之感。因此，患者不仅需要宽松和谐的医疗环境，需要安静舒适的医院生活，同时还需要适当的活动刺激，以调节和改善自己的心境。医务人员可根据医院的实际情况，提供必要的获得刺激的条件，可以组织和安排有新鲜感的娱乐活动。如下棋、欣赏音乐、收看电视、录像、自我保健知识宣传等，以此丰富住院患者的业余生活，使其以积极的心态接受治疗，促进健康。

二、常见的心理问题

患者一旦知道自己患了病，在心理上必然有反应，概括起来，患者易于产生如下各种心理活动。

1. 抑郁　抑郁是现实生活中较为常见的以情绪低落为特点的消极情绪反应，是患者因可能丧失和实际丧失而引起的闷闷不乐、压抑的消极心态。在抑郁状态下，表现为悲观失望、无助、冷漠、绝望等不良心境，并伴有消极的自我意识产生，如自我评价的下降、丧失自信心、有自卑感；在行动方面有活动水平下降、寡言少语。长期严重的抑郁对患者是不利的，抑郁一方面影响医生对疾病的诊断和治疗，另一方面也会降低患者的免疫力，从而引发新的疾病。

2. 焦虑　焦虑是人们过分担心发生威胁自身安全和其他不良后果时产生的一种心态。主要表现为经常或持续的、无明确对象或固定内容的紧张不安，或对现实生活中的某些问题过分担心或烦恼。这种紧张不安、担心或烦恼与现实很不相称，使患者感到难以忍受，但又无法摆脱，常伴有自主神经功能亢进，运动性紧张和过分机警。

3. 怀疑　患者的怀疑大都是一种自我消极暗示，由于缺乏根据，常影响对客观事物的正确判断。患病后常变得异常敏感，听到别人低声细语，就以为是在说自己的病情严重或无法救治，甚至曲解别人的好意，怀疑诊断的正确性，怕吃错药、打错针。有的凭自己一知半解的医学和药理知识，推断药物，推断预后。害怕药物的不良反应，担心偶尔的医疗差错或意外不幸降落在自己身上。身体某部位稍有异常感觉，便乱作猜测。如果严重偏执，甚至出现病理性的妄想。

4. 孤独　孤独感是与分离相联系的一种消极心理反应，也称社会隔离。主要是患者住院后，离开了家庭和工作单位，周围接触的都是陌生人。医生只在每天一次的查房时和患者说几句话，护士定时打针送药，交谈机会也较少，这样患者很容易产生孤独感。因此，在他们住进病室的第一天常有度日如年之感。他们希望尽快熟悉环境，希望尽快结识病友，还希望亲友的陪伴。长期住院的患者由于感到生活无聊、乏味，希望病友之间多交谈，希望有适当的文化娱乐活动，以活跃病房生活。社会信息剥夺和对亲人依恋的需要不能满足，是患者产生孤独感的主要原因。

5. 被动依赖　依赖是患者进入患者角色后产生的一种退化的心理和行为模式。患者进入患者角色之后，大都产生一种被动依赖的心理状态。这是因为，一个人一旦患了病，自然就会受到家人和周围同志的关心照顾，成为被人关照的中心。同时，通过自我暗示，患者自己也变得软绵绵的不像以往那样生气勃勃，变得被动、顺从、娇嗔、依赖，变得情感脆弱，甚至带点幼稚的色彩。只要亲人在场，本来可以自己干的事也让别人做；本来能吃下去的东西几经劝说也吃不下去；一向意志独立性很强的人变得没有主见；一向自负好胜的人变得没有信心；即使做惯了领导工作和处于支配地位的人，现在对医务人员的嘱咐也百依百顺。这时他们的爱和归属感增加，希望得到更多亲友的探望，希望得到更多的关心和温暖，否则就会感到孤独、自怜。

6. 否认 否认是患者怀疑和否定自己患病的心理状态，尤其是对癌症等预后不良的疾病，否认心理更为常见。明知自己患有癌症，却矢口否认，当他(她)看到病历上写的诊断时，还说经治医生写错了。有的医护人员对这种现象感到不可思议，实际上这正是某些患者应付危害情境的一种自我防卫方式。大量研究证明，一定程度的否认，对缓解心理应激是可取的，可以避免过分的焦虑与恐惧。

否认虽在一定程度上起自我保护的作用，但在许多情况下又起贻误病情的消极作用。例如，有的患者身患乳腺癌，自己却矢口否认，拒绝治疗，最后因延误治疗时机，癌转移而死亡。

三、不同年龄阶段患者的心理护理

1. 儿童患者的心理与护理 儿童患者的突出特点是年龄小，对疾病缺乏深刻认识，心理活动多随活动情境而迅速变化。因为他们注意力转移较快，情感表露又比较直率、外露和单纯，所以只要依据其心理活动特点进行护理，易于引导他们适应新的环境。儿童患者常见的心理活动特点有下列几方面。

(1)分离性焦虑：儿童从出生时起，就在母爱的呵护下，形成了对周围环境的安全感和信赖感。一旦因病情需要而必须住院，儿童大都会恐惧、焦虑和不安，经常哭闹、拒食及不服药。心理学家认为，人体间的接触和抚摸是婴儿天生的需求。在医院里，护士对他们轻拍、抚摸及搂抱，会使患儿产生安全感，减轻焦虑心理。

(2)情绪反应强烈：由于儿童患者病情急、变化快，又不善于表达，哭闹是最为突出的情绪变化，常常用哭声代表一切。所以要求护士要有高度的责任感，经常深入病房，善于从细微变化中发现问题，采取措施，防止突然事件发生。

(3)恐惧：住院后，患儿离开了父母的陪伴，加之陌生的环境、陌生的面孔、陌生的诊疗措施，易产生生疏感。表现为：紧张、惶恐不安、沉闷、执拗、不合作、哭闹不止。为消除患儿恐惧心理，护士要多加鼓励，不要训斥和恐吓，要成为患儿的贴心人。病房应有玩具，护士要带领患儿游戏玩耍。提倡儿科护士不穿白大衣，穿一些带小花的衣服，以消除儿童患者的恐惧感，博得他们的喜爱。给患儿打针治疗时，要利用儿童注意力易被转移及喜欢表扬鼓励等特点，尽量减轻他们的疼痛感。儿科护士应有一颗慈母般的心，温暖、体贴、爱护那些受创伤的幼小心灵。

不同年龄的儿童个性差异极大，其心理特点也很不相同。因此，他们的心理状态只能从其言语和非言语行为(表情、目光、体态等)中仔细体会理解。所以，儿科护士是否懂得儿童心理学，应成为考核儿科护士素质的重要内容。

2. 青年患者的心理与心理护理 青年正是人生朝气蓬勃的时期，对于自己患病这一事实会感到很大的震惊。青年患者的心理特点主要表现在对工作、前途、恋爱、婚姻、学业等方面的心理顾虑。

(1)否认：疾病初期患者只是猜疑，存在侥幸心理，甚至不相信医生的诊断，否认自己患病。有的患者表现为不在意，有的患者会上网搜索查询，希望找到自己没有患病的证据。护士不必强迫患者放弃否认，立即面对现实，因为大多数患者的否认过程会自然消失。护士可以严谨的工作态度，告知患者各种检查结果，肯定诊断的正确性，激发患者的遵医行为，主动配合治疗。

(2)担心：患者担心疾病耽误自己的学习和工作，对自己恋爱、婚姻、生活和前途有不利的影响。有的青年不愿意把自己的病情告诉自己的同事或同学。护士要针对青年患者的不同心理状态，实事求是地将病情及转归告诉他们，引导他们正确处理个人问题，消除其对疾病的错误认识，并帮助解决一些实际问题，使其坚定战胜疾病的信心，主动配合治疗；同时，有计划地组织开展娱乐活动，活跃文化生活，使患者身心愉快，早日康复。

(3)紧张急躁：青年人一旦承认有病，就会变得紧张急躁，希望能迅速好转，事事询问：为什么打这个针、吃这个药？病程需多长？有无后遗症等。护士应体谅和理解患者，耐心细致地做好解释工作，帮助患者树立对疾病的科学态度。

(4)情绪强烈：青年人情绪特点是强烈而不稳定。若病情稍有好转，他们就盲目乐观，往往不再认真执行医疗护理计划，不按时吃药。但患者如果得知病程较长或有后遗症，就会自暴自弃、悲观失望，情感变得异常抑郁而捉摸不定。由于疾病的巨大挫折，他们会出现严重的精神紧张和焦虑，甚至导致理智失控，产生自杀念头，发生难以想象的后果。护士要采取有效的心理支持的方法，帮助患者减轻压力，树立信心，降低焦虑。对症状严重的患者，要予以关注，做好相应的调试。也可以把青年人安排在同一病室，他们在一起可激发生活的乐趣,并消除孤独感。

由于青年患者的心理活动错综复杂、易变化,所以护理人员必须密切注视、预防可能发生的后果,要注意多给予心理支持,循循善诱,耐心疏导。

3. *中年患者的心理与心理护理* 一般认为,中年是人生历程中最值得回首寻味的年代。在这个时期,中年人的社会角色比较突出,既是家庭的支柱,又是社会的中坚力量,这个时期患病,患者的心理压力较大。

(1)恐惧、焦虑:当他们受到疾病折磨时,心理活动尤为沉重和复杂,他们担心家庭经济生活,牵挂着老人的赡养和子女的教育,又惦念着自身事业的进展和个人成就等。对中年患者的心理护理,一是要劝导他们真正接纳疾病并认真对待疾病;二是使患者认识到,治疗疾病是当务之急,身体恢复健康是家庭和事业的根本。

(2)孤独、寂寞:患者患病之前多为家庭生活的支柱,工作的主力,但患病时间一长,就会失去原来的心理平衡。患者希望得到亲人的安慰、朋友的帮助、同事的关心,使其不感到孤独、寂寞。人际关系的亲密感增加,可使患者心理上得到支持,减少或忘记疾病所带来的痛苦,并可从中获得与疾病抗争的力量。

对中年人的心理护理还要动员其家庭和工作单位妥善安排患者所牵挂的人和事,尽量减少他在养病治病时的后顾之忧。再是利用中年人世界观已经成熟稳定,对现实具有评价和判断的能力,对挫折的承受力比较强等特点,鼓励他们充分发挥主观能动性,配合医护人员尽快地把病治好。

4. *老年患者的心理与心理护理* 由于老年人生理功能开始出现退行性变化,逐渐衰退,机体的适应能力和抗病能力逐渐降低,易患各种疾病。一旦患病,健康受到威胁,加之退休后产生的失落感,其心理反应较为强烈。

(1)恐惧:老年人患病后多为悲观,情绪低落,对疾病的治愈缺乏信心,有时怕出现并发症,担心无人照料,表现出明显的焦虑。当病情加重时,对死亡的恐惧心态越发强烈,因而出现怕死、恐惧、易激惹等负性情绪反应。护士要理解老人的心情,细心照顾他们,讲解一些关于疾病的基本知识,比如病因、临床表现、治疗、护理及预防知识,同时根据病情鼓励老人适当做一些活动,做到医患配合,使身体尽快康复。

(2)孤独:老年人一般都有慢性或老年性疾病,所以当某种疾病较重而就医时,他们对病情估计多为悲观,心理上也突出表现为孤独感。护士在临床护理工作中,应多与患者沟通,了解患者需要,根据其个体特点给予关心和鼓励,同时要告诉家人多来探望,减少老人的孤独感。

(3)自尊:老年人有很强的自尊心,希望得到家人、社会、医院的重视与尊重。他们突出的要求是被重视、受尊敬。因此,有的老年人患病后生活自理能力下降,因不愿意麻烦他人而做了一些力所不能及的事。所以护士对老年患者的意见要尽可能听取和采纳,对他们的称呼须有尊敬之意,谈话要不怕麻烦,声音要大些。要尽量尊重老人的生活习惯,同时要主动巡视病房,多关心问候,了解患者的需求,取得信赖。

(4)抑郁:老年人一般都有慢性病或老年性疾病,所以当某种疾病较重时,由于对病情不了解,就会出现恐惧、焦虑的心理,由于过度紧张引起心理上的消极状态,造成心情抑郁。患者入院后,护士应主动热情地迎接他们,耐心、温和、细致地做好入院宣教,采取不同方式与患者交流,增强患者的信任感,消除患者的焦虑、恐惧心理。

护理人员在护理全过程中,要始终把握患者的心理状态这个主要因素,要以深切的理解与真诚的善心去照顾患者,帮助其树立乐观的情绪和战胜疾病的信心,促使患者早日康复。

四、不同疾病阶段患者的心理护理

患者在患病后会出现一系列的心理变化,这些变化在疾病的各个阶段的表现和特点又有所不同。护士应敏锐灵活地掌握患者的心理动态变化,预见性地开展心理护理。

1. *疾病初期的心理护理* 患病初期,无论轻症或重症患者,无论急性病或慢性病患者,必然会产生心理反应,但反应程度不一,表现复杂多样。护士应尽快了解和确定患者的心理特点,有针对性地做好心理护理。

(1)心理特点

①否认与侥幸:否认期的患者认为自己是健康的,否认患病事实。患者可表现出各种不同程度的否认,其中忘记是一种轻微的否认方式,严重者可表现为到处寻求咨询,希望能够听到他们所想听到的自己没有患病的答案,迟迟不愿进入患者角色。

②抱怨与负罪感:当确认自己患病,有的患者会抱怨家人关心不够,没有照顾好自己;自怨没有

量力而行导致身体健康受损。有的患者感受到疾病的痛苦与折磨，认为患病是一种对自己过失的惩罚，则可能产生负罪感。患者常以消极与生气的方式对待疾病，不愿诉说疾病的痛苦与症状，或向医护人员、家人寻事争吵，以发泄内心痛苦。

③恐惧与忧心忡忡：患者由于平时身体健康，突然得知患病，毫无思想准备，很容易产生恐惧心理。特别是身患难治疾病或不治之症或面临大手术的患者，疾病可能影响身体功能与形象极易产生恐惧反应，表现为焦虑不安、紧张、忧心忡忡、夜不能寐、日不思饮，再加之周围人的紧张与过分关心，患者会更加恐惧，认为自己的病情严重，出现强烈和复杂的心理反应。

④轻视或满足：有的患者因工作繁重、经济压力或知识不足等而轻视疾病；有的患者因患一般疾病，病程不长，预后较好，能暂时脱离紧张的工作岗位，或受到别人的照顾，成为亲朋好友关注的对象，虽然有病，心理却得到一定的满足，表现为情绪轻松，愿意谈自己的病情及预后。

(2)心理护理：心理护理的重点是给予较多的心理支持，协助患者正确认识和对待病情，减少患者的紧张情绪，使之初步适应医院的环境，较好配合治疗和护理。

①建立良好的护患关系：护士要善于应用人际沟通的各种技巧，建立融洽的护患关系。对刚刚入院的患者，护士应礼貌、热情接待患者，安排整洁、安静、舒适的病房环境；向患者介绍病房的环境及有关医院的制度，向患者介绍主治医师的情况；了解患者的病情及需要，给患者以安慰等。通过良好的言语和行为，同患者建立相互信任的人际关系。

②满足各种需要：在不违反治疗原则的情况下，尽量满足患者的生活需要，适当照顾患者的原有生活习惯和爱好；对病情严重、生活不能自理的患者，协助他们保持整洁与卫生；对患者不愿提及的生理缺陷或其他隐私，应严守秘密，维护其自尊，帮助患者接触病友，消除或减轻其陌生感和孤独感。

③心理支持和疏导：鼓励患者表达感受，倾听其诉说，帮助患者宣泄恐惧、忧虑等不良情绪；鼓励恢复期的病友现身说法，解除同类患者的顾虑，动员患者的社会支持系统，鼓励家属和亲朋来访，使患者感受到被关心和重视，获得心理支持。

④认知干预：帮助轻视和否认患病、心存侥幸、抱怨和负罪感的患者理清思路，摆出问题，指导患者提高认知和应对能力，帮助患者尽快进入角色，解除负罪感，正视疾病，积极配合治疗和护理。

2. 疾病发展期(稳定期)的心理护理　经过一段时间的诊断、治疗和护理，多数患者的病情明确，且日趋稳定和好转，患者的心理反应较前和缓。慢性疾病患者可因病程较长、病情反复发作，导致情绪不稳。此期加强心理护理有利于增强治疗效果，缩短病程。

(1)心理特点

①接受和适应：此期患者已接受自己有病，逐渐适应医院的社会；患者变得顺从，与医护人员关系和谐、依赖，迫切要求多用药、用好药，早日解除病痛；患者把注意力集中于身体体征的变化，想了解自己的体温、脉搏、血压等情况，想了解病情和治疗方案，急切想知道各项检查的结果。

②担心和焦虑：有些患者的情绪随着病情发展而变化，有时高兴，有时失望，急躁、紧张、焦虑等消极情绪时常出现，有些患者仍对疾病心存疑虑，担心急性病变成慢性病；术后的患者常担心切口裂开或出血等意外，害怕活动会造成切口愈合困难不愿下床活动；病情反复发作、迁延不愈又无特效药治疗的慢性疾病患者，常陷入茫然不知所措、无奈、焦虑的状态。

③沮丧与厌倦：主要见于患慢性疾病的患者，患者可因疾病需长期治疗且经久不愈、甚至终身生存在慢性病痛中而陷入沮丧、失望等心境；有的患者认为给家人和亲朋造成沉重的经济和照顾负担，失去生活信念，悲观绝望，产生厌世意念。

(2)心理护理：①重点是保持良好的护患关系，加强与患者的沟通，调节患者的不良情绪。继续协助患者的生活护理，关心患者的起居，鼓励患者适当活动，使患者感到温暖，维护已建立的良好护患关系。②及时将病情好转的信息反馈给患者，消除患者的顾虑，增强其战胜疾病的信心，沟通过程中注意应用积极暗示性语言，鼓励患者为早日康复做出努力，提醒患者的亲友在探视时话题不宜集中在病情，可利用间歇或专门时间开设健康教育讲座，宣传相关疾病的知识，说明疾病的演变过程，减轻患者的心理压力。

3. 疾病恢复期的心理护理　恢复期指患者经过治疗和护理，身体逐步康复，生活逐步恢复正常的过程。此期间，患者的心理由于病情变化、文化层次、个性体征、经济状况等因素，表现多种多样，有些心理状态可致恢复期延长，护士应采取有效措施，加强指导，协助患者身心早日康复。

(1)心理特点

①兴奋与欣慰：有些患者因病痛减轻或消除，自认为病愈而产生兴奋情绪，甚至不听从医护人员的劝说，过多活动；多数患者为身体的逐步康复，即将离开治疗和休养的环境，回到正常的生活中而感到欣慰。

②焦虑与忧伤：有的患者害怕疾病恢复不彻底而形成慢性迁移性疾病；特别是疾病或外伤遗留残疾者，无一例外地忧患日后的学习、婚姻、生活及工作能力、社会适应等问题，他们担心难以胜任原来的工作，担心出院后能否得到家庭、单位的接纳和照顾，因而产生焦虑情绪。

③悲观与绝望：主要见于意外创伤造成永久性严重残疾的患者，他们无法承受残疾对未来人生所造成的重大挫折，对如何度过漫长且艰难的人生感到悲观绝望，自暴自弃，严重时可产生轻生念头。患者放弃必需的功能锻炼，康复过程延长，结果可导致"小残大废"，使局部的残疾成为背负终身的沉重包袱。

④依赖和退缩：久病后患者依赖性增强，始终认为自己不能多活动、不能工作，不愿脱离患者角色，安逸于被别人照顾的生活。有些患者有退缩表现，如术后因怕痛而放弃功能锻炼；或怀疑身体尚未痊愈，害怕疾病反复，希望延长住院时间，急危重症患者可能对重症监护病房产生依赖。

(2)心理护理：此期的护理重点是提供支持和咨询，帮助患者恢复自主生活，提高适应能力，恢复社会角色功能，使患者从心理、身体和社会三方面获得全面康复。

①提供信息和知识：加强健康教育，说明疾病的转归，介绍出院后自我护理、保健常识、学会康复方法，使患者正确领会出院后如何服药、巩固疗效、加强功能锻炼，以减轻因出院而产生的焦虑。

②心理支持与疏导：鼓励患者参与制订康复计划，克服依赖性，尽快适应病情生活。对不能恢复病情状况的患者，给予精神上的安慰和疏导，帮助他们面对现实，从焦虑和忧伤中解脱，建立乐观的生活态度，做情绪的主人。

③自护行为塑造：运用强化理论，通过赞扬的方式强化患者的自护行为；以奖励的方式消退依赖行为，给予正性行为强化，指导患者在力所能及的范围内承担生活的责任，做力所能及的工作，提高适应生活及社会的能力。

④协助认知治疗：对遗留残障、悲观绝望的抑郁患者，特别是烧伤毁容或肢体残缺的年轻未婚者，协助医生实施认知疗法，帮助患者建立正确的认知方式，正确面对目前的健康状态；鼓励他们建立正确的认知方式，正确面对目前的健康状态；鼓励他们建立信心，克服消极情绪，从绝望中走出，适应新的生活方式；最大限度发挥自己的潜能。避免因身体残疾导致心理障碍甚至精神异常。

4. 临终患者的心理护理

(1)心理特点与护理：临终患者由于躯体疾病的折磨，对生的渴望和对死的恐惧会产生一系列复杂的心理变化，甚至行为与人格的改变。美国精神病学家库布勒-罗斯(Kubler-Ross)对临终患者心理、行为的研究在世界上具有开拓性意义。她于1969年在《死亡与濒死》一书中将身患绝症的患者从获知病情到临终时期的心理反应和行为改变总结归纳为5个典型阶段：否认期、愤怒期、妥协期、抑郁期和接受期。在不同的阶段，患者有不同的心理需要。护理人员在面对临终患者时，要根据患者所处的不同阶段，给予相应的心理护理，协助患者走向人生的终点。

①否认期："不，这不会是我，那不是真的！"当一个人在得知自己患了某种严重疾病时，典型的反应是震惊和否认。否认，是患者应付突降不幸的心理防御。因为我们每个人可以承受的心理压力是有限的。如果突然受到的心理打击超过我们的耐受能力，我们就需要采取措施保护自己。否认正是起到了这种缓冲的作用。

此时，护理人员不宜强求患者面对现实，不轻易揭穿其防卫机制。对病人的病情，医护人员及家属应保持口径一致。协助患者逐渐适应和接受即将死亡的现实。

②愤怒期："为什么是我？""这太不公平了！"当否认无法再持续下去，患者开始接受患病的现实时，最常见的反应是愤怒。患者抱怨命运的不公平，气愤命运对自己的捉弄。怨恨、嫉妒、无助、痛苦等交织在一起的情绪，使患者常迁怒医护人员和家属，发泄内心不满、苦闷和无奈，责怪上帝的不公平。

护理人员要理解患者的发怒是缘于害怕和无助，并非针对家属和医务人员的。允许病人发怒和抱怨，给病人机会宣泄心中的忧虑和恐惧，认真倾听病人的心理感受，理解其不合作的行为。同时要做好家属的工作，给予患者宽容、关爱和理解。

③妥协期："是的，就是我，但是……"患者的愤怒心理消失，不再抱怨，而是请求医生想尽一切办法治疗疾病，期望奇迹的出现。患者的心情逐渐平静，开始理智地考虑一些现实的问题。他们对生命还怀有希望，开始希望通过采取某些措施而达到延长生存时间的目的。他们常常与医务人员商讨"如果我现在……能不能多活……(时间)"。在这一阶段，他们对治疗态度积极，非常合作和顺从。

此时期的患者对治疗是积极的，应当充分利用这段时间，调动患者的主观能动性，配合治疗，延长患者的生存时间。

④抑郁期："好吧，就是我"，这时患者意识到无论采取什么手段，都已经于事无补了，死亡将不可避免。患者真正绝望了。于是患者表现出来的是一种消沉、抑郁、沮丧的心理情绪。患者体验到一种准备后事的悲哀，变得沉默寡言，情绪极度消沉、压抑，甚至有轻生的念头。对外界的事物完全丧失了兴趣，甚至不愿同最亲近的人接触。家人难以通过鼓励、劝导和支持来帮助患者改善情绪。患者开始现实地对待死亡，着手安排后事。

这时应当告诉家属不必试图使患者高兴起来，试图使患者高兴是家属的希望而不是患者的希望。允许患者表达自己的悲哀，注意观察有无自杀倾向，专人陪伴。当患者谈及死亡等内容时，家属和医护人员应当耐心倾听，给予及时而准确的回应，使患者感到被接纳。如果家属和医护人员不能理解和体会患者的心理要求，有意无意地回避谈论死亡问题，就会使患者感到自己的情感不被他人所接受，感到孤独和疏远，从而关闭了情感交流的通道。这样做不利于患者顺利度过抑郁期。

⑤接受期："我准备好了。"患者进入到此阶段时，认为自己已完成了人生的一切并准备接纳死亡的到来。患者对死亡采取了接受的态度，能够平静地思考即将到来的死亡，对死亡已经做好了心理准备，以平和的心态迎接死亡的到来。患者对死亡已不再恐惧和悲伤，而有一种"认命"感，表现为比较平静、安详、少言，非常希望自己最亲近的人能够陪伴在身边，伴随自己走过人生的最后阶段。

尊重患者，不要强迫与其交谈，给予临终患者一个安静、明亮、单独的环境，减少外界干扰。告知患者家属尽量陪伴患者，尽可能满足患者的心理需要。在这个阶段，护理人员除了满足患者的基本生理需要外，还应当保持与患者的交往，协助患者实现各种愿望，使患者在安详的气氛中走完人生旅途。

(2)心理护理目标：对临终患者护理已经成为护理领域的一个研究方向，许多研究者对临终患者的护理进行过研究，提出了临终护理应当达到的目标。一般认为，对临终患者进行护理时，应当努力达到以下护理目标。

①使患者尽可能享受最后的时光，与亲人相伴，感受家庭的温暖和幸福。

②帮助患者尽可能完成未完成的工作或愿望，使患者临终前感到人生无憾，并获得最后的乐趣和满足。

③采取有效措施控制患者的疼痛，尽可能减少患者的痛苦和烦恼。

④尊重患者的愿望，让患者有尊严地离开人世。

第四节　患者心理健康教育与护理人员心理素养

一、患者心理健康教育

(一)患者心理健康教育的概述

1. 心理健康教育的概念　心理健康教育是指专业人员通过有组织、有计划、有评价的教育活动，促使人们认识心理健康与躯体健康的关系，建立有益于心理健康的防御机制和行为应对方式，掌握心理自助和心理保健方法，提高心理健康水平，预防心理疾病。

2. 患者心理健康教育的概念　患者心理健康教育是指以医院为基地，以患者为对象，通过有目的、有计划、有评价的教育过程，使患者认识社会心理因素与疾病发生、发展和转归的关系，改变不利于健康的错误思维、观念和行为，建立良好的心理防御机制和应对方式，促进身心健康。

3. 心理健康教育的作用　①心理健康教育是患者健康教育的重要组成部分；②心理健康教育为护士实施心理护理提供了方法；③心理健康教育是激发患者潜能的推进器。

4. 心理健康教育的原则　①科学性原则；

②针对性原则；③尊重性原则；④保密性原则；⑤专业性原则。

5. 心理健康教育的主要内容　心理健康教育的内容可以涵盖与人类心理健康相关的诸多方面。

(1)按心理发展的年龄特征可分为：幼儿心理健康教育、儿童心理健康教育、青少年心理健康教育、中年心理健康教育、更年期心理健康教育、老年心理健康教育等。

(2)按群体心理问题及心理健康的特点可分为：家庭心理健康教育、学校心理健康教育、工矿心理健康教育、机动车驾驶心理健康教育、航海心理健康教育、航空航天心理健康教育、军人心理健康教育、医护人员心理健康教育等。

(3)按与心理健康相关的症状特点可分为：情绪障碍心理健康教育、睡眠障碍心理健康教育、人格障碍心理健康教育、疼痛问题心理健康教育和性心理问题心理健康教育。

(4)按心理健康与疾病的特点分为：亚健康人群心理健康教育、患者心理健康教育和康复者心理健康教育。

(二)患者心理健康教育的主要内容

1. 心理疾病患者的心理健康教育要点

(1)帮助患者认识影响健康的心理社会因素：这些影响因素包括外部因素和内部因素。其中外部因素主要包括生活事件、社会支持与慢性应激性刺激；内部因素主要包括个体易感性和应对方式。心理健康教育的目的是帮助患者认清心理社会因素对健康的影响具有双向性特征，它既是影响健康的致病因素，又可以是促进健康的治疗因素。对于因心理社会因素患病或病情加重的患者，应帮助其建立积极的心理防御机制和社会支持系统，努力消除心理社会因素对患者健康造成的消极影响。

(2)帮助有生活事件的患者减少负面影响：生活事件对人体的影响根据事件的性质不同而各不相同。当在对患者评估时发现患者有近期生活事件和慢性应激性刺激时，应进一步评价这些刺激因素对患者健康的影响程度，应用“生活再适应量表”对患者进行测评，根据积分预测患者出现健康问题的可能性。依据评估结果，指导患者理解和认清生活事件对个体的影响，加深对心理社会因素是致病因素的认识，减少个体易感性，减轻心理反应程度，主动消除心理社会因素对患者健康的负面影响。

(3)帮助有不良应对方式的患者建立积极的心理防御机制：人们应对由心理社会因素导致的疾病所采用的应对方式有两种：积极地应对和消极地应对。采用何种方式，与压力的性质、对压力的感知程度、以往应对压力的能力或经验、个体的人格特征、个体的支持系统等有关。

护士在向患者实施心理健康教育之前，需要对这些因素进行评估，对于有严重生活事件打击的、对压力感知程度高、反应敏感、缺乏处理压力经验和社会支持系统的患者，应作为重要的教育对象，帮助其建立积极的心理防御机制。

防御机制的基本功能是：帮助个体延长彻底处理冲突的时间；掩盖真实的感情、害怕和冲突；减轻焦虑；以社会可接受的方式释放内心强烈的感受；将不可接受的行为转化为可接受的方式。

患者常见的防御机制有：①抑制，即将不愉快的想法压抑于潜意识中，不愿释放和表达；②文饰，以自圆其说来解释自己的行为，将自己的真实感受掩盖起来；③投射，将自己不愉快的情绪归因于他人；④退化，个体的行为倒退到早期幼稚的行为阶段；⑤置换，将情绪中的一个目标转移到可以接受的另一个目标，以减轻不良情绪所带来的痛苦；⑥升华，将无意识的冲突以社会能接受的方式表示，使之具有建设性。前4种属于消极防御机制，后2种为积极防御机制。护士在实施心理健康教育时，要注意观察患者对不同情形的行为反应、患者对这些反应的解释，以及这些反应的有效性，从而判断患者的行为属于何种应对方式。以举例的方式向患者解释消极应对方式的弊端，帮助患者学会运用积极的应对方式促进机体的康复，充分发挥患者心理防御机制对机体的保护功能。

(4)帮助无助的患者建立良好的心理社会支持系统：心理社会支持系统是患者可利用的外部资源，包括家庭、亲属、朋友、同事、伙伴、单位、工会等个人或组织所给予患者精神上和物质上的帮助与支持。在进行心理健康教育过程中，要对患者的心理社会支持程度、患者利用心理社会支持资源的情况进行综合评估，判断患者有无心理社会支持系统，支持的来源、数量和利用度，患者对支持的需求和反应等，以便在教育时有目的地调动和利用有效的、患者需要得到的外部资源。在实施教育时，向缺乏社会支持的患者说明心理社会支持系统对促进疾病康复的意义，调动其利用社会支持的积极性，同时向家属说明为患者提供心理社会支持的作用、意义、方法，共同为促进患者康复建立起良好的心理社会支持系统。

2. 心身疾病患者的心理健康教育的内容

(1)常见的心身疾病如下。

①循环系统疾病:冠心病、原发性高血压、心律失常。

②呼吸系统疾病:支气管哮喘、过敏性鼻炎、过度换气综合征、花粉症。

③消化系统疾病:消化性溃疡、溃疡性结肠炎、结肠过敏、神经性厌食、神经性呕吐及食管、贲门或幽门痉挛等。

④泌尿生殖系统疾病:神经性多尿症、阳萎、月经紊乱、经前紧张征。

⑤内分泌代谢系统疾病:肥胖症、消瘦、糖尿病、甲状腺功能亢进症。

⑥神经系统疾病:偏头痛、紧张性头痛、痛觉过敏、痉挛性疾病。

⑦肌肉骨骼系统疾病:类风湿关节炎、痉挛性斜颈。

⑧皮肤系统疾病:神经性皮炎、慢性荨麻疹、湿疹、银屑病、斑秃、多汗症。

⑨其他:恶性肿瘤、妊娠、毒血症、青光眼、弱视、口腔炎等。

(2)心身疾病具有的主要患病特点:①在患者的躯体上可以查出器质性病变或病理生理过程;②本病是由情绪和人格因素引起的;③躯体变化与正常心理反应时的生理变化相同,但更为强烈和持久;④本病不是神经症和精神病。

(3)心身疾病患者心理健康教育的要点:

①帮助患者认识心身疾病的特点,有助于增强患者的防病意识,减少心理因素对机体的不利影响。

②帮助患者认识心身疾病的常见症状。向患者说明心身疾病的症状概括起来主要有两大类:躯体症状和心理障碍,如高血压常伴有焦虑状态,溃疡病常伴有紧张、抑郁状态等。躯体症状和心理障碍互为因果关系,致使患者在不同的疾病阶段,表现出不同的躯体症状和心理紊乱症状。

最常见的心身症状有:注意力不集中、记忆减退、脑力疲劳、易激惹、兴奋性增高、情绪不稳定、焦虑、抑郁、睡眠障碍、头晕、晕厥、性功能减退、胸前区压迫感和刺痛、胸部压迫感、呼吸困难、喉部块状阻塞感、食欲缺乏、厌食、口干、呕吐、上腹部压痛、胃肠痉挛、颈肩部疼痛、腰痛、肢体痛和痛经等。此外还可见到客观的躯体症状或体征,如血压波动、脉搏易变、心动过速、期前收缩等。护士应指导患者向医生正确描述病情、具体的心身症状的特点,以及引起这些症状的原因,为医生正确诊断和及时治疗提供可靠依据。

③帮助患者明确心身疾病治疗的要点:临床上治疗心身疾病的基本原则是在治疗躯体疾病的基础上,积极进行心理干预。护士在进行心理健康教育时,应根据患者所患心身疾病的特点和治疗方法,做好相关治疗知识的宣教和指导。如心理治疗是一个用时较长的过程,需要多次复诊,不可能一次解决所有心理问题,也不可以随意减少或终止;对于用药,要说明用药的注意事项,尽量按医生的要求做到足量、足疗程,不能随意减少药量或自行停药。同时告知患者一般药物的起效期为2周,此期出现的胃肠道症状、焦虑反应和神经系统的反应,均属正常反应,告诉患者不必紧张,不能自行停药,待2周后,这些症状可逐渐减轻或消失。鼓励患者积极配合治疗,提高患者治疗的依从性。

3. 躯体疾病患者心理健康教育的要点　许多躯体疾病虽然没有明显的心理社会致病因素,但在患病过程中,疾病的症状始终被大脑所感知和评价着,会产生相应的心理或行为反应。认识这些反应,对于护士指导患者积极应对疾病、减少心理因素的消极影响,具有十分重要的作用。

(1)躯体疾病患者的反应

①疼痛反应:是临床最常见的症状。

②感知过敏反应:当患者感知到疾病原因、疾病痛苦和行为的社会后果时,可以出现感知过敏状态,表现为警觉性增高,对突然发生的轻微声响或动作也易引起惊跳,常因小事吵闹不止,注意力不集中,思维杂乱,做事茫然无序,被动接触等。

③躯体转移性反应:由于个体易感性因素,部分患者可出现躯体转移症状,如病变器官心因性功能障碍加剧,出现尿频、里急后重感、心悸、手颤、面部肌肉紧张、多梦、失眠、全身倦怠等。

④过度防御反应:正常的防御反应可以在短时间内使患者心理平衡。如果持续存在消极的或过度的、过强的心理防御反应,就有可能将躯体疾病演化为心理障碍。

上述反应可在各类躯体疾病中出现,但有的症状十分隐匿,护士能够及时发现和处理躯体疾病伴随的心理反应,是进行心理健康教育时的重要任务。

(2)心理健康教育要点

①帮助患者认识躯体障碍对心理活动的影响:

躯体疾病对患者心理活动或态度的影响取决于疾病的性质、病情的严重程度和患者的个性心理特征、年龄、经验，以及当时的心理状态。患相同疾病的患者，不同的心态会产生不同的求医行为和治疗行为：性格开朗的患者，可表现为理智地承认患病的现实，主动地要求就医治疗；而谨慎、内向性格的患者，可能会出现怀疑、多虑、烦躁不安等情绪反应，脱离现实的处理问题，如采取轻视病情，不按时就医等行为，极有可能会延误疾病的治疗。因此，护士在实施心理健康教育时，应帮助患者认识心理活动产生的原因和对疾病的影响，指导患者在疾病发生、发展和转归的过程中，始终保持积极向上的心态，客观地处理好躯体疾病带来的心理问题。

②帮助患者认识躯体疾病引起的心理行为异常现象：躯体疾病常常导致器官功能的丧失、活动的异常、疼痛或继发该系统功能失调，它的性质、部位、程度、持续时间和生物学后果会严重影响患者的认知、情绪、行为方式和态度，使患者出现不同的心理应激反应、情绪反应和心理防御反应。躯体疾病所致的心理行为异常主要表现如下。

意识障碍：意识障碍的症状多数为一过性的或暂时性的，会随着病情的好转和稳定逐渐减退或消失。

认知障碍：对有认知障碍的患者，护士在实施心理健康教育时，一定要向家属说明认知功能障碍的危害，帮助家属增强安全防护意识，加强对患者的监护和关爱，随时防止意外事件的发生。

情绪障碍：躯体疾病所致的情绪障碍多数为消极反应，这种负性情绪往往成为影响患者心身康复的重要因素，如果得不到及时有效的调整则会增加并发症发生的概率，加重病情，甚至危及生命。临床常见的负性情绪有 3 种：反应性焦虑、反应性抑郁和抑郁焦虑的混合状态。对于外科手术患者的情绪反应，护士在实施心理健康教育时，应针对其情绪反应特点，做好围术期的心理健康指导，利用术前准备、术前访视和术后监护的时机对患者进行情绪疏导和手术适应行为训练，努力减少负性情绪对手术效果的影响。对于内科患者，尤其是长期患病导致的抑郁情绪，若得不到及时发现并得到有效的干预，会影响疾病的康复，而且严重的抑郁发作会使患者产生自杀观念或自杀行为。因此，护士在进行心理健康教育时，对于易产生抑郁障碍的躯体疾病患者应给予高度重视，发现情绪障碍的迹象，应及时进行心理疏导，分析引起抑郁的原因，同时利用患者的社会支持系统对患者给予感情支持，帮助家属认识抑郁发作的症状和引起自杀的危害，并加强对患者的安全监护。

行为异常：某些躯体疾病还会伴随一些行为异常的表现，如兴奋、躁狂、呆滞、淡漠、行为迟缓等表现，重者可出现重性精神病的行为表现，如人格改变、不修边幅，甚至丧失工作能力。某些隐私性疾病、传染性疾病患者，心理上有被歧视、恐惧的感觉，会产生退缩行为或报复行为。因此，护士在为易于发生行为异常的患者实施心理健康教育时，应注意观察患者行为异常的特征，判断患者的行为表现可能引起的不安全因素，教会家属识别患者的异常行为，并在发生异常行为时采取及时有效的措施加以防护。

4. *康复患者心理健康教育的要点*　现代康复观强调全面的康复，除机体康复外，还注重心理康复和重返社会。心理康复在全面康复中扮演着极其重要的角色，它对机体康复、恢复社会功能、预防疾病和防止疾病复发，起着积极的促进作用。心理康复的过程就是将患者在患病期间出现的心理紊乱现象调整到心理平衡状态，促进患者向着全面康复的方向发展。

康复患者的心理健康教育主要有两大任务：一是促进患者的心理健康，使其达到全面康复的水平；二是减少不良心理因素对康复过程的影响，提高患者对执行康复计划的依从性。其目的是使患者充分认识心理康复对促进康复和重返社会的意义和作用，积极调整因躯体疾病引起的心理紊乱状态，以积极的心态主动进行康复治疗。其心理健康教育的要点主要包括以下两种。

(1)帮助患者认识心理康复在全面康复中的作用：通过心理健康教育，帮助患者树立全面的康复观，使患者能积极参与心理康复活动，主动改变不利于疾病康复的行为模式，努力达到全面康复。

(2)帮助患者认识康复过程中的心理问题，及时予以疏导和纠正。在疾病康复中，有些因素会影响康复治疗的进程和效果，较常见的情况有以下几种。

①错误认知对康复过程的阻碍与干预：康复过程中的一些错误认知，如否认作用、认同延迟、失能评价、不合理信念等，都会阻碍患者心理康复的进程。

对于持否定态度的患者，在实施心理健康教育时，教育重点是说明持久性康复的意义，鼓励患者积极参与制订康复计划，并努力配合和完成计划，避免一味的纠正否定态度。

认同延迟的患者往往采取逃避的方式，拒绝治疗或不配合治疗。护士在教育中应注意评估患者的行为表现，判断逃避的原因，及时修订康复计划，循序渐进地增加康复内容，以减少训练中的负面影响，指导家属对于患者的配合行为及时给予鼓励，使患者能够坚定信心，积极进行康复训练。

由于躯体疾病可能会导致患者机体的某些功能丧失，有的患者终身需要别人照顾。这将会导致患者抑郁、焦虑、失望，甚至产生自杀意念或行为，拒绝治疗、绝食，甚至有攻击行为，加之大多数患者和家属不十分了解疾病发展的医学知识，对失能做出不正确的评价，有的过分夸大或看轻事实，有的歪曲事实。由此而导致的后续行为将严重影响对残疾的适应以及对康复计划的执行。因此，护士在实施心理健康教育时，其教育的重点是向患者及其家属解释躯体疾病病残的部分失能是客观现实，以免患者认为“残疾是暂时的”，抱有不现实的幻想或导致否认躯体病残的事实；其次，病前适应能力较好的患者，可以明确向患者公开病残的失能程度和可以恢复的程度，使患者明确康复的目标，激发患者的行为动力。

由于社会文化背景的差异，而导致一些患者对某些躯体疾病产生不合理信念，多见于因残疾引起的性功能丧失的患者。护士在进行心理健康教育时的重要任务是帮助患者改变不合理信念，告诉患者人类的性行为是取决于生物和心理两方面因素，性问题不仅是生理现象，还是一种情绪体验，生物方面的损伤可以通过情绪体验来弥补。通过科学知识的学习，消除患者因性问题所带来的焦虑和抑郁情绪，鼓励患者积极采取医学措施加以改善，从而提高生活质量。

②不良情绪对康复的影响与干预：病残对患者的影响主要体现在自尊的丧失和因不能自理而产生的负性情绪，影响康复最常见的负性情绪是焦虑、抑郁、愤怒和过分依赖。患者情绪不稳定，易激惹，充满敌意和攻击性，缺乏动力，对前途悲观失望，甚至因绝望而自杀。在心理健康教育中，护士要善于观察这些负性情绪的行为表现，及时发现和处理不良情绪的发作，如患者情绪突然由阴转晴，假装愉快来麻痹亲人或医务人员，以寻求自杀的机会；过度依赖的患者其行为会像儿童一样，希望得到额外的照顾，不愿意接受自理能力的训练等，护士在进行心理健康教育的同时，要将这些负性情绪特点告诉家属，取得家属的配合，使患者出现这些情绪反应时，能够及时得到积极的心理支持和疏导，帮助患者建立康复的信心，对于康复过程中取得的微小进步要及时给予肯定和鼓励，当出现焦虑、抑郁情绪和攻击行为时，要指导患者运用放松技术缓解情绪压力。

③不健全人格对康复的影响和干预：不健全的人格特征在疾病的发生、发展和转归中起重要的作用，可能成为影响疾病康复的重要因素。如偏执型人格患者，在遇到挫折时容易将病残的责任推给别人，视别人的好意为动机不良，甚至怀疑治疗效果，因此严重阻碍了康复的进程。对于此类患者应向患者做好人格与疾病关系的解释工作，使患者能够意识到不良人格给康复治疗带来的负面影响，消除患者的多疑心理，以科学的态度对待治疗。对于暗示心理较强的患者，护士可利用此特点，采用积极的暗示，提高康复的依从性。对于冲动型人格患者，要积极稳定情绪，减少刺激，避免因冲动而做出不利于康复的行为。

④不良社会因素对康复的影响与干预：不良社会因素对康复的影响，主要表现在家庭成员、工作单位、社会对患者的态度和社会支持系统的保障力度上。同情、理解、支持、接纳、关心、鼓励的态度对患者建立康复信心、努力重返社会的目标具有积极的促进作用。相反，如果对患者采取厌恶、遗弃、歧视、嘲弄、侮辱、甚至把他们当作累赘的态度，将会对患者的心理造成致命的打击，不仅影响患者的康复进程，还有可能导致患者放弃治疗，甚至采取自杀的恶性后果。护士在对这类患者进行心理健康教育时，应对影响患者康复的社会因素进行评价，向患者家属及单位领导等说明积极的社会支持系统的意义和作用，帮助建立完善的社会支持系统，使患者对回归社会充满信心。

⑤医源性因素对康复的影响和干预：医护人员在与患者的密切接触过程中，各种医源性因素必然会对患者心理产生某些影响，最常见的因素有医护人员的态度、语言、操作水平、治疗程序的复杂程度、治疗过程中的痛苦程度、治疗时间的长短以及治疗费用等。疾病康复是一个缓慢的过程，要使患者在整个缓慢的过程中始终保持良好的治疗心态，医护人员也必须调整良好的心态，做好长期作战、付出艰辛努力的准备，与患者和家属达成同盟，共同克服康复过程中遇到的障碍，为患者的康复各尽

其责，促使患者早日康复回归社会。

二、心理健康促进的原则

1. 心理健康促进的基本概念

(1)定义：第三届国际心理卫生大会将心理健康定义为：所谓心理健康，是指在身体、智能以及情感上与他人的心理健康不相矛盾，将个人的心境发展成最佳状态。心理健康包括两层含义：一是与绝大多数人相比，其心理功能正常，无心理疾病；二是能积极调节自己的心理状态，顺应环境，建设性地发展完善自我，充分发挥自己的能力，过有效率的生活。也就是说，心理健康不仅意味着没有心理疾病，还意味着个人的良好适应和充分发展。

(2)心理健康的一般标准：综合国内外心理学家的观点，参照现实社会生活及人们的心理和行为表现，现代人的心理健康标准应从以下 7 个方面来判断。

①智力正常：智力正常是人正常生活最基本的心理条件，是心理健康的首要标准。世界卫生组织(WHO)提出的国际疾病分类体系，把智力发育不全或阻滞视为一种心理障碍和变态行为。一般地讲，智商在 130 以上，为超常；智商在 90 以上，为正常；智商为 70～89，为亚正常；智商在 70 以下，为智力落后。智力落后的人较难适应社会生活，很难完成学习或工作任务。衡量一个人的智力发展水平要与同龄人的智力水平相比较，及早发现和防止智力的畸形发展。例如，对外界刺激的反应过于敏感或迟滞、知觉出现幻觉、思维出现妄想等，都是智力不正常的表现。

②情绪适中：情绪适中是指情绪是由适当的原因所引起；情绪的持续时间随着客观情况的变化而变化；情绪活动的主流是愉快的、欢乐的、稳定的。有学者认为，快乐表示心理健康如同体温表示身体健康一样的准确。一个人的情绪适中，就会使整个身心处于积极向上的状态，对一切充满信心和希望。

③意志健全：一个人的意志是否健全主要表现在意志品质上，意志品质是衡量心理健康的主要标准，其中行动的自觉性、果断性和顽强性是意志健全的重要标志。行动的自觉性是对自己的行动目的有正确的认识，能主动支配自己的行动，以达到预期的目标；行动的果断性是善于明辨是非，适当而又当机立断地采取决定并执行决定；行动的顽强性是在做出决定、执行决定的过程中，克服困难、排除干扰、坚持不懈的奋斗精神。

④人格统一：心理健康的人，其人格结构包括气质、能力、性格和理想、信念、动机、兴趣、人生观等各方面能平衡发展，人格在人的整体的精神面貌中能够完整、协调、和谐地表现出来。思考问题的方式是适中和合理的，待人接物能采取恰当灵活的态度，对外界刺激不会有偏颇的情绪和行为反应，能够与社会的步调合拍，能与集体融为一体。

⑤人际关系和谐：人际关系和谐是心理健康的重要标准，也是维持心理健康的重要条件之一。人际关系和谐具体表现为：在人际交往中，心理相容，互相接纳、尊重，而不是心理相克，相互排斥、贬低；对人情感真诚、善良，而不是冷漠无情、施虐、害人；以集体利益为重，关心、奉献，而不是私字当头，损人利己等。

⑥与社会协调一致：心理健康的人，应与社会保持良好的接触，认识社会，了解社会，使自己的思想、信念、目标和行动跟上时代发展的步伐，与社会的进步与发展协调一致。如果与社会的进步和发展产生了矛盾和冲突，应及时调节，修正或放弃自己的计划和行动，顺历史潮流而行，而不是逃避现实，悲观失望，或妄自尊大、一意孤行，逆历史潮流而动。

⑦心理特点符合年龄特点：在人的生命发展的不同年龄阶段，都有相对应的不同的心理行为表现，从而形成不同年龄独特的心理行为模式。心理健康的人应具有与同年龄段大多数人相符合的心理行为特征。如果一个人的心理行为经常严重偏离自己的年龄特征，一般都是心理不健康的表现。

(3)心理健康促进定义：心理健康促进，是指提高人们心理耐受性和适应水平，预防心理障碍的发生；提高社会识别、理解精神疾病的水平，减少精神疾病的复发。

2. 心理健康促进的原则　要培养良好的心理素养，心理健康是基础。社会变革常常引起人们心态的起伏变化。20 世纪人类社会的政治、经济、科技、文化和自然环境的巨大变化，给人类带来了狂热、欢悦、振奋和希望，也同时带来了某些人的消沉、痛苦、失意和迷惘。心理健康的促进奏出了现代人生活的一支“主旋律”。

(1)认识自己，悦纳自己：德国的一位学者说：“一个人真正伟大之处，就在于他能够认识自己”。悦纳自己是发展健康的自我体验的关键与核心。一个心理健康的人能体验到自己的存在价值，既能了解自己，又能接受自己，具有自知之明，即对自己的能力、性格、情绪和优缺点做出恰当、客观的评价，对自己不会提出苛刻的非分期望与要求；对自己的生活目标和理想也能制订得切合实际，因而对自己总是满意的，同时，努力发展自身的潜能，即使对自己无法补救的缺陷，也能安然处之。

（2）面对现实，适应环境：心理健康的人能够面对现实、接受现实，并能够主动地去适应现实，进一步地改造现实，而不是逃避现实。对周围事物和环境能作出客观的认识和评价并能与现实环境保持良好的接触，既有高于现实的理想，又不会沉湎于不切实际的幻想与奢望。对自己的能力有充分的信心，对生活、学习、工作中的各种困难和挑战都能妥善处理。心理健康才能与现实保持良好的接触。一则让他们能发挥自己最大的能力去改造环境，治愈或减轻患者痛苦，以求外界现实符合自己的主观愿望；另则在力所不能及的情况下，他们又能另择目标或重选方法以适应环境，让患者以良好的心态去面对顽症。

（3）结交知己，与人为善：心理健康的人乐于与他人交往，和他人建立良好的关系，是心理健康的必备条件。不仅能接受自我、也能接受他人，能认可他人存在的重要作用，能为他人所理解，为他人和集体所接受，能与他人相互沟通和交往，人际关系协调和谐，在生活小集体中能融为一体，乐群性强。在与人相处时，积极的态度（如同情、友善、信任、尊敬等）总是多于消极的态度（如猜疑、嫉妒、敌视等），在社会生活中有较强的适应能力和较充足的安全感。与他人在一起，不仅可得到帮助和获得信息，还可使自身的苦痛、快乐和能力得到宣泄、分享和体现，从而促使自己保持心理平衡与健康。

（4）挫折磨砺，积极进取：成功的机会往往存在于挫折之中。强者的奥秘就在于自觉运用这个哲理处理生活道路上的困境。遇事退一步，海阔天空；凡事论曲直，路窄林深。请体会一下郑板桥"吃亏是福""难得糊涂"的宽大胸怀吧！

医护人员只有将自身的心理健康达到一个更高的境界与水准，才能将现代医学模式所要求的临床工作做好。

三、护理人员心理素养的培养

1. *护理人员应具备的心理素养*　护理人员应具备的心理素质和特点，从广义来说，就是要医德高尚、大公无私、全心全意为患者服务的品德。从狭义来说，护理人员的心理素养则主要体现在情感、能力、意志、兴趣、性格等几个方面。

（1）情感：情感是人对客观事物是否符合需要而产生的内心体验与外部表现。作为负有救死扶伤责任的护士，应具有高尚的心理品格，忠于职守，对患者具有责任心、同情心和爱心，对患者如亲人，将患者的病痛当作自己的病痛，事事处处为患者着想，一心一意为患者解除疾苦。如果缺乏这种真挚的情感，就不是一名合格的护士。

护士的情感对患者有直接的感染作用，特别是对于暗示性强的患者，这种感染作用更为突出。我们应以良好的情感去影响患者的心理状态，去唤起患者对生活的热爱，增强战胜疾病的信心，积极配合治疗。一名优秀的护士，不但要善于应用良好的情感鼓励患者，同时也要学会控制自己的某些不良情绪，以免带给患者消极的影响和暗示。对不同疾病、心理状态的患者，恰当地运用表情动作、体态姿势、言语等，这是护理人员应该掌握的艺术。

（2）能力：能力是人能够顺利地完成某种活动的个性心理特征。人要顺利地、成功地完成任何一种活动，总要有一定的心理和行动方面的条件作保证，它直接影响活动的效率。能力可分为一般能力和特殊能力两类。

一般能力是指完成各种活动都需要的共同能力，它是有效地掌握知识和顺利地完成活动所必不可少的心理条件，一般能力大致包括有观察力、记忆力、想象力、思维能力、语言能力、操作能力、自学能力和科研能力等。特殊能力是指从事某种特殊活动或专业活动所必需的能力。任何一种专业活动都是与该专业内容相符合的几种能力的结合。

一般能力是特殊能力发展的基础和内部条件，一般能力在活动中具体化和专门化，在各种活动中发展相应的特殊能力的同时，也发展了一般能力。能力是在人的先天素质的基础上通过后天的学习和锻炼而形成发展起来的。素质本身不是能力，只是能力发展必要的物质基础。在同样素质基础上可以形成各种不同的能力，这完全取决于后天条件，如营养、社会实践，早期教育以及个人的勤奋努力等都起着重要的作用，护士需要具备以下能力。

①敏锐的观察力：观察是一种有目的、有计划的有意知觉，是人对现实认识的一种主动形式。当有意知觉探索和了解客观事物的矛盾和变化，并有系统地、独立地进行，就是观察。观察力是发现事物典型特征的能力，是一种稳定的心理特征。

护理人员需要有敏锐的观察力，善于从患者的言语、行为特点去发现他们的内心活动。敏锐的观察力是护理人员工作质量优劣的重要标志。在疾病的过程中把握各复杂因素的变化，对于诊断、治疗和护理的效果及预计可能发生的问题等，都是非常重要的。观察必须具有科学性和系统性。护理人员除了观察患者的生命体征，还应观察患者细微的肌肉运动，如面部表情、眼神、举止、体态、手势以及言语的声调等，以便了解患者的内心活动和躯体的情况。仔细地观察往往能得到较之询问更为可靠的初步信息，如想了解患者喜欢哪种食物，只要认真观察剩下饭菜的数量、品种，就可以清楚地了解这个问题。又如某些患者由于治疗效果不佳，他们的焦虑情绪随着病程的延长而加重，表现为吃不下、睡不好，本来开朗健谈的人变得沉默寡言了。

②准确的记忆力：记忆力是指人脑对经历过的事物的识记、保持、再认和重现(回忆)。记忆是人脑对外界信息的编码、存储和提取的过程。记忆是一种积极能动的心理活动。护士要熟悉各种药物的配伍禁忌、对病房中每一个患者的病情需要有较详细的了解，以及手术室的护士在不同手术步骤中正确无误地传递器械等，都需要护理人员具有良好的记忆力和科学的记忆术，否则是难以完成治疗、护理任务的。

③丰富的想象力：想象力是在头脑中改造记忆的表象而创造新形象的过程，也是对过去经验中已经形成的那些暂时联系进行新的结合过程。人的任何心理过程都离不开想象力。想象力能丰富情感，激起情绪，促进行动。爱因斯坦曾说："想象力比知识更重要，因为知识是有限的，而想象力概括着世界上一切，推动着进步，并且是知识的源泉。严格地说，想象力是科学研究中的实在因素。"具有丰富想象力的护士，不仅能了解患者的病情、心理状态，而且能根据患者的特点，预料他们的发展动向，给予某些护理的措施，使其获得预期的效果。

④独立的思维力：思维是人脑对客观事物的一般特性和规律性的一种概括、间接的反映过程。概括性、间接性是思维的主要特征。思维力是能力结构的核心，是能力水平的标志。例如，医生通过看见描记 ST 段下移和 T 波倒置，凭借对人体正常知识的掌握和认识，进行推理，可间接地诊断患者有心肌缺血。临床上疾病的诊断，治疗方案的选用，护理计划的制订，都是思维的结果。思维的任务在于解决问题。这需要护理人员培养自己创造性思维的能力。创造是更高一层的解决问题。创造性思维的特点是新颖性、奇特性和创造性。它的形式有两种，即发散性思维和复合性思维。没有两个患者的病情是完全一样的。因此，护理工作不能千篇一律，必须因人因时而异，对不同的患者采取不同的护理措施。工作中要不断探索新的途径和新的方法，创造性地去解决问题。

⑤善于沟通的能力：语言是思维的外壳，思维概括和间接的反映客观事物，均凭借语言来实现。语言是人们在社会生活中广泛运用的交际工具，它好像一面镜子，反映了一个人的思想、情操、道德、文化修养等状况。它对于协调医护人员与患者、社会的关系起着重要作用。医护人员的一句话，一个表情，对于患者的心理状态、情绪变化、健康恢复有很大影响。良好的言语能使患者感到温暖和力量，能鼓舞患者战胜疾病的信心，能使患者的某些不利于治疗的心理反应，转化为接受治疗的良好的心理状态。然而因言语不当，会引起患者精神负担，导致病情加重，甚至引起新的心因性疾病。因此，护理人员要加强语言修养，充分认识语言的精神力量。

⑥良好的社会适应能力：护士职业的社会属性，要求护士必须具备良好的环境适应能力，无论在急诊室、手术室、ICU 或一般病房护士都应尽快适应，全身心地投入工作；无论在进行常规护理操作，还是抢救患者，护士都能沉着镇定，应对自如。

⑦娴熟的操作能力：经过反复练习而达到或接近自动化的动作称为技能。技能可分为动作技能和心智技能两种。前者主要是肌肉运动，它表现在外部行动上，表现在对事物的直接行动中。心智技能主要是认识活动，思维是它的核心成分。所有的护理人员都应该熟练地掌握与自己职业或专业相关的操作技能。操作技能的熟练程度在某种意义上标志着医疗、护理水平的高低。因此，娴熟的操作技能是护理人员的重要心理素养之一，也是完成医疗、护理任务的关键因素。

⑧自学能力：自学能力是以主观定向设计的方式寻觅知识的能力，这在现代科学知识急剧增长的情况下尤为必要。护士从学校毕业后．一般较少有机会进行理论上系统的进修，所以自学也是终生教育的主要途径。

⑨科研能力：护理人员不但要能胜任各项护理

工作，而且也要具有一定的科研能力。科研能力主要指能顺利地完成如下的研究步骤：合理选择科研课题、制订周密的科研计划及课题设计、合理组织实施、熟练地掌握实验操作、科学地做出总结、写成论文等。

(3)意志：意志是自觉地确定目的，并根据目的来支配、调节行动，克服各种困难，从而实现目的的心理过程。护理人员在进行护理活动过程中，主观和客观的困难很多，如果没有克服困难的坚强意志，就难以很好地完成任务。护理人员完成任务的明确目的和力求达到这一目的的坚定意向，是克服困难的内在动力。这种坚定的意向表现在精力和毅力方面。能够精神饱满地从事护理工作，坚持长期努力，遇到困难时仍勇往直前，抢救患者时争分夺秒，连续操作，夜以继日，不顾疲劳，战胜困难完成任务。

此外，护理人员的沉着、自制、耐心和坚韧也是有效地影响患者意志的重要素养。倾听患者的诉说尤其需要耐心，倾听患者诉说的过程是心理治疗和心理咨询的过程。患者诉说自己的痛苦、积怨和愤懑，是一种宣泄和疏解。护理人员给予适当的解释和诱导，可使之得到安慰和解脱。顺畅的倾诉，甚至可以减轻一半病痛。所以在听取患者诉说时，不可漫不经心，更不应表现出不耐烦或打断和阻止患者的叙述。

(4)兴趣：兴趣是人们力求认识或掌握某种事物，力求参与某种活动，并具有积极情绪色彩的心理倾向，兴趣也是在需要的基础上，在生活、实践过程中形成和发展起来的。兴趣对一个人知识的获得，眼界的开阔，心理生活内容的丰富具有重要意义。兴趣是取得各项工作成就的重要动力之一。作为护理人员，应在广泛兴趣的基础上，突出一种中心兴趣，这样的兴趣才有深度。护士的中心兴趣应当是事业和信念相结合的护理工作。这种兴趣不仅促使他们更好地关心患者，研究患者的需要，解决患者的疾苦，而且促使他们去刻苦钻研，努力创新。同时，还应使兴趣保持长期稳定，持之以恒，切不可朝三暮四、见异思迁，不然将一事无成。

(5)气质和性格

气质：气质是不依活动目的和内容为转移的典型、稳定的心理活动的动力特性，也就是性情、秉性和脾气。气质特征既有稳固性，又有可塑性。大量实验结果表明，经外界环境影响和主观意志努力，原来的气质可被掩盖或转换。因此护理人员在工作实践中应吸取自己气质的优点，塑造成热情、开朗、耐心、充满朝气、自制、镇静等良好的品质。此外，我们在工作中，还要重视观察了解和分析患者的气质倾向，以便因势利导，因人施治。

性格：性格是个人对客观现实稳定的态度及与之相适应的习惯化的行为方式。性格是个性特征的核心，受意识倾向性的制约，能反映一个人的生活经历及本质属性。在生活过程中形成的对现实稳固态度，以及与之相适应的习惯化的行为方式。人的性格特征不是先天具有，而是由后天生活条件、教育，特别是个人的实践活动所决定的。人的性格还和他的理想、信念、世界观等有着密切关系。一名合格的护理人员应该具有认真负责、热情理智、勤奋坚毅、耐心细致、灵活果断，沉着镇定、任劳任怨等良好的性格。

2. *护理人员心理素养的培养*　护理人员的优良心理素养不是天生的，而是在教育、生活、工作实践中依靠坚强的意志逐渐形成和发展起来的，培养良好的心理素养应做到以下几方面。

(1)树立职业理想，培养职业兴趣：要想成为一名优秀的护理人员，首先必须树立热爱护理事业并为护理事业献身的崇高理想，这是对护理人员最基本的、最首要的职业素质要求。只有这样，护理人员才会主动、自觉地加强优良心理素质的培养，以满足职业需求；才能真正爱护并尊重自己的工作对象，把解除患者痛苦视为己任；才会对护理工作产生浓厚兴趣，愉快、积极地投身于护理工作，发现问题、解决问题，工作中精益求精，并从中获得使命感和自豪感。

(2)学习相关知识：护理是一门以人为研究对象的工作。要想取得良好的护理效果，除了学习自然学科外，还必须学习如社会学、伦理学、人际关系学等社会人文学的知识，尤其要注重对心理学的深入研究。这样做一方面是为了更好地掌握良好心理素质的形成和发展规律，指导护理人员心理素质的培养，加强心理健康意识，为正确对待工作压力、了解自我心理健康方面的不足、学会自我调适技术与方法提供了必要的知识储备；另一方面也是为了更好地理解和预见患者的心身反应，为其提供有效的整体护理，促进其身心康复。

(3)加强实践锻炼：优良的心理素质是在实践中形成的，并通过实践得以体现。为使心理素质得到更快、更好的锻炼，应注意以下几点。①目的明确;把实践视为培养锻炼心理素质的良好机会和场所,通过各种活动有意识地培养心理素质。②经常评价:经常将自身情况与护理人员应有的优良素质对比,与自己的过去比,与同行比,与患者及其家属的期望值比,通过比较,巩固已取得的成绩,克服尚存在的不足。③自觉严格地遵守制度:临床上各项规章制度的制订都是为了保证护理工作的质量。护士应力争把制度上的要求变成自己习惯化了的行为方式,这本身也是对优良心理品质的培养。

(4)加强自身修养,提高自我控制能力:修养是指经过自我教育、勤奋学习、自我陶冶和锻炼,养成良好素质的过程。护理人员在工作过程中面临很多的应激源,如:长期的超负荷工作,与形形色色的患者及其家属接触,高度紧张甚至危险的工作环境,"三班倒"的工作制度等,如何积极适应是对护理人员自身素质的一种考验。为此,护理人员应加强自身修养,培养稳定的情绪、良好的性格、敏锐的观察、坚强的意志、善于沟通的能力以及自我控制能力。

护理人员良好心理素质的培养,除了接受学校教育和社会磨炼外,还必须加强道德、语言、性格等方面的自身修养。要善于进行自我调解,运用理智的力量,自觉地用意志来指导自己的行为,变工作压力为动力,提高自我控制能力,处理好护理工作中遇到的各种问题。

四、护理人员心理健康的维护

护士心理健康状况不但直接影响工作业绩,而且影响职业心态,因此护士心理健康的维护是十分重要的。维护护士心理健康的主要对策有以下几方面。

1. 加强护士的社会支持　社会支持不但能对应激状态下的个体提供保护,即对应激起到缓冲作用,而且对维护良好的情绪体验具有重要意义。社会支持包括来自家庭、朋友和上级领导的支持、认同和鼓励。各级领导应给予护士群体关心和重视,鼓励护士正确面对工作中的问题,以积极乐观的心态去适应环境。

各级护理管理者应重视公共关系工作,充分利用新闻媒体宣传护士工作的重要性、科学性和艺术性,这不仅对社会公众了解、认识护士行业起到重要作用,而且还能在全社会形成尊重护士的良好风尚,提高护士的社会地位。

同时,建立良好的护患关系,同情、理解、体贴患者,为患者提供正确的信息、纠正患者错误的认知、帮助患者尽快适应病房生活,其本身就是一种有效的社会支持。

此外,还应强化护士职业意识和知识技能的教育与培养,提高护士整体素质,塑造良好的职业形象;科学培养和使用护士,改善医院和社会环境,拓宽护士的服务范围,真正使护理成为终生职业;建立健全各项法律法规,促进护理事业持续健康地发展。

2. 提高护士的心理调适能力　护士的职业特点决定了她的一生都要把患者的利益和人类的健康放在第一位。为此,护士应对自己所从事的工作有充分的认识,培养良好的心理素质,加强自我心理调适能力。

护理管理者为了解护士心理健康存在的问题,可建立护士档案,从人力资源管理的角度,对每一位护士的性格特征、心理健康水平、能力、兴趣爱好等方面有所了解,才能知人善用;心理档案可以作为使用、培养、选拔护士的基础资料。

举办心理健康教育方面的讲座,提高护士自我护理意识,正确对待工作压力,提高护士感知自我和他人情绪的能力,掌握疏导负性情绪的方法,如有氧运动、听音乐、肌肉放松、旅游、购物、散步、看喜剧等。

3. 营造人性化工作环境,解除护士的心理压力　管理者应为护士营造宽松、愉悦、团结、奋进的工作氛围,培养缜密、热情、精细、顽强、幽默的工作团队。通过具体的心理减压措施,如定期组织运动比赛、郊游、文艺表演等活动,协助护士放松心情,缓解压力。

4. 养成良好的生活习惯

(1)常规运动锻炼:可以增强个体心肺功能,增加血液循环,改善肌肉张力和姿势,控制体重,减轻紧张,促进肌肉放松,从而达到缓解应激反应和提高护士应对应激的能力。

(2)饮食与营养:不良饮食习惯和摄入不当均可增强应激反应,使个体易激惹、多动、焦虑,加重应激对机体的损害。因此,保持良好的饮食习惯,注意饮食平衡搭配,多进食含丰富维生素、矿物质及营养丰富的食物。

(3)休息:养成良好的休息和睡眠习惯,安排足够的休息和睡眠时间,这样才能消除疲劳,放松精神,有足够的精力解决面临的问题。

5. 建立心理督导机构　可组织心理咨询小组或借助心理咨询机构对护士的心理健康进行维护，可采取个人、小组、团体等形式，定期咨询，对突发事件引发的心理危机应有心理干预方案。

（郑一宁）

参考文献

北京大学护理学院.2015.护理学专业(护师)资格考试应试指导[M].北京:北京大学医学出版社.

陈素坤,等.2007.临床护理心理学教程[M].北京:人民军医出版社.

邓红,胡岗.2010.护理心理学[M].西安:第四军医大学出版社.

顾瑜琦,等.2004.健康心理学[M].北京:北京科学技术出版社.

韩继明.2006.护理心理学[M].北京:清华大学出版社.

胡佩诚.2008.医护心理学[M].2版.北京:北京大学出版社.

梁光霞.1999.护理心理学[M].上海:复旦大学出版社.

刘喜文,尼春平.2005.护理学导论[M].西安:第四军医大学出版社.

刘晓红.2005.护理心理学[M].上海:上海科学技术出版社.

全国卫生专业技术资格考试指导.2009.护理学(师)[M].北京:人民卫生出版社.

汪向东,王希林,马弘.1999.心理卫生评定量表手册[M].北京:中国心理卫生杂志社.

汪勇,张柏华,郭红英.2007.护理心理学[M].西安:陕西人民出版社.

王颖,张银铃.2005.护理心理学[M].北京:中国医药科技出版社.

卫生部教材办公室策划.2002.国家临床职业助理医师资格考试大纲阐释[M].北京:人民卫生出版社.

吴玉斌.2014.护理心理学[M].3版.北京:高等教育出版社.

张俐.2004.护理心理学[M].北京:中国协和医科大学出版社.

张银铃,雷鹤.2003.护理心理学[M].西安:第四军医大学出版社.

张智光.2002.护理心理学[M].南京:东南大学出版社.

第4章

护理教育学

第一节　基本概念

一、教　　育

1. 教育的词源　在先秦古籍中,“教”与“育”连用的很少,大都只用一个“教”字来论述教育的事情。最早将“教”“育”二字用在一起的是孟子,他说:“得天下英才而教育之,三乐也。”《中庸》上记载:“天明之谓性,修道之谓教。”《荀子·修身》中说:“以善先人者谓之教。”东汉许慎在《说文解字》中解释为:“教,上所施,下所效也”“育,养子使作善也”。

“教育”一词来源于拉丁语“educare”,意思是“养育”“培养”“饲养”。从词源上来看,汉语中的“教育”一词意指上一代对下一代的培养,包括精神上和肌体上的。塑造、陶冶、训练、灌输、说教、规劝、训示、改造、教化、感化、濡化等,通常一概称之为“教育”。西方文化中的“教育”一词含有“内发”之意,强调教育是一种顺其自然的活动,旨在把自然人所固有的或潜在的素质自内而外引发出来,把某种本来就潜藏于人身上的东西引导出来,从一种潜质变为一种现实,成为现实的发展状态。用教育学的术语来解释就是“启发”意思。

2. 教育的定义　教育广义的定义一般是指:凡是有目的地增进人的知识技能,影响人的思想品德,增强人的体质的活动,不论是有组织的或是无组织的,系统的或是零碎的,都是教育。它包括人们在家庭中、学校里、亲友间、社会上所受到的各种有目的的影响。狭义的教育,即学校教育,是由专职人员和专门机构承担的有计划、有组织的以影响学习者的身心发展为直接目标的社会活动。学校教育与其他教育相比较,最主要的区别在于:①学校教育的目的性、系统性、组织性最强,因而可控性最强;②学校教育是由专门的机构、专职人员承担的;③学校的任务只有专门培养人,而这些人是取得入学资格的。

3. 教育的要素

(1)教育者:从广义上说,凡是增进人们的知识技能,对受教育者的智力、体力和思想意识发挥教育影响作用的人,都可以称之为教育者。教育是教育者有目的、有意识地向受教育者传授人类生产斗争经验和社会生活经验的活动。教育者是构建教育实践活动的基本要素,是教育活动的主导者。一个真正的教育者必须有明确的目的,理解他在实践活动中所肩负的促进个体发展及社会发展的任务或使命。教育者的根本特征,是他所从事的是一种以培养和教育人为目的的社会实践活动。

(2)受教育者:受教育者是指在各种教育活动中从事学习的人,既包括学校中学习的儿童、青少年,也包括各种形式的成人教育中的学生。受教育者是教育的对象,是学习的主体,也是构成教育活动的基本要素,缺少这一要素就无法构成教育活动。受教育者有其自身的特征:第一,不同的人有不同的学习目的;第二,不同的人有不同的学习背景或者基础,并由此影响到各自的学习兴趣、能力或风格;第三,不同的人在学习的过程中所遭遇的问题与困难不同,因此,进行有效的学习所需要的帮助也不同;第四,不同的学习者对于自身学习行为反思和管理意识与能力不同,从而影响到他们各自的学习效率和质量。学习是一种高度个性化的活动,教育者要想成功地促使受教育者有效学习和高效学习,就必须把握受教育者之间的共性的同时，花大力气把握他们彼此之间十分不同的个性。从一定意义上说，对受教育者个性的把握程度，决定了教育有效性的大小与教学所能达到的境界的高低。

(3)教育措施：教育措施是实现教育目的所采取的办法，它包括教育的内容、教育方法与组织形式和教育手段等。教育的内容是教育者用来作用于受教育者的影响物，它是根据教育的目的，经过选择和加工的影响物。人类积累了丰富的各种经验，教育内容是挑选那些符合教育的目的、最有价值和适合受教育者的身心发展水平的影响物。教育内容是教育活动的媒介，是教育者和受教育者互动的媒体，也是教育者借以实现教育意图、受教育者借以实现发展意图的媒介。教育工作的全部要旨就在于充分和有效地利用这个媒介来直接促使受教育者的最大发展，并间接满足整个社会的最大发展需要。在不同的历史条件下，教育的内容有所不同；对不同的教育对象，在内容上有所不同。

二、教　育　学

1. *教育学的概念*　“教育学”最早是从希腊语“教仆”派生而来的。在中国，“教育学”是个译名，应是从日文中转译过来的，时间约在20世纪初。随着社会生活中对教育的需求日益增加和人们主观因素的影响范围不断扩大，教育学已成为研究各年龄段的人施加教育影响的一门科学。因此，教育学(pedagogy)是研究人类教育现象和教育问题，揭示教育规律的一门科学。

2. *教育学的发展阶段*

(1)教育学的萌芽：自从有了人类社会以来，由于学校的产生，教育实践的发展，人类开始对教育实践中积累的经验进行概括和总结，这些都反映在古代一部分思想家的言论与著作中。我国古代的《学记》是世界上最早的一部教育专著。它高度概括了我国古代的教育思想和教育经验，其中，有的已经达到了规律性的认识，经过两千年的教育实践检验，至今仍具有普遍的指导意义。但是，由于历史条件的限制，此时的教育尚未形成独立的体系，仅以某种教育思想的形式与政治、哲学、伦理、文化及宗教等交织在一起。这些总结与概括也往往停留在现象、经验的描述，形象的比喻和简单形式逻辑的推理上，缺乏科学的根据，因而不可避免地带有主观随意性。

(2)独立形态教育学的产生：从欧洲文艺复兴时期起，教育学发展进入一个新阶段。它从哲学中分化出来独立的教育学教育体系，夸美纽斯的《大教学论》建立了适合学生年龄特征的学校教育制度，全面系统地阐述了教育的基本原则与方法，确立了班级授课制，规定了广泛的教学内容。赫尔巴特进一步使教育学科化，他的《普通教育学》以心理学、伦理学为基础，全面阐述了教育、教学问题，提出了教学的教育性原则和教学阶段理论，标志着教育学成为一门独立的学科。

(3)科学教育学的建立：马克思主义诞生之后，历史唯物主义和辩证唯物主义不仅为科学教育的建立提供了世界观与方法论的指导，而且对教育学中的一些根本问题，诸如教育的社会性质与作用、教育与人的发展及教育与其他社会现象之间的关系等，做出了科学的回答，使教育学真正成为一门科学。

(4)教育学的多元化发展：第二次世界大战后，科学技术发展高度分化的同时，呈现出高度整体化、综合化的新趋势。教育学与心理学、社会学、经济学和系统论等科学的联系日益密切，促使教育学的理论背景学科体系发生分化，产生了许多新的交叉学科与分支学科。随着社会的发展、文化的交流和人的主题性的彰显，现代教育学的发展也形成了立体、交叉的学科网络结构和多元化的研究和发展的格局。

三、护理教育学

1. *护理教育的概念*　护理教育(nursing education)是指护理教育者根据社会和护理专业发展的需要，对护生有目的、有计划、有组织地传授知识，培养各种能力和专业态度，使其成为人类健康服务的专业人才的活动。护理教育起始于护理实践，而护理实践的起源则依赖于医学的实践活动，而逐渐发展到独立的学科体系，成为医学领域的重要组成部分。护理教育同临床护理、护理管理一样，均为护理学科的重要范畴。护理教育担负着为社会培养护理人才的使命，既来源于护理实践，又往往先于护理实践，汇集临床护理发展之精粹使之得到继承与升华，以指导和推动护理事业的不断发展，因此护理教育关系到21世纪的社会健康事业的发展。

2. *护理教育学的概念*　护理教育学是护理学与教育学相结合而形成的一门交叉学科，是一门研究护理领域内教育活动及规律的应用学科。护理教育学是护理专业教师、临床教学人员和健康教育者的必修科目。在护理院校中，护理专业课的教学，如护理管理学、社区护理学、临床内科护理学、临床外科护理学等通常由护理院校毕业留校的老师或临床的护理教师担任。护理教师有责任向学生传授护理专科知识、培养护理技能、帮助和引导护生们形成积极的专业价值观。教师们只有了解和掌握了护理教育学，才能有效地促进护生们的学习，才能达到教学目标。而从事护理教育的工作者理应承担起培育社会卫生事业发展所需的护理人才的重任，使教育的功能得到充分体现。

四、护理教育的性质和任务

1. *护理教育的性质*　就整个教育系统而言，护理教育的性质与教育的性质是一致的，护理教育是一种培养护理人才的专业教育活动。护生接受护理教育的直接目的是为今后从事护理工作做好准备，以及能够更好地开展临床护理工作。护理教育具有很强的实践性，是一种护理院校与医院临床密切结合、共同完成的教育。

2. *护理教育的任务*

(1)培养合格的护理人才：护理教育负担着为国家、为社会培养各层次合格的护理人才的使命，这是护理教育的基本任务。

(2)开展护理科学研究和护理教育研究：护理院校集中了具有护理学专业较高水平的教师、科研人员，护理专业较齐全，实验设备条件较好，各种信息较集中而且交流较快，学术活动容易开展，同时又有大量本科生、研究生等科研所需的人力保证。所以护理院校是护理科学研究和教育研究的重要力量。

(3)发展社会服务的项目：社会服务是指护理院校除教学、科研以外的面向社会的服务活动。例如，开展各种护理咨询活动、护理科研成果的推广与应用、举办护理技能培训班、卫生保健知识讲座、为社会承担教育和预防保健的任务等。

五、护理教育的基本特点

护理教育是建立在普通教育的基础上，以培养护理人才为目标的专业教育。护理教育培养的是服务于人类生命与健康的专业人才。一方面，护理教育与普通教育一样，都具有教育的基本属性；另一方面，由于护理专业学科特性、岗位特性及工作内容的特性，使得护理教育有别于普通教育及其他专业教育的固有特点。

1. *护理教育的科学性*　护理学是综合了自然科学、社会科学及人文科学的一门应用性学科，是研究有关预防保健与疾病防治过程中护理理论、护理技术和护理方法的学科。护士通过学习解剖学、生理学、病理学、药理学等医学基础知识，才能观察与辨别生理与病理的变化，提供正确的病情记录，协助医生做出正确的判断，实施有效的治疗与护理及判断护理效果。

2. *护理教育的实践性*　在促进人类健康服务中，护士通过开展护理实践活动得以实现。通过基础护理技术，专科护理技术的学习和训练，形成其独立的职业技能，帮助病人解除病痛，减轻痛苦、恢复健康。因此在教学的过程中，许多护理知识与技能的学习必须通过对患者的直接护理行为来体现，这就决定了护理教育不可能单独在学校、在课堂上完成。护理教育依赖于教学医院、社区卫生服务中心的支持与配合。这对护理的教学组织安排、教学方法的选用与改革提出了特殊的要求。

3. *护理教育的人文性*　随着医学护理模式的转变和整体护理思想的确立，护理的目标已指向不仅使护理对象身体方面，同时在心理、情感和社会方面达到健康状态。因此，护士必须通过学习心理学、社会学等，才能进一步了解和认识影响健康的因素，帮助服务对象解除因疾病产生的心理、生理问题，并以良好的护理职业素养，提供优质的服务，满足服务对象心理需求的护理。

六、护理教育学的体系结构

1. *护理教育体系的层次结构*

(1)中等护理教育：中等护理教育(diploma nursing programs)的任务是培养初级护理人员。我国的护理教育在很长一段时间内以中等教育为主，先后培养了一大批工作在各级医院的护理人员，为地方医院的建设与发展做出了突出贡献。但随着医学模式的转变，中等护理教育发展水准已不能适应现代社会对护理人员素质的基本需求，因此现在国内大多地区已经取消了中等护理教育。

(2)护理专科教育：护理专科教育(associate degree nursing programs)的任务是培养具有实际工作能力的中级护理人才。护理专科教育的对象：参加高考的应届毕业生为主要的生源，同时也可以是中专毕业参加工作的护士。护理专科教育的办学形式多样，可由普通医科大学或学院开办，也可由专科学校独立设置，还可以由职工大学、函授大学等开办。学习年限一般为3年，通常是2年的医学护理理论课学习及1年临床实习。为了实现现代医学模式下专科护理专业的培养目标，在课程设置上重实用型人才的培养，突出护理特色。通过学习，使学生在掌握基础理论、基础知识和技能的基础上，提高专科护理理论和技能水平，掌握基本的科研知识及运用护理科研成果的能力。

(3)护理本科教育：护理本科教育(baccalaureate degree nursing programs)的任务是培养较系统地掌握护理学基础理论、基本知识和基本技能，具有创新精神、独立解决问题能力和自我发展能力，具有护理管理、护理教学和护理科研的基本能力，能在医疗卫生、保健机构从事临床护理、预防保健工作的高级护理专业人才。护理本科教育的目标是使本科护理学专业毕业生除了具备初步的教学、科研和管理能力外，应更注重护理实践能力的培养，使其更好地充实护理实践场所，为护理对象提供到位的一线服务。目前我国护理本科教育主要有两种形式，一是学生高中毕业通过国家统一入学考试，进入护理院校，学习年限为4～5年。二是通过国家统一自学考试、全日制专科升本科、函授专科升本科、成人夜大专科升本科等教育形式，学习期限一般为3年。学生按教学计划规定修完全部课程，各门成绩经考试全部合格，准予毕业，发给毕业证书，按国家颁布的学位条例规定授予学士学位。我国本科护理教育为社会培养了大量高质量的护理专业人才，对提升护理队伍的数量和学历层次发挥了非常重要的作用。

(4)护理研究生教育：护理研究生教育是我国目前高等护理教育体系中最高层次的教育。这一层次的护理教育分为两个层次，即护理硕士研究生教育和护理博士研究生教育。

护理硕士研究生教育：护理硕士研究生教育(master degree nursing programs)的任务是培养具有从事科学研究、教学工作或独立担负专门技术工作能力的高级护理人才。目前我国实施护理硕士教育的机构主要是各医科大学或综合大学的护理学院或护理系，招生对象是已获取医学相关专业本科毕业或具有同等学历者，经过国家统一入学考试合格后，择优录取，学习年限一般为2～3年。学习期间，由研究生的指导教师按照专业培养目标的要求，根据研究生管理部门的相关制度，制订每个研究生的个人培养计划。该计划对研究生的研究方向、学习课程、时间安排、指导方式、考核期、学位论文和培养方法等都有具体的规定。研究生在学习期间，修满规定学分，各门课程经考查或考核，成绩合格并达到规定分数，通过论文答辩，并经国家授权的硕士学位评定委员会批准，可授予硕士学位及硕士学历毕业证书。护理研究生教育事关培养一流创造性人才，是护理事业向更高层次发展的关键环节。

护理博士研究生教育：护理博士研究生教育(doctoral degree nursing programs)的任务是培养具有坚实宽厚的基础知识和系统精深的专门学科知识，具有独立从事科学研究和教学工作能力，能够在科学和专门技术领域内做出创造性成果的高级护理人才。博士学位护理教育应着重培养能用独立的方式和抽象的科学思维处理事物，具有专业咨询技能和科研能力的智能型领导，具有广博的护理学、医学、人文科学和行为科学知识的人才。入学对象是已经获得硕士学位或具有相当水平的护理人才。学习年限一般为3年。护理学博士生入学后在导师指导下，按照培养计划学习规定课程，通过考试，并在导师指导下完成科研课题，写出具有一定的创新性的学术应用价值的论文，通过答辩方能毕业。凡符合《中华人民共和国学位条例》规定要求者，授予博士学位。博士研究生毕业后一般能成为我国护理学科骨干力量和学术带头人。

2. *护理教育体系的形式结构*

(1)基础护理学教育：基础护理学教育(basic nursing education)过去称护理执业前教育(pre-registration education)，是建立在普通教育基础上的护理专业教育，根据教育目标目前在两种水平上实施：即中等护理教育和高等护理教育。高等护理教育包含护理专科教育(高职、高专)和护理本科教育，其目的是为学生毕业后从事临床、社区护理或进入后续教育做好准备。

(2)毕业后护理学教育：毕业后护理学教育(postgraduate nursing education)是指在完成基础护理学教育，并在取得注册护士资格后所实施的教育培训。根据我国和世界大多数国家现行的护理教育制度，毕业后护理教育采取两种方式进行，即注册后护理学教育及研究生教育。

(3)临床护理教育：临床护理教育(clinical teaching)是帮助护理专业学生将课堂上所学到的专业知识和技术运用到临床护理实践中，使之获得应有的专业技能、态度和行为的教学组织形式。临床护理教育是护理教育系统中不可缺少的一个重要的环节,是培养护理人才的关键阶段。临床教育质量的高低,直接影响着所培养护理人才的素质和护理教育的整体质量。临床护理教师不仅承担着对中专、大专、本科甚至护理研究生的临床实习的教学任务,同时还承担着对新护士、各层级护士、进修护士等的培训教学任务。临床教学工作大都由临床护理人员专职或兼职承担。在临床实习阶段,护生将所学的知识运用于实践,学习去了解病人、为病人解决问题,在实践中使他们的知识得到不断的积累、增长。

(4)继续护理学教育:继续护理学教育(continuing nursing education)是为正在从事实际工作的护理人员提供的教育,是以学习新理论、新知识和新方法为目标的、持续终生的在职教育。继续护理学教育的目的是使护理技术人员在整个专业生涯中,保持高尚的医德医风,不断提高专业工作能力和业务水平,跟上护理学学科的发展。从教育的职能上看,它属于成人教育的范畴,是专业教育的继续、补充和完善。继续护理教育的内容包括:学术会议、学术讲座、专题讨论会、专题讲学班、专题调研、疑难病例护理讨论会、技术操作示教、短期或长期培训;为同行继续护理学教育提供教学、学术报告、发表论文和出版著作等。目前我国的继续护理学教育已向制度化、规范化方向发展,对促进护士个人成长和业务水平、学术水平和带教水平的提高起了积极的作用。

第二节 国内外进展和发展趋势

一、国外护理教育的进展和发展趋势

1.*19世纪中叶前的护理教育* 19世纪中叶以前,世界各国没有正规的护理专业,医院也很少,医学无科学根据,医药护不分家,医生可担任治疗、护理和药剂师的工作,大多数治疗和护理由教会担任,在当时护理具有很强的宗教色彩,主要是以基督教徒的宗旨意识来安排护理,主要是由修女出于人道主义的关怀和宗教意识对护理的对象提供生活护理和精神关怀,但没有接受正规的教育。

1633年,法国的罗马天主教神父圣·文森保罗在巴黎成立了“慈善姊妹社”,召集有一定文化的天主教徒学习护理知识,然后到医院和母婴室服务。但是这种护理教育的活动与宗教活动、医学教育混为一体,受教育的对象大多是教徒。1798年,席曼博士(Seaman V)在美国纽约医院创办了第一个有组织的护理课程,但并没有产生大的影响。直至1836年,德国的牧师西奥多·费力德尔在凯塞维尔斯城为教会女执事设立了护士训练学校,实际上是护士短期培训班。

2.*19世纪中叶后的以医院护校为基础的现代护理教育* 欧洲和北美女权主义者因反对歧视妇女从事医疗职业,从19世纪50年代开始在医院中采用带徒培训方式,在医生的培养下,培养女青年从事护理工作,当时护士需从事6个月不付报酬的护理工作,然后取得护士资格证。1854年,欧洲爆发了克里米亚战争。在克里米亚战争中,南丁格尔领导的护理人员在战地中实施卓有成效的救护,使伤员的死亡率从42%下降到2.2%,她的功绩获得英国政府及人民的高度赞誉,同时也使人们认识到护理工作的重要性。

真正意义上的护理教育开始于南丁格尔创办的护士学校。19世纪下半叶,欧美的现代医学得到了迅速的发展,随着医院的发展,对护士的需求也迅猛增加,通过带徒的方式培养护士已不能适应护理工作的需要。1860年在南丁格尔的领导下创建了世界上第一所护士学校——英国圣托马斯医院护士学校。它标志着正规护理教育的开始。南丁格尔根据自己担任医院管理工作和战地救护工作所获得的经验,提出了全新的护理教育办学思想。在南丁格尔不懈的努力下,由她创建的护理教育制度成为此后欧洲、北美及日本等其他国家护理教育的标准模式,在这些国家普遍建立了以医院为基础的护士学校。美国于1871年在新英格兰妇幼医院开设了院办护校。日本、欧洲各国也先后建立院办护校并开始正规的护理教育。自1860年至20世纪50年代,医院办护校一直是世界各国培养护士的主要途径。

3.*20世纪的高等护理教育的兴起和发展* 高等护理教育兴起于美国。1899年美国在哥伦比亚大学教育学院家政系开设了医院经济学的课程,目的是培养护校校长、教师和护士长,这可谓高等护理教育的先声。1909年,美国明尼苏达大学开设了以培养专业护士为目标的3年制大学护理系课

程，成为现代高等教育的开端。以大学为基础，以授予学士学位为目标的4年制护理本科专业教育开始于1924年成立的美国耶鲁大学护理学院。1920年以后，随着护理院系的普遍建立，护理教育逐步从职业培训向专业化发展，逐步成为高等教育的一部分。1928年，随着英国皇家护理学院的建立，毕业后的护理教育成为护理教育的一部分，但它是一种向医院的护校毕业生提供的，以培养护理管理人员、医院护校的教师和专科护士为目标的进修教育。1950年以前，欧美各国基本形成的是由基础教育、毕业后教育和继续教育三部分所组成的护理教育体系。

第二次世界大战以后，随着医学科学的进步和专科化医疗的发展，社会急需要受过高等教育的护士，在职的护士也迫切需要进入高等学校接受继续教育。1924年，美国耶鲁大学护理学院设立了护理硕士教育。1963年，加利福尼亚大学开设了护理博士教育。在欧洲，1977年6月27日，随着欧洲共同体护理指导法的公布，欧共体的教育也进行了相应的改革。欧共体《护理指导法》公布，规定护理教育应以高中毕业为起点，学制3年。为遵照法律，欧共体各国的护理教育从学制到课程都进行了相应的改革。目前，美国、加拿大、韩国、菲律宾、泰国、澳大利亚等国家都已经形成了从学士到博士的完整护理教育体系。在日本，据2001年统计，开设了高等护理教育的院校有70所，其中设有护理学硕士教育的院校36所，设护理博士教育的院校9所。

美国的高等教育已有百年的历史，已基本构建起一个从初级水平到高级水平，从应用型技术人员到研究型人才培养的完整体系，各层次办学规模及比例比较合理，各层次教育之间的衔接科学性强。在课程设立上，早在20世纪60年代，就引入了社会科学和人文科学。根据专业需求的改变，及时开设特色护理课程。20世纪80年代，开设远程教育，为满足需求提供了有益途径。在教学方法方面，表现为重视对批判性思维能力、自学能力的培养。教学方法灵活多样，逐步由以课堂和教室为中心的教学，转向以学生为中心的合作式学习。教育的重点是发展学生提出问题的能力、自学能力、评论知识和护理文化的能力。美国护理教育体系已经形成了准学士、学士、硕士、博士多层次、多渠道的完整护理教育体系。目前，美国有两种不同的博士护理学位：一个为哲学博士(PhD)，为学院派的博士学位，侧重护理科研与理论的研究；另一个为护理学博士，为专业的护理博士学位(DNS)，强调实际的护理应用及临床研究，旨在加强临床与科研的关系。近20年来，为满足护士接受继续教育和获得更高学位的需要，美国的远程教育还提供4种学位课程教育：护理学理学士、学士、硕士和博士。护理教育体系完整、科学、合理、理念明确，强调哲学概念和职业观念对护理行为的影响，要求对从业者素质、能力、价值观的培养。在未来10年里，社会需要越来越多的拥有博士学位的护理人员在教育、科研、护理管理领域发挥领导作用。

从20世纪70年代中期至90年代早期，澳大利亚培养注册护士的护理教育课程从医疗保健系统转到了高等教育系统。护士的培养从早期的雇员形式的学习转换为获得技能为目的的学习。这种护理教育形式的转变使得护理作为一种职业，其地位在澳大利亚得到加强。从正规高等教育机构获得学位使得护士能与医疗领域的其他专业人员处于同等的地位。护理教育向高等教育系统的转化也直接使护士毕业后有多种选择。当前注册护士可以在大学里学习获得学士学位直至博士学位。在学士与博士学位之间护士还可能被授予各种层次的教育证书。在硕士课程中，学生学完所有规定的课程及足够的学分后可获得硕士学位；也可以侧重于研究，学生除修完规定的课程外还需对护理领域内某一问题进行独立及有创见性的研究。澳大利亚还引入了职业博士学位，包括护理学博士和助产术博士学位。职业博士和传统的哲学博士(PhD)的主要区别是：职业博士需要修完一定数量的课程而哲学博士则主要侧重于设计和完成某一领域的创新研究；职业博士的引入主要是为了直接影响护理实践。

日本、德国、加拿大大部分护理教育是3年制专业的基础教育，继而是在护士基础上进行的2年制专科继续教育。日本是在1985年逐渐取消中等教育，普及护士的高等教育。德国是在1990年开办了高等护理教育，现已设有护理专业博士点。加拿大1994年提出，到2000年所有从事临床护理实践的护理人员必须具备本科学历。这些国家的护理专业课程设置富有个性，课程没有固定的教材，其内容涉及面广，考试灵活，教学方式多样化，多以开放式和启发式为主，特别注重学生能力的培养。

4. 国际护理教育的发展趋势　高等教育国际化、跨文化、全球化的教育理念在教学、科研和服务中越来越明显。高等护理教育人才培养，不仅要满足国内护理临床科研教学管理各个方面的需要，还要适应国际市场对护理人才的需求。从目前护理教育发展趋势来看，发展高等护理教育，培养高等护理人才，为不同人群提供多种形式、多种层次的护理服务，以适应社会发展及市场经济的需要，是高等护理教育时代的抉择。高等教育课程改革的总方向是综合化、基础化和现代化，文理相互渗透，相互融合，是世界各国大学课程改革的一大趋势。

随着人们对健康、保健要求的迅速增长，导致护理实践复杂性日趋增加，为使学生在以后的工作中能应对这一挑战，趋向加强学生能力的培养。课堂教学中，必须明确学生是学习的主体，改革传统的讲授式教学方法，增加创新教学法，培养学生发现问题、解决问题的能力。随着护理教育的发展，护理教师应逐步过渡到有硕士学位以上的人才能担任。对聘用教师进行岗前教育学及高等教育心理学理论培训，重视教师教学技能的培训和养成，组织教师学习现代教育技术。加快建立并完善护士继续教育制度是高等护理教育改革中非常重要的一环，是提高护理人员素质、保证护理质量的一件大事，也是护理教育改革的一方面内容。

二、国内护理教育的进展和发展趋势

1. 新中国成立前的护理教育　鸦片战争前后，各国的西方医学、传教士进入中国，我国的护理教育业开始兴起。1884 年，美国第一个来华护士兼传教士麦克尼奇(McKechnie EM)在中国率先开办护士训练班，可认为这是中国近代护理教育的开端。1888 年，美国护士约翰逊女士(Johnson)在福州医院开办了中国的第一所护士学校，开始了较为正规的中国近代护理教育。1912 年 3 月，中国护士会在牯岭召开的第三次会议决定，统一中国护士学校的课程，规定全国护士统一考试时间并订立章程，同时成立护士教育委员会，促使我国近代护理向初步规范化迈出了开创性的一步。1920 年 10 月，北京协和医院与燕京大学、金陵女子文理学院、东吴大学、岭南大学、齐鲁大学 5 所大学合办了高等护士专科学校，这是我国第一所培养高等护理人才的学校。在 1949 年前，由于国内政治动荡和帝国主义列强侵略，护理教育屡受挫折，发展缓慢，至 1948 年在中华护士学会注册的护校仅 183 所。

2. 新中国成立后中等护理教育的发展　1949 年新中国诞生后，为满足战后经济建设对中级护理人员的大量需求，1950 年第一届全国卫生工作会议上，护理教育被列为中等专业教育之一，并纳入正规教育系统。招生对象为初中毕业生，同时停办高等护理教育。当时由于对护理专业的重要性认识不足，没有及时建立高等护理教育制度，使护理教育严重滞后于整个医学教育。1966～1976 年，“文化大革命”期间，护理教育形成断层，全国几乎所有的护士学校均被停办、解散或被迁往边远地区，护理教育基本停滞，导致护理质量大幅度下降，中国的护理事业与世界的护理事业之间的差距拉大。

3. 1977 年恢复高考后高等护理教育的复苏、迅速发展　20 世纪 80 年代是我国高等护理教育恢复和发展的新时期。1977 年，恢复高等院校招生，各医学院校纷纷创办护理大专教育。1983 年，天津医科大学率先招收了首届学士学位的本科护理专业学生。1990 年 12 月，经国务院学位委员会审定，批准北京医科大学护理专业硕士学位授予权。1992 年，北京医科大学获准正式招收护理专业硕士研究生。近年来，我国护理学研究生教育办学点迅速增加，根据教育部的数据，虽然目前我国护理学硕士教育规模不大，但也提示了硕士教育已进入快速发展阶段。至 2008 年底我国已有 60 所大学可以招收护理硕士生。2004 年我国开始护理学博士的培养。2007 年博士教育办学点为 4 所，但近 2 年新增招收博士生的单位较多，目前总数已超过 20 所。近年我国的高等护理教育发展较快，但由于高等护理教育的开始仍较发达国家晚，所以我国在护理硕士和博士的培养上较发达国家落后。

4. 国内护理教育的发展趋势　国内高等护理教育发展逐渐成熟，教学质量由低到高。高等护理教育已经形成了大专、本科、硕博研究生比较完整的、多层次、多形式的护理教育体系的格局，而且举办护理专业高等教育的院校逐年增加，办学规模不断扩大，护理教育改革取得一定成效，办学质量和效益得到提高。高等护理教育的不断发展，为护理教育界注入了专业的护理教学人才，逐渐改变过去“医师教护理”的局面，使医学知识更好地与护理学内容相融合，并运用到教学过程中。

在护理教育不断发展的进程中，教育目标、课程设置、教学内容、教学方法等方面逐步调整，突出护理专业特点，以适应医疗卫生工作对护理人才的需要。如将高等护理教育目标概括定位于“培养具有现代护理知识的临床护理、护理教育、护理管理、护理科研人才”;优化课程体系,创立体现生物-心理-社会医学模式的、以人为本的课程体系,改变只注重疾病而不注重心理变化的课程体系;注重学科知识结构的整体性,加强社会和人文学科建设;设置了家庭护理、社区护理课程等特色的护理课程。护士培养从临床型向临床-科研结合型发展,以往的中专护理教育,由于受教育年限的限制,均没有培养护士的科研能力和临床分析能力,导致护士似乎只会打针、发药而成为医生的助手。随着高等护理教育的迅猛发展,护理科研能力的培养纳入了本科和硕士博士研究生教育的始终。尤其是护理本科生,毕业后多数在医院工作,为临床护理科研注入了活力。他们在临床上有较强的发现问题、分析问题和解决问题的能力,并对一些临床难题能够通过科研方法来寻找证据。护理硕士研究生,由于他们有较强的科研能力,毕业后很快就成为带动临床护理发展的骨干力量。

第三节　教学方法

教学方法(method of instruction)是师生为完成一定的教学任务,在共同活动中所采用的教学方式、途径和手段的总称。教学方法包括教师教的方法(教授法)和学生学的方法(学习方法)两大方面,是教授方法与学习方法的统一。教学方法不仅受教学目的和教学内容的制约,同时还受到一定社会时代的教学目标及内容的制约。教学方法还受到学生认识发展规律的制约。护理教育中常用的教学方法主要包括以下几种。

一、以语言传递为主的教学方法

以语言传递为主的教学方法,是指通过教师和学生口头的语言活动以及学生独立阅读书面语言为主的教学方法。教育者与受教育者之间信息的传递大量是靠书面语言和口头语言来实现。教学效果主要取决于教师是否具有良好的口头表达能力和学生是否具有较强的阅读书面语言的能力。护理教育中以语言为主要传递形式的教学方法主要有讲授法、谈话法、讨论法、读书指导法。

(一)讲授法

1. 概念　讲授法(lecture method):又称“口述教学法”,是指教师运用口头语言系统连贯地向学生传授知识、进行教育教学的方法。由于通过讲授法可以在短时间内向学生传授较多的知识,因此,长期以来讲授法是教学的一种基本方法,常和其他的教学方法配合使用。讲授法可以分讲述、讲解、讲演三种。讲述一般用于教师向学生们叙述事实材料或描绘所讲的对象。讲解是教师向学生解释、说明和论证事物的原理、概念和公式等。讲演则要求教师不仅要向学生进行系统而全面的描述事实,而且要深入分析和论证事实,通过分析和论证来归纳和概括科学的结论。它比讲述、讲解所涉及的问题更深广,所需要的时间更长。在课堂教学中这三种方法常常结合起来一起运用。

2. 讲授法的优缺点

(1)优点。①教学效率高:短时间对众多的学生同时传授较多的知识信息;②教学支出经济:相对于其他教学方法成本低;③教师运用方便:不受时间和空间的限制,在任何时间和场合都能进行;④教师可充分发挥主导作用:教师可根据自身的教学能力,将医学和护理学等知识,科学连贯地传递给学生。

(2)缺点。①以教师为中心,单行传递知识,忽视了学生学习的自主性、参与性及个体差异,不利于综合素质的培养;②学生注意力集中的时间有限,连续听课会使学生感到疲劳、乏味、枯燥;③面对大多数学生,难以因材施教;④提供理论性、总结性的知识多,不利于培养学生的自学能力。

3. 增进讲授法教学效果的措施

(1)教学内容应充实,结构清晰:教学内容应根据教学大纲设定,可适当地添加前沿知识,介绍科研动态,开阔学生视野,注重启发式教学。

(2)教师思路应明确,有目的讲授:在大纲的指导下,根据教材的内容有目的、有重点地讲解。切忌漫无目的、不着边际、即兴发挥。

(3)教授时注意理论联系实际:护理是一门实践性很强的学科,护理教师不仅要讲解理论产生的实际根据,还要注意说明理论在实践中的具体应用。

(4)注重教学语言的表达技巧:将教案、讲稿的内容转化成口头的教学语言,力求通俗易懂,但口语化并非等于方言化。注意语音、语调的变化,使语言具有特殊的表现力与感染力。注重教学语言的科学性和讲解性,语言要符合科学和事实,对重点、难点要注重重复和强调。讲究教学语言的专业性、逻辑性、艺术性。

(5)掌握教学中非语言性的表达:非语言表达系统是由副语言、手势、面部表情、眼神、体态等组成的。非语言行为能帮助教师表达难以用语言表达的情感和态度,加强语言的感染力。

(二)谈话法

1. 概念　谈话法(conversation method)又称问答法、提问法,是教师根据学生已有的知识和经验提出新的问题,引起学生积极思考,通过师生之间的问答,得出结论,获得知识和发展智力的教学方法。从心理机制方面看,谈话法属于探究性的,可使学生由被动变为主动学习,激发学生独立思考问题。谈话法可用于护理学科的各门课程教学,同时也适用于临床参观、见习和实习等现场教学形式,易于学生保持注意力和兴趣。谈话法是一种以问题引导学生获取知识的教学方法,问题的设计是运用该法的关键。

2. 谈话法的优缺点

(1)优点:激发学生思维活动,调动其积极性。学生可通过独立思考获取知识,利于培养学生的语言表达能力和独立思考能力。

(2)缺点:谈话法耗时较多。教师提问不科学、不得要领,易导致讨论停留于形式,起不到促进和激发学生思维的作用。

3. 增进谈话法教学效果的措施

(1)谈话前,教师应以教学目标为指引、教学内容为依据精心设计问题。

(2)问题应包括基本概念、基本原理,也要涵盖教材中的难点和重点的内容,并且要具有启发性。

(3)教师设置问题时应考虑到学生的知识水平和心智发展水平,做到问题难易适当。

(4)教师应注意掌控谈话的过程,要围绕谈话的题目、线索和关键问题进行。

(5)注意谈话节奏,根据问题的多少、难易和提问对象的学习层次来掌握时间。

(6)提问面向全体学生,鼓励学生大胆谈论自己的观点和认识,对回答问题好的学生应以鼓励,对回答不正确或不全的学生也不能随意指责批评。

(三)讨论法

1. 概念　讨论法(discussion method):学生在教师的指导下,通过集体训练(小组或全班)的组织形式,围绕某个题目,发表自己的看法,从而相互启发、搞清问题的一种教学方法。讨论法既可以用于阶段复习,巩固原有的知识,也可用于学习新知识,尤其是有探讨性、争议性的问题。讨论法可分为全班讨论或小组讨论。讨论的问题可以是预先准备和临时穿插的问题。讨论法为一种双向的互动式教学,学生参与程度高。可采用不同的方式进行分组,如自由组合、按座位、按单双数、按观点等分组。

2. 讨论法的优缺点

(1)优点:①有助于师生之间交流思想,互相启发,共同切磋学术,集思广益,利于群体智慧共同研究问题;②加深师生之间和同学之间的了解,发展人际交往的技能,对培养学生的思维能力和语言表达能力,以及运用理论知识解决问题的能力均有较好的效果;③加深学生对知识的理解,激发学生思考问题,提高学生的思维能力;④培养学生的团队协作精神和对团队的责任心。

(2)缺点:①讨论法耗时较多,组织不当,可能偏离教学目标;②低能力或不善表达的学生易处于被动地位。

3. 增进讨论法教学效果的措施

(1)在讨论之前明确讨论的目的和要求。讨论的题目要有可争辩性和可讨论性。

(2)教师在讨论前制订一定的规则,并对讨论的过程给予适时控制,保证讨论的质量和效率。

(3)小组讨论不宜过大,一般 5 人或 6 人为宜,最多不超过每组 12 人,理想的人数视不同活动方式而定。

(4)明确教师角色,给予适时组织协调和引导,把握控制好现场气氛。

(5)讨论结束时,做好总结。教师注意总结学生在讨论过程中的表现和讨论的结果,并对讨论的结果进行分析,对新奇、有趣的观点给予肯定。

(四)读书指导法

1. 概念　读书指导法(reading tutoring method)是指教师指导学生通过阅读教科书和参考书,以获取知识,培养学生自学能力的教学方法。读书指导法还可以弥补教师讲解中的不足。教师指导学生读书,包括指导学生阅读教科书、使用工具书和阅读课外书籍两个方面。阅读的方法通常有两种:一是泛读,即快速阅读的方法,目的是为了了解阅读材料的中心思想,或是寻找某种资料的方法;二是精读,即围绕一个中心阅读的方法,是对学习内容系统的学习,反复领会,以求融会贯通。教师可根据学习的需要将精读和泛读做不同的组合。

2. 读书指导法的优缺点　优点:利于培养学

生的自学能力，养成读书和独立思考问题的习惯；缺点：读书指导法受学生以往经验、知识水平和认识方法的影响。

3. 增进读书指导法教学效果的措施

(1)明确阅读目的、要求，给出思考题。思考题应围绕教学的重点、难点和关键问题，侧重对基本概念、基本理论的理解。

(2)选择适合学生理解和阅读的参考书籍，题材应多样化，以拓展学生视野。

(3)教师应指导学生做好读书笔记。读书笔记常用的形式如下。①摘录：抄写书中精妙的句子、主要事实的论述及结论等。②提纲：对于阅读主要内容和中心思想的基本概括。③概要：用自己的话组织概括阅读的内容。

(4)指导学生制订和完善阅读计划。教师应定期组织读书报告会、座谈会等交流读书心得。

(五)自学指导法

1. 概念　自学指导法(guided self-study method)又称学导式教学法，源于美国心理学家斯金纳的“程序教学”。自学指导法的核心是由教师讲授为主转为以学生自学为主，教学的中心由教师转为学生。学习指导法特别适用于学生有一定的基础知识而新的学习内容难度不大时选用，运用时以小班教学为宜，并应选择适合学生自学的教材。

2. 自学指导法的优缺点

(1)优点：①学生可根据自己的学习需要进行个别化学习；②使学生的学习含有更高的智力活动成分；③有利于学生知识体系的内化；④对学生自学能力的培养有较大的促进作用。

(2)缺点：①接受知识的效率可能较听课为低；②缺乏课堂气氛。

3. 增进自学指导法教学效果的措施

(1)根据不同的教学目标精心选择和准备学习的活动、内容和媒体资源等。

(2)及时获取学习知识的反馈信息，了解学生的学习情况。

(3)通过各种途径与同学及时交往，以便指导、帮助学生获取知识。

二、以直接知觉为主的教学方法

以直接知觉为主的教学方法，主要是指教师通过对实物或直观教具的演示、组织教学参观等，使学生学习知识，形成正确的认识方法。护理教育中以直接知觉为主要的教学方法主要有演示法、参观法等。

(一)演示法

1. 概念　演示法(demonstration method)是教师通过向学生展示实物、直观教具或示范性的操作、实验等传授知识和技能的一种方法。根据使用演示教具类型的不同，可将演示法分为4类：实物、标本和模型实物演示；图片和图表的演示；试验及实际操作的演示；幻灯、录像、录音和教学电影的演示。根据教学要求，则可分为两类：单个或部分物体或现象的演示和事物发展过程的演示。

2. 演示法的优缺点

(1)优点：①易获得丰富感性资料，加深对学习对象的印象，激发学生的学习兴趣，集中学生的注意力；②通过演示，复杂的操作过程变得很容易理解，学习的知识易于理解和巩固；③演示的视觉效果有助于对内容的形象记忆；④专家通过演示，可以形成技能操作的模式。

(2)缺点：①练习过程重复多次后，枯燥无味；②高值耗材限制练习次数。

3. 增进演示法教学效果的措施

(1)根据演示内容选择合适演示工具，提高演示熟练度，如果是示范性试验，则要预先进行操作。注意演示的教具不宜太多，避免学生“走马观花”。

(2)演示前，明确演示的目的和要求，让学生带着目的和任务去观察操作的每个步骤。注意演示速度，注重演示流程，全程演示，突出重点，演示过程中及时提出思考问题。

(3)演示应与讲解、提问密切结合，引导学生边看边思考，使学生在获得感性认识的同时，加深对相关概念、原理的理解。

(4)注意合理地安排演示完毕后的练习。根据学生的年龄、技能的复杂程度和劳累程度、特定的任务目标、学生的经验和水平、练习的环境，决定练习的频率和方式。

(5)演示要适时，根据授课内容把握演示时机。不应过早地展示教具分散学生注意力，削弱新鲜感，降低感知兴趣。演示完毕注意及时收起教具，以免分散学生注意力。

(二)参观法

1. 概念　参观法(visiting method)是教师根据教学要求，组织学生到现场，观察、接触客观的事物和现象，以获得新知识和巩固验证已学知识的一种教学方法。根据教学过程中安排的时间不同，可将参观法分为3类：预备性参观，一般在讲授某一科目前先组织学生参观有关的事物；并行性参观，是在讲授某一科目的进程中，为了使理论与实际更好地结合起来而进行的参观；总结性参观，是指讲完某一课程后，组织学生去参观已讲过的内容。参观法是护理教学中常用的方法。

2. 参观法的优缺点

(1)优点：①有利于理论知识与实际临床实践紧密相连，帮助学生更好地领会课本所学的知识；②拓展学生知识面，开阔视野，发现未知，激发求知欲；③帮助学生在临床实践中，获得生动的专业思想和职业道德教育。

(2)缺点：①组织实施困难，受到医院实际环境的限制；②同学易脱离参观队伍，把目光放在与本次主题无关的其他临床事件上。

3. 增强参观法教学效果的措施

(1)根据教学大纲制订和明确教学目的及要求。

(2)参观前要确定参观的地点和内容，根据实际情况制订合理的参观程序。

(3)教师应明确参观的目的、具体要求、观察对象、进行的步骤和注意事项。

(4)参观时注意引导学生有目的、有重点地参观，适时提问，做好记录。

(5)参观结束后教师检查参观计划完成情况并进行总结。要求学生整理参观笔记，对知识点进行概括和总结，指导其写出参观报告。

三、以实际训练为主的教学方法

以实际训练为主的教学方法，是以形成技能、行为习惯和发展学生实际运用知识的能力为主的一类教学方法。该方法是以学生为中心，并强调手脑并用，让学生通过各种实际活动来逐步形成和发展自己的认知结构，教师则起辅助作用。护理教育中以实际训练为主的教学方法主要有实验法、练习法、实习作业等。

(一)实验法

1. 概念　实验法(experimental method)是学生在教师的指导下，运用一定的仪器设备进行独立作业，以获取知识，培养动手能力的一种教学方法。实验法是通过亲自观察和操作获得直接经验，实验法可分为3种：演示性实验、验证性实验和设计性实验(又称开发性实验)。演示性实验一般在新课前进行，让学生对新课有感性的认识；验证性实验常在课后进行，目的在于验证课本所学；设计性实验一般在学生具备一定的基础理论和实验技能的基础上进行，难度较大，综合性强，研究性突出。

2. 实验法的优缺点

(1)优点：①培养学生正确使用仪器进行科学实验的基本技能，以及初步的科研能力；②有助于培养学生科学研究的兴趣，养成严谨求实的科学态度和科学精神，发展学生观察问题、分析问题和解决问题的能力。

(2)缺点：①实验的效果受到实验器材和实验场地的影响，精密的实验对器材要求较高；②实验器材及耗材的费用较高。

3. 增强实验法教学效果的措施

(1)实验前应备有实验计划，实验计划应根据教学大纲和教材编写。

(2)教师应进行必要的预实验，以便对实验中可能出现的问题做到心中有数。

(3)实验开始前，教师应仔细检查实验所需的仪器设备和实验材料，保证实验安全顺利地进行。同时应简明扼要地说明实验的目的、要求、原理、操作过程及仪器设备的使用方法，必要时进行演示。

(4)对同学进行合理分组，一般以2～4人为宜，并分配好小组学生需使用的仪器设备及实验材料。在巡视的过程中，发现困难较大的小组和个人，则给予个别化指导。

(5)做好实验小结。实验结束后可先指定学生报告实验进程和结果，然后由老师做出概括和总结，分析实验中存在的问题、提出改进意见，指导学生写出实验报告并进行审阅和批改。

(二)练习法

1. 概念　练习法(exercising method)是学生在教师的指导下完成某些动作或活动方式，以巩固知识和形成技能、技巧的教学方法，在护理专业各科教学中被广泛应用。练习法的种类包括：听说练习；解答问题练习；绘图、制图练习；操作技能练习。

2. 练习法的优缺点

(1)优点：①帮助学生巩固所学知识，并把知识转化为技能、技巧；②培养学生认真工作的态度和克服困难的毅力。

(2)缺点：单一、重复的练习容易使学生产生厌倦的心理。

3. 增强练习法教学效果的措施

(1)向学生讲解每次练习的目的和要求。

(2)指导学生掌握正确的练习方法，提高练习的效果。

(3)在学生练习的过程中,指导教师注意巡视,查看练习效果,及时做出指导。

(4)练习结束时,指导教师要注意总结和讲评学生在练习中存在的情况。

(三)实习作业法

1. 概念 实习作业法(practical work method)又称实践活动法,是教师根据教学大纲要求,组织和指导学生在校内外从事实际操作活动,将书本知识应用于实践的教学方法。

2. 实习作业法的优缺点

(1)优点:①能够将理论和实践,教学与临床相结合,有利于巩固和充实所学的理论知识;②有利于培养学生的实际工作能力。

(2)缺点:实习的效果受到临床工作环境的影响。

3. 增强实习作业法教学效果的措施

(1)实习的内容应以教学大纲为依据,在相应理论的指导下进行。

(2)实习前要做好实习作业的计划。

(3)实习结束时,教师注意评阅学生的实习作业和评价学生的实习效果。

四、以陶冶训练为主的教学方法

以陶冶训练为主的教学方法,是指教师根据一定的教学要求,有计划使学生处于一种类似真实的活动情境中,利用其中教育因素综合地对学生施加影响的一类方法。特点是学生在不知不觉中接受教育。护理教育中以陶冶训练为主的教学方法主要有角色扮演法、情景教学法等。

(一)角色扮演

1. 概念 角色扮演(role play method)是指教师根据一定的教学要求,有计划地组织学生运用表演和想象情境,启发及引导学生共同探讨情感、态度、价值、人际关系及解决问题策略的一种教学方法。学生可根据自己的角色特征自由想象与发挥。学生扮演自己的角色时,其余护生就可以观察和分析表演的行为,这种教学方法能够唤起学习者的感情和激情。

2. 角色扮演的优缺点

(1)优点:①学生参与程度高,学习兴趣大。学生在不知不觉、潜移默化中受到教育,获得真实的体验,形成真实的认识,发展积极的情感。②有助于学生对复杂人类行为的理解。③有助于护生发挥主观能动性,加深对所扮演的人物或事物的理解。④增强学生的观察能力。

(2)缺点:①部分护生羞于表达或角色不适应,影响教学效果;②护生表演太戏剧化,脱离教学内容,使内容失去真实性、可信性;③部分内容不能靠学生的角色扮演法来掌握。

3. 提高角色扮演法教育效果的措施

(1)明确角色扮演的目的,扮演在小范围内实施。

(2)扮演前教师应了解每位护生对角色的理解程度,适当引导,注重护生自身的发挥。

(3)教师应向护生明确扮演时间,最好将扮演时间控制在15min以内,扮演过程中,教师不应催促护生。

(4)扮演完毕鼓励护生共同讨论对人物或事物的看法,写出或说出活动后的心得体会。

(5)不要把重点放在表演能力上,更多地关注活动中学生学到了什么。

(二)情景教学法

1. 概念 情景教学法(situational teaching method),又称模拟教学(simulated teaching method),是指通过设置具体生动的模拟情景,以激发学生主动学习的兴趣,帮助学生巩固知识,学习特定专业场景中所需的技能技巧的教学方法。情景教学法常用于专业课的临床教学及训练,是护理理论课讲授的重要补充和延伸。情景教学应用主要有3种形式:一是使用教学器材开展情景教学;二是通过角色扮演开展情景教学;三是借助计算机辅助系统开展情景教学。

2. 情景教学法的优缺点

(1)优点:①具体逼真、生动活泼的模拟情景,有利于激发学生的学习兴趣,提高学生参与的积极性;②通过模拟临床各种真实的情景,可以使学生体验到专业人员(护理人员)的角色、作用、处境、工作要领,能让学生接受到一定的专业素养训练;③通过模拟情境,可以减轻学生进入真实工作情景的焦虑情绪;④为应对模拟情境中的事件,学生必须将所学的知识迁移到模拟情境中,有利于提高学生对实际问题的预测和解决问题的能力;⑤学生可以从模拟活动中得出的结论或结果中领悟到事件或事物的发展演变规律,帮助学生理解和巩固已学知识。

(2)缺点:①学生容易把主要精力集中在事件的发生和发展的过程,而忽略对深层次理论问题的思考;②模拟环境中遇到的问题与现实医疗环境存在一定的差距;③教师较难控制学习过程。

3. 增强情景教学法教学效果的措施

(1)要对情境教学进行系统的方案设计。情景教学法应用步骤为:设计情景教学方案;准备场景与器材;公布情景课题与背景资料;分配情景模拟的角色与演练任务;情景演练准备、实施、效果验证;教师讲评,组织撰写情景演练报告。

(2)要重视教学手段的丰富和教学设备的利用。为了创设有情之境,教师选择趣味性较强的教学方式,如游戏、演讲、表演等各种形式,来导入新课,利用图像、多媒体、办公自动化实训室等教学设备来辅助教学,并采用分组式、"结对子"等形式组织课堂教学活动,尽量做到通过课堂教学手段的多样性来活跃思维,创设趣味盎然的学习氛围,从而激发学生的学习兴趣。

(3)注重对考核方式的改革。如果还是像传统教学那样仅仅以期末一张试卷来评定学生的成绩,必然会影响学生参与情境教学活动的积极性,同时也不能准确全面反映学生在学习过程中的学习能力和学习状况。因此可把学生成绩的评定分为3个部分:一部分为期末考试;一部分为学生上课时综合能力展示分,即课堂讨论、演示参与;一部分为平时作业成绩,包括情境设计方案及日常作业。通过对学生成绩的合理分配,有利于调动学生参与教学的积极性,同时提高学生活学活用课本知识以解决实际问题的能力。

五、计算机辅助教学法

1. 概念　计算机辅助教学法(computer assisted instruction,CAI)是指以计算机为工具、以学生与计算机的交互式"人机对话"方式进行的教学方法。计算机辅助教学系统由计算机系统、教师、学生、教学信息或多媒体教材等基本教材组成。与以往任何一种先进媒体的应用相比,多媒体技术的引入,使传统的教育方式发生了更深刻的改革,教育质量和教学效率也有了显著提高,其中最关键的因素是多媒体信息对教育有着巨大的促进作用。与传统教育相比,多媒体技术可直接把现实世界表现出来。随着多媒体技术在教学中应用的日益广泛,多媒体的发展方向趋于工具化、智能化、网络化。根据其功能的不同,CAI可分为操作和练习、个别指导、模拟、教学游戏、问题解决5种基本教学模式。

2. 计算机辅助教学法的优缺点

(1)优点

①计算机辅助教学系统能将抽象的教学内容具体化,枯燥的教学内容生动化、形象化,有利于激发学生的学习兴趣,帮助学生较快地掌握相关知识。

②计算机辅助教学实现了复习和考试的标准化,并对学习效果提供及时的反馈和强化,极大方便了学生学习。

③学生可根据自己的学习要求选择适合自己的教学课件,每个课件提供了不同的学习模式,因此计算机辅助教学可实现个别化教育。

④利于教学资源的传播与交流。多媒体课件是教师心血和智慧的体现,可通过网络技术或其他通讯手段广泛传播,便于学生自学和教师交流。课件以可长期保存的电子文档方式记录教师积累的教学经验和成果,其保存和应用将成为教学生命的延续,为课程的建设和发展积累过程性资料。

⑤能够呈现单纯的文字、数字等字符教学信息,而且还能输出动画、视频、图像和声音,能非常容易做到教学信息的图、文、声并茂,这种多维立体的教育信息传播,增强了信息的真实感和表现力。

(2)缺点

①计算机辅助教学不能提供学生身心发展所需的非智力因素。缺少个人感情的交流融合的机会,不利于团队精神及语言表达能力的培养。

②计算机能实现大容量、高密度的信息交换,教师在利用计算机辅助教学时将与课程有关的所有材料事无巨细尽数罗列,或任意合并教学单元,一节课中出现过多的概念、原理及定律,过分加大课堂的容量,变成现代化的"注入式"教学,受课时限制,只能加快单位时间传输的信息量。大量多媒体信息包围学生,学生难以接受,无法对知识进行"同化""顺化",直接影响到学生对所学内容的理解。

③限制了学生思维,影响师生互动。一些教师在教学课件中使用的直观形象素材,使学生散失了想象的空间,约束了学生思考的广度和深度。教师操纵演示课件,展示问题答案,学生按照预先设定的模式、思路、线索进行人机交互,根本没有足够的时间深入地思考,只能顺应设计者的思维方式做一些简单的应答,学生成为课件的欣赏者和旁观者,课堂缺少师生思维和灵感火花的碰撞,遏制了学生

思维能力尤其是求异思维的发展，不利于培养学生的想象力和创造能力。

3. 增强计算机辅助教学法的措施

(1)课件的内容应根据教学目标设定，课件尽可能真实化、形象化、生动化。

(2)注重教师素质的培养，对教师进行计算机知识的培训。

(3)将优秀教师与专业软件人员有机结合：优秀教师将教材的重点、难点及突破方法的设想、构想与专业编程人员沟通，专业人员用他们的技巧来完成我们教师的设想。

六、以问题为基础的教学方法

1. 概念　以问题为基础的教学方法(problem-based learning，PBL)，是一种以临床问题激发学生学习动机并引导学生把握学习内容的教学方法。由美国神经病学教授巴罗斯(Barrows HS)于1969年在加拿大麦克马斯特大学创立，在国外医学教育与护理教育领域中得到较为广泛的使用。解决问题不是目的，它是一个载体。学生在解决问题的过程中，学习必要的知识，学会正确的临床思维和推理方法，培养自学能力。根据PBL的组织结构和课程设置分为经典PBL和非经典PBL。

经典PBL是一种导师制的小组教学形式，取消了班级的形式，由6名或7名学生组成学习小组，每组配备1名导师，实行导师制。在此模式中，以学科为界限的传统课程设置被打破，取而代之的是围绕病人疾病问题所编制的综合课程。非经典PBL基本上仍以班级为形式，以学科为界限编制课程，由1名任课教师组织学生进行班内小组讨论而非导师制教学。严格来说，这种方法并非完整意义上的PBL，但它的理念、步骤及基本方法仍然与经典PBL一致，同样也能促进和提高学生的临床推理、批判思维和自学等多方面能力。从心理机制来说，此方法是属于探究性的，能激发学生的思维活动。教学的基本组织形式为小组教学，学生需通过团队合作来共同解决问题，因而可锻炼学生的团队合作、团队管理和沟通能力。因此，PBL已不单纯是一种教师教书育人的“教”的方法，它更强调的是一种以学生为中心的、以培养学生的学习能力为目的的“学”的方法。

2. 以问题为基础的教学方法的优缺点

(1)优点：①强调调动学生的主观能动性，让学生自己寻找解决问题的方法，并在解决问题的过程中学习知识和技能；②可有效地促进学生自学、综合分析以及独立工作能力。

(2)缺点：①学生对PBL教学模式的普遍反映是课时过长，时间消耗太多。②PBL教学模式提倡以临床问题为引导进行基础理论学习，打破了基础知识完整性，漏掉了一些内容。这种模式只注重创新、实践能力的提高，忽视了全面的、系统的理论学习。③PBL教学模式不适合大班教学。在我国现行师资紧缺的状况下，师资力量不易达到。教师水平参差不齐，也影响到教学质量。

3. 教学模式的应用步骤

(1)选取教材的全部内容或部分内容，教师先讲授总论及重点内容、基本概念作为过渡。

(2)有关专家和教师设计一定难度、能包含学习目标、有实际价值的PBL辅导材料预习。

(3)学生根据材料中的病案、理论思考题等提出一系列问题，分析、归纳出解答这些问题所需要的相关基础知识、临床知识，制订学习计划。

(4)小组成员分工合作，利用各种工具学习及解决问题。

(5)小组内部讨论，学生分享信息。

(6)各小组将讨论的结果带入课堂讨论。

(7)教师精讲和总结。

七、目标教学法

1. 概念　目标教学法(objective-based teaching method)是以教育目标分类理论为依据，以设置明确、具体、可操作、可测量的教学目标作为教学导向的教学方法，主要包括教学目标设计和目标教学实施两个过程。目标教学在教学目标的导向下，以教学评价为动力，以反馈和矫正为核心，通过班级和个别化教学相结合的方式，可使绝大多数学生达到教学目标的要求。目标教学以单元为教学过程的基本单位，在实现单元目标后再进行下一个单元的教学，一切教学活动以教学目标为中心进行组织教学，将教学评价作为教学过程的有效保障。

2. 教学模式的应用步骤

(1)课前展示目标，辅以解释，以助理解。每章节教学前，任课教师应向学生讲解本单元教学目标，作为学生的学习导向，使学生的认识有明确的方向性。

(2)课中提示目标，集中注意，提高课堂吸收率。在教学过程中，教师在讲解教学目标内容时，应及时提示学生注意，使学生能当堂消化、吸收课程的知识点和教学的重点内容。

(3)课后验证目标,了解教学效果,强化学习记忆。下课前预留几分钟的时间,给予学生验证性习题,使教学双方及时了解教学效果,概括重点知识点,提高学生记忆水平。

(4)复习强调目标,把握考试重点,自测掌握水平。课程终考复习时,再次分析目标,帮助学生梳理学科知识点,将基础理论、基本知识和基本技能作为复习的重点内容。

(5)考试围绕目标,控制考试质量,提高测评可比性。编制试卷时,应控制85%以上的试题是教学目标的内容,目标外内容一般不超过15%。

八、发现教学法

1. 概念　发现教学法(discovery teaching method)亦称假设法和探究法,是指学生运用教师提供的按发现过程编制的材料或学习材料,在教师的指导下,通过自身的探索性学习,发现事物变化的起因和内部联系,从中找出所学内容的结构、结论及规律,进而掌握知识并发展创造性的思维和发展能力的一种教学方法。它的指导思想是以学生为主体,独立实现认识过程。即在教师的启发下,使学生自觉地、主动地探索科学知识和解决问题的方法及步骤,研究客观事物的属性,发现事物发展的起因和事物的内部联系,从中找出规律,形成自己的概念。教师扮演学习促进者的角色,引导学生对这种情境发问并自己搜集证据,让学生从中有所发现。发现教学是由美国心理学家和教育学家布鲁纳首先提出的。

2. 教学模式的应用步骤

(1)学生从教师的若干素材中发现问题,带着问题发现观察具体的事物。

(2)借助推理和直觉,提出试探性的假设。

(3)学生用更多的感性知识检验试探性的假设。

(4)假设证实后将其付诸实施。

九、临床护理教学方法

临床护理教学主要有两种形式:临床见习和临床实习。临床见习是指在讲授专业课期间,为了使学生获得课堂理论知识与护理实践相结合的完整知识而进行的临床实践的一种教学形式。临床见习主要通过看、问、想、操作等教学活动,使理论与实践相结合,巩固和加深课堂学到的理论知识。临床实习,又称生产实习或毕业实习,是指全部课堂教学完成后,集中时间对学生进行临床综合训练的一种教学形式。临床护理实习时间通常集中安排在最后1年,临床护理实习是护理教学过程中重要的教学阶段,也是完成和达到教学计划所规定的培养目标的最后阶段,是整个护理学专业教学计划的重要组成部分。通过安排学生直接到医院科室,学习担任护士职业工作,巩固所学理论知识和技能,使理论知识和护理实践有机地结合,培养学生良好的职业道德和行为。

(一)带教制

1. 概念　一名学生在一定的时期内固定跟随一位护理人员(带教教师)实习的形式被称为带教制。在这种教学模式中,带教教师对学生提供个体化的指导,并促进其专业角色的习得。

2. 方法　学生全程跟随带教老师一起工作,学生的所有班次与带教老师的一致,使学生能够完全体会到不同工作班次的特点。这样学生可全面观察、学习带教老师从事临床护理工作的全部内容和方式,包括各种护理操作、对患者的整体护理过程、与各类人员的沟通、对患者的态度等。同时,学生可就观察过程中产生的问题向教师提问,获得解释。在观察过程中,护生会受到老师潜移默化的影响。带教老师还要按照教学计划,要根据学生的具体情况,安排其动手实践的机会,并提供反馈意见。除专业带教外,带教老师还要关心学生的思想和生活等方面的情况,与学生建立和谐的师生关系。

3. 带教制的优缺点

(1)优点:①病房工作随机性很强,病人病情变化快,教师可以抓住临床上稍纵即逝的现象进行讲解,提高学生的理论水平,加强理论知识与临床实践的联系;②加强了教学内容的稳定性、逻辑性和系统性;③增强了带教老师领导能力和教学技能;④通过教与学的双向活动,引导护生对知识的获取、分析、判断、储存、运用和创新。

(2)缺点:①带教老师知识层次参差不齐,部分带教老师临床教学经验不足,教学方法简单或教学意识淡漠,对学生的临床学习有一定的影响。②带教老师缺乏足够时间指导学生的临床护理实践,医院里的护理工作繁重,而目前临床护理教学大都由临床护士兼职完成。多数实习科室的老师除了承担护生的临床实习指导外,还负责分管病人,造成带教老师没有足够的时间指导学生。③学生在不同的科室间轮转,频繁地更换带教教师,不能保证教学连续性。

(二)导师负责制

1. 概念 导师责任制指的是被称为导师的教师在一定时期内，对所负责的学生进行个别指导的教学方法。我国的导师制主要用于研究生教育，但在20世纪90年代末，本科生导师制在我国高校以各种方式试运行。部分院校已开始实行了本科生导师制，同时有研究表明护理本科生临床实习教学实施了导师制后取得了较好的效果。教育界认为导师制对本科生的思想教育、学生管理和学风建设具有重要的作用，并且导师在导师制活动中具有示范作用和权威作用。

2. 方法 每位导师负责1～3名临床实习的学生。学生进入临床时，导师对所指导的学生进行实习前评估，了解学生基本情况，并根据评估结果及学生的特点制订重点实习方案，使实习更具有针对性、目的性。结合自身经历，向学生传授临床工作中的基本思路和学习方法、推荐参考书等，主动了解学生在实习期间的状况并加以指导。及时与病区带教老师联系，帮助解决问题；及时掌握实习计划完成情况，对其实习全过程进行动态、连续、主动指导和监控。

3. 导师负责制的优缺点

(1)优点：①师生关系呈良师益友、和谐融洽；②着重思想与人格的陶冶，陶冶学生健康的职业认同感；③重视情感智力的培养，调节自我消极情绪；④对带教教师也提出了较高的要求，增加了他们的压力感和责任心，促使其不断地学习、钻研新理论、新知识，改善知识结构，提升自己的学术水平。

(2)缺点：①对导师的要求较高，对导师的评定有一定的标准，达到导师水平的临床护理教师数量不足；②导师直接指导学生临床实践学习的时间不多，导师难以全面了解整个实习进展的状况。

(三)经验学习法

1. 概念 经验学习法是指那些从经验中获得知识的教学方法，其实质是通过自己“做”进行学习，而不是听别人讲述或自己阅读来学习知识。经验学习法的最大特点是以学生为中心，通过积极参与，从自己参加的事件中获得直接经验。

2. 形式

(1)经验学习日记：是鼓励学生进行反思的行之有效的方法。在日记中，学生除了记录自己所经历的具体事件外，还要描述他们对事件的认识、感受和体会。

(2)反思性小组讨论会：每次实习结束时，组织学生进行反思性讨论。在讨论中，学生不仅可以反思自己的临床经历，而且可以讨论其他同学的经历，分享别人的感受，从而可以积累更多的临床经验。

(3)实地参观学习：包括社区的实践，如进行家庭访视。带学生访视前，应该向学生解释访视的目的、内容和要求。访视结束后，安排时间让学生向其他同学及教师进行学习心得汇报，从而促进反思。

(4)应用课题：应用课题包括两种形式。一个是个案研究：让学生对一个案例进行较深入的研究。通过案例研究，促使学生综合运用各种知识。另一种形式是小型科研。学生在教师的指导下，选择临床小问题，进行科研程序的训练。这种方法不仅可以锻炼学生的科研能力，而且能够促使学生对某些问题进行深入的思考。

3. 经验学习法的优缺点

(1)优点：①促使学生进行主动思考，培养临床护理思维；②大量思考的经历和经验，为学生在解决问题方面提供了可供参考的经验准备。

(2)缺点：①学生直接经验不足，理论知识和实践有脱节，难以进入较深层次的思考；②学生对专业有浓厚的兴趣时，方可激起思考的热情。

(四)临床实习讨论会

1. 概念 临床实习讨论会是一种重要的临床教学活动。通过这种形式的活动，学生可以分享观点和经历，发展解决问题和评判性思维的技能，锻炼和提高口头表达能力，学会与他人合作的精神。

2. 形式

(1)实习前讨论：是在临床活动开始前进行的讨论。讨论会由临床教师主导。教师事先为学生选好病例，对要讨论的病例了解清楚，学生在讨论中可以提出有关其临床护理实习活动中的问题，使对该患者护理及临床实践方面的问题有清晰的了解。实习前讨论会有助于学生识别患者的健康问题，制订护理计划，为临床护理学习实践做准备。

(2)实习后讨论会：是在每次实习活动结束后举行的讨论。实习后讨论给每位学生提供了深刻分析其经历的机会。每位护生要介绍自己当天对患者采取的主要措施、评价措施的有效性，这些措施与护理目标和理论的相关性、实习中遇到的问题以及处理的方法、处理的结果以及自己的感受和意见。此外，学生可以回答同学的提问，也可以提出自己的观点，学生也可以将自己护理患者方面的疑惑向同学或老师提出，请求给予进一步的解释。小组成员在讨论会中分享彼此的经验和情感。

(3)专题讨论会：是小组就某些专题进行讨论。这些专题的范围很广，可以涉及文化、经济、政治、专业等方面的问题。讨论的题目可由教师指定或学生提出。

(4)重要事件讨论会：是小组同学对实习中遇到的重要事件进行的讨论。讨论时，由教师或学生先对事件本身以书面或口头的方式介绍给全组成员，然后展开讨论。学生可以问有关事件的细节，以得到充分的资料来发现问题所在，学生可以提出不同的解决方法，并向小组介绍自己的方法及采取此方法的理由，或者学生以小组工作的形式共同探讨决定解决问题的方案。讨论结束时，由老师总结讨论的结果，并澄清学生中存在的误解。

3. 临床实习讨论会的优缺点

(1)优点：①为学生提供较多的锻炼机会，提高学生的口头表达能力；②营造了一种开放性的论坛气氛，让学生各抒己见，提高了学生对临床护理实践的兴趣；③促进合作性学习的技能，促进评判性思维的发展。

(2)缺点：①讨论前需要充分的准备，并需要学生的积极配合才能达到良好的教学效果；②对某些内向、不善于口头表达的学生，易造成紧张、消极的情绪。

(五)契约学习法

1. 概念　契约学习法是教师与学生共同制订学习计划，并严格按契约的内容进行学习的一种方法。契约学习是以学习契约为载体的一种教育组织形式，同时又是一种具体的学习方法。20世纪70年代美国成人教育大师诺尔斯(Knowles)综合独立研究、个别化教育、自我导向式学习及终身学习等理论，形成了“契约学习”的基本思想和方法。这种方法更能提高护理学生自主学习倾向和学习技能，有利于提高护理学生的综合素质。

2. 方法　契约学习是让实习护生根据自身情况，写出一份适合自身的学习契约，内容包括个体化的学习目标、实现目标的策略及日期、目标实现的判断标准和方法，然后跟教师共同签订学习契约、拟订计划。护生在实习过程中按照契约的内容进行执行，经常对照契约，检查学习契约落实情况。带教老师经常检查其完成情况，为保证落实有效，要求护生每周总结学习工作情况，做好翔实的实施记录，在记录中及时查找不足，及时纠正和弥补不足，以保证契约内容的完成。护生根据实习、学习过程中遇到的问题，及时与带教老师讨论、协商，对契约做相应的调整。执行过程中，如发现学习内容与学习方法发生变化，应对学习契约进行再次修改。护生在契约规定的时间内对学习效果进行验收，由于契约明确了各科室的实习目标、实习计划，所以护生学习方向性明确，且契约由护生自己拟定，与带教老师共同磋商形成，学习契约对护生和带教老师都有指导和约束作用，因此师生都非常重视契约内容的完成情况。

3. 契约学习法的优缺点

(1)优点：①可以规范教学行为，增强教师的教学意识、调动教师的教学积极性、改善师生关系，能激发护生的学习热情；②提高护生的学习兴趣、培养护生自主学习和对学习的操控能力、丰富护生的学习经验，对以后参与终身护理学教育起到了积极的帮助作用；③拓宽护生的知识面，提高理论、技能水平和综合素质，培养自我导向式学习及终身学习的能力。

(2)缺点：①加大了带教老师的教学工作量，对带教老师的教学职责提出严峻挑战；②把护理实习的内容局限在一种具体的范围，当学习资源或学习方式有改变时，会给实习生带来困惑；③契约学习的协商性与学习契约的强制性较难统一，契约学习强调学习目标、内容、过程的可协商性，但学习契约实际上是一份协议，既然是协议就有一定的强制性，而契约学习又不能不要“强制”。

第四节　临床护理教学查房

临床护理教学查房是临床工作中为了提高护理质量及临床教学水平而采取的一种较好的教学方式，是为了提高临床护士及护生的认识能力而采取的一种加深对某个问题认识的一种教学方法。临床护理教学查房是一种常规、有效的护理工作方式。临床教学中运用护理教学查房，可以促进临床护士及护生护理患者的综合能力的提高和发展。临床护理教学查房通常在患者床边进行，但对于某些敏感的问题，应在床边查房结束后到其他地方进行讨论。临床护理教学查房可由护士长或资深护士主持。

一、形　　式

1. 临床护理技能查房　观摩有经验的护士技术操作示范、规范基础或专科的护理操作规程、临床应用操作技术的技巧等，通过演示、录像、现场操作等形式，也可以通过优质护理病例展示和健康教育的实施方法等，达到教学示范和传、帮、带的作用。不同层次的护士均可成为教师角色，参加的人员为护士和护生。

2. 典型护理案例查房　由病区的主管护师以上人员或带教老师组织的护理教学活动。选择典型病例，提出查房的目的和达到的教学目标。运用护理程序的方法，通过收集资料、确定护理问题、制订护理计划、实施护理措施、反馈护理效果等过程的学习与讨论，帮助护士掌握运用护理程序的思维方法，进一步了解新的专业知识理论。还具有可发现临床护理工作中值得注意的问题，在教与学的过程中规范护理流程、了解新理论以及掌握新进展的目的。

3. 临床护理带教查房　由带教老师负责组织，护士与护生参加。重点是护理的基础知识和理论，根据实习护生的需要确定查房的内容和形式。围绕实习护生在临床工作中的重点和难点，每月进行1次或2次的临床带教查房，如操作演示、案例点评、病例讨论等。

二、护理教学查房案例

(一)查房案例

谭某，男，46岁；科别：ICU 2床；住院号：249959；入院时间：2010-07-24。

诊断：第7胸、第11胸椎体压缩骨折；急性呼吸窘迫综合征。

病史简介：患者约3h前不慎跌落于2m深的河中，头背部着地跌入河中，吞咽一口污水后，被人救起即感头痛、颈痛、胸背部疼痛、胸闷、呼吸困难，翻身时剧烈疼痛，无法站立。无恶心呕吐，无头晕昏迷，无肢体麻木，被送来我院就诊。入院体格检查：体温37.2℃，脉搏106次/分，呼吸22次/分，血压18.3/10.5kPa(137/79mmHg)，神志清，急性痛苦面容，平车入病房。腹部平坦，全腹肌紧张，压痛明显，无反跳痛。脊柱胸段前凸稍减轻，广泛压痛，第7胸、第11胸椎体棘突旁叩击痛明显。双上肢活动正常。双下肢各肌群肌力可，加强试验(－)，双股神经牵拉试验(－)，双下肢生理反射存在，病理反射未引出。X线检查提示：第7胸、第11胸椎体压缩骨折，于2010-07-27 14:30在全身麻醉下行T_{11}切开复位椎弓根钉内固定术，术后病人动脉血氧饱和度在0.80左右，气管中有大量黄色痰液，考虑为双肺挫伤所致，于2010-07-27 20:00转入ICU治疗。

(二)护理评估

1. 健康感知-健康管理型态　患者平素身体较差，10年前于其他医院诊断为肝硬化早期、乙型肝炎、胆囊炎；遵医嘱长期服用护肝药物，具体药物不详，定期到医院检查肝功能，注意饮食，进食优质蛋白，减少坚硬食物的摄入。3年前诊断为前列腺肥大，有尿频史。吸烟30余年，每天20支，无嗜酒史。生活作息正常，规律锻炼，每周爬山活动2次。否认糖尿病、高血压病史。否认外伤、手术史、输血史。否认药物食物过敏史，预防接种史不详。

2. 营养/代谢型态　2010-07-27禁食，肠外营养支持治疗；补液量3800ml，出量4890ml；体温波动在37.1～37.5℃；口腔黏膜湿润，皮肤完整无破损，无水肿、脱水，弹性好；体格检查：身高168cm，体重无法估算(因胸椎压缩骨折，患者平车入院)，毛发浓密，口唇红润，血红蛋白为154g/L，清蛋白为37.5g/L。

3. 排泄型态　2010-07-24留置14号双腔尿管，引出淡黄色尿液，尿量2400ml。患者4d未排大便。体格检查：腹部听诊为鼓音，听诊肠鸣音＜3次/分。

4. 活动-运动型态　2010-07-24患者平车入院，因疾病限制活动。2010-07-27转入ICU后因烦躁给予镇静、镇痛治疗，并制动。术后平卧位。

5. 睡眠-休息型态　2010-07-27患者行气管插管辅助呼吸，因使用镇静、镇痛药治疗，Ramsay评分为Ⅳ级，表现为入睡，对声音和刺激眉间反应迅速。

6. 认知-感知型态　2010-07-27患者对声音刺激反应迅速，听觉正常；吸痰时表情痛苦皱眉；能用写字板与患者沟通；患者对时间、地点、空间、人物的定向力正确。

7. 自我概念型态　平日以娱乐为主，无承担其他社会家庭事务。自我认同感强，在家中地位表示肯定。

8. 角色/关系型态　患者第一角色：男性，46

岁;第二角色:丈夫、父亲、兄弟;第三角色:合作的病人。家庭结构为主干家庭,与妻子、子女、父亲同住,家庭和睦。

9. 性/生殖型态 患者男性,生殖器官外观正常,适龄结婚,育有3女,夫妻关系和睦。

10. 压力与应对型态 患者失业,家庭主要经济收入主要靠妻子外出打工,家庭收入为每月2000~3000元;三子女均为在校大学生,家庭开支大,存在经济压力。患者对疾病认识不足,存在焦虑、恐慌的情绪。

11. 价值-信念型态 患者为汉族,无宗教信仰。

(三)护理诊断、预期目标、护理措施

【护理诊断1】

气体交换受损 呼吸困难,与急性肺损伤有关。

【预期目标】

病人1天内指脉血氧饱和度在0.90以上。

【护理措施】

1. 气道管理

(1)吸痰时机的选择:在病人咳嗽有痰、呼吸不畅、呼吸机送气困难、气道压力>3.92kPa($40cmH_2O$)、血氧饱和度下降至0.90以下、肺部听诊有痰鸣音时。

(2)吸痰方法:使用密闭式吸痰管吸痰,预防PEEP的丢失,吸痰前后给予吸入纯氧气2min,保证氧储备。吸痰时吸引器的压力<2.96kPa(22.2mmHg),每次吸痰时间不超过15s,每次吸痰间隔3~5min。

(3)吸痰过程中密切观察病人的呼吸、发绀及心率等情况,出现血氧下降,心率加快等情况,立即停止吸痰,给予纯氧吸入2min。

(4)吸痰后观察血氧有无改善。听诊肺部痰鸣音是否减少,双肺呼吸是否对称。

(5)气道湿化,呼吸机的湿化罐温度刻度标识在中等水平,水温保持在32~36℃,保证湿化充足,防止气道干燥避免痰液黏稠。

(6)人工气道固定。妥善固定气管插管,每班评估气管插管外露的长度,一般气管插管外露距门齿9~10cm,评估固定边带的松紧度,以半指松为宜。

(7)导管气囊的护理。每班次用气囊测压表测压,气囊压力为2.45kPa($25cmH_2O$),与毛细血管压相等,避免压力过大造成对气管壁的损害。

2. 机械通气的护理

(1)观察呼吸机的运转情况。监测潮气量与设定潮气量是否相符(本患者设定潮气量为450ml)。观察呼吸机送气情况、气道压力、自主呼吸频率(本患者呼吸频率为15次/分)。潮气量不足或人机对抗时及时查找原因并进行处理。

(2)报警参数的设定与处理。潮气量低于设定值的70%时,查找低潮气量的原因,如管道漏气、气囊漏气、接水杯是否有裂缝等。呼吸机气道压力高于3.92kPa($40cmH_2O$)时,观察是否为痰液堵塞、管道扭曲、人机对抗等。

(3)呼吸机回路的维护。呼吸机回路及储水杯的位置应低于人工气道的水平面。及时倾倒储水杯积水,防治逆流。每周更换呼吸机管道,并做好记录。

3. 预防呼吸机相关性肺炎

(1)口腔护理:采用生理盐水,每日3次,口腔护理时观察口腔有无溃疡或口腔感染。

(2)吸痰时严格遵循无菌操作原则。

(3)每班监测呼吸导管气囊压。

(4)患者因胸椎压缩骨折,不能选取半坐卧位预防呼吸机相关性肺炎。采取平卧位,禁食、持续胃肠减压。每班注意检查负压瓶的负压情况,密切观察患者有无反流现象。

【护理诊断2】

有体液失衡的危险 与液体摄入量少于排出量有关。

【预期目标】

病人2日内摄入量与排出量呈平衡状态。

【护理措施】

1. 动态记录液体输入及尿量情况,保持每日的液体出入量呈平衡状态。

2. 根据尿量决定液体的摄入量和速度。将医嘱所开的液体量,在24h内匀速输入,在输注期间注意观察每小时尿量(尿量保持>80ml/h),保持体液输注的负平衡状态。

3. 注意每日查看生化结果,关注电解质的平衡情况。

【护理诊断3】

潜在并发症(PC) 感染。

【预期目标】

病人住院期间无感染发生。

【护理措施】

1. 观察锁骨下静脉穿刺处有无渗血、渗液情况，每5天更换敷料1次。有血迹、血痂及分泌物时随时更换，更换无菌薄膜敷料时以穿刺点为中心，至少覆盖穿刺点周围2cm以上。

2. 输液管道系统每天更换1次。用于输血、血制品、脂肪乳的管道应每天更换肝素锁、三通接头。避免使用深静脉导管采血治疗。

3. 保持尿管的引流通畅，预防管道打折或受压。保持会阴部的清洁，每天2次会阴冲洗，有分泌物时随时清洁。保持尿管的密闭完整及尿管与尿袋的连接处清洁。注意尿袋的位置，尿袋应低于膀胱位。尿管接集尿袋后引流管从患者肢体上面经过，以免身体压迫尿管和皮肤受损。

4. 胃管护理。保持有效负压引流和胃管通畅，翻身时固定好胃管，防止胃管受压、扭曲。喂药前后用温水20ml冲管，预防胃管堵塞。

5. 切口引流管的护理：做好引流管的标识，观察记录引流液的性质、颜色、引流量，翻身时注意保护好管道，预防脱出、受压或扭曲。

【护理诊断4】

有皮肤完整性受损的危险　与治疗需卧床有关。

【预期目标】

病人住院期间皮肤完整，无压疮出现。

【护理措施】

1. 使用气垫床。在骶尾部、肩胛骨、足跟等骨隆突处加水垫，每2小时更换水垫，按摩受压部位的皮肤。

2. 做好晨晚间护理，保持床单位平整、干燥清洁。

3. 每班交接皮肤情况：足跟、骶尾部、肩部、枕部受压情况，皮肤有无发红、淤血、破损。

4. 观察气管插管边带固定处有无皮肤压损，胃管对局部皮肤的压迫情况。

【护理诊断5】

便秘　腹胀与长期卧床和禁食有关。

【预期目标】

病人住院期间形成规律的排便习惯。

【护理措施】

1. 环形按摩腹部，操作者用单手或双手的示指、中指和环指沿结肠解剖部位自右向左环形按摩。

2. 大黄粉9g加50ml温开水，鼻饲，每天3次，至排出大便后停止鼻饲。

【护理诊断6】

焦虑　与插管无法表达、陌生环境及和家人分离有关。

【预期目标】

病人2d内焦虑症状减轻。

【护理措施】

1. 每天下午4:30～5:00安排探视，让家属和患者会面沟通，提供心理支持。

2. 为患者提供非语言性的沟通条件，如笔、写字板，多陪伴在患者身边，满足患者的心理要求。

3. 护理操作前，向患者耐心解释目的，减少患者的不安全感。

4. 使用约束带约束患者时，充分与其沟通，说明约束的必要性，使患者愿意接受约束。

5. 尽可能地为患者提供安静的空间，如用隔布帘子遮挡，避免其他患者对他的影响，工作人员自觉维护ICU安静的环境，做到不向远处传话，不大声喧哗。

6. 及时与家属沟通，让家属第一时间了解患者的病情、用药及费用等情况。

7. 药物辅助镇静、镇痛护理。使用Ramsay评分标准对意识状态进行评估，动态调整镇静药物的剂量，使评分标准维持在Ⅲ～Ⅳ级水平。

（四）护理评价

管床护士于2010年7月30日给予护理评价，评价内容如下。

1. 指脉血氧饱和度维持在0.95以上。

2. 每日液体摄入呈负平衡状态，液体总量为每日出量大于入量约1000ml。

3. 焦虑症状减轻，无意外拔管，患者较安静地接受机械通气治疗。

4. 皮肤完整，无压疮出现。

5. 形成规律的排便习惯。

（陈伟菊）

■参考文献

北京师范大学出版社组.2006.教育学专业基础[M].北京：北京师范大学出版社.

蔡金凤.2010.浅谈计算机辅助教学[J].内蒙古石油化工，(8).

陈伟菊，彭刚艺.2009.临床护理文书规范（专科篇）[M].广州：广东科技出版社.

陈小燕，陈宝玉.2009.契约学习法在临床护理教学中的应用实践[J].解放军护理杂志，26(1A)：68.

迟风玉，蔡宝英，王秋华.2001.护理教学查房管理的实践与思考[J].中华护理杂志，36(7)：524.

傅建明，虞伟庚.2005.教育原理与教学技术[M].广州：广东教育出版社.

郭红霞，姜永东.2007.PBL在我国护理教育中的应用研究现状[J].护理学报，14(1)：25-26.

汉瑞娟.2007.国内外护理教育改革现状与发展趋势[J].中国误诊学杂志，7(2)：224-226.

侯继丹，张徐宁，张巧玲，等.2005.契约学习在护生实习中的应用[J].护理研究，(中旬版)，19：2428-2429.

贾玉梅.2009.高校计算机辅助教学利弊浅析[J].绍兴文理学院学报，29(10)：102-103.

姜安丽.2017.护理教育学[M].4版.北京：人民卫生出版社.

李云峰，蔡昕怡，段林灿.2009.导师负责制在肿瘤外科本科生临床实习中的应用[J].西北医学教育，17(1)：173-174.

刘业惠，赵衍青，陈来芳，等.2008.分层次契约学习在临床护理实践教学中的应用研究[J].中国医学前沿，3(22)：50.

刘义兰，王桂兰，赵光红.2002.现代护理教育[M].北京：中国协和医科大学出版社.

吕宏.2002.中美研究生教育的比较研究[J].开封教育学院学报，22(3)：6.

孟瑞芹，聂春明.2002.澳大利亚护理概况[J].国外医学：护理学分册，21(4)：151-152.

钮美娥，薛小玲.2002.护理临床教学中实施带教制的利弊分析[J].护理教育，18(5)：72-73.

沈建新.2001.PBL：一种新型的教学模式[J].国外医学：教育分册，22(2)：36-38.

宋晓丽，王培席.2009.浅谈我国护理研究生教育现状及发展趋势[J].河南医学研究，18(3)：245.

孙宏玉，简福爱.2005.护理教育[M].北京：中国中医药出版社.

陶宝英，曹银.2008.观PBL在我国护理教育中的应用现状[J].护士进修杂志，23(6)：508-509.

王平，卢岩，王勤.2005.契约学习法与传统讲授法的效果研究[J].中华护理杂志，40(3)：214-215.

王守恒，查啸虎，周兴国.2004.教育学新论[M].合肥：中国科学技术大学出版社.

谢少清，朱禧庆，牛娟，等.2006.专科护士临床教学引入导师负责制的设想[J].护理研究，20(12)：3179.

许友君.2005.美国护理教育思想及其对我国的启示[J].大连大学学报，26(6)：65-68.

杨芳宇，沈宁.2002.PBL在护理教育中的应用现状[J].国外医学：护理学分册，21(2)：55-58.

尤黎明，罗志民，万丽红，等.2010.中国护理教育资源现状及发展趋势的研究[J].中华护理杂志，7(4)：147.

张丽，陈桂艳，郑莉莉，等.2010.继续护理教育在护理工作中的重要性[J].吉林医学，31(8)：1151.

赵萍.2005.澳洲护理教育及临床管理[J].中国护理研究，19(9)：1782.

郑修霞.2009.我国本科护理教育发展的概况、面临的机遇及挑战[J].中华护理教育，6(3)：139.

朱秀丽.2000.美国护理教育发展现状[J].国外医学：护理学分册，19(8)：364-366.

http://baike.baidu.com/view/548810.htm.

http://www.papers8.cn/shownews/QingJingJiaoXueFaZaiMiShuZhuanYe_7086.htm.

第5章

医院感染护理

第一节　医院感染护理学绪论

医院感染的预防和控制措施贯穿于护理活动的全过程，涉及护理工作的诸多方面。世界卫生组织（WHO）提出的有效控制医院感染的关键措施为：消毒、灭菌、无菌技术、隔离、合理使用抗生素，以及监测和通过监测进行效果评价。这些无一不与护理密切相关。实际上，这些预防、控制医院感染的手段，就是护理工作的基础，要想做好任何一项实质性护理，都离不开这几方面的知识和技术。因此，研究医院感染的发生、发展规律及其预防和控制方法，尽力降低感染发生率不仅是护理学的主要任务，也是提高护理质量，促进护理学科发展的重要内容之一。

一、医院感染的基本概念

1. 医院感染的定义　医院感染（nosocomial infections，hospital infections）亦称医院获得性感染（hospital acquired infections，HAI）。笼统地说，它是指发生在医院内的一切感染。我国卫生部于1997年组织国内专家根据我国医院感染研究进展，重新修订了医院感染诊断标准，并于2001年1月3日颁发实施。新的诊断标准将医院感染定义为：住院病人在医院内获得的感染，包括在住院期间发生的感染和在医院内获得出院后发生的感染；但不包括入院前已开始或入院时已存在的感染。医院工作人员在医院内获得的感染也属医院感染。

在医院感染诊断中首先应明确是医院感染或非医院感染，判别的原则如下。

下列情况属于医院感染：①无明确潜伏期的感染，规定入院48h后发生的感染为医院感染；有明确潜伏期的感染，自入院时起超过平均潜伏期后发生的感染为医院感染。②本次感染直接与上次住院有关。③在原有感染基础上出现其他部位新的感染（除外脓毒血症迁徙灶），或在原感染已知病原体基础上又分离出新的病原体（排除污染和原来的混合污染）的感染。④新生儿经母体产道时获得的感染。⑤由于诊疗措施激活的潜在性感染，如疱疹病毒、结核杆菌等的感染。⑥医务人员在医院工作期间获得的感染。

下列情况不属于医院感染：①皮肤黏膜开放性伤口只有细菌定植而无炎症表现；②由于创伤或非生物性因子刺激而产生的炎症表现；③新生儿经胎盘获得（出生后48h内发病）的感染，如单独疱疹、弓形虫病、水痘等；④患者原有的慢性感染在医院内急性发作。

医院感染按临床诊断报告，力求做出病原学诊断。医院感染分系统及部位诊断，限于篇幅本节未录入，请参见原文件。

2. 医院感染的研究对象　广义地说，医院感染研究的对象是指一切在医院活动过的人群，如住院病人、医院职工、门诊病人、探视者或陪护家属。但由于以上部分人群在医院里逗留的时间短暂，而且感染因素较多，难以确定其感染源是否来自医院。因此，医院感染的研究对象主要应为住院病人和医务人员。

二、医院感染的分类

医院感染按其病原体的来源可分为内源性和外源性；按其预防性可分为可预防性和难预防性；按其感染途径又可分为交叉感染、医源性感染和自身感染三类。由于后两种分法，其界限往往不易确定，多数人常采用前一种分类。

1. 外源性感染　外源性感染（exogenous infections），通常是指病原体来自病人体外，如其他病人、病原携带者，包括医院工作人员及探视者，以及污染的医疗器械、血液制品、病房用物及环境等的医院感染。这类感染通过现代的消毒、灭菌、隔离和屏障护理、无菌技术等措施的应用，基本上能达到有效的预防和控制。

2. 内源性感染　内源性感染（endogenous infections）也称自身感染（autogenous infections）。引起这类感染的微生物来自病人体内或体表的正常菌群或条件致病菌，包括虽从其他病人或周围环境中来的，但已在该病人身上定植（colonization）的微生物。在平时定植的正常菌群对宿主不致病，形成相互依存、相互制约的生态体系。但是，当病人健康状况不佳，抵抗力下降或免疫功能受损，以及抗生素的应用等因素，可导致菌群失调或使原有生态平衡失调，菌群移位（易位），从而引发感染。

针对具有内源性感染危险因素的病人，通常采取以下预防原则：①避免扰乱和破坏病人的正常防疫机制；②严格执行合理使用抗生素规定，注意保护正常菌群抗定植的能力，尤其是尽量减少使用广谱抗生素，必要时实施限制使用抗生素制度；③仔细检查和明确病人的潜在病灶（如龋齿、鼻窦炎、胆囊炎等）及金黄色葡萄球菌、沙门菌等带菌状态，并及时给予适当治疗；④对感染危险指数高的病人，采取保护性隔离和选择性去污染等措施，控制内源性感染的发生条件。

第二节　医院感染的传播过程

感染是病原微生物经由一定途径侵入易感宿主的体内，或者病人自身某一部分原有菌群通过移位途径进入另一部位，并在该部位生长、繁殖而引起的病理变化。感染的发生必须具备 3 个基本条件（或 3 个环节）：感染源、传播途径和易感宿主。所谓“感染链”即由这三者共同组成。三者同时存在，并相互联系，感染就会发生。预防、控制感染就是要干预和阻断三者之间的联系。

一、感染源

导致医院感染的感染源可归纳为：①来自病人自身特定部位（胃肠道、呼吸道、皮肤、泌尿生殖道、口腔黏膜等部位的寄居菌）的正常菌群；②来自周围已感染或带菌的病人（现患者、潜伏期病人及带菌者）；③来自医院带菌的工作人员；④来自带菌的病人家属及探视者；⑤来自医院的环境（主要指病房中设备和其他物体，特别是有水的环境常成为环境储菌源）；⑥来自未彻底消毒灭菌的医疗器械和不合格的一次性使用无菌物品；⑦来自血液制品、药物；⑧动物感染源等。

感染源传播性的强弱，取决于疾病的种类，排出的病原体数量、频率，以及活动的方式和范围。

二、传播途径

传播途径是指病原微生物从感染源传到新宿主的途径和方式。微生物可通过多种途径传播，即使同一微生物也可通过多种途径传播。传播途径主要有六种类型：接触、飞沫、空气、共同媒介传播、医源性传播、生物媒介传播。

1. 接触传播　接触传播是医院感染主要而且常见的传播途径，一般有下列两种形式：①直接传播；②间接传播。

2. 飞沫传播　理论上是接触传播的形式，但又不同于接触传播，它与直接接触或间接接触的机械移动传播有很大的不同，因此将其从接触传播中分离出来。人在咳嗽、打喷嚏或谈笑时，会从口腔、鼻孔喷出很多微小液滴，称为飞沫，医护人员在进行诊疗操作，如支气管镜或吸痰操作时，也可接触许多含微生物飞沫（主要为呼吸道黏膜的分泌物，一次咳嗽或喷嚏可产生含有微生物飞沫颗粒 10^5 个以上）。其中较大的飞沫在空气中悬浮的时间不长，喷射的距离不过 1m 左右，因此，专用的空气处理和通风设备不是必需的，也不需要采取空气隔离。但若易感者处于近处，接触到含致病菌的飞沫，即可引发感染。

3. 空气传播　这是病原微生物经由悬浮在空气中的微粒-气溶胶来传播的方式（气溶胶是指固体或液体微粒散布、悬浮在空气中的一种胶态分散系，常含有大量病原微生物）。微生物气溶胶的种类繁多而构形复杂，但传播医院感染的主要由从感染源排出的带菌飞沫水分蒸发，形成脱水蛋白质外壳，内含病原体，称为飞沫核或形成灰尘粒子（菌尘），粒径多数$<5\mu m$。这种微粒能在空气中悬浮较长时间，并可随气流漂浮到较远处（所以可造成

多人感染，甚至导致医院感染暴发流行）。因此，需要依靠环境屏蔽，如单人房间、专门的空气处理系统和通风设备，以防止空气传播。经空气传播的微生物包括：结核、麻疹、水痘等。

4. 共同媒介传播　主要指通过微生物污染的水、食物、医药和设备等传播。

5. 医源性传播　传播涉及的范围往往比较广泛，而且常可导致医院感染的暴发流行。在医院中其媒介物大致可分下列三类。

(1)血液及血液制品传播。

(2)输液制品与药品的传播。

(3)各种诊疗设备、微生物实验室的各项操作，以及空气调节系统等，均可能造成医源性传播。

6. 生物媒介传播　是指某些动物和媒介昆虫携带病原微生物的传播，如蚊子传播疟疾、乙型脑炎、登革热等，带病毒的革螨叮咬使受体感染出血热病毒（汉坦病毒）引起流行性出血热（肾综合征出血热），以及苍蝇、蟑螂、鼠类扩散污染物质而造成感染等。

三、易感宿主

易感宿主是指对某种感染性疾病缺乏免疫力而容易感染的人。若把易感者（宿主）作为一个总体来考虑，则称为易感人群。人群遭受感染程度称为人群易感性。易感性取决于构成人群的每一个体的易感状态，反映该人群内易感者与有免疫力者之间的相对关系，可用易感率来表示。病原体传播给宿主之后，并不能总引起感染，这主要取决于病原体的致病性（毒性）、宿主防御功能的强弱及环境条件（传播方式）三要素，组成了感染流行病学“三角”。因此，免疫低下的易感宿主的存在，是医院感染发生和流行的主要危险因素之一。

病人对同一种致病微生物的抵抗力差别很大；有些人能抵抗并消灭致病微生物；另一些人接触后与之共存而成为携带者；而还有些人则发展成疾病，如糖尿病，或接受放射治疗、使用抗生素、皮质类固醇及免疫抑制药等治疗的淋巴肉瘤、白血病、恶性肿瘤、粒细胞减少症和尿毒症，患者特别易感；老龄、慢性消耗疾病、休克、昏迷、创伤、术后等都可使人成为易感者。

总的来说，预防和控制医院感染就是要排除危险因素，即找到并消除感染源，切断传播途径，或提高宿主的免疫力。但是，要完全消除感染源或改善宿主的状况是不易做到的，最简单、直接而又有效地中断感染链的方法就是利用消毒、隔离、无菌技术等手段来阻断传播途径。

第三节　医院感染的微生物学原理

一、人体的正常菌群

在人体的皮肤、黏膜与外界相通的各种腔道（如口腔、鼻咽腔、肠道、生殖泌尿道）等部位，均存在着对人体无害的庞大微生物群，包括大量停留在机体中的原籍菌和外籍菌（过路菌）。正常菌群绝大部分是厌氧菌，它们在人体特定部位定植，且密度极高，与定植区的黏膜上皮细胞有密切关系。这些微生物群在发生、发展过程中，无论是群体内部或它们与人体之间，均形成一种自然生态体系，互相依存、互相制约，经常保持着生态平衡；由于人们对细菌及真菌了解得较多，故习惯称为正常菌群。

人类各部位的正常菌群一般不仅对人体无害，反而有利。正常菌群的生理作用包括降解肠道未消化的食物残渣，以利吸收，同时参与合成各种维生素的营养作用；能产生多种抗原物质，刺激机体免疫应答，是非特异性免疫功能不可缺少的组成部分；有定植抵抗力，通过争夺营养物质和空间位置，产生代谢产物杀伤侵入的有害细菌等。而且，在人体皮肤、黏膜表面特定部位的正常菌群，通过黏附和繁殖能形成一层自然菌膜，有利于抗拒致病微生物的侵袭及定植，被视为机体防止外来菌侵入的生物屏障。

二、微生态的失衡

微生态的平衡是指在长期进化过程中形成的正常微生物群与不同宿主在不同发育阶段动态的生理性组合，达到定位、定性、定量3个方面的平衡。微生态平衡对人体的健康十分重要，但许多因素如疾病状态、有创诊疗措施及大量广谱抗生素使用等，都会影响人体微生态的平衡。微生态失衡是指在外环境影响下，正常微生物之间及正常微生物与宿主之间平衡状态改变，由生理性组合转变成病理组合的状态。微生态失衡会引起菌群失调和移位。

1. 原位菌群失调　原位菌群失调是指正常菌

群虽仍生活在原来部位，亦无外来菌入侵，但发生了数量或种类结构上的变化，即出现了偏离正常生理组合的生态学现象，可对宿主产生某种不良影响。根据失调程度不同，原位菌群失调可分为三类。

（1）一度失调：在外环境因素、宿主患病或所采取的医疗措施（如使用抗生素或化学药物治疗）的作用下，一部分细菌受到了抑制，而另一部分细菌却得到了过度生长的机会，造成某些部位正常菌群的结构和数量发生暂时性的变动，即为一度失调。这种失调可通过细菌定量检查得到反映。失调的因素被消除后，正常菌群可自然恢复，临床上称之为可逆性失调。

（2）二度失调：正常菌群的结构、比例失调呈相持状态；菌群内由生理波动转变为病理波动。去除失调因素后菌群仍处于失调状态，不易恢复，即具有不可逆性。多表现为慢性腹泻（肠炎）、肠功能紊乱及慢性咽喉炎、口腔炎、阴道炎等，临床常称为比例失调。

（3）三度失调：原正常菌群大部分被抑制，只有少数菌种占决定性优势。发生三度失调的原因常为广谱抗菌药物的大量应用，使大部分正常菌群消失，而代之以过路菌或外袭菌，并大量繁殖而成为该部位的优势菌。三度失调表现为急性重病症状，如难辨梭菌引起的假膜性肠炎。白色念珠菌、铜绿假单胞菌和葡萄球菌等都可能成为三度失调的优势菌。正常菌群的三度失调亦称菌群交替症或二重感染。

2. 移位菌群失调　在医院中更严重的是移位菌群失调，也称定位转移或易位，即正常菌群由原籍生境转移到外籍生境或本来无菌的部位定植或定居，如大肠中的大肠埃希菌、铜绿假单胞菌转移到呼吸道或泌尿道定居。其原因多为不适当地使用抗生素，即该部位的正常菌群被抗生素抑制或消失，从而为外来菌或过路菌提供了生存的空间和定植的条件。

移位菌群失调表现为：横向转移，如下消化道向上消化道转移，上呼吸道向下呼吸道转移；纵向转移，如皮肤及黏膜表层向深层转移；肠腔向腹腔转移；经血液循环或淋巴循环向远处转移。外科手术、插管等侵入性诊疗容易引发移位菌群失调；免疫力低下的病人，如大面积烧伤病人等也易于发生移位菌群失调。

三、细菌的定植

各种微生物（细菌）经常从不同环境落到人体，并能在一定部位定居和不断生长、繁殖后代，这种现象通常称为“细菌定植”。细菌定植是人的机体与正常菌群或其他各种微生物在长期进化过程中形成的一种共生关系。定植的微生物必须依靠人体不断供给营养物质才能生长和繁殖，进而才能对人体产生影响（如导致感染）。但是，人体也在进化过程中发展出一系列防御机制，在正常情况下足以抵御各种微生物的侵袭。

四、医院感染中常见的病原体

医院感染中常见的病原体通常可分为细菌、病毒、真菌、肺孢子虫、弓形虫、衣原体和疟原虫等，其中以各种细菌最为常见，约占95%以上。

1. 医院感染的常见病原体特点

（1）大部分为人体正常菌群的转移菌或条件致病菌，对某些环境有特殊的适应性。例如，表皮葡萄球菌和不动杆菌，可黏附于塑料表面，一旦静脉或动脉插入的塑料管被它们污染，就很容易引起败血症；大肠埃希菌能黏附在泌尿道的上皮细胞上，从而成为泌尿道感染的主要病原菌。

（2）常为多重耐药菌株，对抗生素有较强和较广的耐药性。大量而广泛应用抗生素，易于选择出或形成耐药菌株。耐药菌株可传染给医院环境里及人体表面的某些腐生菌。它们可保存所接受的耐药性基因，并能传递给其他条件致病菌，而促成医院感染。

（3）常侵犯免疫功能低下的宿主，因此判断病原菌的种类往往比较困难。医院感染主要受害者是病人，原因首先是病人通常抵抗力弱，对细菌较敏感；其次，病人往往接受过某些侵入性诊断或治疗，常给细菌造成入侵之机，极易导致发生医院感染。

2. 医院感染中常见的细菌

（1）金黄色葡萄球菌（*Staphylococcus aureus*）是革兰阳性球菌，属葡萄球菌属。凝固酶阳性的金黄色葡萄球菌是人感染的主要致病菌。广泛分布于自然界、人和动物的皮肤与外界相通的腔道中。在人群中，金黄色葡萄球菌带菌状态相当普遍，15%的人慢性携带致病性金黄色葡萄球菌。金黄色葡萄球菌的感染途径主要是通过污染的手，导致人与人之间的传播，从有操作的皮肤黏膜侵入，或食入含有金黄色葡萄球菌肠毒素的食物或吸入染菌尘埃致病。有活动性金黄色葡萄球菌感染或有大量该菌定植的病人可排出大量细菌，是导致院内感染的主要感染源。金黄色葡萄球菌对全身各系统均可引起感染性疾病。其中在医院内感染的病原体中，耐甲氧西林金黄色葡萄球菌（MRSA）引起感染增加，越来越受到重视。

（2）铜绿假单胞菌（*Pseudomonas aeruginosa*）是革兰阳性杆菌、非发酵菌、假单胞菌属。是医院感染中主要的病原菌之一。它广泛分布于医院的各种潮湿地方、物品上，对外界环境的抵抗力较其他细菌更强。铜绿假单胞菌可引起泌尿道、伤口、皮肤与软组织等部位感染，其传播途径可来自环境污染（如消毒液、尿壶、尿管等）、医务人员的手、病人之间的交叉感染，以及病人自身的内部源性感染。铜绿假单胞菌引起医院感染发生率逐年上升，耐药谱广，日益受到重视。

（3）大肠埃希菌（*E. coli*）为革兰阴性杆菌，广泛存在于自然界、水和土壤中，是人和动物肠道的正常菌群，是条件致病菌。根据其对人的致病性可以分为肠道感染和肠道外感染。常引起泌尿道、腹腔、胆道、血液等部位的感染。可通过病人之间及工作人员与病人之间的接触或各种侵入性诊疗操作如安置尿管、静脉置管等引起感染。

（4）肺炎克雷伯菌（*Klebsiella pneumoniae*）是革兰阴性杆菌。广泛存在于自然界的水和土壤中，也是人和动物肠道和上呼吸道的正常菌群的组成部分。易在病人的上呼吸道定植，是 ICU 最常见的条件致病菌。它可以通过医护人员的手传播。该菌可引起呼吸道、泌尿道、手术切口及血液的感染。

3. 医院感染中常见的其他病原体

（1）真菌：近年来，真菌引起的院内感染呈现进一步增长的趋势，常见的真菌感染是白色念珠菌、热带念珠菌和曲霉菌。念珠菌感染多发生在长期应用广谱抗生素或免疫力低下的病人身上，常导致深部感染。

（2）病毒：病毒引起的医院感染暴发流行近年屡有报道，引起各界关注。引起医院感染的病毒包括流感病毒、副流感病毒、呼吸道合胞病毒、腺病毒、柯萨奇病毒、单纯疱疹病毒、巨细胞病毒、HIV 等。

第四节 医院感染监测与报告

一、医院感染的监测

医院感染的监测是长期、系统、连续地收集、分析医院感染在一定人群中的发生、分布及其影响因素，并将监测结果报送和反馈给有关部门和科室，为医院感染的预防、控制和管理提供科学依据。

医院感染监测可分为全面综合性监测和目标监测两大类。全面综合性监测（hospital-wide surveillance）是指连续不断地对所有临床科室的全部住院患者和医务人员进行医院感染及其有关危险因素的监测。目标性监测（target surveillance）是针对高危人群、高发感染部位等开展的医院感染及其危险因素的监测，如重症监护病房医院感染监测、新生儿病房医院感染监测、手术部位感染监测、抗菌药物临床应用与细菌耐药性的监测等。

医院感染发生率的监测包括下列各项：①全院医院感染发生率的监测；②医院感染各科室发生率监测；③医院感染部位发生率的监测；④医院感染高危科室、高危人群的监测；⑤医院感染危险因素的监测；⑥漏报率的监测；⑦医院感染暴发流行的监测；⑧其他监测等。

医院应建立有效的医院感染监测和通报制度，及时诊断医院感染病例，分析发生医院感染的危险因素，采取针对性预防与控制措施。医院感染管理科必须每个月对监测资料进行汇总、分析，每季度向院长、医院感染管理委员会书面汇报，向全院医务人员反馈，监测资料应妥善保存。特殊情况及时汇报和反馈。

当出现医院感染散发病例时，经治医师应及时向本科室医院感染监控小组负责人报告，并于 24h 内填表报告医院感染管理科。科室监控小组负责人应在医院感染管理科的指导下，及时组织经治医师、护士查找感染原因，采取有效控制措施。确诊为传染病的医院感染，按《传染病防治法》的有关规定报告和控制。

二、医院感染资料收集与整理

1. 医院感染资料收集　患者信息的收集包括患者基本资料、医院感染信息、相关危险因素、病原体及病原菌的药物敏感试验结果和抗菌药物的使用情况。查房、病例讨论、查阅医疗和护理记录、实验室与影像学报告和其他部门的信息。病原学的收集包括临床微生物学、病毒学、病理学和血清学检查结果。

凡符合“医院感染诊断标准”的病历均应填写医院感染病例报告卡，按说明逐项填写。已确诊的医院感染病例即可编号建档。

2. 医院感染资料整理　定期对收集到的各种监测资料进行分析、比较、归纳和综合，得出医院感染的发生率，从中找出医院感染的发生规律，为制订针对性预防措施提供依据。医院感染发生率常用的指标及其统计方法如下。

(1)医院感染发生率：医院感染发生率是指在一定时间和一定人群(通常为住院病人)中新发生的医院感染的频率。其计算公式为：

$$医院感染发生率=\frac{(同一时期内)新发生医院感染例数}{(同一时期内)处于危险中病人数}\times 100\%$$

$$或=\frac{同期新发生医院感染例数}{同期住院病人数(或出院病人数)}\times 100\%$$

(2)罹患率：用来统计处于危险人群中新发生医院感染的频率，其分母必须是易感人群数，分子必须是该人群的一部分，常用于表示较短时间和小范围内感染的暴发或流行情况。观察时间的单位可以是日、周或月。其计算公式为：

$$医院感染罹患率=\frac{同期新发生医院感染例数}{观察期间具感染危险的住院病人数}\times 100\%$$

(3)医院感染部位发生率：用来统计处于特定部位感染危险人群中新发生该部位医院感染的频率。特别要强调的是分母一定是这个部位易感人群(危险人群)数，如术后切口感染发生率，其分母一定是住院病人中接受过手术的病人总体，分子则是手术病人中发生切口感染的病例数。其计算公式为：

$$部位感染发生率=\frac{同期新发生特定部位感染的例数}{同期处于该部位医院感染危险的人数}\times 100\%$$

(4)医院感染患病率：医院感染患病率又称医院感染现患率，是指在一定时间或时期内，在一定的危险人群(住院病例)中实际感染(新、老医院感染)例数所占的百分比。观察的时间可以是一天或一个时间点，称为时点患病率，若是在一段时间内则称为期间患病率。其计算公式为：

$$医院感染患病率=\frac{(特定时间)存在的医院感染例数}{观察期间处于感染危险中的病人数}\times 100\%$$

医院感染患病率与医院感染发生率不同，主要区别在于分子上，发生率是指在某一期间内住院人群中发生医院感染的例数所占的比率，而患病率是指某一时间在住院人群中存在的医院感染病例所占的比率；只要观察期间仍为未痊愈的医院感染均为统计对象，而不管其发生的时间。患病率通常都高于发生率。进行现患率调查必须强调实查率，只有实查率达到90%～100%，统计分析的材料才有意义和说服力。实查率的计算公式为：

$$实查率=\frac{实际调查病人数}{调查期间住院病人数}\times 100\%$$

患病调查率又称现况调查或横断面研究，是很有用的方法，可在较短的时间内了解医院感染的基本情况。在缺乏条件开展全面综合性监测的医院里，可定期或不定期地进行患病率调查，即能用较少的时间和人力投入，达到较快地摸清感染主要情况的目的。患病率调查主要应用了解医院感染概况、发展趋势和初步评价监测效果。它的主要缺点是缺乏完整性和精确性。

(5)构成比：用以说明某一事物的各组成所占的比重或分布，常用百分比表示。其特点是各构成比之和必须等于100%，但可因小数点后四舍五入影响，构成比之和会在100%上下略有波动，可通过近似取舍的方法调整。当总体中某部分的构成比减少时，其他部分的构成比必然会相应增加。因此，构成比不同于发生率，要注意避免以比代率的错误概念。

3. 医院感染资料报告　将医院感染资料汇总，统计分析后绘制成图表来表达，内容简明扼要、重点突出，一目了然，便于对照、比较，这要比用文字来说明优越得多。

统计表的上方应写一突出的简明标题，并注明收集的时间、地点等。表中数据采用阿拉伯数字，数位对齐。表的下方应有“备注”栏，用于文字说明。

统计图有圆形图、直方图、直条图、统计地图和线段图等：圆形图常用来表示事物各组成部分的百分比构成；直条图常用于表达比较性质相似而不连续的资料，以直条的长短来表示数值的大小；线段图用于说明连续性资料，表示事物数量在时间上的变动情况或一种现象随另一种现象变动情况；直方图则用来表示连续变量的频数分布情况。

收集到的资料和信息经过整理分析，除绘制成相应的图表外，还应进行总结并写出报告，送交医院感染管理委员会(或组)，讨论以期判明医院感染的来源、危险因素、传播途径和易感人群等，从而提出有效的针对性预防措施。监测结果及报告均需按要求上报和分送有关医护人员。通常，在相关的院务和业务会议上，每个月 1 次由感染监控人员报告医院感染监测、调查的结果，以作为进一步开展感染管理工作的基础和依据。

三、医院感染暴发流行

1. 医院感染暴发　医院感染暴发是指在某医院、某科室的住院病人中，短时间内突然发生许多医院感染病例的现象。发生下列情况，医疗机构应于12h 内报告所在地的县(区)级地方人民政府卫生行政部门，同时向所在地疾病预防控制机构报告：

(1)5 例以上的医院感染暴发。

(2)由于医院感染暴发直接导致患者死亡。

(3)由于医院感染暴发直接导致 3 人以上人身损害后果。

医疗机构发生以下情形时，应按照《国家突发公共卫生事件相关工作规范(试行)》的要求在 2h 内进行报告：

(1)10 例以上的医院感染暴发事件。

(2)发生特殊病原体或新发病原体的医院感染。

(3)可能造成重大公共影响或者严重后果的医院感染。

2. 医院感染暴发的调查　主要根据所得的信息资料做好感染病例三间(空间、人间和时间)分布的描述及暴发因素的分析和判断。

(1)空间分布：亦称地区分布，可按科室、病房甚至病室，外科还可按手术间来分析。观察病例是否集中于某地区，计算并比较不同地区(单位)的罹患率。

(2)人间分布：亦称人群分布，主要是计算和比较有无暴露史的两组病人的罹患率。外科可按不同的手术医生或某一操作，来描述感染病例在不同人群中的分布情况。

(3)时间分布：根据病例的发生情况，计算单位时间内发生感染的人群或罹患率。单位时间可以是小时、日或月。计算结果可绘制成直方图来表示。

(4)暴发因素的分析：根据对三间分布特点的分析和比较，来推测可能的传染源，传播途径和暴发流行因素，并结合实验结果及采取措施的效果做出综合判断。在分析、比较中找出与暴发流行有关的因素，并进行验证，同时可评估所采取措施的意义。

3. 医院感染暴发调查报告的形式　为了总结经验，吸取教训，杜绝事件再发生，可从下述几个方面写感染暴发流行调查报告。

(1)本次暴发流行的性质、病原体、临床表现和罹患率等。

(2)传播方式及有关各因素的判断和推测。

(3)感染来源的形成经过。

(4)采取的措施及效果。

(5)导致暴发流行的起因。

(6)得出的经验及应吸取的教训。

(7)需要改进的预防控制措施等。

第五节　消毒与灭菌

消毒是指杀灭或清除外环境中传播媒介物上的病原微生物及有害微生物，使其达到无害化水平。

灭菌是指杀灭外环境的传播媒介物上所有的活的微生物。包括病原微生物及有害微生物，同时也，包括细菌繁殖体、芽孢、真菌及真菌孢子。

一、消毒灭菌原则

1. 医务人员必须遵守消毒灭菌原则，进入人体组织或无菌器官的医疗用品必须灭菌；接触皮肤黏膜的器具和用品必须消毒。

2. 用过的医疗器材和物品，应先去污物，彻底清洗干净，再消毒或灭菌；其中感染症病人用过的医疗器材和物品，应先消毒，彻底清洗干净，再消毒或灭菌。所有医疗器械在检修前应先经消毒或灭菌处理。

3. 根据物品的性能采用物理或化学方法进行消毒灭菌。耐热、耐湿物品灭菌首选物理灭菌法；

手术器具及物品、各种穿刺针、注射器等首选压力蒸汽灭菌；油、粉、膏等首选干热灭菌。不耐热物品如各种导管、精密仪器、人工移植物等可选用化学灭菌法，如环氧乙烷灭菌等，内镜可选用环氧乙烷灭菌或2%戊二醛浸泡灭菌。消毒首选物理方法，不能用物理方法消毒的方选化学方法。

4. 化学灭菌或消毒，可根据不同情况分别选择灭菌、高效、中效、低效消毒剂。使用化学消毒剂必须了解消毒剂的性能、作用、使用方法、影响灭菌或消毒效果的因素等，配制时注意有效浓度，并按规定定期监测。更换灭菌剂时，必须对用于浸泡灭菌物品的容器进行灭菌处理。

5. 自然挥发熏蒸法的甲醛熏箱不能用于消毒和灭菌，也不可用于无菌物品的保存。甲醛不宜用于空气的消毒。

6. 连续使用的氧气湿化瓶、雾化器、呼吸机的管道、早产儿暖箱的湿化器等器材，必须每日消毒，用毕终末消毒，干燥保存。湿化液应用灭菌水。

二、医用物品的消毒与灭菌

1. 消毒作用水平　根据消毒因子的适当剂量（浓度）或强度和作用时间对微生物的杀菌能力，可将其分为4个作用水平的消毒方法。

（1）灭菌：可杀灭一切微生物（包括细菌芽孢）达到灭菌保证水平的方法。属于此类的方法有：热力灭菌、电离辐射灭菌、微波灭菌、等离子体灭菌等物理灭菌方法，以及甲醛、戊二醛、环氧乙烷、过氧乙酸等化学灭菌方法。

（2）高水平消毒法：可以杀灭各种微生物，对细菌芽胞杀灭达到消毒效果的方法。这类消毒方法应能杀灭一切细菌繁殖体（包括结核分枝杆菌）、病毒、真菌及其孢子和绝大多数细菌芽孢。属于此类的方法有：热力、电离辐射、微波和紫外线等，以及用含氯、二氧化氯、过氧乙酸、过氧化氢、含溴消毒剂、臭氧、二溴海因等甲基乙内酰脲类化合物和一些复配的消毒剂等消毒因子进行消毒的方法。

（3）中水平消毒法：是可以杀灭和去除细菌芽胞以外的各种病原微生物的消毒方法，包括超声波、碘类消毒剂（碘伏、碘酊等）、醇类、醇类和氯己定的复方、醇类和季铵盐（包括双链季铵盐）类化合物的复方、酚类等消毒剂进行消毒的方法。

（4）低水平消毒法：只能杀灭细菌繁殖体（分枝杆菌除外）和亲脂病毒的化学消毒剂和通风换气、冲洗等机械除菌法。如单链季铵盐类消毒剂（苯扎溴铵等）、双胍类消毒剂如氯己定、植物类消毒剂和汞、银、铜等金属离子消毒剂等进行消毒的方法。

2. 医用物品的危险性分类　医用物品对人体的危险性是指物品污染后造成危害的程度。根据其危害程度将其分为3类。

（1）高度危险性物品：这类物品是穿过皮肤或黏膜进入无菌的组织或器官内部的器材，或与破损的组织、皮肤黏膜密切接触的器材和用品，例如，手术器械和用品、穿刺针、腹腔镜、脏器移植物和活体组织检查钳等。

（2）中度危险性物品：这类物品仅和皮肤黏膜相接触，而不进入无菌的组织内。例如，呼吸机管道、胃肠道内镜、气管镜、麻醉机管道、子宫帽、避孕环、压舌板、喉镜、体温表等。

（3）低度危险性物品：虽有微生物污染，但一般情况下无害。只有当受到一定量病原菌污染时才造成危害的物品。这类物品和器材仅直接或间接地和健康无损的皮肤相接触。包括生活卫生用品和病人、医护人员生活和工作环境中的物品。例如毛巾、面盆、痰盂（杯）、地面、便器、餐具、茶具、墙面、桌面、床面、被褥、一般诊断用品（听诊器、听筒、血压计袖带等）等。

3. 选择消毒、灭菌方法的原则

（1）使用经卫生行政部门批准的消毒物品，并按照批准的范围和方法在医疗卫生机构和疫源地等消毒中使用。

（2）根据物品污染后的危害程度，选择消毒、灭菌的方法。

①高度危险性物品，必须选用灭菌方法处理。

②中度危险性物品，一般情况下达到消毒即可，可选用中水平或高水平消毒法。但中度危险性物品的消毒要求并不相同，有些要求严格，例如内镜、体温表等必须达到高水平消毒，需采用高水平消毒方法消毒。

③低度危险性物品，一般可用低水平消毒方法，或只做一般的清洁处理即可，仅在特殊情况下，才做特殊消毒要求。例如，当有病原微生物污染时，必须针对污染病原微生物种类选用有效的消毒方法。

（3）根据物品上污染微生物的种类、数量和危害性，选择消毒、灭菌方法：

①对受到细菌芽孢、真菌孢子、分枝杆菌和经血液传播病原体（乙型肝炎病毒、丙型肝炎病毒、艾滋病病毒等）污染的物品，选用高水平消毒法或灭

菌法。

②对受到真菌、亲水病毒、螺旋体、支原体和其他病原微生物污染的物品，选用中水平以上的消毒法。

③对受到一般细菌和亲脂病毒等污染的物品，可选用中水平或低水平消毒法。

④对存在较多有机物的物品消毒时，应加大消毒剂的使用剂量和(或)延长消毒作用时间。

⑤消毒物品上微生物污染特别严重时，应加大消毒剂的使用剂量和(或)延长消毒作用时间。

(4)根据消毒物品的性质，选择消毒方法：选择消毒方法时需考虑，一是要保护消毒物品不受损坏，二是使消毒方法易于发挥作用。

①耐高温、耐湿度的物品和器材，应首选压力蒸汽灭菌；耐高温的玻璃器材、油剂类和干粉类等可选用干热灭菌。

②不耐热、不耐湿，以及贵重物品，可选择环氧乙烷或低温蒸汽甲醛气体消毒、灭菌。

③器械的浸泡灭菌，应选择对金属基本无腐蚀性的消毒剂。

④选择表面消毒方法，应考虑表面性质，光滑表面可选择紫外线消毒器近距离照射，或液体消毒剂擦拭；多孔材料表面可采用喷雾消毒法。

三、常用的消毒灭菌方法

1. 液体化学消毒剂的使用规范

(1)戊二醛：戊二醛属灭菌剂，具有广谱、高效的杀菌作用。具有对金属腐蚀性小，受有机物影响小等特点。常用灭菌浓度为2%。也可使用卫生行政机构批准使用的浓度。适用于不耐热的医疗器械和精密仪器如内镜等消毒与灭菌。使用方法包括①灭菌处理：常用浸泡法。将清洗、晾干待灭菌处理的医疗器械及物品浸没于装有2%戊二醛的容器中，加盖，浸泡10h后，无菌操作取出，用无菌水冲洗干净，并无菌擦干后使用。②消毒用浸泡法，将清洗、晾干的待消毒处理医疗器械及物品浸没于装有2%戊二醛或1%增效戊二醛的容器中，加盖，一般10～20min，取出后用灭菌水冲洗干净并擦干。

使用戊二醛应注意：①戊二醛对手术刀片等碳钢制品有腐蚀性，使用前应先加入0.5%亚硝酸钠防锈；②使用过程中应加强戊二醛浓度监测；③戊二醛对皮肤黏膜有刺激性，接触戊二醛溶液时应戴橡胶手套，防止溅入眼内或吸入体内；④盛装戊二醛消毒液的容器应加盖，放于通风良好处。

(2)过氧乙酸：过氧乙酸属灭菌剂，具有广谱、高效、低毒、对金属及织物有腐蚀性，受有机物影响大，稳定性差等特点。75%的乙醇适用于耐腐蚀物品、环境及皮肤等的消毒与灭菌。

常用消毒方法有浸泡、擦拭、喷洒等。①浸泡法：凡能够浸泡的物品均可用过氧乙酸浸泡消毒。消毒时，将待消毒的物品放入装有过氧乙酸的容器中，加盖。对一般污染物品的消毒，用0.05%(500mg/L)过氧乙酸溶液浸泡；对细菌芽孢污染物品的消毒用1%(10 000mg/L)过氧乙酸浸泡5min，灭菌时，浸泡30min。然后，诊疗器材用无菌蒸馏水冲洗干净并擦干后使用。②擦拭法：对大件物品或其他不能用浸泡法消毒的物品用擦拭法消毒。消毒所有药物浓度和作用时间参见浸泡法。③喷洒法：对一般污染表面的消毒用0.2%～0.4%(2000～4000mg/L)过氧乙酸喷洒作用30～60min。

使用中注意：①过氧乙酸不稳定，应储存于通风阴凉处，用前应测定有效含量，原液浓度低于12%时禁止使用。②稀释液临用前配制。③配制溶液时，忌与碱或有机物相混合。④过氧乙酸对金属有腐蚀性，对织物有漂白作用。金属制品与织物经浸泡消毒后，即时用清水冲洗干净。⑤使用浓溶液时，谨防溅入眼内或皮肤黏膜上，一旦溅上，及时用清水冲洗。

(3)过氧化氢：过氧化氢属高效消毒剂，具有广谱、高效、速效、无毒、对金属及织物有腐蚀性，受有机物影响大，纯品稳定性好，稀释液不稳定等特点。适用于丙烯酸树脂制成的外科埋植物，隐形眼镜、不耐热的塑料制品、餐具、服装、饮水等消毒和口腔含漱、外科伤口清洗。

常用消毒方法有浸泡、擦拭等。①浸泡法：将清洗、晾干的待消毒物品浸没于装有3%过氧化氢溶液的容器中，加盖，浸泡30min。②擦拭法：对大件物品或其他不能用浸泡法消毒的物品用擦拭法消毒。所有药物浓度和作用时间参见浸泡法。③其他方法：用1%～1.5%过氧化氢溶液漱口；用3%过氧化氢冲洗伤口。

使用中应注意：①过氧化氢应储存于通风阴凉处，用前应测定有效含量；②稀释液不稳定，临用前配制；③配制溶液时，忌与还原剂、碱、碘化物、高锰酸钾等强氧化剂相混合；④过氧化氢对金属有腐蚀性，对织物有漂白作用；⑤使用浓溶液时，谨防溅入眼内或皮肤黏膜上，一旦溅上，即时用清水冲洗；

⑥消毒被血液、脓液等污染的物品时，需适当延长作用时间。

(4)含氯消毒剂：含氯消毒剂属高效消毒剂，具有广谱、速效、低毒或无毒、对金属有腐蚀性、对织物有漂白作用，受有机物影响大，粉剂稳定而水剂不稳定等特点。适用于餐(茶)具、环境、水、疫源地等消毒。

常用的消毒方法有浸泡、擦拭、喷洒与干粉消毒等方法。①浸泡方法：将待消毒的物品放入装有含氯消毒剂溶液的容器中，加盖。对细菌繁殖体污染的物品的消毒，用含有效氯 200mg/L 的消毒液浸泡 10min 以上；对经血液传播病原体、分枝杆菌和细菌芽孢污染物品的消毒，用含有效氯 2000～5000mg/L消毒液浸泡 30min 以上。②擦拭法：对大件物品或其他不能用浸泡法消毒的物品用擦拭法消毒。消毒所用药物浓度和作用时间参见浸泡法。③喷洒法：对一般污染的物品表面，用1000mg/L的消毒液均匀喷洒(墙面：200ml/m^2；水泥地面：350ml/m^2，土质地面：1000ml/m^2)，作用30min 以上；对经血液传播病原体、结核杆菌等污染的表面的消毒，用含有效氯 2000mg/L 的消毒液均匀喷洒(喷洒量同前)，作用 60min 以上。④干粉消毒法：对排泄物的消毒，用含氯消毒剂干粉加入排泄物中，使含有效氯 10 000mg/L，略加搅拌后，作用 2～6h，对医院污水的消毒，用干粉按有效氯 50mg/L 用量加入污水中，并搅拌均匀，作用 2h 后排放。

使用过程中应注意：①粉剂应于阴凉处避光、防潮、密封保存；水剂应于阴凉处避光、密闭保存。所需溶液应现配现用。②配制漂白粉等粉剂溶液时，应戴口罩、橡胶手套。③未加防锈剂的含氯消毒剂对金属有腐蚀性，不应用于金属器械的消毒；加防锈剂的含氯消毒剂对金属器械消毒后，应用无菌蒸馏水冲洗干净，并擦干后使用。④对织物有腐蚀和漂白作用，不应用于有色织物的消毒。⑤用于消毒餐具，应即时用清水冲洗。⑥消毒时，若存在大量有机物时，应提高使用浓度或延长作用时间。⑦用于污水消毒时，应根据污水中还原性物质含量适当增加浓度。

(5)乙醇：乙醇属中效消毒剂，具有中效、速效、无毒、对皮肤黏膜有刺激性、对金属无腐蚀性，受有机物影响很大，易挥发、不稳定等特点。含量为75%(ml/ml)的乙醇适用于皮肤、环境表面及医疗器械的消毒等。

常用消毒方法有浸泡法和擦拭法。①浸泡法：将待消毒的物品放入装有乙醇溶液的容器中，加盖。对细菌繁殖体污染医疗器械等物品的消毒，用75%的乙醇溶液浸泡 10min 以上。②擦拭法：对皮肤的消毒。用 75%乙醇棉球擦拭。注意必须使用医用乙醇，严禁使用工业乙醇消毒和作为原材料配制消毒剂。

(6)碘伏：碘伏属中效消毒剂，具有中效、速效、低毒、对皮肤黏膜无刺激并无黄染，对铜、铝、碳钢等二价金属有腐蚀性，受有机物影响很大，稳定性好等特点。适用于皮肤、黏膜等的消毒。

常用消毒方法有浸泡、擦拭、冲洗等方法。①浸泡法：将清洗、晾干的待消毒物品浸没于装有碘仿溶液的容器中，加盖。对细菌繁殖体污染物品的消毒，用含有效碘 250mg/L 的消毒液浸泡30min。②擦拭法：对皮肤、黏膜用擦拭法消毒。消毒时，用浸有碘仿消毒液的无菌棉球或其他替代物品擦拭被消毒部位。对外科洗手用含有效碘2500～5000mg/L的消毒液擦拭作用 3min。对于手术部位及注射部位的皮肤消毒，用含有效碘2500～5000mg/L的消毒液局部擦拭，作用 2min；对口腔黏膜及伤口黏膜创面消毒，用含有效碘500～1000mg/L的消毒液擦拭，作用 3～5min。注射部位消毒也可用市售碘伏棉签(含有效碘2000mg/L)擦拭，作用 2～3min。③冲洗法：对阴道黏膜及伤口黏膜创面的消毒，用含有效碘250ml/L 的消毒液冲洗 3～5min。

使用时应注意：①碘伏应于阴凉处避光、防潮、密封保存；②碘伏对二价金属制品有腐蚀性，不应用于相应金属制品的消毒；③消毒时，若存在有机物，应提高药物浓度或延长消毒时间；④避免与拮抗药物同用。

(7)氯己定：包括醋酸氯己定和葡萄糖酸氯己定。均属低效消毒剂，具有低效、速效、对皮肤黏膜无刺激性、对金属和织物无腐蚀性，受有机物影响轻微，稳定性好等特点。适用于外科洗手消毒、手术部位皮肤消毒、黏膜消毒等。

常用消毒方法有浸泡、擦拭和冲洗等方法。①擦拭法：手术部位及注射部位皮肤消毒。用5000mg/L 醋酸氯己定-乙醇(75%)溶液局部擦拭2 遍，作用 2min；对伤口创面消毒，用 5000mg/L 醋酸氯己定水溶液擦拭创面 2～3 遍，作用 2min。外科洗手可用相同浓度和作用时间。②冲洗法：对阴道、膀胱或伤口黏膜创面的消毒，用 500～

1000mg/L醋酸氯己定水溶液冲洗，至冲洗液变清为止。

使用中应注意：①勿与肥皂、洗衣粉等阴性离子表面活性剂混合使用或前后使用；②冲洗消毒时，若创面脓液过多，应延长冲洗时间。

(8)季铵盐类消毒剂：本类消毒剂包括单链季铵盐和双长链季铵盐两类，前者只能杀灭某些细菌繁殖体和亲脂病毒，属低效消毒剂，例如苯扎溴铵(新洁尔灭)；后者可杀灭多种微生物，包括细菌繁殖体，某些真菌和病毒。季铵盐类可与乙醇或异丙醇配成复方制剂，其杀菌效果明显增加。季铵盐类消毒剂的特点是对皮肤黏膜无刺激，毒性小，稳定性好，对消毒物品无损害等。

使用方法包括：①皮肤消毒。单链季铵盐消毒剂 500～1000mg/L，皮肤擦拭或浸泡消毒，作用时间 3～5min，或用双链季铵盐 500mg/L，擦拭或浸泡消毒，作用 2～5min。②黏膜消毒。用 500mg/L 单链季铵盐作用 3～5min，或用双链季铵盐 100～500mg/L，作用 1～3min。③环境表面消毒。根据污染微生物的种类选择用双链还是用单链季铵盐消毒剂，一般用 1000～2000mg/L，浸泡、擦拭或喷洒消毒，作用时间 30min。

使用中应注意：①阴离子表面活性剂，例如肥皂、洗衣粉等对其消毒效果有影响，不宜合用。②有机物对其消毒效果有影响，严重污染时应加大使用剂量或延长作用时间。③近年来的研究发现，有些微生物对季铵盐类化合物有耐药作用，对有耐药性微生物消毒时，应加大剂量。

2. 压力蒸汽灭菌　适用于耐高温、高湿的医用器械和物品的灭菌。不能用于凡士林等油类和粉剂的灭菌。压力蒸汽灭菌器根据排放冷空气的方式和程度不同，分为下排气式压力蒸汽灭菌器和预真空压力蒸汽灭菌器两大类。下排气式压力蒸汽灭菌器，其灭菌原理是利用重力置换原理，使热蒸汽在灭菌器中从上而下，将冷空气由下排气孔排出：排出的冷空气由饱和蒸汽取代，利用蒸汽释放的潜伏热使物品达到灭菌。预真空压力蒸汽灭菌器，其灭菌原理是利用机械抽真空的方法，使灭菌柜室内形成负压，蒸汽得以迅速穿透到物品内部进行灭菌。蒸汽压力达 205.8kPa(2.1kg/cm^2)，温度达 132℃或以上，保持 4～5min 达到灭菌效果，抽真空使灭菌物品迅速干燥。应用压力蒸汽灭菌必须注意尽量排除灭菌器中的冷空气，以免影响蒸汽向待灭菌物品内穿透；严格按照要求进行灭菌物品的包装、注意物品在灭菌器中的装量和摆放；合理计算灭菌时间和温度等，并按要求进行监测。

3. 干热灭菌　适用于高温下不损坏、不变质、不蒸发物品的灭菌，用于不耐湿热的金属器械的灭菌，用于蒸汽或气体不能穿透物品的灭菌。如油脂、粉剂和金属、玻璃等制品的消毒灭菌。干热灭菌方法包括：烧灼、干烤。

四、消毒灭菌效果监测

医院必须对消毒、灭菌效果定期进行监测。灭菌合格率必须达到 100%，不合格物品不得进入临床使用部门。

1. 化学消毒剂　使用中的消毒剂、灭菌剂应进行生物和化学监测。

(1)生物监测：①消毒剂每季度 1 次，其细菌含量必须<100cfu/ml，不得检出致病性微生物；②灭菌剂每个月监测 1 次，不得检出任何微生物。

(2)化学监测：①应根据消毒、灭菌剂的性能定期监测，如含氯消毒剂、过氧乙酸等应每日监测，对戊二醛的监测应每周不少于 1 次；②应同时对消毒、灭菌物品进行消毒、灭菌效果监测，消毒物品不得检出致病性微生物，灭菌物品不得检出任何微生物。

2. 压力蒸汽灭菌效果监测　压力蒸汽灭菌必须进行工艺监测、化学监测和生物监测。

(1)工艺监测：应每锅进行，并详细记录。

(2)化学监测：①应每包进行，手术包尚需进行中心部位的化学监测；②预真空压力蒸汽灭菌器每天灭菌前进行 B-D 试验。

(3)生物监测：①应每周进行，新灭菌器使用前必须先进行生物监测，合格后才能使用；②对拟采用的新包装容器、摆放方式、排气方式及特殊灭菌工艺也必须先进行生物监测，合格后才能采用。

3. 紫外线消毒效果监测　应进行日常监测、紫外灯管照射强度监测和生物监测。日常监测包括灯管开关时间、累计照射时间和使用人签名，对新的和使用中的紫外灯管应进行照射强度监测。

(1)新灯管的照射强度不得低于 90～100μW/cm^2。

(2)使用中灯管不得低于 70μW/cm^2。

(3)照射强度监测应每 6 个月 1 次。

(4)生物监测必要时进行，经消毒后的物品或空气中的自然菌减少 90.00%以上，人工染菌杀灭率应达到 99.00%。

第六节　手　卫　生

手卫生包括洗手、卫生手消毒和外科手消毒。洗手是指用肥皂(皂液)和流动水洗手,去除手部皮肤污垢、碎屑和部分致病菌的过程。卫生手消毒是指用速干手消毒剂揉搓双手,以减少手部暂驻菌的过程。外科手消毒是指外科手术前医务人员用肥皂(皂液)和流动水洗手,再用手消毒剂清除或杀灭手部暂驻菌和减少常驻菌的过程。

一、手部微生物

手部皮肤的细菌分为暂驻菌和常驻菌。暂驻菌主要是寄居在皮肤表面,常规洗手容易被清除的微生物;常驻菌通常是指皮肤上定植的正常菌群。

二、洗手和卫生手消毒

1. 洗手和对卫生手消毒的指征

(1)直接接触每一个患者前后,从同一患者身体的污染部位移动到清洁部位时。

(2)接触患者黏膜、破损皮肤或伤口前后,接触患者的血液、体液、分泌物、排泄物、伤口敷料等之后。

(3)穿脱隔离衣前后,摘手套后。

(4)进行无菌操作,接触清洁、无菌物品之前。

(5)接触患者周围环境及物品后。

(6)处理药物或配餐前。

2. 洗手设施

(1)手术室、产房、导管室、层流洁净病房、骨髓移植病房、器官移植病房、重症监护病房、新生儿室、母婴室、血液透析病房、烧伤病房、感染疾病科、口腔科、消毒供应中心等重点部门应配备非手触式水龙头。有条件的医疗机构在诊疗区域均宜配备非手触式水龙头。

(2)肥皂应保持清洁和干燥。有条件的医院可用皂液,当皂液出现浑浊或变色时及时更换,盛换皂液的容器宜为一次性使用,重复使用的容器应每周清洁消毒。

(3)应配备干手物品或设施。可选用纸巾、风干机、擦手毛巾等擦干双手。擦手毛巾应保持清洁、干燥,每日消毒。

三、外科手消毒

外科手消毒要求先洗手、后消毒。不同患者手术之间、手套破损或手被污染时,应重新进行外科手消毒。

1. 冲洗手消毒方法　取适量的手消毒剂涂抹至双手的每个部位、前臂和上臂下1/3,并认真揉搓2～6min,用流动水冲洗,顺序为双手、前臂和上臂下1/3,无菌巾彻底擦干。流动水应达到GB5749的规定。特殊情况水质达不到要求时,手术医师在戴手套前,应用醇类手消毒剂再消毒双手后戴手套。手消毒剂的取液量、揉搓时间及使用方法遵循产品的使用说明。

2. 免冲洗手消毒方法　取适量的免冲洗手消毒剂涂抹至双手的每个部位、前臂和上臂下1/3,并认真揉搓直至消毒剂干燥。手消毒剂的取液量、揉搓时间及使用方法遵循产品的使用说明。

第七节　医院环境和消毒

一、医院环境分类和空气卫生学标准

医院环境分为4类区域。Ⅰ类环境包括层流洁净手术室和层流洁净病房。Ⅱ类环境包括普通手术室、产房、婴儿室、早产儿室、普通保护性隔离室、供应室无菌区、烧伤病房、重症监护病房。Ⅲ类环境包括儿科病房、妇产科检查室、注射室、换药室、治疗室、供应室清洁区、急诊室、化验室、各类普通病室和房间。Ⅳ类指传染科和病房。各区域的空气卫生学标准如下。

Ⅰ类区域:细菌总数≤10cfu/m^3(或0.2cfu平板),未检出金黄色葡萄球菌、溶血性链球菌为消毒合格。

Ⅱ类区域:细菌总数≤200cfu/m^3(或4cfu平板),未检出金黄色葡萄球菌、溶血性链球菌为消毒合格。

Ⅲ类区域:细菌总数≤500cfu/m^3(或10cfu平板),未检出金黄色葡萄球菌、溶血性链球菌为消毒合格。

Ⅳ类区域:详见《内科护理学高级教程》。

二、不同区域的空气消毒方法

根据GB15982-1995中规定Ⅰ、Ⅱ、Ⅲ、Ⅳ类环境室内空气的消毒。

1. Ⅰ类环境的空气消毒　这类环境要求空气中的细菌总数≤10cfu/m^3，只能采用层流通风，才能使空气中的微生物减到此标准以下。

2. Ⅱ类环境的空气消毒

(1)循环风紫外线空气消毒器：这种消毒器由高强度紫外线灯和过滤系统组成，可以有效地滤除空气中的尘埃，并可将进入消毒器的空气中的微生物杀死。按产品说明书安装消毒器，开机器30min后即可达到消毒要求，以后每过15min开机1次，消毒15min，一直反复开机、关机循环至预定时间。本机采用低臭氧紫外线灯制备，消毒环境中臭氧浓度低于0.2mg/m^3，对人安全，故可在有人的房间内进行消毒。

(2)静电吸附式空气消毒器：这类消毒器采用静电吸附原理，加以过滤系统，不仅可过滤和吸附空气中带菌的尘埃，也可吸附微生物。在一个20～30m^2的房间内，使用一台大型静电式空气消毒器，消毒30min后，可达到国家卫生标准。可用于有人在房间内空气的消毒。

(3)注意事项

①所用消毒器的循环风量(m^3/h)必须是房间体积的8倍以上。

②有些小型的上述消毒器，经试验证明不能达到上述消毒效果，则不宜用于Ⅱ类环境空气消毒。用户可查验其检测报告和经卫生行政部门发证时批准的使用说明书。

③Ⅱ类环境均为有人房间，必须采用对人无毒无害，且可连续消毒的方法。

3. Ⅲ类环境的空气消毒　这类环境要求空气中的细菌总数≤500cfu/m^3。可采用下述方法。

(1)消毒Ⅱ类环境使用的方法均可采用。

(2)臭氧消毒：市售的管式、板式和沿面放电式臭氧发生器均可选用。要求达到臭氧浓度≥20cfu/m^3，在RH≥70%条件下，消毒时间≥30min。消毒时人必须离开房间。消毒后待房间内闻不到臭氧气味时才可进入(约在关机后30min)。

(3)紫外线消毒：可选用产生臭氧的紫外线灯，以利用紫外线和臭氧的协同作用。一般按每立方米空间安装紫外线灯瓦数≥1.5W，计算出装灯数。考虑到紫外线兼有表面消毒和空气消毒的双重作用，可安装在桌面上方1m处。不考虑表面消毒的房间。可吸顶安装。也可采用活动式紫外线灯照射。上述各种方式使用的紫外线灯，照射时间一般均应超过30min。使用紫外线灯直接照射消毒，人不得在室内。

第八节　医院隔离与预防

一、隔离预防的基本原理和技术

1. 隔离预防的基本原理

(1)隔离的定义：将处于传染期内的病人，可疑传染病病人和病原携带者同其他病人分开，或将感染者置于不能传染给他人的条件下，即称之为隔离(isolation)。

(2)隔离的目的：是切断感染链中的传播途径，保护易感者，最终控制或消灭感染源。因此，它是防止感染性疾病传播的重要措施。从医疗角度讲"隔离"的目标是防止感染扩散并最终消灭或控制感染源。即防止和限制感染病病人的传染因子直接或间接地传染给易感者，或传染给可能将这种因子再传给他人者，同时，使感染病人在控制下得到及时治疗并尽早恢复健康。

(3)隔离的对象

①一般隔离：针对疑似或确诊具有传染性的病人。

②保护性隔离：针对免疫功能低下的易感宿主。

③混合性隔离：疑似或确诊具有传染性的病人，但因其他问题存在免疫功能低下的病人，为防其造成传染或造成机会性感染。

(4)感染链及控制方法：感染源、传播途径、易感宿主是感染链的三要素。因此控制感染的主要手段是利用各种医疗措施阻止感染链的形成。最简单、直接、有效的手段亦是利用各种隔离技术切断传播途径。

(5)隔离与预防的措施：包括隔离室的设置，洗手的制度和实施，口罩、隔离衣、手套、头罩、眼罩、护目镜等的使用与处置。

2. 隔离预防的技术

(1)隔离室的设置：设置隔离室的目的是将感

染源与易感宿主从空间上分开，且提醒医务人员离开隔离间时应洗手。

适用的情况：①具有高度传染性疾病的患者。②病人个人卫生状态差。③多重耐药菌感染的病人。

设施：除一般病房应有的设施外，还必须有：①缓冲房间或有隔离车，用以放置口罩、隔离衣、帽子、手套等用物；②单独的沐浴设备、洗手设施；③独立空调，感染病病人的房间应为负压，保护性隔离病人为正压，其空气交换应每小时 6 次以上；④空气在排出室外或流向其他区域之前应经过高效过滤；⑤如无单独房间，同一类传染病病人可住同一房间，但床距应保持 2m 以上。

(2)口罩的使用：医务人员在接近距离接触飞沫传播疾病的病人时，需戴口罩。使用口罩应充分覆盖口、鼻，且应使用一次性口罩。

(3)手套：应参照标准预防的建议，当可能接触病人血液、体液、分泌物、排泄物、污染的敷料、引流物时应戴手套。手套使用为一次性，不可重复使用；出现破损时应立即更换。

(4)隔离衣：衣服有可能被传染性的分泌物、渗出物污染时才使用隔离衣。

(5)物品处理

①可重复使用的物品受到传染性病原体污染时，使用后应以黄色包装袋包装隔离，经灭菌方可使用。如医疗仪器、器械、衣服和床单等。

②体温计专人使用，用后须经高水平消毒才能用于其他病人。

③血压计、听诊器应与其他病人分开，同病原菌感染者可共同使用。

④不可重复使用的物品，使用后应丢弃在黄色垃圾袋中，按照感染性废物处理。

⑤病历：不要接触感染物或污染物品，不带进隔离室。否则应灭菌后再使用。

⑥检验标本：标本应放在有盖的容器内，防止漏出。运送时必须在盒外再用一个袋子套好，并做好标记。标本应经灭菌处理后再丢弃。

(6)探视人员的管理：隔离室一般不接待探视，必需时，应先通报护士并经指导，按照规定进行隔离防护，采取隔离措施后，方可探视。

(7)隔离室的终末消毒：病人解除隔离或已不再排出感染物或死亡后的病室环境消毒。消毒的对象是那些与病人接触过的设施、物品及病人血液、体液、分泌物污染的地方。必须使用医用有效的消毒液进行终末消毒。

二、隔离的种类和措施

《医院内隔离预防指南》提出了两个隔离预防系统，即 A 系统和 B 系统。A 系统按类隔离预防，B 系统按病隔离预防，目的是控制传染源、防止疾病的传播。

1. A 系统隔离预防共包括 7 类隔离

(1)严格隔离：是为了预防高传染性及高致病性的感染，以防止经空气和接触传播。

(2)接触隔离：是预防高传染性及有重要流行病学意义的感染。

(3)呼吸道隔离：防止病原体经空气中的气溶胶及短距离的飞沫传播。

(4)结核病隔离：针对痰涂片结核菌阳性或 X 线胸片检查，证实为活动性肺结核病人采取的隔离。

(5)肠道隔离：针对直接或间接接触病人粪便而传播疾病的隔离。

(6)脓汁/分泌物隔离：防止直接和间接接触感染部位的脓、引流物和分泌物而引起的感染。

(7)血液/体液隔离：防止直接或间接接触传染性的血液和体液而发生的感染。

2. B 系统隔离预防　是按疾病隔离预防，是根据每一种疾病的传播特性而单独考虑的隔离措施。

(1)严密隔离：用于传播途径广泛、对人类健康危害极大的烈性传染病，如鼠疫、霍乱、SARS 等。①病人住单间，禁止探视；②对病人分泌物、排泄物严格消毒，污染物焚烧；③工作人员严格防护；④废弃物及医用垃圾严格无害化处理；⑤接触者尽可能注射疫苗或其他防护措施。

(2)呼吸道隔离：用于病原微生物随飞沫及分泌物排出而传播的呼吸道传染病，如病毒类，包括水痘、带状疱疹、流感、麻疹、埃博拉出血热、SARS（飞沫吸入）；细菌类，包括猩红热、流行性脑脊髓膜炎（流脑）、白喉、百日咳、布氏杆菌病、结核病、军团病、炭疽，以及其他如肺炎衣原体病等。①同病种可收同室：分泌物及痰液焚烧处理。②注意室内通风、每日进行空气消毒。

(3)消化道隔离：适用于粪-口传播途径，如伤寒、痢疾、病毒性肝炎等。①同病种、同病原体感染者可收同一病室，两床间隔不少于 2m；②诊疗、护理病人需按病种分别穿隔离衣，戴手套，消毒双手；③便器固定使用定期消毒；④凡病人接触过的物品应视为污染物；餐具应固定使用并定期消毒或使用一次性餐具；⑤病室保持无蚊蝇、无蟑螂。

(4)虫媒隔离：适用于通过蚊虱等昆虫传播的疾病，如疟疾、流行性出血热、流行性乙型脑炎等。病室应有完善有效的防蚊蝇设施。

(5)接触隔离：适用于皮肤炭疽、狂犬病、破伤风、性病等。①密切接触病人需穿隔离衣，皮肤有破损戴手套；②被分泌物、皮屑所污染的物品必须严格消毒；③病人用过的衣物、被单要先消毒再清洗；④病人换下的伤口敷料要焚烧处理。

(6)保护性隔离：保护免疫功能极度低下的患者，如大面积烧伤、早产儿、白血病及脏器移植、免疫缺陷的病人，减少感染发生的机会。①要求单间洁净室；②房间应有层流净化设备；③病人住院前3d要进行肠道消毒；④入院日要沐浴，换无菌衣、无菌鞋；⑤工作人员诊治护理操作时，应穿无菌隔离衣、戴无菌口罩，必要时戴无菌手套，要重视洗手。

三、标准预防的原则和措施

标准预防的原则是：无论是否确定病人有传染性，均采取防护措施。即把血液、体液、分泌物、排泄物(不含汗液，除非被血污染)，均当成具有传染性进行隔离预防，以降低医务人员和病人、病人和病人间的微生物传播的危险性。同时针对疾病的传播途径，采取空气传播防护措施或飞沫及接触传播的防护措施。具体措施如下。

1. 洗手　①当可能接触病人的血液、体液、分泌物、排泄物、污染的器械后，应立即洗手。即使操作时戴着手套，脱去手套后也应及时洗手。在 2 个病人之间，当手可能传播微生物污染环境时应洗手；同一个病人，接触身体的不同部位时应洗手。②日常工作卫生洗手，使用普通肥皂，快速洗手。③为控制暴发使用抗菌药或手消毒剂。

2. 手套　当接触血液、体液、排泄物、分泌物及破损的皮肤黏膜时应戴手套；手套可以防止医务人员把自身手上的菌群转移给病人的可能性；手套可以预防医务人员变成传染微生物的媒介，即防止医务人员将从病人或环境中污染的病原在人群中传播。在 2 个病人之间一定要换手套，手套也不能代替洗手。

3. 面罩、护目镜和口罩　戴口罩及护目镜也可以减少病人的体液、血液、分泌物等液体的传染性物质飞溅到医护人员眼睛、口腔及鼻腔黏膜。

4. 隔离衣　穿隔离衣为防止被传染性的血液、分泌物、渗出物、飞溅的水和大量的传染性材料污染时使用。脱去隔离衣后应立即洗手，以避免污染其他病人和环境。

5. 可重复使用的设备　用过的可重复使用的设备被血液、体液、分泌物、排泄物污染，为防止皮肤黏膜暴露危险和污染衣服或将微生物在病人和环境中传播，应确保在下一个病人使用之前清洁干净和适当地消毒灭菌，一次性使用的部件应弃去。

6. 环境控制　保证医院有适当的日常清洁标准和卫生处理程序，在彻底的清洁基础上，适当地清毒床单位、设备和环境的表面(床栏杆、床侧设备、轮椅、洗脸池、门把手)，并保证该程序的落实。

7. 被服　触摸、传送被血液、体液、分泌物、排泄物污染的被服时，在某种意义上为防止皮肤黏膜暴露和污染衣服，应避免扰动，以防微生物污染其他病人和环境。

8. 职业健康安全　①为防止被使用后的污染利器(针、刀、其他利器)刺伤，小心处理用过的尖锐物品(针及手术刀等)和设备，如使用后针头不复帽且不复用，不用手去除针头，若要人为去除针头时，应使用任何其他技术和可用器械设备除针头。用后的针头及尖锐物品应弃于耐刺之硬壳防水容器内。②在需要使用口对口呼吸的区域内，应备有可代替口对口复苏的设备，并应将复苏的设备装袋备用。

第九节　合理使用抗感染药物

抗感染药物是指用以治疗病原体(病毒、衣原体、支原体、立克次体、细菌、螺旋体、真菌、原虫、蠕虫等)所致感染的各种药物，其中包含抗菌药物(抗生素、合成类抗菌药)、抗结核药、抗麻风病药、抗真菌药和抗病毒药物。

合理使用抗菌药物是预防和控制医院感染的重要措施之一。为有效地控制感染而不破坏宿主体内的微生态平衡，为防止药物的毒性反应及避免耐药菌株的产生，在明确指征下，根据药敏试验，选用适宜的抗生素，并采用适当的剂量、给药方法和疗程，以达到杀灭致病菌、治疗感染的目的，并防止浪费，是抗生素治疗中必须遵循的原则。为加强抗生素使用的宏观管理，减少医院感染的发生，阻止或减缓细菌耐药性的产生及发展，应加强抗感染药物应用的管理。

一、抗感染药物的作用机制及细菌耐药机制

1. 抗感染药物的作用机制　临床上抗感染药物主要对病原微生物具有较高的“选择性毒性作用”，对病人不造成危害。其作用机制主要包括：干扰黏肽的生物合成，从而干扰细胞壁的合成；抑制菌体成分如聚糖、磷壁酸等在细胞膜上合成而影响其通透性；影响细菌蛋白质的合成或抑制细菌核酸的合成。

2. 细菌耐药机制　细菌的耐药性分为天然耐药和获得性耐药两大类。天然耐药指一些细菌因缺乏药物的靶位点或药物不能通过细胞壁、细胞膜而到达相应的活性部位，能天然耐受某种抗菌药物。获得性耐药是当微生物接触抗菌药物后，遗传基因变化改变代谢途径，使其能避免被药物抑制或杀灭。

二、抗感染药物的管理与合理使用原则

1. 抗感染药物应用的管理

(1)医院应建立健全抗感染药物应用的管理制度。

(2)医院应对抗感染药物的应用率进行统计，力争控制在50%以下。

(3)参与医院感染管理委员会工作的抗感染药物专家或有抗感染的药物应用经验医师负责全院抗感染药物应用的指导、咨询工作。

(4)检验科和药剂科须分别履行定期公布主要致病菌及其药敏试验结果和定期向临床医务人员提供抗感染药物信息的职责，为合理使用抗感染药物提供依据。

(5)临床医师应提高用药前相关标本的送检率，根据细菌培养和药敏试验结果，严格掌握适应证，合理选用药物；护士应根据各种抗感染药物的药理作用、配伍禁忌和配制要求，准确执行医嘱，并观察病人用药后的反应，配合医师做好各种标本的留取和送检工作。

(6)有条件的医院应开展抗感染药物临床应用的监测，包括血药浓度监测和耐药菌[如耐甲氧西林金黄色葡萄球菌(MRSA)、耐万古霉素金黄色葡萄球菌(VRSA)及耐万古霉素肠球菌(VRE)等]的监测，以控制抗感染药物不合理应用和耐药菌株的产生。

2. 抗感染药物合理应用的原则

(1)严格掌握抗感染药物使用的适应证、禁忌证，密切观察药物效果和不良反应，合理使用抗感染药物。

(2)预防和减少抗感染药物的毒性作用。

(3)选择适宜的药物、剂量、疗程和给药方法，避免产生耐药菌株。

(4)密切观察病人体内正常菌群，减少甚至避免抗感染药物相关性肠炎的发生。

(5)根据细菌药敏试验结果及药动学特征，严格选择药物和给药途径，降低病人抗感染药物费用支出。

(6)病毒性感染一般不使用抗生素。

3. 合理选用抗感染药物　根据合理应用抗感染药物的原则，在诊断或高度疑似细菌性感染、决定使用抗生素前，应留取标本做细菌学涂片镜检、细菌培养、分离病原体，并做常规药敏试验，作为抗生素选药依据，并根据抗生素的药动学特点，结合感染部位及药物浓度分布情况选择抗生素，并参考以下程序。

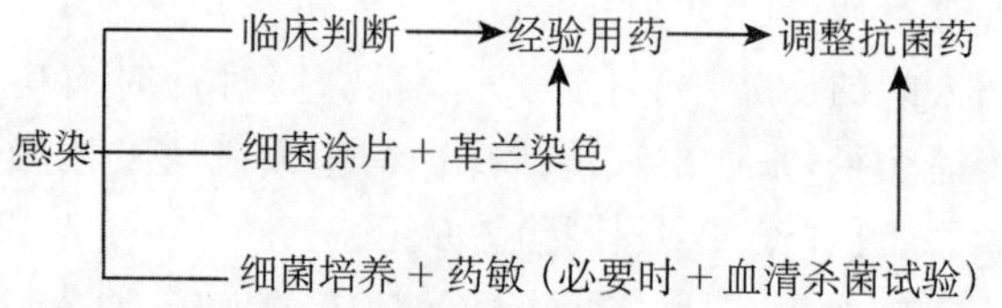

4. 配伍禁忌及合理给药

(1)静脉滴注抗生素药物必须注意配伍禁忌，原则上两种抗生素不宜置于同一溶液中静脉注射或滴注，以免发生相互作用，而致抗生素的活力受到影响，或导致溶液变色、浑浊、沉淀等。

(2)静脉滴注抗生素的溶液，原则选择生理盐水，除必要时才选择5%葡萄糖盐水或5%葡萄糖注射液，以免溶液pH对抗生素的破坏。

(3)连续给药与间歇给药的合理选择

①β内酰胺类抗生素(时间依赖性药物)静脉滴注时，一定要采用间歇给药方案。可将每次剂量溶于100ml液体内滴注0.5～1h，按每6小时1次、每8小时1次、每12小时1次时间给药，药物应临时配制。

②大环内酯类(红霉素、吉他霉素等)及多烯抗生素(两性霉毒B)可采用连续给药方案，避免毒性

反应。用注射用水溶液溶解后放入盐水中静脉滴注，防止水解失效。

③氨基糖苷类抗生素（浓度依赖性药物）采用间歇性给药方案或一日量一次性给药，可采用肌内注射，也可分次静脉滴注，不宜静脉推注，也不宜与β内酰胺类药物同瓶滴注。

5. 使用抗生素治疗中的注意事项　使用抗生素治疗过程中，要注意保护病人的定植抵抗力，尽可能避免使用广谱抗生素，防止宿主自身菌群失调，造成外来菌定植及耐药菌株生长，密切注意菌群失调的先兆。对长期大量使用广谱抗生素的病人，应定期监测菌群变化及感染部位的细菌变化，及时予以纠正和治疗，减少二重感染的发生。

三、抗感染药物在外科的预防应用

1. 术前预防性应用抗生素的原则

(1)清洁无菌手术（如甲状腺手术、疝修补术、输卵管结扎术、膝软骨摘除术等）：无术前预防性应用抗生素的指征。

(2)可能污染的手术（如胃切除术、小肠切除术、胆囊切除术、子宫切除术等）：一般不预防用药。如事先估计手术时间长，污染可能性大，可适当应用抗生素进行预防。

(3)以下情况为术前预防性应用抗菌药物的指征：①污染手术，术后有发生感染高度可能者。例如：严重污染和组织创伤的伤口，不能及时手术处理或彻底清创者（如复杂外伤、战伤、开放性骨关节伤、严重烧伤、伴溃疡坏疽的截肢术、感染性病灶如脑脓肿等手术和各种咬伤等）；连通口咽部的颈部手术；回肠远端及结肠手术；腹部空腔脏器破裂或穿通伤；高危胆道手术；经阴道子宫切除术。②一旦发生感染将引起严重后果者（如心脏瓣膜病或已植入人造心脏瓣膜因病需行其他手术者、脑脊液鼻漏者以及器官移植术等）。③各种人造物修补、置换或留置手术（如人工心脏瓣膜置换手术、人造关节置换术、人造血管移植术、脑室心房分流管放置术等）。

2. 术前应用抗生素的方法

(1)抗生素的预防应用仅当有明确的指征，并选择对特定的手术可能引起手术部位感染的最常见的致病菌有效的药物。

(2)一般在术前0.5～1h通过静脉途径给予1次足量抗生素（最初的预防性抗生素剂量），应使手术开始时组织和血清内达到药物杀菌浓度，并在整个手术过程中维持组织和血清内的治疗性水平（手术时间超过4h可术中加用1次量），至少至手术切口关闭后的几个小时。

(3)除了上面讲到的以外，在择期的结直肠手术前，还需要通过导泻或灌肠剂进行肠道准备。在手术前24h开始给予不吸收的口服抗生素，共3次。

(4)对高危的剖宫产手术，应在脐带钳夹后立即预防性应用抗生素。

(5)不要将万古霉素作为常规的预防性应用药物。

第十节　医院感染与护理管理

护理工作在医院感染管理中具有本身的特殊性和重要性。国内外调查结果显示，医院感染中有30%～50%与不恰当的医疗护理操作及护理管理有关，因此，加强研究护理程序、护理技术和医院感染的发生规律，以及它们之间的相互关系，探索预防、控制感染的理论与方法，用有效的护理操作技术，最大限度地降低医院感染的发生率，是本节阐述的宗旨和目的。

一、护理工作在医院感染防治中的作用

自19世纪中叶，近代护理学奠基人之一南丁格尔倡导科学护理以来，清洁、消毒、灭菌、无菌操作和隔离技术等日益为护理界所重视。人们认为，预防远比治疗重要。在这个思想指导下，通过大量的临床实践和不断总结经验教训，归纳出这样一条信念：严格执行消毒灭菌原则、无菌操作技术规范，正确应用隔离技术和贯彻护理管理制度是预防外源性感染的前提，而运用现代护理技术和管理手段则是降低医院感染发生率的重要途径。

护理管理是医院管理系统中的主要组成部分。在总系统的协调下，相关的护理部门运用科学的理论和方法，在医院内实行各种消毒灭菌和隔离措施。完善的护理管理机制通常以质量管理为核心，技术管理为重点，组织管理为保证。护理质量的核心则是医院感染控制的水平。在预防和控制医院感染的全过程中，护理指挥系统起着决定性的作用。护理人员及护理管理者，应该成为预防和控制医院感染的主力。

预防感染措施的执行常常首先涉及护理人员。要做好任何实质性护理，都离不开消毒、灭菌和隔离技术，而且，一般来说，护理人员接受的控制感染的基本教育和训练比医师要多。在不少情况下，病人的一些病情变化首先发现的往往是护士。一旦发现病人有严重感染的危险时，当班护士有权对病人实行隔离。这种责任要求护士对一些疾病及其隔离的必要条件，必须有较全面的知识和理念，并要随着疾病谱的变化、疾病传播和流行的特点，制订出相应的隔离措施。比如，100多年前提出的"类目隔离"发展至今已有7种方法[严密隔离、呼吸道隔离、抗酸杆菌(AFB)隔离、接触隔离、肠道隔离、引流物-分泌物隔离、血液-体液隔离]，以后又发展为以疾病为特点的隔离；20世纪80年代中末期进一步提出全面血液和体液隔离，亦称屏障护理或"普遍性预防措施"；20世纪90年代初发展为"体内物质隔离"。在此基础上于20世纪90年代中后期又迅速地发展为今天的"标准预防"。

大量的事实充分说明，严格认真地执行消毒、灭菌、无菌操作和隔离技术，是预防医院感染的重要保证。护理人员既然是主力，在任何治疗和护理行动中都必须坚持这一观点。欧美各国多数医院管理机构都认为，没有预防感染的护士，就无法推动和贯彻防止医院感染的各种措施，因此英国在1958年率先任命了医院感染监控护士。我国大量流行病学调查资料分析证明，哪里护理管理预防工作做得好，哪里的医院感染发生就少，否则，外源性感染就会接踵而来，甚至造成暴发流行。

二、常见医院感染的预防与护理

在医院感染控制中，特别应预防下述各类型感染：

1. 下呼吸道感染

(1)下呼吸道感染临床诊断标准：符合下述两条之一即可诊断。①患者出现咳嗽、痰黏稠，肺部出现湿啰音，并有下列情况之一：发热、白细胞总数和(或)中性粒细胞比例增高、X线胸片显示肺部有炎性浸润性病变；②慢性气道疾病患者稳定期(慢性支气管炎伴或不伴阻塞性肺气肿、哮喘、支气管扩张症)继发急性感染，并有病源学改变或X线胸片显示与入院时比较有明显改变或新病变。

(2)预防下呼吸道感染特别是做好呼吸机相关性肺炎(VAP发生率为18%～60%，治疗困难，病死率高达30%～60%)的预防与护理最重要。针对VAP发病的易感危险因素及发病机制采取有效的措施。使用声门下分泌物引流(SSD)方法可能是预防VAP有效且简单的方法。它是采用可吸引气管导管持续或间断引流声门下分泌物，以减少污染的声门下分泌物进入呼吸道，以达到预防VAP发病的目的。SSD预防VAP的资料尚少，需进一步研究并做成本效益分析。VAP危险因素较多，采取综合措施以减少VAP的发病率可能更重要。如呼吸机的湿化器使用无菌水，每人更换无菌水；防止冷凝水倒流，及时倾倒并认真洗手；呼吸机管道视情况定期更换；做好气道护理及有效地吸痰，拍背等措施。

(3)因为这类感染易于发生，而且对危重病人威胁较大。在具体实践中应认真做好以下各项。

①对昏迷及气管插管的病人，必须加强口腔护理。

②掌握正确的吸痰技术，以免损伤呼吸道黏膜及带入感染细菌。

③严格按七步洗手要求，应用流动水、脚踏式或感应式开关、一次性擦手纸巾，认真地洗手。根据需要定期或不定期进行手部细菌监测，切断通过手的传播途径。

④做好吸入性治疗器具的消毒，阻断吸入感染途径，如湿化瓶及导管要按照卫生部规范严格终末消毒，干燥保存，用时加无菌水，连续使用时每天更换无菌水；使用中的呼吸机道系统应及时清除冷凝水，必要时定期或不定期更换、消毒。

⑤积极寻找有效手段，阻断病人的胃一口腔细菌逆向定植及误吸，不用H_2受体阻断药，慎用抗酸药，以免胃内pH升高，而细菌浓度增高，以致促成内源性感染的发生。可用硫糖铝保护胃黏膜，防止应激性溃疡；带有胃管的病人，应选择半卧位，并应保持胃肠通畅，若有胃液潴留，应及时吸引，防止胃液倒流而误吸；术后麻醉尚未恢复之前，应使病人处于去枕仰卧位，严格监护，若有痰液及时吸出防止误吸。

⑥做好病室的清洁卫生，及时消除积水和污物，铲除外环境生物储源，保持空气洁净及调节适宜的温湿度，定期清洗空调系统。

⑦加强基础护理，对病人进行有关预防下呼吸道感染的教育，指导病人进行深呼吸训练和有效咳嗽训练，鼓励病人活动，对不能自主活动的病人应协助其活动，定时翻身拍背，推广使用胸部物理治疗技术。

⑧监护室内尽量减少人员走动，隔离不必要人员入室，室内禁止养花，以防真菌感染。

⑨进入监护室的人员（包括探视人员）都要严格按制度更换清洁的外衣和鞋子，洗手，必要时戴口罩，严禁有呼吸道感染者入内。

⑩建立细菌监测、感染情况的登记上报制度，定期分析细菌的检出情况，对感染部位、菌种、菌型及耐药性、感染来源和传播途径，以及医务人员的带菌情况均应做好记录，以便制订针对性的控制措施。

2. 血管内导管相关性感染

(1)血管内导管相关性感染临床诊断符合下述三条之一即可诊断：①静脉穿刺部位有脓液排出，或有弥散性红斑（蜂窝织炎的表现）；②沿导管的皮下走行部位出现疼痛性弥散性红斑，并除外理化因素所致；③经血管介入性操作，发热≥38℃，局部有压痛，无其他原因可解释。

(2)预防要着重防止血管内导管相关性感染。危重病人往往需要进行介入性监护、治疗或诊查，而作为医护人员必须贯彻 WHO 的安全注射 3 条标准，即接受注射者安全、注射操作者安全、环境安全，还应特别注意下列各点：①采用各种导管应有明确指征，总的讲要提倡非介入性方法，尽量减少介入性损伤；②对病人实行保护性措施，提高其自身抵抗力，介入性操作容易破坏皮肤和黏膜屏障，能不用时应立即终止；③置入时除了严格的无菌技术外，还应注意选择合适的导管，如口径相宜、质地柔软而光洁，以及熟练的穿刺、插管技术，从而避免发生血小板黏附及导管对腔壁的机械性损伤；④加强插管部位的护理及监测，留置导管的时间不宜过长，导管入口部位保持清洁，可选用透明敷料，以便于随时监测，一旦发现局部感染或全身感染征象，应立即拔除导管，并做相应的处理；⑤搞好消毒、隔离，严格的洗手和无菌操作，是预防介入性感染最基本的重要措施；⑥配制液体及高营养液时应在洁净环境中进行，配制抗癌药及抗菌药时应在生物洁净操作台上进行，确保病人、工作人员及环境安全；⑦在介入性操作中使用的一次性医疗用品必须有合格证件，符合卫生部的有关要求，严格使用过期、无证产品，确保病人安全等。

3. 手术部位感染预防

(1)表浅手术切口感染仅限于切口涉及的皮肤和皮下组织，感染发生于术后 30d 内。

临床诊断；具有下述两条之一即可诊断：①表浅切口有红、肿、热、痛，或有脓性分泌物；②临床医师诊断的表浅切口感染。

(2)深部手术切口感染指无置入物手术后 30d 内，有置入物（如人工心脏瓣膜、人造血管、机械心脏、人工关节等）术后 1 年内发生的与手术有关并涉及切口深部软组织（深筋膜和肌肉）的感染。临床诊断符合上述规定，并具有下述 4 条之一即可诊断：①从深部切口引流出或穿刺抽到脓液，感染性手术后引流液除外；②自然裂开或由外科医师打开的切口，有脓性分泌物或有发热≥38℃，局部有疼痛或压痛；③再次手术探查、经组织病理学或影像学检查，发现涉及深切口脓肿或其他感染证据；④临床医师诊断的深部切口感染。

(3)器官（或腔隙）感染指无置入物手术后 30d，有置入物手术后 1 年内发生的与手术有关（除皮肤、皮下、深筋膜和肌肉以外）的器官或腔隙感染。临床诊断符合上述规定，并具有下述 3 条之一即可诊断：①引流或穿刺有脓液；②再次手术探查、经组织病理学或影像学检查，发现涉及器官（或腔隙）感染的证据；③由临床医师诊断的器官（或腔隙）感染。

(4)手术部位感染的预防：①防止手术部位感染的最有效对策是严格的无菌操作，不用无抗菌能力的水冲洗切口，并对疑有感染的切口做好标本留取，及时送检；②缩短病人在监护室滞留的时间；③选用吸附性很强的伤口敷料，敷料一旦被液体渗透要立即更换，以杜绝细菌穿透并清除有利于细菌的渗液和避免皮肤浸渍；④尽量采用封闭式重力引流；⑤更换敷料前洗手，处理不同病人之间也要洗手，即使处理同一个病人不同部位的伤口之间也应清洁双手；⑥保持室内空气清洁，尽量减少人员流动，避免室内污染等。

三、医院高危人群和重点科室的感染管理

医院是各种疾病病人聚集的地方，其免疫防御功能都存在不同程度的损伤或缺陷。同时，病人在住院期间又由于接受各种诊疗措施，如气管插管、动静脉插管、留置导尿、手术、放疗、化疗、内镜检查和介入治疗等，进一步降低了他们的防御功能。加之医院病原体种类繁多、人员密集，增加了病人的感染机会。因此，为了控制医院感染的发生，医护人员必须对人体的正常防御能力有一定的了解，还要熟悉降低或损伤宿主免疫功能的各种因素，以便采取相应措施，提高宿主的抵抗力。同时，还应对

医院感染所涉及的各类微生物，对于常见致病菌、机会致病菌的种类、形态、耐药力、致病力以及对药物的敏感性等应有一个清楚的认识，以便有针对性地对有传染性的病人进行有的放矢的隔离与治疗，对环境及医疗器械进行有效的消毒、灭菌，从而降低医院感染的发生率。

1. 老年病人由于脏器功能低下，抗感染能力减弱，尤其是有基础疾病并处于卧床不起的老年人，由于呼吸系统的纤毛运动和清除功能下降、咳嗽反射减弱，导致防御功能失调，易发生坠积性肺炎。而且，这类病人的尿道多有细菌附着，导管中铜绿假单胞菌、大肠埃希菌、肠球菌分离率高，也可能成为医院感染的起因。对于抗菌药物的应用，无论用于治疗还是用于预防，均应持慎重态度，并坚持定期做感染菌株耐药性监测，以减少耐药菌株的产生。

对住院的老年病人必须特别加强生活护理，做好病人口腔和会阴的卫生。协助病人进行增加肺活量的训练，促进排痰和胃肠功能恢复。用于呼吸道诊疗的各种器械要做到严格消毒。工作人员在护理老年病人前后均应认真洗手，保持室内环境清洁、空气新鲜，严格探视制度及消毒隔离制度。

2. 幼儿处于生长发育阶段，免疫系统发育尚不成熟，对微生物的易感染性较高，尤其是葡萄球菌、克雷伯菌、鼠伤寒沙门菌、致病性大肠埃希菌和柯萨奇病毒等感染，较易在新生儿室形成暴发流行。因此，预防医院感染要针对小儿的特点，制订护理和管理计划。加强基础护理，注意小儿的皮肤清洁及饮食卫生，更主要的是从组织活动和环境改善方面进行考虑，特别是新生儿室与母婴同室的环境卫生、室内温湿度的变化，适宜的温湿度及恰当的皮肤护理等都对新生儿的健康有影响；除严格执行各种消毒、隔离的规章制度外，还要求工作人员上班前一定要做好个人卫生。接触新生儿前一定要洗手，并做好对环境卫生的监测。工作人员出现传染性疾病时，应及时治疗、休息，严重时调离新生儿室，以免发生交叉感染。

3. 重症监护病房(ICU)是医院感染的高发区，患者的明显特点是病情危重而复杂。

(1)多数病人都是因其他危重疾病继发感染(包括耐药菌株的感染)后转入 ICU。

(2)各种类型休克、严重的多发性创伤、多脏器功能衰竭、大出血等病人，其身心和全身营养状况均较差，抗感染能力低。严重创伤、重大手术等常导致全身应激反应，进而出现抗细菌定植能力及免疫功能下降。

(3)病人多数较长时期使用各类抗菌药物，细菌的耐药性均较强。

(4)强化监护所使用的各种介入性监测、治疗，如机械通气、动脉测压、血液净化、静脉高营养、留置导尿、胃肠引流等，都可能为细菌侵入机体和正常菌群移位提供有利条件。

(5)病人自理能力缺乏或丧失，因而十分依赖护理人员，与护理人员频繁接触往往会增多发生交叉感染的机会。

为了做好 ICU 医院感染的预防工作，除从设计和设备上给予关注外，必须制订一系列防止感染的管理制度。此外，还应强调从业人员素质的提高，有高度责任心者才能做好 ICU 的工作，从而降低 ICU 病人医院感染的发生率。预防 ICU 医院感染的原则应是提倡非介入性监护方法，尽量减少介入性血流动力学监护的使用频率。对病人施行必要的保护性医疗措施，提高病人机体的抵抗力。

四、护理人员的自身职业防护

医院的工作人员直接或间接与病人和传染性污物接触，可以从病人获得感染，也可以把所得的感染或携带的病原体传给病人，并能在病人及工作人员之间传播，甚至扩散到社会上去。因此，对工作人员进行感染管理，不仅关系到他们自身的健康，而且也有益于全院病人及其家属乃至社会。

在医院众多职工中，护理人员接触病人最多，每日需要处理各种各样的感染性体液和分泌物，可说是处于各种病原菌包围之中，时刻受到感染的威胁，因此必须加强护理人员的自我防护与感染管理。

1. *加强对护理人员的感染管理*　对护理人员感染的监测既是职业性健康服务和预防感染的重要环节，也是医院感染监控及管理系统中的重要组成部分。对护理人员应定期进行全面体格检查，建立健康状况档案，了解受感染的情况，以便采取针对性的预防措施。

在医院中许多科室和工作环节对职工具有较高的感染危险，尤其是护理人员在调入或调离某一部门时，都应进行健康检查，查明有无感染，感染的性质，是否取得免疫力等，并做好详细记录。在此基础上，进一步探讨这个部门的感染管理工作，明确改进目标，制订相应的预防感染措施。对新来人员进行岗前培训应成为制度。

2. 提高护理人员自我防护意识　护理人员在进行手术、注射、针刺、清洗器械等操作时，极易被锐利的器械刺伤。人体的皮肤黏膜稍有破损，在接触带病毒的血液、体液中就有被感染的危险性。因此，处置血液和血液污染的器械时，应戴手套或采用不直接接触的操作技术，谨慎地处理利器，严防利器刺伤，一旦被利器刺伤必须立即处理，挤血并冲洗伤口、清创、消毒、包扎、报告和记录、跟踪监测，尽量找到可能感染的病原种类证据，以便根据病原学的特点阻断感染。护理人员手上一旦出现伤口就不要再接触病人血液和体液。对于从事有可能被病人体液或血液溅入眼部及口腔黏膜内的操作者，应强调戴口罩及佩戴护目镜，在供应室的污染区还应佩戴耳塞，穿防护衣、防护鞋等。在进行化学消毒时，应注意通风及戴手套，消毒器必须加盖，防止环境污染带来的危害。

3. 做好预防感染的宣传教育　护理人员在工作中双手极易被病原菌污染。有些护士往往只注意操作后洗手，而忽视了操作前同样需要洗手；有的护理人员本身就是病原携带者，或由于长期接触大量抗菌药物已经改变了鼻咽部的正常菌群，成为耐药细菌的储菌源。这些病原体可通过手或先污染环境和物品，继而导致病人感染。例如，曾提及的新生儿室发生的金黄色葡萄球菌感染流行，即可由于护理人员皮肤病灶化脓或鼻咽部带菌所致。因此，护理人员必须养成良好的卫生习惯，尤其要强化洗手意识，对一切未经训练的新工作人员，应给予预防感染的基本操作技术培训，并结合各种形式（如板报、壁画、警示等）的宣传教育。

4. 强化预防感染的具体措施　患有传染性疾病的护理人员，为防止感染扩散，应在一定时期内调离直接治疗或护理病人的岗位，并在工作中做好避免交叉感染的各项措施。对从事高危操作的工作人员，如外科医师、监护病房护士及血液透析工作人员等均应进行抗乙型肝炎的免疫接种。被抗原阳性血液污染的针头等锐利器械刺破皮肤或溅污眼部、口腔黏膜者，应立即注射高效免疫球蛋白，以防感染发生。同时，还应加强对结核病的防治，以及在传染病流行期或遭受某种传染物质污染后，及时为护理人员进行各种相应的免疫接种，如乙肝疫苗、流感疫苗等。

（陈　东　高凤莉）

第6章

护理研究

第一节　基本概念

一、科学和研究

科学(science)是由拉丁文 scientia 而来，意指"探讨自然现象和其间关系的知识体系"，是反映现实世界，如自然、社会、思维等客观规律的本质和规律的知识体系。研究(research)是通过系统地、有控制地收集资料、反复地探索未知、客观地认识各种自然现象和社会现象的活动，是一种有系统地探索和解决问题的活动，并能从中获得客观规律和产生新知识，进而阐明实践与理论间的关系。

科学精神最根本的一条就是实事求是。科学应合乎逻辑、可验证、可被重复、着重一般共性问题，探讨事物因果关系。研究工作具有探索性、创造性和连续性，研究以系统的科学方法来探索和了解事物的现象为目的，其结果可表现为描述事物的现状，发现事物的内在联系和本质规律，引出定律或产生理论 3 个方面的内容。

开展研究就是从工作实践中发现需要解决的问题，通过系统的方法研究和问题评价，得出结果，用以指导实践的过程。根据研究工作的目的、任务和方法不同，研究通常划分为基础研究、应用研究和开发研究几种类型。基础研究是以研究自然现象、探索自然规律为目的，旨在增加新知识、发现新的探索领域，为新的技术发明和创造提供理论前提。应用研究是把基础研究发现的新理论应用于特定目标的研究，它是基础研究的继续，目的在于为基础研究的成果开辟具体的应用途径，使之转化为实用技术。开发研究又称发展研究，是把基础研究、应用研究的成果发展为新材料、新产品、新设计、新方法，或者对现有的材料、设备、方法进行本质上的、原理上的改善而进行的系统创造性活动。开发研究是把研究成果转向生产的桥梁，是科学转化为生产力的中心环节。基础研究、应用研究、开发研究是整个研究系统 3 个互相联系的环节，它们在一个国家、一个专业领域的研究体系中协调一致地发展。研究应具备一定的条件，如：需有一支合格的科技队伍，必要的科研经费，完善的科研技术装备及科技试验场所等。

二、护理学和护理研究

美国护士协会(ANA)曾对护理定义为：护理是诊断和治疗人类对存在的或潜在的健康问题的反应。日本护理协会对护理的定义是：以健康为准则，给予人们援助，使之能维持正常的生活。概括地说，护理的含义就是通过护理工作使患者处于最佳状态，为患者恢复健康提供理想的环境和支持，使患者尽可能地减少痛苦、感到舒适。护理学是医学领域中一门独立的学科。护理学应有其明确的研究目标和领域，在卫生保健事业中与医疗有着同等重要的地位，护士与医生是在共同担负着维持生命、减轻患者痛苦和促进健康的任务。护理学是具有很强科学性的专业，需要在充分的理论和知识的指导下进行工作。护理学在整个生命科学中占有重要的地位，也是医学科学的重要组成部分。护理学需要通过大量的研究工作来促进自身的发展，完善自我系统的理论体系，形成严密逻辑结构的独立学说和理论。

护理研究是用科学的方法反复探索护理领域的问题，并用以直接或间接地指导护理实践的过程；是指通过科学的方法有系统地探究现存的知识，或产生新的知识，从而直接或间接地指导护理实践的活动过程。国际护士会(ICN)将护理研究定义为以形成和完善具有精确方法的新知识为目的的一种系统的探讨。美国护士会(ANA)对护理研究的定义是验证和改进现有知识，产生新知识，直接或间接影响护理实践的科学过程。护理研究的目的是验证护理理论、发现新的知识、解决工作中的问题、评价护理措施，并通过研究改进护理工作和提高护理工作质量，使患者得到更安全有效的护理。

第二节 护理研究趋势和最新进展

第一位从事护理学研究的学者是现代护理学的创始人南丁格尔女士(1820－1910)，通过观察和记录所看到的现象，写出了控制医院内感染的第1篇研究报告，成为护理学研究的开始。

目前我国护理研究内容比较广泛，涉及护理教育、护理管理、护理实践等多方面，包括基础护理、临床各专科护理、心理护理、社区护理、课程设置改革、护理质量管理、护理人力配置、护理分级等。发展科学知识，使护士能够开展以循证为基础的护理实践。美国国家护理研究所公布的护理研究的重点(NINR，2006－2010)是促进健康和预防疾病，改善生活质量，减少健康状况差异，建立临终研究的方向。目前护理研究更强调循证护理，多学科合作，成本效益，质性研究增加，护理研究不断深入。

随着医学科学技术的发展，护理研究范围逐渐扩大，护理研究范畴应向多元化发展，凡与护理工作有关的问题都应属于护理研究的范畴。不但研究护理专业技术知识、护理教育或管理等问题，还要向跨地区、跨部门、跨专科的综合领域发展，使研究结果更深入，更有推广意义。在护理科学研究规模和方法上不断改进。目前护理研究已从自选的、分散的小型研究趋向于整体性和综合性研究，加强多学科、多专业的合作，不仅把其他学科的理论和方法运用到护理学中来，还与其他专业人员共同组成研究团队，研究与健康相关的课题。在研究设计上目前仍多选用量性研究方法，并以调查法收集资料为多见，而质性研究方法则采用较少。今后也要注意质性和量性的综合研究，应多采用全面的、多角度的研究方法。

护理论文写作方面，目前多采用叙述和分析资料的方法。大部分研究样本的选择也多在自己服务的医院或病房内采集，这对研究结果的推广与使用有很大的局限性。要注意避免用单一方法收集资料，收集资料方法应多元化。研究计划要多偏重方向性和综合性内容，一个课题的研究时程也要长些，使研究结果能达到一定水平和深度，能够深入说明和解决1～2个护理问题。

第三节 护理研究的主要方法

一、实验性研究

实验性研究(experiment study)又称流行病学实验或干预性研究，是研究者采用随机分组、设立对照及控制或干预某些因素的研究方法。

1. 实验性研究的特点

(1)干预：亦称操纵(manipulation)，即研究者对研究对象人为施加的干预措施(也称处理因素)。有无干预是实验性研究和非实验性研究的根本区别。

(2)设立对照：设对照组的目的就是为了排除与研究无关的干扰因素(外变量)的影响，突出试验中干预措施的效应。对照组要设立多少组，应依照研究目的和干扰因素的多少而定。任何一个实验性研究都至少应设立一个对照组。常用的设立对照的方法有自身对照、组间对照、配对对照等。选择对照组时应该使对照组和试验组的基本条件一致或均衡，以降低干扰因素对研究结果的影响。

①自身对照：指对照组和试验组的数据均来自于同一组样本，即将研究对象自身在干预前后的情况进行比较。自身对照的优点是消除了研究对象自身各种干扰因素的影响，而且节省样本量，因此在护理研究中较常采用。

②组间对照：是指相比较的两组数据来自两组不同的受试者。

③配对对照：将研究对象按某些特征或条件配成对子，这样每遇到一对就分别给予不同处理。配对设计能减少每一对研究对象内部的实验误差，故

较组间对照设计的效果更好。

(3)随机化：是指随机抽样和随机分组，即从目标人群中随机地选择样本，并且将这些被选到的研究对象随机地分到实验组和对照组中。目的是使实验组和对照组能在均衡条件下进行比较，使样本更具有代表性。在进行随机化时，可以使用随机数字表，或者较为简便的投掷硬币、抽签等方法进行。

2. 实验性研究中常用的研究设计类型

(1)实验前后对照设计(before-after experimental design)：将研究对象随机分为实验组和对照组，实验组采用新的干预措施或在常规基础上加新方法，而对照组只采用常规方法，两组同时在实验前和实验后测量某些指标。研究者通过比较两组在实验前的数值来评价两组的可比性，比较两组实验后的数值来评价干预的有效性。

在常用的研究方法中，实验前后对照设计是目前公认的标准研究方法，实验前后对照设计是最为常用的一种。其论证强度大，偏倚少，容易获得正确的结论。但作为对照组不要触犯研究中的伦理原则。

(2)单纯实验后对照设计(after only experimental design)：是将研究对象随机分组，对实验组施加干预措施，对照组则不施加干预措施，然后观察比较干预后两组在因变量上的差异。单纯实验后对照设计，减少了因干预前测量所导致的结果偏倚，同时也适用于一些无法进行前后比较的护理研究。

(3)随机临床实验研究设计(randomized clinical trials design)：将研究对象随机分为实验组和对照组，观察或测量所研究的应变量，向各组施加不同的干预和处理因素，再次观察或测量所研究的应变量，比较两组结果的变化。该设计适用于临床护理或预防性研究，探讨和比较某一新的护理措施对疾病的康复和预防的结果。

(4)索罗门四组设计(Solomon four-group design)：索罗门四组设计实际上是为避免研究对象敏感及其他干扰因素的影响，将实验前后对照设计和单纯实验后对照设计组合起来的一种研究方法。它是一种经常应用的高效的研究设计。研究对象被随机地分为4组，两组实验组和两组对照组，对其中的一个实验组和一个对照组进行实验前测量，而另外一个实验组和一个对照组则不进行实验前测量。然后对两个实验组实施同样的干预措施，干预结束后同时进行四组的某些指标的测量并比较。

该设计适用于实验前进行的测量本身可能会对实验结果有影响的情况下，特别是某些涉及情感、态度等方面的研究。

二、类实验性研究

类实验性研究(quasi-experimental study)，亦称半实验性研究，与实验性研究方法基本相似，有对研究对象的护理干预内容，但缺少按随机原则分组，或没有设对照组，或两个条件都不具备。在实际对人的研究中，很难进行完全的实验性研究，特别要达到随机分组比较困难，因此类实验性研究在护理研究中较为实用。类实验性研究中常用的科研设计类型如下。

1. 无对等对照组设计(non-equivalent control group design)　该设计包括干预措施和两组或两组以上的研究对象，这两组或者两组以上的研究对象是非随机分组的，进行实验前和实验后测量或只进行实验后测量。

2. 自身实验前后对照设计(one group pretest-posttest design)　该设计是类实验性研究中最简单的一种设计方法。同一研究对象接受前后两个阶段、两种不同处理措施，然后对其效果进行比较。这种设计方法既没有对照组，也没有随机分组，即只有实验组一组。

3. 时间连续性设计(time series design)　是自身实验前后对照设计的一种改进。当自身变量的稳定性无法确定时，可以应用时间连续性设计，在干预前后进行多次的观察与测量。

三、非实验性研究

非实验性研究(non-experimental study)是指研究过程中对研究对象不施加任何护理干预和处理的研究方法。这类研究常在研究对象处于完全自然状态下进行，其研究结果可用来描述和比较各变量的状况。非实验性研究中常用的科研设计类型如下。

1. 描述性研究　描述性研究(descriptive study)是目前护理领域应用最多的一种研究方法。是在一个特定的领域获得研究对象的有关特征的研究。目的是通过观察、记录和描述，以了解研究对象在自然状态下的特征。通过描述性研究，可以了解疾病、健康或事件的基本分布特征，为进行相关性研究和实验性研究提供基础。描述性研究设计中常见的有现况调查和纵向研究等方法。

现况调查(cross-sectional study):也可称为横断面调查,是在某一特定人群中,用普查或抽样调查的方法,在特定时间内收集与健康或疾病有关的特征。现况调查包括普查和抽样调查两种常见类型。普查是根据研究目的在特定时间内对特定范围内的所有对象进行调查或检查。目的是对总体一般状况做出全面、精确的描述,把握总体的全貌,得出具有普遍意义的结论。抽样调查是从研究人群的全体对象中抽取一部分进行调查,根据调查结果估计出该人群的患病率或某种特征的情况,是一种以局部估计总体的调查方法。

纵向研究(longitudinal study):是对一特定人群进行定期随访,观察疾病或某种特征在该人群及个体中的动态变化,即在不同时间对这一人群进行多次现况调查的综合研究。

2. 相关性研究　相关性研究(correlational study)是探索变量之间关系的研究。它与描述性研究相一致的是在研究中没有任何人为的施加因素,不同点是相关性研究要有比较明确的几个观察变量,以便检测所观察的变量间是否有关系。相关性研究比描述性研究有更多的"探索"原因的作用,可为进一步的类实验性研究或实验性研究提供基础。

3. 比较性研究　比较性研究(comparative study):是在自然状态下,对两种或两种以上不同的事物、现象、行为或人群的异同进行比较的研究方法。比较性研究同描述性研究的区别在于,描述性研究是对一种现象的描述,而比较性研究是针对已经存在差异的至少两种不同的事、人或现象进行分析比较的研究。根据其研究目的,可以将比较性研究分为病例对照研究和队列研究两种。

病例对照研究(case-control study):是回顾性研究,是将现已确诊患有某疾病的一组病人作为病例组,不患有该病但具有可比性的另一组个体作为对照组。通过调查回顾两组过去的各种可能存在的危险因素,测量并比较病例组与对照组间各因素存在的差异。

队列研究(cohort study):属于前瞻性研究,是观察目前存在差异的两组或两组以上的研究对象,在自然状态下持续若干时间后再比较两组的情况。研究方法是从一个人群样本中选择和确定两个群组,两个群组暴露因素不同,追踪一个时期,观察并记录这段时间内所欲研究的疾病或某研究特征的发生情况,并进行比较。如果两组比较的结果证明,两组患者在某研究疾病的发病率或死亡率或者某特征出现的概率上确有差别,则可以认为该因素(或特征)与所研究的疾病或某特征间存在着联系。

四、质性研究设计

质性研究是定性研究,是对某种形象在特定情形下的特征、方式、含义进行观察、积累、分析、解释的过程。质性研究是从实际观察的资料中发现共性问题的过程,属于探索性和叙述性研究。质性研究属于非干预性研究,主要包括现象学研究法、根基理论研究法、人种学研究法等类别。质性研究的资料收集一般是研究人员深入研究现场,采用半结构或非结构式观察、访谈、录音、录像、记录等方法。当研究者在对第某个访谈对象进行访谈时,所提供的信息与前面研究对象提供的信息是重复的,从访谈内容中没有发现新的资料,此时达到了数据饱和状态,研究者即停止资料收集工作。资料分析以语言文字而非数字为基础,是进行分析、推理和解释的过程。

1. 现象学研究(phenomenology)　现象学研究法是一种观察特定现象,分析该现象中的内在成分和外在成分,把其中的重要要素提炼出来,并探讨各要素之间及各要素与周围情景之间关系的一种质性研究方法。现象学研究法最初由 Husserl 和 Heidegger 发展而来,目的在于描述人们亲身的经历,用归纳、描述的方法来捕捉研究对象的某种"真实的体验"。

研究者使用开放式问题,采用个人深入访谈法收集资料,同时配以实地观察,以求对研究对象所描述的体验有深刻理解。每个研究对象均接受同等次数访谈,在访谈过程中同时观察记录。每次30～60min。资料整理与分析和资料收集过程同步进行。每次访谈结束后,将录音及观察资料整理成誊本。资料分析由一个资料分析小组的成员们共同完成,以保证资料分析与解释的准确性,避免个人偏倚。小组成员仔细阅读访谈记录,小组会议上进行深入讨论,确定有意义的内容,并进行编码、分类。根据编码和分类,提炼主题,找出反映主题的相关文字与描述。研究的最终结果是由小组成员多次讨论、分析,最后达成共识而得到的。

2. 根基理论研究法(grounded theory)　此研究方法是在20世纪60年代由社会学家 Glaser 和 Strauss 提出的,强调通过系统地收集资料,同时分析资料,进而产生理论的过程。其主要目的是对现实中的现象进行深入解释，产生理论。根基理论研究法是一种由具体到抽象的建立理论的方法，而收集的资料则是理论的根基。根基理论认为，只有从资料中产生的理论才具有生命力，如果理论与资料相吻合，理论便具有了实际的用途，可以被用来指导人们具体的生活实践。因此，根基理论的概念框架来自于资料而不是先前的研究。研究者在资料收集和分析的过程中采用不断比较的方法，去发现不同的研究对象所提供的资料之间的相同点和不同点，将片断资料组合成有功能的整体框架，进而形成理论。

典型的使用根基理论研究法进行研究的案例是由美国的 Kubler-Ross 博士对数百名临终病人进行的有关临终患者心理特点的研究。研究者通过深入观察、访谈等方法，获得大量临终患者心理变化的第一手原始资料。通过对这些资料的归纳、分析，他总结出临终病人心理活动的基本变化规律，将患绝症的患者从获知病情到临终时的心理反应过程分为否认期、愤怒期、商讨期、抑郁期和接受期 5 个阶段。这一研究结果有利于临床医护工作者更好地了解临终患者的心理特征和变化规律，并能很好地理解和及时观察患者在每个时期行为态度上的细微变化，以便适时为临终患者提供恰当的心理支持。

3. 人种学研究法(ethnography)　人种学研究法起源于人类学研究，目的是通过对某种文化或文化亚群的深入研究，以理解他们的语言、价值观念、行为特征和习俗等。人种学研究法通过实际参与人们自然情形下的生活、深入观察、深度会谈、档案或文史资料查寻，探讨一定时间内人们的生活方式或体验。在健康保健领域，人种学研究法最适合于探讨不同文化环境中人们的健康信念、健康行为、照顾方式等。

五、资料收集的方法

1. 问卷调查法　问卷调查法(questionnaire)是指研究者通过书面形式直接从研究对象处获取研究资料的方法。研究者将所希望获取的资料以书面形式写出，分发给研究对象，通过言语和文字向研究对象收集资料。问卷法是调查研究中最多选用的方法，常用的问卷有公认的量表或研究者自行设计的问卷两种类型。

(1)量表(scale)：是由一组封闭式问题组成的、以评分方式衡量人们态度和行为的收集资料的工具，在问卷调查法中广泛应用。大多数量表都用于心理社会变量的测量，但也可测量一些生理指标，如恶心、疼痛、功能状态等。

(2)问卷：是调查的一种工具，通过受访者回答问题而不是观察行为反应得到研究资料，用问卷收集资料可以应用于各种领域的问题。一般可根据研究目的进行文献查询，寻找是否有合适的现存问卷，如果有合适的现存问卷则可直接应用。但在大多数情况下要根据研究目的，对现存问卷做一定的修改等。如果没有合适的现存问卷，则需编制新的问卷。问卷编制时应事先考虑以下几个问题：指导语、问题的类型、问卷的内容、问卷的用词、问卷答案的设计、问题的排列方式等。一般用于成人的问卷，完成时间不应超过 30min；针对儿童的问卷，完成时间不应超过 15min。自行设计的问卷在完成后应通过大样本测试，进行分析和信度、效度的测量，一般每个项目需 10 名样本进行测试，以形成该问卷的常模。运用现存问卷时，应首先对问卷进行评估，若有较大的修改或问卷为翻译版，修订版在正式应用之前应做预试验，以 10～20 名样本为宜，进一步检验问卷中可能存在的内容、文字、排版等问题，做出必要修改后，方可应用于正式调查中。

(3)国外量表的翻译和应用：国外量表首先要翻译成中文。最好选择两个或多个有经验的翻译者，彼此独立地将外国语言的量表翻译成汉语，准确表达原量表。对翻译出来的版本进行讨论，形成一个大家达成共识的中文版本的量表，然后请对原量表不知情的一位或多位翻译者将翻译成中文的量表再翻译回去，进行回译(back-translation)。请双语专家对原量表与回译后的"原量表"进行细致的比较、分析，找出从表面上看不同的部分，对其中文版本中的对应内容进行相应的修改，直到两个量表在内容、语义、格式和应用上相一致。此时应请有关专家对修改后的中文版量表的表面效度进行评判。最后进行检测，应寻找一定数量的双语样本(既懂中文又懂原语言的样本)进行两量表之间的等同性检验。让这些研究样本对两种语言版本的量表进行作答，然后比较原量表和中文版量表所得总分之间的相关性以及各项目得分的相关性。相关程度越高，表示两个版本量表的等同性越好。但有时在研究中获取双语样本的难度较大，也可选取一定数量的只懂中文的研究样本进行预期试验，以检测量表的内部一致性。

(4)问卷调查法收集资料的形式

邮寄问卷：研究者通过邮寄的方式将调查问卷发放给研究对象，研究对象填写好问卷后，再邮寄给研究者。一般邮寄问卷应包括三部分内容：问卷首页，问卷正文，写明回寄地址并贴足邮票的信封。在调查问卷首页，注明研究目的和意义，表述邀请研究对象参加的意向和谢意，以及维护研究对象的知情同意权和隐私权等。随着网络的发展和普及，通过互联网发放调查问卷也较为常见。

现场发放、收回问卷：研究者将研究对象组织起来，向研究对象说明研究目的和填写问卷的要求，由研究对象自行填写问卷。填写好的问卷当场收回。研究者应注意事先的组织准备工作以及临场的协调，如充分考虑场地的大小、是否便于研究对象填写，以及如何保证资料的不公开性等。

通过电话访谈完成问卷调查：研究者按照问卷内容提问，对于封闭式问题要给出可选答案，研究对象回答问题，研究者进行填写。

2. *访谈法*(interview)　访谈法是指研究者通过与研究对象进行面对面的、有目的的会谈，直接从研究对象处获取资料的方法。访谈法是一种口头形式的自陈法，一般可收集到较深入的资料，它是护理研究中常用的一种收集资料的方法。

(1)结构式访谈：是研究者在与研究对象的访谈中，严格按事先准备好的书面程序进行访谈的方法。研究者在采用结构式访谈前，需详细列出访谈的程序和具体内容。在访谈中，研究者严格控制访谈的进展。结构式访谈通常适用于几种情况，如研究者已拥有大量系统性的相关文献；研究者对访谈内容之外的其他内容或资料不感兴趣；访谈需要在研究者严格控制下进行等。

(2)半结构式访谈：指研究者在与研究对象的访谈中，按事先准备的访谈大纲进行访谈的方法。在访谈中，研究者只是部分地控制访谈进展，鼓励研究对象就某一主题进行自由谈论。若研究对象的回答比较表浅，研究者可以引导研究对象深入地交谈下去。与结构式访谈相比，研究者通过半结构式访谈可能会获得更多的信息和资料，但由于研究者部分地控制访谈，可在一定程度上避免研究对象的谈论内容偏离访谈主题的现象。

(3)非结构式访谈：以开放式问题的形式询问一个或几个范围较广的主题，是一种自然的交谈的方法。一般不对场所进行挑选，而在与研究对象有关的自然场所进行。非结构式会谈法由于形式灵活自由，因而具备较强的优势，特别对未知的新领域的探索性研究尤为适合，研究者通过非结构式访谈可能获得的信息很多。但是该方法耗时长，而且由于研究者在这样一个自然交谈中很难控制访谈的进展，因此非结构式访谈要求研究人员具备较强的会谈技巧和分析解释结果的能力。非结构式访谈需要研究对象积极参与交谈，有较为丰富的交谈内容，能够清楚地表达自己的观点和感受。

3. *观察法*(observation)　观察法是研究者通过对事物或现象仔细观看和认真考查，以获得第一手资料的方法。可观察的现象包括：个人特征和情形、活动形态、语言性沟通行为、非语言性沟通行为、护理技术熟练程度、环境特征等。观察法适合于不容易测量的情形。

(1)按观察情形分类

自然观察法(natural observation)：是在日常工作或生活情形中对调查对象的行为的观察。研究者需要观察研究对象在自然状态下的行为，这些行为可能缺乏较强的目的性和集中性，需要研究者具有较强的洞察力，才能获得有效的研究资料。

标准情形观察法(standard observation)：是在特殊的实验环境下，观察调查对象对特定刺激的反应。标准情形中的观察是预先精心设计的，按一定程序进行，每一个观察对象都接受同样刺激。观察到的结果具有较高的可比性，但可观察到的行为与自然观察相比较为有限。

(2)按观察结构分类

结构式观察法：结构式观察法有已设计好的、正式的记录格式，以规定研究者要观察的现象和特征以及进行记录的方式。在结构式观察法中，研究者事先确定观察样本和观察项目，设计记录观察结果的表格，并对资料进行准确的分类、记录和编码。

非结构式观察法：研究者的观察在自然情形下进行，并且不对研究情形施加任何干预，以观察和记录人们的行为和经历的自然发生、发展过程。质性研究的资料收集常采用非结构式观察法。非结构式观察记录的方法通常为现场笔记(field note)或日记的方式，将情景过程记录下来，或通过事后会议记录有关资料，同时进行相应的整理和分析。

(3)观察者与被观察者的关系

局外观察者(complete observer)：观察者经正式介绍后进入观察领域，但不参与被观察者的活动。观察者可隔着单面透视玻璃、用录像等方法进行观察，可使被观察者行为自然，但应事先告知对方观察的目的,以尊重其隐私权。

参与性观察者(observer-as-participant):观察者作为参与者进入观察领域,但其活动以观察为主,参与为辅。但如果被观察者知道自己在被观察而可能刻意改变自身行为,会影响结果的真实性。只有延长观察时间,建立自然的互动关系,才可获得真实自然的资料。

观察性参与者(participant-as-observer):观察者作为参与者进入观察领域,其活动以参与为主,观察为辅。观察者参与活动,使观察时尽量维持自然情景,被观察着表现出真实的状况。

完全参与者(complete participant):观察者完全以参与者的身份进入观察领域,观察者本身就是观察群体中的一员,所以可以获得一些局外人所不能获得的资料,但也会因此忽视某些现象或因为习以为常而不以为然,同时也可能因身处其境不能客观地分析现象。

4. 测量法　测量法是一种常用的资料收集的方法,是研究者借助特别的仪器设备和技术测量出准确的数据作为研究资料的方法。在护理领域最常用的是生物医学测量法。

(1)机体指标的测量(Vivo measurement):通过体检生理指标的测量直接从生物体测得结果,例如:脉搏、血压的测量,心电图的测量,指尖血氧饱和度测定等。

(2)实验指标的测量(Vitro measurement):不是从生物体体内直接测量结果,而是抽取标本后通过进行实验室检验测得结果,包括化学测量法,微生物测量法,组织细胞学测量法。例如:血气分析指标的测定,细菌菌落计数、生物活检进行病理检查等,一般需通过专门的检验技术人员完成。

5. 档案记录收集法　档案记录收集法是通过查阅有关记录和档案而获得研究资料的一种方法。资料可来源于医院、学校、行政管理部门等机构的有关记录和档案资料。常见的类型有疾病报告;医疗、护理服务工作记录;健康检查资料;专题疾病的调查等。档案资料的收集者都必须遵守职业道德,尊重、保护当事人的隐私权。

六、抽样方法

1. 总体与样本　总体就是根据研究目的而确定的同质研究对象的全体。当研究有明确具体的研究指标时,总体是指性质相同的、符合研究要求的所有观察单位的该项变量值的全体。当研究没有明确具体的研究指标时,其研究总体就只能是性质相同的、符合研究要求的所有观察单位了。样本就是从总体中随机抽取的部分观察单位,是实际测量值的集合。

2. 抽样　抽样(sampling)是从总体中抽取一定数量的观察单位组成样本,然后用样本信息推断总体特征。抽样的目的是用样本信息推断总体特征,抽样原则是保证样本的来源可靠,并对总体具有代表性,即严格遵循研究对象的纳入标准和排除标准。

选取有代表性的样本,遵循随机化原则,并保证足够的样本量。样本量太少,所得的指标不够稳定,结果不具有代表性;样本量过大时,又会增加实际工作的困难,造成不必要的人力、物力、财力的浪费,同时也会引入过多的干扰因素。有关计数资料和等级资料的非实验性研究,所需的样本量较计量资料要多,需要 50～100 例,而有关计量资料的研究在误差控制较好的情况下可以为 30～40 例即可;确定正常值范围的研究项目至少需要 100 人以上;在相关性研究中,每个变量至少需要 20～30 例;在探讨多个自变量与一个因变量间的关系的研究中,每个变量则至少需要 10 例样本。

在质性研究中,样本量的大小是由研究目的、研究对象的特点,以及具体的抽样方法所决定的。在收集资料和分析资料的反复、同时的进行过程中,研究者会发现即使再增加样本量,也没有新的信息或者内容呈现出来,此时就称为数据饱和状态,可以结束资料的收集。国外质性研究者认为,人种学研究所需要的样本量较大,常为 25～50 人;现象学研究则需要的样本量较少,10 人或更少些;根基理论研究所需的样本量则介于两者之间,需要 20～30 人。

3. 概率抽样(probability sampling)　概率抽样是用随机的方法抽取样本,使总体中每一个研究个体都有相同的概率被抽中。最为常用的概率抽样方法有单纯随机抽样、分层抽样、整群抽样和系统抽样。

(1)单纯随机抽样(simple random sampling):原则是使每个抽样个体被选入样本的机会完全相等。常用的方法有抽签法、查随机数字表法等。具体的操作方法是:先将总体的全部研究个体统一编号,再用抽签法或随机数字表法,随机抽取部分个体组成样本,直至达到预定的样本含量为止。单纯随机抽样的优点是简便易行,适用于总体含量不大，且研究对象间变异不甚显著的情况。

(2)系统抽样(systematic sampling)：又称等距抽样或机械抽样，即先将调查总体的全部观察单位按某一特征顺序统一编号，再规定抽样间隔 H，通常 H 为总体例数 N 与样本例数 n 之比(即 $H=N/n$)。然后用随机方法确定一个小于 H 的数字 k(k＜H)，编号为 k 者为第一个抽取对象，以后每隔 H 个单位抽取一个观察单位，所抽取的个体组成样本，直至选够规定的样本数。需要注意的是，抽样的起点必须是通过随机确定的，这样系统抽样才是一种随机抽样的方法。系统抽样是单纯随机抽样的简单变化，同样适用于总体含量不大，且内部差异小的调查对象。

(3)分层抽样(stratified sampling)：又称分类抽样，是先按对观察指标影响较大的某种特征，将总体分成若干差别较大的层，然后从每一层中随机抽取一定数量的观察单位，合起来组成样本。抽样时样本中每一层的个体数量，要根据它们在总体中所占的比例确定。这种抽样方法更适合于总体含量大、构成复杂且内部差异明显的调查。

(4)整群抽样(cluster sampling)：是先把个体聚集成群，然后随机抽取其中的几个群，被抽到的群中所有个体组成样本。整群抽样的优点是易于组织实施，容易控制调查质量，省时、省力、省钱。且当群间差异越小，抽取的群数越多时，样本的代表性就越好。

四种抽样方法按抽样误差由小至大排列为：分层抽样＜系统抽样＜单纯随机抽样＜整群抽样。在实际调查研究中，具体选用哪种抽样方法，要根据观察单位在调查总体中的分布特征而定。

4. 非概率抽样　非概率抽样(nonprobability sampling)是指抽样时没有采取随机抽样的方法，不是总体中的每一个研究个体都有机会被选择进入样本。非概率抽样主要有四种方法：方便抽样、定额抽样、目的抽样和滚雪球抽样。

(1)方便抽样(convenience sampling, accidental sampling)：也称便利抽样或偶遇抽样，即从总体中选择最容易找到的人或物作为研究对象。方便抽样的优点是方便、易行，节省时间和费用。局限性是抽到的样本代表性差，抽样误差较大，但有时由于各种条件的限制，在研究中只能采用这种方法，在分析结果时，应特别慎重地对待和处理各种研究数据。

(2)定额抽样(quota sampling)：又称配额抽样，是指先将总体按某种或某些特征分成不同的类别，然后依照每一类中个体数占总体的比例来抽取相应数目的个体构成样本的方法。定额抽样是在方便抽样的基础上增加了分层配额的抽样策略，注重样本与总体在结构比例上的一致性。

(3)目的抽样(purposive sampling)：是指研究者根据自己的专业知识和经验，以及对调查总体的了解，有意识地选择某些研究对象。这些研究对象对所要研究的问题非常了解，或者在研究对象中非常典型。在质性研究中常常被用来作为抽取样本的方法。其缺点是没有客观的指标来判断所抽得的样本是否真正具有代表性。

(4)滚雪球抽样(snowball sampling)：也称为网络抽样(network sampling)，当研究者对总体人群的确切范围所知较少而又想了解他们的相关情况时，可以利用社会网络的优势和朋友间具有共性的特点来进行抽样。

(5)理论抽样(theoretical sampling)：是用于根基理论研究中的独特的抽样方法。它发生在资料收集和分析的连续过程中，是为了进一步形成和完善研究所发现的相应的理论内容及框架，而做出的下一步收集何种样本的决定。

七、研究工具性能的测定

1. 研究工具的信度　信度(reliability)是指使用某研究工具所获得结果的一致程度或准确程度。当使用同一研究工具重复测量某一研究对象时所得结果的一致程度越高，则该工具的信度就越高。同时，越能准确反映研究对象真实情况的工具，其信度也就越高。稳定性、内在一致性和等同性是信度的三个主要特征。信度的测量方法如下。

(1)重测信度(test-retest reliability)：常用来表示研究工具的稳定性的大小，即指用同一工具两次或多次测定同一研究对象，所得结果的一致程度。一致程度越高，相关系数越趋近于1，则说明研究工具的稳定性越好，重测信度也就越高。

具体做法是使用研究工具对研究对象进行第一次测试，隔一段时间以后对同一研究对象，在测量环境一致的情况下再使用同一研究工具进行测量，然后计算两次测量结果的相关系数，这个系数反映了研究工具重测信度的高低。两次测量之间的间隔时间要足够长，使第一次的测量对第二次的测量结果不会产生影响，但是也不能太长以免客观情况发生改变。由于重测信度的计算需要间隔一段时间进行再次测量，因此当研究工具用于评估性质相对稳定的问题，如个性、价值观、自尊、生活质量、体重、生活习惯等变量时，可用重测信度来表示研究工具的信度。而诸如测量态度、行为、情感、知识等性质不稳定变量的工具，则不宜使用重测信度来反映其稳定性的高低。只有用来测量的变量较稳定时，才适合选用重测信度来表示研究工具的质量。

(2)折半信度、Cronbach α 系数与 KR-20 值：此 3 种方法均可用来反映研究工具的内在一致性这一特征。内在一致性(internal consistency)是指组成研究工具的各项目之间的同质性或内在相关性，内在相关性越大或同质性越好，说明组成研究工具的各项目都在一致地测量同一个问题或指标，也说明工具的内在一致性越好，信度越高。内在一致性的测量多用于某些问卷和量表的信度测试等。

2. 研究工具的效度　效度(validity)是指某一研究工具能真正反映它所期望研究的概念的程度。反映期望研究的概念的程度越高，效度越好。可以用表面效度、内容效度、结构效度、效标关联效度等来反映一个研究工具的效度。但是效度的好坏并不像信度那样易于用数值进行评价，一些测量效度的方法没有数字的依据。

(1)表面效度：表面效度(face validity)是由评估人根据自己对所要测量的概念的理解，尽其判断能力之所及，来断定工具是否适当。表面效度是一种停留在问卷表面的测定，它对研究工具的效度的评价是用“有或无”来反映的，而未体现效度在程度上的高低问题，一般不能作为工具质量的有力证据。但是它往往用于研究工具效度测定的开始阶段，为其他效度的测定提供基础资料。

(2)内容效度：内容效度(content validity)是根据理论基础及实践经验来对工具是否包括足够的项目且有恰当的内容分配比例所做出的判断。内容效度需建立在大量文献查阅、工作经验以及综合分析、判断的基础之上，多由有关专家委员会进行评议。专家人数最低不少于 3 人，最多不超过 10 人，5 人较为合适。专家的选择应与研究工具所涉及的领域相关。

(3)效标关联效度：效标关联效度(criterion-related validity)侧重反映的是研究工具与其他测量标准之间的相关关系，而未体现研究工具与其所测量概念的相符程度。相关系数越高，表示研究工具的效度越好。效标关联效度可分为同时效度(concurrent validity)和预测效度(predictive validity)两种。同时效度是指研究工具与现有标准之间的相关。预测效度是指测量工具作为未来情况预测指标的有效程度。两者主要区别是时间上的差异。

(4)结构效度：结构效度(construct validity)重点是了解工具的内在属性，而不是关心使用工具后所测得的结果。它主要回答“该工具到底在测量什么？”“使用该工具能否测量出想研究的抽象概念？”这类问题，结构效度反映的是工具与其所依据的理论或概念框架的相结合程度，概念越抽象就越难建立结构效度，同时也越不适宜使用效标关联效度进行评价。

第四节　护理研究的临床应用

一、临床护理研究伦理原则

1. 伦理原则　1978 年由美国生物医学和行为科学研究委员会制订并通过的贝尔蒙报告(Belmont Report)已成为很多专业遵循的伦理原则。在以人为研究对象的研究中要遵循有益的原则、尊重人的尊严的原则和公正的原则三项基本伦理原则。有益(beneficence)的原则即研究者有责任将研究对象的伤害减至最低，益处最大。研究对象有免于遭受伤害或不适的权利，不被剥削或利用的权利，研究对象所提供的资料不能被用于对研究对象不利的事情。尊重人的尊严(respect for human dignity)的原则即在研究中研究对象有自主决定的权利和充分认知的权利。公正(justice)的原则指研究对象有公平治疗的权利和隐私权。

2. 伦理准则　护理学研究中研究者除应遵守基本的伦理原则外，还应遵循以下伦理准则：①客观性，研究者在研究设计、搜集资料及整个研究过程中应保持客观性。②真实性，指研究者对研究方法和研究结果的真实性负责。③诚实性，指研究者应将研究工作中可能产生的不便、不适，完整地告之研究对象；同时也应将研究过程中可能遇到的困难、障碍，报告有关部门。④合作性，指研究者在研究过程中，应与研究对象、有关部门和工作人员保持良好的合作关系，维护研究对象的权益；提倡尊重、协商、并接受建设性意见，定期报告工作进度。⑤平等性，指研究者在工作中应以平等态度对待研究对象和有关工作人员，在论文发表和报告研究成果时，应对提供帮助者致谢。⑥效率性，指研究者在研究计划获得批准及获得经费支持后，应按计划进度开展工作，不可以因为私人因素造成工作延误。

3. *遵循伦理原则的基本方法* 首先要评估研究的益处与风险，根据性质和程度将风险分为五类。某些研究过程中并不直接接触研究对象，这类研究没有可预见的风险；某些研究会给研究对象造成暂时的不适，但随着研究的结束，这种不适就会消失；某些研究给研究对象带来较严重的暂时不适，可能会持续到研究结束以后；某些研究可能会给研究对象造成永久性的伤害；某些研究在研究开始前已能预测肯定会给研究对象造成永久性伤害。研究者在研究设计时，应努力通过改变研究目的和(或)干预方法，来最大限度地增大利益和降低风险。如果风险不能被消除或降低，研究者应能够解释其存在的合理性。

4. *知情同意* 知情同意(informed consent)，即研究对象有权利知道自己的健康情况和研究的相关情况，包括研究的目的、步骤、期限和可能产生的问题和不便，并可以对研究者或医护人员所采取的各种措施进行取舍。知情同意已经成为国际上生命法学和生命伦理学的核心问题之一，也是判断研究是否符合道德伦理的第一标准。知情同意书的基本内容应该包括研究介绍、风险描述、利益描述、保密描述、补偿描述、联系人说明、关于退出实验的说明等方面。如有特殊情况可代行知情同意权，正常的代行顺序应为配偶－子女－父母－兄弟姐妹－其他亲属－同事等。如本人不能行使知情同意权，又无人代行其知情同意权，可由国家法律授权的组织和医生代行，但要登记备案、公示待查。

5. *伦理审查委员会*(Institutional Review Board，IRB) 目前，世界各国都越来越重视对研究的伦理审查，我国的许多医院和研究所目前已开始建立有关研究伦理审查的监督机制，也逐渐设立伦理委员会，在还没有设置独立的伦理审查委员会的机构中通常由研究委员会代为审理。IRB 的职能包括对研究项目进行审查。审查的内容包括研究的科学性、研究的伦理原则。美国健康和人类服务部规定了三种程度的审查，即免除审查、加速审查和全面审查。可免除审查的研究包括那些对受试对象没有明显风险的研究。可加速审查的研究包括那些存在一定风险，但是风险程度较小的研究。需全面审查的研究包括那些风险远远大于最小风险的研究。

6. *保密程序* 研究对象的个人资料不应被滥用或使用不当。研究人员应为研究对象保密，不能向无关人员透露；为保护和尊重研究对象的隐私权，除非必要，一般只采用编号匿名的方式，不可以直接使用研究对象的真实姓名。在收集资料的过程中若需要使用录音机、摄像机或单面镜等，需事先征得同意。研究者需要调用病历或相关文件，也需要事先征得有关机构同意，不得擅自使用。研究结果发表时不可以影射研究对象的身份和影响研究对象的权益。

二、护理科研论文撰写

护理科研论文是指按照护理科研设计方案，有目的、有计划、有步骤地完成某项护理研究课题后获得第一手研究资料，并通过资料整理、分析后撰写的学术论文。护理科研论文是护理论文的重要类型之一。国际医学期刊编辑委员会根据实践和国际上沿用的惯例，在《生物医学期刊投稿统一要求》(Br Med J，1988，296(6619)：401-405)中，规定论文格式应由文题、作者署名、摘要、关键词、正文和参考文献等部分组成。论著的篇幅一般为3000～5000 字，平均 4000 字左右。其中，前言占 5%～8%，材料和方法、结果各占 25%～35%，讨论占 30%～50%。

1. *文题* 文题即文章的题目，是对论文主要内容和中心思想的高度概括，必须新颖、紧扣内容、简明、规范。文题应反映论文中最本质、最有价值、最新颖、最有特点的内容，要用具体、准确、规范的词语表达论文的特定内容，反映文章的性质，概括护理研究、探讨的深度和广度，既不可过大，也不可过小，更不可题不符文。文题中文字的数量一般以不超过 20 个汉字为宜，英文题目一般不超过 10 个英文实词，文题一般也不加标点符号。文章题目中所使用的医学名词必须选用当前医学和护理学公认的词汇，以利于国内外期刊的索引与检索。题目中的文字尽量不用简称和缩写，如需用时一定要用公认的简称和外文缩写。

2. *作者署名和单位* 作者署名应包括作者的姓名、工作单位、地址和邮政编码。必须遵守科学道德，实事求是。论文的第一作者应是研究工作的构思、设计、执行和论文的主要撰写者。作者署名的形式有集体署名和个人署名两种，如集体署名可以写某某协作组等。科研论文的作者署名要用真名而不用化名、笔名或假名，以示文责自负。目前各期刊在作者姓名及其工作单位和地址的书写方式上要求不尽相同，投稿时可根据杂志的具体投稿要求进行书写。

3. *摘要* 摘要是论文内容高度概括的简短陈述，摘要书写要求使用最扼要的文字，从目的、方法、结果、结论四个方面来概括叙述。摘要部分不列图或表，也没有引文，尽量不用缩略语，一般不分段落而是独立成章的，文字在200字左右为宜。

4. *关键词* 关键词是表达论文内容主题方面具有实在意义、起关键性作用的单词、词组或短语。一般一篇文章选3～5个关键词，并可附与中文相对应的英文关键词。关键词的选择可参考美国出版的《Index Medicus》中医学主题词表（Medical Subject Headings，MeSH）。另外，1984年中国医学科学院情报所翻译的《医学主题词注解字顺表》和中国科技情报所及国家图书馆（原北京图书馆）主编的《汉语主题词表》等也可作为参考。关键词要求使用原形词，不能用缩写词。

5. *正文* 论文的正文是文章的核心部分，包括前言（introduction）、材料与方法（materials and methods）、结果（results）和讨论（analysis and discussion）4部分。国内称之为四段式，国外简称为IMRAD。

（1）前言：前言亦称引言或导言，主要叙述本课题的研究背景和研究预期目的，国外护理研究论文前言部分还包括多篇文章内的重要名词和理论框架的介绍及文献回顾（文献查证）等内容。

（2）材料与方法：也可称为“对象与方法”或“资料与方法”，是获得研究结果和论点依据的重要步骤，也是判断论文科学性和先进性的主要依据。主要包括三方面的内容：①研究对象或材料：介绍研究对象或材料的入选条件或标准、排除标准、获取的来源、抽样方法和样本量等。②研究方法：主要介绍研究步骤、资料的收集方法、选用的研究工具（如问卷或量表的来源、主要内容、评分标准、信度和效度等）、用于评价的指标或评价标准；研究对象如有分组，要具体介绍其分组方法；研究中如有干预，应介绍干预措施、干预流程等。③资料整理与分析：主要介绍数据整理和分析时所采用的方法，如采用的统计软件和具体选用的统计分析方法。

（3）结果：结果是将收集到的原始资料和数据，经过核对、整理、归纳和必要的统计学处理后，用文字叙述或图表的形式，准确、客观、具体地报告出来。撰写结果时应注意按一定的逻辑顺序描述结果；当文字描述冗长时，可采用统计图或统计表来报告结果；文字叙述与图表不重复使用；注意结果的客观性和科学性。

（4）讨论：讨论部分是科研论文的精华和中心内容，是针对研究结果的各种现象、数据及资料进行阐释，结合相关理论和他人研究结果做出科学合理的分析和解释。撰写时要注意以结果为基础，抓住重点、层次分明地进行分析和展开讨论。可以与前人研究结果进行比较；要注意结合相关理论陈述论点；避免重复描述结果；论文最好不列结论一项，可结合在讨论分析中叙述。

6. *参考文献* 参考文献是撰写论文时引用的有关期刊、书籍等资料，参考文献的数量和质量也反映出作者对本课题的了解程度，在一定程度上反映出论文的水平和质量。参考文献一般5～10篇，最好以近来3～5年的最新文献为主，参考文献在正文引用文字最后的右上角标注。期刊文章作者不超过3人的全部写出作者名，超过的只写前3位，后加“等”字。参考文献的书写方式如下。

（1）期刊：序号 作者名．文章题目．杂志名称，年，卷（期）：起止页码，例如：

[1]张晓静，曹晶，甘泠.不同层次护生生产实习期间压力来源分析[J].解放军护理杂志，2008，25(6A)：32-33.

（2）书籍：序号 主编名.书名.版次.出版地：出版社，出版年.起止页码，例如：

[1]肖顺贞.护理学研究.3版．北京：人民军医出版社，2006：1-24

三、护理个案论文撰写

个案研究（case study）是针对个案护理（case nursing）的资料进行研究，了解资料的内涵，探讨未知领域或对新措施、新理论进行深入分析，写出论文的过程。个案研究属于质性研究的一种。个案研究可以对一个病例个体化护理的经验和问题进行研究，总结护士做过的工作和从中得出的经验或体验。同时也可以通过对个案护理中罕见事件的观察或对反常规事件的研究，重新认识原有的理论，并提出新的观点和见解。为揭示事物的内在规律和本质提供新的线索和参考依据。

个案研究论文的撰写格式主要按护理程序思路进行资料组织和论文写作。个案研究论文主要由文题、作者署名、摘要、关键词、正文和参考文献几部分内容组成。

1. *序言* 序言部分内容包括提出本文研究问

题的依据和写论文的目的，以及所选定个案的情况介绍。介绍个案的要点应与文章后面护理计划和措施所要解决的问题相呼应。

2. 对个案进行评估，提出研究问题　提出研究的护理问题，做出护理诊断，制订护理计划。针对确定的护理问题，提出具体护理目标，定出相应护理措施。

3. 护理效果　通过列表或文字叙述报告护理效果，叙述要真实，有依据和有比较。

4. 评价效果　对研究中护理计划的实施结果，需要结合相关护理理论进行评价，在护理计划和时间结果之间进行比较，通过病人健康情况的变化来判断效果，从中获得新知识和新观点，以指导临床实践。

5. 参考文献　个案研究论文的写作要求密切结合相关理论。回顾文献内容直接关系到个案研究论文的水平。

四、护理经验论文撰写

护理经验论文是护理人员将其对某一护理问题通过长期的护理实践积累而总结出来的护理经验和体会，为进一步深入地探讨某一方面的临床护理问题提供参考和线索。该类论文选题广泛，内容丰富。经验要具体、有的放矢、针对性强，既可写成功的经验，也可写失败的教训；把病例阐述和讨论糅合在一起，既可总结多年护理工作概况和护理教学实践的体会，也可总结某种疾病的护理方法或效果的具体经验体会。不受固定格式约束，篇幅可长可短，短的可就一个问题进行讨论，长的可将阐述的问题及经验分几个标题讨论，也可抓住一两个关键性问题作重点分析讨论。

护理经验论文主要包括：题目、作者和单位、摘要、关键词、正文和参考文献等部分。护理经验论文的正文部分又由前言、临床资料与方法、护理效果、讨论与分析等几部分组成。

1. 前言　要求同护理科研论文，但要简述出所采用的护理措施或方法对某种疾病护理的意义和目的，并说明具体的观察时间。

2. 临床资料与方法　重点介绍护理实践中的具体方法，包括临床资料，介绍观察对象的基本特征，包括年龄、性别、观察例数、病情介绍和诊断标准。其次着重介绍本次护理中所使用的各种护理方法和措施，如药物护理方法、心理护理方法、饮食护理方法、手术前后护理方法、仪器护理使用方法、健康教育护理措施、康复护理措施等。最后介绍护理效果判断的标准。

3. 结果/护理效果　叙述采取护理措施后的护理效果，并对观察患者采取护理措施前后的情况进行比较。

4. 讨论与分析　分析和解释产生护理效果的原因和作用机制，可与以往的护理方法或措施相比较，在分析的基础上得出一定的护理经验和结论。

五、护理综述论文撰写

护理综述论文是护理论文的一种特殊体裁，是对特定护理主题在特定时间和领域内的情报资料的综合叙述，是作者在阅读大量原始文献后，对文献中提出的或探讨的某些护理问题的进展情况，经过将各种资料归纳、总结、对比、分析和评价，加上自己的观点而写成的一种专题性的学术论文。根据综述内容及写作的目的，一般有以下几种分类方法。①按照时间划分：回顾性综述、现状性综述、前瞻性综述；②按作者是否参与意见划分：归纳性综述、评论性综述；③按内容划分：动态性综述、成就性综述、争鸣性综述。国内期刊要求文献多少不一，一般20～30篇，其中近3年发表过的文献应占到70%以上。

选题要从实际出发，在理论或实践上有一定的意义。一般综述论文选题来源是，从实际工作或科研工作中发现某方面问题需要归纳；某护理问题研究的发展需要综合评价；选择本学科的新理论、新技术或新动向的题目；与自己科研内容和方向有关的题目。

文献资料是撰写综述的基础，包括中文和外文文献资料。选择文献应先看近期的（近2～3年），后看远期的。所收集到的资料应重点放在新资料上，并注意资料的权威性。可适当引用一些不同观点的资料。

资料收集全后，在广泛阅读资料的基础上，特别是有权威性的文献应细读。应做好读书卡片或笔记，综述文章的完成是一种知识再创造的学术过程，是在作者掌握一定数量的文献资料后，先把文献归类，从中选出有理论和实践意义的资料作为参考，列出文献综述的书写提纲，然后根据此提纲进行写作，切忌将文献综述写成“剪贴”式的文章。

综述论文的文题、作者署名、摘要、关键词等部分的书写要求与科研论文相一致。正文写作格式如下。

1. 引言(前言)部分　主要说明综述的立题依据和综述目的,介绍有关概念或定义和讨论范围,并介绍综述的有关护理问题的现状、存在问题、争论的焦点和发展趋势等。

2. 中心部分　中心部分是综述论文的主体部分,也是综述全文的重点。这部分内容包括提出问题、分析问题和解决问题的过程,通过比较各专家学者的论据,结合作者自己的研究成果、经验和观点,从不同角度来阐述有关护理问题的历史背景、现状、争论焦点或存在问题、发展方向和解决办法等。内容要紧扣主题,要有根据。引文资料的选择要具有理论和实践意义,要有创新的内容,并且比较成熟可靠。引用他人资料要严肃,要尊重别人的工作。论述问题要明确,对不同观点一般将肯定的意见写在前面,否定的见解写在后面,作者还可结合自己的研究和工作经验发表观点。注意避免只片面描写符合自己观点的资料。在书写中心部分时,避免层次混乱、论据不充分、缺乏文献支持、文献量少或文献陈旧、间接引用、简单罗列文献。

3. 小结　小结部分要对文章的主要内容扼要地做出总结,应与前言部分相呼应。对有关论述的问题、存在的问题和今后研究方向,作者可提出自己的观点和见解。

4. 参考文献　参考文献是综述论文的重要组成部分。一般杂志要求综述文献列出10~20篇。引用文献的基本原则有:①必须是作者亲自阅读的较新、较有价值的参考文献;②尽量选用权威性期刊、知名学者发表的文献;③尽量引用一次性文献,不选用未公开发表的文献,避免引用或少引用教材或专科书的资料。

5. 开题报告的书写

(1)课题名称:开题报告的名称要做到准确、恰当、规范、简洁。

(2)研究背景与立题依据:从现实需要方面论述,指出现实中存在问题,本研究的实际作用、理论和学术价值。

(3)文献综述:通过文献综述,充分了解该领域的新进展和研究现状,分析课题的科学依据和创新性思维。

(4)研究目的与预期结果:研究中要达到的境地或想要得到的结果。

(5)研究内容与方法:包括对象、样本数、场所、观察项目、研究工具等。

(6)调查研究中的质量控制,以控制偏倚。

(7)调查中可能出现的问题及解决方法:对课题中可能出现的影响研究的因素加以预见,并针对可能的问题提出解决办法。

(8)可行性分析:对完成课题所涉及的人力、技术、设备、经费、时间等进行分析。

(9)研究进度安排:研究在时间和顺序上的安排。

(10)列出所涉及的参考文献。

(张晓静)

第7章

护理健康教育学

第一节 绪 论

一、健康教育的基本概念

1. 健康教育的定义 健康教育是通过信息传播和行为干预，帮助个人和群体掌握卫生保健知识、树立健康观念、自愿采取有利于健康的行为和生活方式的教育活动与过程。

2. 健康教育与卫生宣教的区别 健康教育不同于传统的“卫生宣教”，其主要区别如下。

(1)健康教育不是简单的、单一方向的信息传播，而是既有调查研究，又有计划、组织、评价的系统干预活动。

(2)健康教育的目的是改善对象的健康行为，从而防治疾病、增进健康，而不是作为一种辅助方法为卫生工作某一时间的中心任务服务。

(3)健康教育在融合医学科学、行为科学、传播学、管理科学等学科理论知识的基础上，已初步形成了自己的理论和方法体系。

二、健康促进的基本概念

1. 健康促进的定义 世界卫生组织(WHO)将健康促进定义为：“是促进人们维护和提高他们自身健康的过程，是协调人类和环境的战略，它规定个人与社会对健康各自所负的责任。”

2. 健康促进的基本策略 《渥太华宣言》明确了健康促进的3个基本策略，即倡导、赋权与协调。

(1)倡导：倡导政策支持、社会各界对健康措施的认同和卫生部门调整服务方向，激发社会的关注和群众的参与，从而创造有利健康的社会经济、文化与环境条件。

(2)赋权：使群众获得控制影响身心健康的决策和行为的能力，从而有助于保障人人享有卫生保健及资源的平等机会；使社区的集体行动能更大程度地影响、控制与社区健康和生活质量有关的因素。

(3)协调：协调个人、社区、卫生机构、社会经济部门、政府和非政府组织等在健康促进中的利益和行动，组成强大的联盟与社会支持体系，共同努力实现健康目标。

第二节 健康教育的相关理论

一、学习理论

1. 行为主义学习理论 行为主义学习理论是英国联想心理学派建立的一种理论体系，它主要是从刺激-反应上来探讨人的行为变化，主要代表人物有桑代克、华生、斯金纳等。国外学者把巴普洛夫的经典条件反射作为学习的基本形式之一，并把它列入联想主义的学习理论。

(1)行为主义学习理论的主要观点

①人的学习行为是在强烈的求知欲望或某种特定的动机驱使下形成的，是一种有条件的或被强化的行为。如一个初知自己患有糖尿病的患者，他最初的行为反应是通过询问医生或寻找学习材料来了解有关糖尿病的知识。无形中产生的学习行

为,将对病人日后的健康行为产生积极的影响。

②寻求行为改变的动机来自于个人环境中的刺激。患者学习的动机与他们所处的健康状况密切相关,当患者感到健康受到了威胁的刺激时,他们会积极获取相关资料,参与学习,并在此基础上确定自己行为的方向。

③当学习过程满足了人们的需要或达到目标时,行为就会被强化。如上述病例,当糖尿病患者通过学习获取了知识,并掌握了自我检测尿糖的技术时,他的自我护理行为就得到了强化。

(2)行为主义学习理论的应用

①厌恶疗法:当患者的不适行为即将出现或正在出现时,附加一个令人不愉快的刺激,使其产生厌恶的主观体验,终止原不适行为。例如临床医师使用了厌恶疗法治疗酒精依赖:先让患者服吐酒药,或注射阿朴吗啡,在即将出现恶心、呕吐时,即让患者饮酒。如此每天1次,重复7～10次,直到患者单独饮酒也出现恶心、呕吐,对酒产生了厌恶情绪,而自动停止酗酒。

②强化法:强化法有正性强化、负性强化、奖励3种。正性强化是指某种具体行为的后果,或者说效果是积极的,就能增进该行为重现的概率。负性强化是指某种具体行为可以避开某种不愉快的后果,就会增加该行为重现的概率。奖励是行为发生后,通过给予某种愉快的刺激增加行为发生的概率。例如一位患者喜欢钓鱼,以前患者的爱人不支持他钓鱼,但是他的爱人说如果患者戒烟后就让他可以经常去钓鱼,患者为了能经常去钓鱼,就把烟戒了,这属于正性强化。负性强化例如患者不喜欢刷碗,患者爱人说如果戒烟成功后,就不让刷碗了,患者为了逃避刷碗就选择了戒烟。奖励就是患者遵照医嘱戒烟后,医护人员和家属经常表扬他,他的行为就会得到强化,继续坚持戒烟。

③消除法:对一种条件刺激所做出的反应,如果经常得不到相应的无条件刺激的强化,就会逐渐减弱或消失,这种现象称为消退作用。例如患者的爱人原来承诺患者戒烟后可以经常去钓鱼的承诺没有兑现,患者就又偷偷开始吸烟。

2. *认知学习理论*　认知学习理论是由德国的格式塔学派发展而来的,它主要侧重于研究通过理解与认识来获得意义和意象。主要代表人物是韦特默、考夫卡和苛勒等。认知学习理论强调"自我能力"和相互作用,强调一个人能否从观察别人的行为表现中学习,取决于是否有足够的自我能力;而相互作用是人、行为与环境的相互作用。在有机体与环境的相互作用中,看到了人的智慧中的理解作用。这一理论的主要观点是:

(1)学习的过程是一个认识与再认识的过程,学习是认识的发展,它可以指导一个人的行为。

(2)学习的成功完全依赖于自我能力,即领悟或理解结果。

运用认知学习理论要遵循规律性、平衡性和简单性三原则,我们向患者介绍知识的时候要尽可能的简单、有规律可循、方便患者记忆。例如我们可以利用图片、顺口溜等形式来进行健康教育。

3. *社会学习理论*　社会学习理论是由米勒和达乐建立并由班都拉发扬光大的学习理论,是探讨个人的认知、行为与环境因素三者及其交互作用对人类行为的影响。按照班杜拉的观点,以往的学习理论家一般都忽视了社会变量对人类行为的制约作用。他们通常是用物理的方法对动物进行实验,并以此来建构他们的理论体系,这对于研究生活于社会之中的人的行为来说,似乎不具有科学的说服力。由于人总是生活在一定的社会条件下的,所以班杜拉主张要在自然的社会情境中,而不是在实验室里研究人的行为。主要观点有以下几点。

(1)关于行为的习得过程:人的行为,特别是人的复杂行为主要是后天习得的。行为的习得既受遗传因素和生理因素的制约,又受后天经验环境的影响。生理因素的影响和后天经验的影响在决定行为上微妙地交织在一起,很难将两者分开。我们在进行健康教育时,既要考虑患者的先天生理因素,又要考虑患者的经验环境,才能采取有效的教育措施。

(2)交互决定论:决定人类行为的因素概括为两大类:决定行为的先行因素和决定行为的结果因素。决定行为的先行因素包括学习的遗传机制、以环境刺激信息为基础的对行为的预期、社会的预兆性线索等。决定行为的结果因素包括替代性强化(观察者看到榜样或他人受到强化,从而使自己也倾向于做出榜样的行为。例如,患者看到别的患者进行康复锻炼康复的效果,自己也会效仿加强锻炼,这属于替代性强化)和自我强化(当人们达到了自己制订的标准时,他们以自己能够控制的奖赏来加强和维持自己行动的过程。患者通过努力可以自己独立扣扣子,也会增强朝下一个目标迈进的信心)。

(3)自我调节理论:人能依照自我确立的内部

标准来调节自己的行为。自我具备提供参照机制的认知框架和知觉、评价及调节行为等能力。自我调节由自我观察、自我判断和自我反应 3 个过程组成，经过上述 3 个过程，个体完成内在因素对行为的调节。

(4)自我效能理论：个体对自己能否在一定水平上完成某一活动所具有的能力判断、信念或主体自我把握与感受称为自我效能。被知觉到的效能预期是人们遇到应激情况时选择什么活动、花费多大力气、支持多长时间的努力的主要决定者。自我效能的形成主要受五种因素的影响，包括行为的成败经验、替代性经验、言语劝说、情绪的唤起及情境条件。①行为的成败经验指经由操作所获得的信息或直接经验。成功的经验可以提高自我效能感，使个体对自己的能力充满信心；反之，多次的失败会降低对自己能力的评估，使人丧失信心。②替代性经验指个体能够通过观察他人的行为获得关于自我可能性的认识。③言语劝说包括他人的暗示、说服性告诫、建议、劝告以及自我规劝。④情绪和生理状态也影响自我效能的形成。在充满紧张、危险的场合或负荷较大的情况下，情绪易于唤起，高度的情绪唤起和紧张的生理状态会降低对成功的预期水准。⑤情境条件对自我效能的形成也有一定的影响，某些情境比其他情境更难以适应与控制。当个体进入一个陌生而易引起焦虑的情境中时，会降低自我效能的水平与强度。

二、行为干预理论

人类的健康相关行为与其他行为一样是一种复杂的活动，受遗传、心理、自然和社会环境等多种因素的影响。因此，健康相关行为的改变也是一个极其复杂的过程。为有效地改变人类的健康相关行为，各国学者提出多种改变行为的理论。目前应用较多的是知信行模式和健康信念模式。

1. 知信行模式　行为学的研究表明，知识与行为之间有着重要的联系，但不完全是因果关系。一个人的行为与知识有关，也与其价值观和信念有关，更与长期的生活环境有关。故：知信行理论认为：信息→知→信→行→增进健康。

知：知识和学习，是基础；信：信念和态度，是动力；行：产生促进健康行为、消除危害健康行为等行为改变的过程，是目标。知识是基础，但知识转变成行为尚需要外界条件，而健康教育就是这种促进把知识转变成行为的重要外界条件。举例：健康方面的信念如“我确信吸烟是有害的”“只要下决心戒烟肯定是可以实现的”，这种信念会影响他们采纳戒烟的行为。如坚持错误的信念就不会改变其错误的行为。态度通常以好与坏、积极与消极加以评价。

如关于戒烟，为了达到戒烟的目标，对吸烟者而言，吸烟行为是社会行为，是通过学习得来的，要改变它、否定它，也需要学习教育者或社会给予的知识。健康教育者必须通过多种方法将有关烟草的有害性、有害成分、戒烟的益处以及如何戒烟的知识传授给吸烟者。具备了知识，只有采取积极的态度，对知识进行有根据的独立思考，对自己的职责有强烈的责任感，就可以逐步形成信念，知识上升为信念，就可以支配人的行动。当吸烟者采取积极的戒烟态度，相信吸烟有害健康，并相信自己有能力戒烟时，戒烟就可成功。

但是，要使人们从接受转化到改变行为是一个非常复杂的过程：信息传播→觉察信息→引起兴趣→感到需要→认真思考→相信信息→产生动机→尝试行为态度坚决→动力定型→行为确立。其中关键的主要有两个步骤：信念的确立和态度的改变。知、信、行三者间不存在因果关系，但必须有必然性。在信念确立以后，如果没有坚决转变态度的前提，实现行为转变的目标照样会招致失败。所以，在实践中要使 40%的人发生行为转变，就要有 60%的人持积极的态度参与改变行为实践，这样就要有 80%的人相信这种实践对其健康是有益的，要到达这个目标就要使 90%以上的人具有改变这种行为所必须具备的知识。

2. 健康信念模式　健康信念模式(the health belief model，HBM)是运用社会心理方法解释健康相关行为的理论模式。健康信念模式认为：人们要采取某种促进健康行为或戒除某种危害健康行为，必须具备以下 3 方面的认识：

(1)认识到某种疾病或危险因素的威胁及严重性。①对疾病严重性的认识：指个体对罹患某种疾病严重性的看法，包括人们对疾病引起的临床后果的判断，如死亡、伤残、疼痛等；对疾病引起的社会后果的判断，如工作烦恼、失业、家庭矛盾等。②对疾病易感性的认识：指个体对罹患某种疾病可能性的认识，包括对医师判断的接受程度和自身对疾病发生、复发可能性的判断等。

(2)认识到采取某种行为或戒除某种行为的困难及益处。①对行为有效性的认识：指人们对采取或放弃某种行为后，能否有效降低患病危险性或减轻疾病后果的判断，包括减缓病痛、减少疾病产生的社会影响等。只有当人们认识到自己行为的有效时，人们才能自觉采取行为。②对采取或放弃某种行为障碍的认识：指人们对采取或放弃某种行为所遇困难的认识，如费用的高低、痛苦的程度、方便与否等。只有当人们对这些困难具有足够认识，才能使行为维持和巩固。

(3)对自身采取或放弃某种行为能力的自信，也称效能期待或自我效能。即一个人对自己的行为能力有正确地评价和判断，相信自己一定能通过努力，克服障碍，完成这种行动，到达预期结果。

综上所述，健康信念模式在采取促进健康行为、放弃危害健康行为的实践中遵循以下步骤：首先，充分让人们对其危害健康行为感到害怕；然后，使他们坚信：一旦放弃这种危害健康行为、采取相应的促进健康行为会得到有价值的后果，同时也清醒地认识到行为改变过程中可能出现的困难；最后，使他们充满改变行为的信心。

第三节　健康测量及其指标

一、健康状况评价指标

1. 生长发育指标　生长发育指标是用于评价少年儿童群体健康状况，也是衡量一般居民健康状况的重要指标。为便于测量及定量分析，形态发育指标常用身高、体重、坐高、胸围；功能发育指标常用肺活量、肌力表示。由于功能发育与形态发育密切相关，常用身高、体重两项代表生长发育水平。

(1)身高：指直立(小儿仰卧)时头顶点至地面的垂直距离。身高(长)的第1次突增高峰发生在胎儿中期(4～6个月)，是一生中增长最快的阶段。2岁以内身高发育很快。于青春期进入第2次生长突增，每年增长5～7cm，个别达10～12cm。约3年以后，生长速度减慢，直至女17岁，男22岁左右，身高增长基本停止。

(2)体重：人体的净体重。不同年龄的体重能反映发育及个体的营养状况，也可研究群体的营养状况。

男性标准体重(kg)＝身高(cm)－105

女性标准体重(kg)＝身高(cm)－100

评价标准：小于标准体重60%为严重营养不良，60%～80%为中度营养不良，80%～90%为轻度营养不良，90%～110%为正常范围，＞120%为肥胖。体重过重与许多疾病相关。

近年来在群体医学研究中普遍采用了体重指数(body mass index，BMI)作为评价体重的指标。其计算公式是：体重指数(BMI)＝体重(kg)/身高^2(m^2)

正常值为18～22kg/m^2。采用体重指数评价体重，使得不同身高的人群可以采用同一衡量标准来评价体重，因而使群体研究中大样本数据的处理更加方便。

2. 出生生育指标　出生生育指标如出生率、发育率、已婚育龄妇女生育率等，在很大程度上取决于社会经济发展水平、社会控制及公众的信仰、道德观念、民俗风尚、文化教育和实际生活水平，既可用以衡量计划生育成效，在一定程度上反映居民健康状况，如某地区地方病严重或经济状况低下，则往往导致居民健康状况差，生育能力下降。

(1)出生率：表示一定地区一年平均每千人口的出生(活产)人数。

$$\text{出生率}(‰)=\frac{\text{某年出生人数}}{\text{同年平均(或年中)人数}}\times 1000$$

出生率受许多因素影响。通过对群体出生率的分析，可在一定程度上把握群体的健康水平。在其他诸多因素不变的情况下，生命风险程度越高，则出生率越高。农业性生产方式要比工业性生产方式有更高的出生率，社会经济的发展可抑制人口生育需求，人类文明发展到一定程度，会主动调节人的出生和物质的生产。

(2)生育率与总和生育率：生育率或育龄妇女生育率是衡量妇女生育水平的重要指标，与出生率相比，较少受人口性别、年龄构成的影响，其描述健康状况的意义同出生率。

$$\text{育龄妇女生育率}(‰)=\frac{\text{年内生育数}}{\text{平均育龄妇女数}}\times 1000$$

一般育龄界限定义为15～49岁，也有定为15～44岁。

$$\text{年龄别育龄妇女生育率}(‰)=\frac{\text{某年龄妇女生育数}}{\text{某年龄平均妇女数}}$$

$\times 1000$

已婚育龄妇女生育率(‰)＝$\dfrac{\text{年内已婚育龄妇女生育数}}{\text{同年平均已婚育龄妇女数}}\times 1000$

总和生育率(TFR)＝各年龄育龄妇女生育率之和

(3)低体重儿出生比例(出生婴儿中，出生体重低于 2500g 者所占百分比)或正常出生体重婴儿百分比。该指标与孕妇健康状况密切相关，是重要的妇婴保健指标。该指标概念明确，收集资料方便，又符合科学、可信、灵敏、特异等理想指标的特点，因而使用比较广泛。

3. 疾病和健康缺陷指标　疾病的发病率、罹患率、患病率和健康缺陷都是反映居民健康状况和社会卫生状况问题的理想指标。除反映居民的健康状况外，还可反映疾病的流行状况和特点，探索病因因素和评价防治效果。

(1)发病率：表示一定时期内，特定人群中新发病例的发生频率。

发病率(1/10 万)＝$\dfrac{\text{某年(期)内新发某病病例数}}{\text{同年(期)暴露人口数}}\times 100\,000$

发病率是一项重要的流行病学指标，常用来描述疾病的分布、病因研究以及评价卫生服务和预防措施的效果。发病率是测量新发病例发生频率的指标，在使用该指标时需要考虑到发病时间、暴露人口等因素。如对急性或病程较短疾病的发生时间易于确定，而对慢性疾病或发病时间难以确定的疾病，一般用确诊时间代替。

(2)罹患率：是一种计算特殊情况下发病率的方式。通常用于一次疾病的流行或暴发的调查，表示有明确暴露史的人口中急性感染的发病率，观察期间可为日、周和月，分母以明确的暴露人口来计算。

罹患率(‰)＝$\dfrac{\text{观察期间新发病例数}}{\text{同时期暴露人口数}}\times 1000$

(3)患病率：指在某特定时间内总人口中某病新、旧病例数所占的比例。

患病率(1/10 万)＝$\dfrac{\text{特定时间内新、旧例数}}{\text{同一时间内平均人口数}}\times 100\,000$

患病率与发病率不同的是，计算公式中分子的病例数既包括在规定时间内发病的新病例，又包括在此以前发病但仍未痊愈的老病例。患病率对病程短的急性疾病如流感和急性中毒价值不大，适用于描述病程较长的慢性疾病，如心血管疾病和肿瘤。

患病率的高低取决于两个因素，即疾病的发病率和病程，他们三者的关系是：患病率＝发病率×病程。如一种疾病的发病率很低，但病程很长，患病率可能较发病率相对高很多；相反如一种疾病的病程很短，发病后迅速痊愈或死亡，则横断面调查的患病率会很低。

4. 死亡统计指标　在死亡统计中常用的指标有：死亡率、病死率、死因构成比和平均期望寿命等。

(1)死亡率：死亡率是在一定时期内总死亡人数与该人群同期平均人口数之比。

死亡率(‰)＝$\dfrac{\text{某人群某年总死亡人数}}{\text{该人群同期平均人口总数}}\times 1000$

分子为某年 1 月 1 日到 12 月 31 日某人群中因各种原因死亡的总人数。分母与计算发病率的分母相同。在人口学研究中常用千分率，便于与出生率相对比。在疾病研究中多用 10 万分率，便于地区与国际间比较。

(2)病死率：表示在一定时间内，患某病的病人中因该疾病而死亡的比例。

病死率(‰)＝$\dfrac{\text{一定时间内因该病而死亡的病例}}{\text{同期确诊的某病病例数}}\times 1000$

病例数反映疾病的严重程度，同时也反映医疗水平和诊断能力。由于患者总数难以得到，通常所说的病死率主要是住院病人的病死率，各个医院的病死率除反映医疗水平外，还与住院病人的严重程度有关，如大医院收治的病人一般较基层医院为重，所以应视具体情况对病死率进行分析。

(3)死因构成比：指因某病死亡人数占总死亡人数的百分比。

死因构成比(%)＝$\dfrac{\text{某病死亡人数}}{\text{同期死亡总人数}}\times 100$

死因构成比反映某疾病引起的死亡在总的死亡中所占的地位和相对重要性，对卫生行政部门制订卫生规划是一种有用的指标。

(4)期望寿命：指某个年龄组人口预期今后尚能存活的平均年数，是根据各年龄组死亡率用编制寿命表的方法来计算，而非死亡年龄的均数。平均期望寿命或平均寿命则指出生时的平均期望寿命，是人口中全部活产婴儿估计所能生存的平均年数，是反映一个国家或地区的经济卫生发展状况和人口健康水平的重要指标。平均期望寿命是各年龄组死亡率的综合反映，它不像粗死亡率那样受人口构成影响，因此在比较各国或地区的健康水平时很有价值。在不发达国家或地区，婴儿死亡率高，平均寿命低。

二、生活质量评估指标

健康促进的真正目标在于生活质量的提高，主要有以下几个指标：

1. 社会学指标　①就业率及失业(待业)率：是综合性指标，可反映国家经济发展水平和工业化进程，又可反映劳动力人口潜在能力、社会安定程度及生活质量；②居民平均收入：指各部分居民收入的平均值，常用年平均工资、年平均收入来分别反映城市职工和农村居民的实际经济水平。

2. 环境状况评估　①人均住房面积：反映国民的基本生活条件；②空气质量；③居室采光；④基本卫生设备。

3. 主观评估指标　①生活适应度：指生活应激事件及其来源；②生活满意度：指良好生活体验及个人或社会的来源。

4. 生命统计指标　①残疾调整寿命：残疾因素纠正后生活质量提高人年数；②无病残期望寿命；③质量调节生命年；④全球疾病负担。

三、健康测量指标选择应用原则

1. 目的原则　应根据需要解决的问题选用相应的健康测量指标。首先，要求范围对应。描述个人健康状况选用与个人有关的指标，描述家庭健康状况选与家庭有关的指标；描述单位、地区或国家健康状况时选用群体指标，如出生率、死亡率、期望寿命等。其次，要求内容对应。描述躯体健康选用躯体指标，描述心理健康选用心理指标。再次，要求时间对应。横断面研究选用相同时点指标进行分析，纵向研究选用历史指标进行比较分析。

2. 可行性原则　许多直接指标很好，如慢性病发病率、社会能力等，但很难获得。在实际工作中可选取慢性病死亡率或社会经济发展等间接指标。

3. 公认原则　有时某些指标虽道不出详细的产生机制，但权威性机构或专家经常选用，事实上已为大家所公认。如目前在地区、国家乃至世界范围描述健康状况时几乎都是用如下指标：①出生时期期望寿命；②出生率；③死亡率；④人口增长率；⑤婴儿死亡率；⑥人识字率；⑦安全用水普及率；⑧寿命损失率。

4. 发展原则　由于科学不断发展，揭示生命活动的本质，人们对健康的认识不断深入，随之各类健康测量指标也会不断发展。在实际工作中要善于发现、发展、丰富和完善健康测量指标。如对死亡率的校正，近年来提出的寿命损失率，都标志着人们对健康认识的深化。

5. 科学性原则　科学性原则主要表现在选用指标时应注意：①客观性；②敏感性；③特异性；④准确性。

第四节　健康相关行为

一、行为概述

1. 行为的概念　行为是有机体在外界环境刺激下引起的反应，包括内在的生理和心理的变化。根据此定义，美国心理学家伍德沃斯(Woodworth)提出了著名的S-O-R行为表示式。

S(stimulus)　O(organism)　R(reaction)

刺激　　有机体　　行为反应

2. 行为的分类　人类的行为因其生物性和社会性所决定，可分为本能行为和社会行为两大类。

人类的本能行为：由人的生物性决定，是人类的最基本行为，如摄食行为、性行为、躲避行为、睡眠等。

人类的社会行为：由人的社会性所决定，其形成来自社会环境，人们通过不断地学习、模仿、受教育、与人交往的过程，逐步懂得如何使自己的行为得到社会的承认，符合道德规范、具有社会价值，从而与周围环境相适应。因此，人类的社会行为是通过社会化过程确立的。

3. 行为的发展与适应

(1)行为的发展：是指个体行为在其生命周期内发展的过程。即个体出生后，随着身体和大脑的发育及心理的成熟，社会交往活动范围的扩大，个体行为不断变化发展的过程。

行为的发展最根本的实质是日趋完善，体现为：①对认识活动的深刻化和复杂化，透过事物的表面现象看到实质，由感性认识上升到理性认识；②与环境的关系，由被动适应到主动改造。

行为的发展有以下几个特点：①连续性。个体行为的发展是个连续过程，如幼儿行走，经历坐、站、搀着走、独立走一个连续的过程；②阶段性。当个体的生理心理发展到一定程度时，行为就会表现出一定的阶段性；③不平衡性。在同一个体的生命周期中，各阶段行为发展不平衡，不同个体之间，同一阶段的行为发展也不平衡。

(2)行为的适应：是指机体与环境之间保持动态平衡的过程。人类为了适应，必须具备一定的基础，包括语言与体语、知觉与思维、智力以及需要。语言和体语是人与人交往的工具，人与人之间思想感情的交流就是借助语言完成的。语言的发展促进了人脑的发展，为适应提供了坚实的基础。知觉和思维使人类能感知这个世界的变化，提高了适应社会环境的能力。智力的发展为知识的获得和技能的发展提供了可能，为行为适应创造了有利条件。而需要则是人类行为产生的基础，也是行为适应的决定因素。

二、影响行为的因素

任何行为都受到3类因素的影响，每类因素都会对行为产生不同的影响，此3类因素是倾向因素、促成因素和强化因素。

1. *倾向因素* 倾向因素通常先于行为，是产生某种行为的动机或愿望，或是诱发产生某行为的因素，其中包括知识、态度、信念及价值观。一般把倾向因素看作是“个人”的偏爱，在教育过程中可能出现在一个人或一组人身上，这种偏爱不是趋向于有利的健康行为，就是趋向于不利的健康行为。倾向行为是产生行为的“引子”或“促动力”，即动机直接影响行为的发生、发展。健康教育的重要任务是促进个体或群体形成动机，自愿地改变不健康的行为。

2. *促成因素* 促成因素是促使行为或愿望得以实现的因素，即实现或达到某行为所必需的技术和资源，包括保健设施、医务人员、诊所及任何类似的资源；医疗费用、诊所距离、交通工具、个人保健技术；行政的重视与支持、法律、政策等。在教育过程中如不考虑促成因素，行为的目标就有可能达不到。人群的健康行为与当地医疗服务、资源的可得性和是否方便，有很大的关系和影响。因此除了教育之外，还应该为人群提供卫生服务并创造行为改变所需要的条件。

3. *强化因素* 强化因素是存在与行为后强化(或减弱)某种行为的因素，如奖励或惩罚以使某种行为得以巩固或增强、淡化或消除。强化因素多指与个体行为有直接影响的人，如有关的保健者、教师、长辈、父母亲、领导等。强化因素的积极与否取决于重要人物的态度和行为。

3种因素并不相互排斥，同一因素有时可归入两类因素，如对吸烟的态度可看作是倾向因素，然而作为他的同伴、兄长有可能看做是强化因素。在任何一类因素中，都具有积极的作用或消极的作用。教育者的任务在于克服消极作用，发扬积极作用。

三、健康相关行为

健康相关行为指人类个体或群体与健康和疾病有关的行为。按其对行为者自身或他人的影响，可分为健康行为和危险行为。健康行为是客观上有益于健康的，而危险行为是客观上不利于健康的。

1. *健康行为* 根据哈律士(Harris)和顾坦(Guten)的建议，健康行为可以分为5类。

(1)基本健康行为：指一系列日常生活中基本的健康行为，如积极的休息与睡眠、合理营养与平衡膳食等。

(2)预警行为：预防事故发生以及事故发生后如何处置的行为，如驾车系安全带，火灾发生后自救等。

(3)保健行为：指合理、正确使用医疗保健服务，以维护自身健康的行为，如预防接种、定期体检等。

(4)避开环境危害的行为：环境危害既指环境污染，又指生活紧张事件。

(5)接触不良嗜好行为：不良嗜好主要指吸烟、酗酒和吸毒。

2. *危险行为* 危险行为主要有致病性行为和不良生活方式。

致病性行为是导致特异性疾病发生的模式行为。国内外研究最多是A型行为，主要表现有两方面，即不耐烦和无端敌意。A型行为是一种好发冠心病的模式行为，研究表明：A型行为者的冠心病发病率、复发率和病死率均显著性地高于非A型行为者。

生活方式是指作为社会主体的人，为生存和发展而进行的一系列日常行为表现形式，是人们一切生活活动的总和。可以认为生活方式是一种更为持久的行为模式，是社会和文化背景的一种复合表达,有时候则称为生活习俗。不良生活方式是一组习以为常的对健康有害的行为模式,对机体的作用可表现为以下特点:①潜伏期长;②特异性差;③联合作用强;④易变性大;⑤广泛存在。

第五节　健康促进规划设计

健康促进规划是体现健康促进目标的长期全局部署方案,它由设计、实施和评价三部分组成。

健康教育和健康促进规划设计的模式有多种,但在众多模式中,应用最广泛、最具生命力的首推美国著名学者劳伦斯·格林(Lawrence W. Green)提出的 PRECEDE-PROCEED 模式。该模式的特点是从“结果入手”的程序,用演绎的方式进行思考,即从最终的结果追溯到最初的起因。

PRECEDE-PROCEED 模式前后相互呼应,为规划设计、执行及评价提供一个连续的步骤或阶段。实际上可将上述模式分为两个阶段。

第一阶段:诊断阶段(或称需求评估)即 PRECEDE 阶段,是英文“predisposing, reinforcing and enabling causes in education and diagnosis and evaluation”的简称,意为在教育/环境诊断和评价中应用倾向因素、强化因素和促成因素。

第二阶段:执行阶段即 PROCEED 阶段,是英文“policy regulatory and organizational constructs in educational and environment development”的简称,指执行教育/环境干预中应用政策、法规和组织的手段。

根据 PRECEDE-PROCEED 模式的程序,将规划设计分成 9 个基本步骤,即从最终的结果追溯到最初的起因,用演绎的方式逐步推进。

步骤 1:社会诊断。通过估测目标人群的生活质量入手,评估他们的需求和健康问题。最好由目标人群亲自参与自身的需求和愿望的调查,因为他们所经历的各类社会问题是生活质量最实际、最真实的写照。

步骤 2:流行病学诊断。通过流行病学和医学调查确认目标人群特定的健康问题和目标。

步骤 3:行为与环境诊断。这一阶段的任务在于确认与步骤 2 选定的健康问题相关的行为和环境问题,因为这些危险因素需要通过干预加以影响。环境因素对个人来说是外部的因素,但可通过人们的行动改善环境,以支持健康的行为。这里的环境因素包括物理环境、政治环境、社会环境和经济环境。健康促进也包括通过影响群体行为而直接作用于环境。因此,健康促进规划不能仅限于群众的行为改变,同时应认识到强大的社会力量对规划执行是至关重要的。

步骤 4:教育与组织诊断。为制订教育与组织策略用于健康促进规划,以促进行为和环境的改变,应从影响行为与环境的因素着手。根据健康和行为的大量研究,有数百种因素能潜在地影响其特定的健康行为。这些因素可归纳为 3 大类,即倾向因素、促成因素和强化因素。研究这 3 类因素的主要目的在于正确地制订教育策略,即根据各种因素的相对重要性及资源情况确定干预重点。

步骤 5:管理与政策诊断。评估组织与管理能力及在规划执行中资源、政策、人员能力和时间安排。通过社区开发、协调、完善组织与政策,以便规划的顺利开展。

步骤 6～9:评价阶段。评价不是 PRECEDE 模式的最后步骤,评价工作贯穿于整个模式始终。

第六节　健康传播的方法与技巧

一、健康传播的基本概念

1. 传播的定义　传播是一种社会性传递信息的行为,是个体之间、集体之间以及个体与集体之间,交换、传递新闻、事实、意见过程。

2. 传播的要素　传播的要素包括传播者、信息、传播途径、受传者、传播效果。

(1)传播者:又称传者,是传播行为的引发者,即在传播过程中信息的发出者。在社会传播过程中,传播者可以是个体,也可以是群体或组织。健康教育工作者都是从事“传播者”工作,作为健康知识、健康信息的传播者,应具有以下职能:①收集信息;②加工制作信息;③发出信息;④收集与处理反馈信息。

(2)信息:信息泛指人类社会传播的一切内容。健康信息是指与人的健康有关的信息,泛指一切有关人的身体、心理、社会适应能力的知识、技术、观念和行为模式。作为健康信息应具有以下特点：①符号通用；②科学性；③针对性；④适用性；⑤指导性；⑥通俗性。

(3)传播途径：又称传播渠道，是信息的载体，也是将传播过程中各种要素相互联系起来的纽带。根据健康信息传递的特点，传播途径可以分为以下几类：①口头传播；②文字传播；③形象化传播；④电子媒介传播；⑤综合传播：如行政立法、展览、文艺演出、卫生宣传日等。

进行传播活动时，总的来说应遵循以下几方面的原则：①保证效果原则；②针对性原则；③速度快原则；④准确性原则；⑤经济性原则。

(4)受传者：信息的接受者和反映者，传播的作用对象。同样，受传者可以是个人、群体或组织。大量的受传者称为受众。

受者的心理特点：①求新心理；②求真心理；③求近心理；④求短心理。

受者对信息的选择性：①选择性接受；②选择性理解；③选择性记忆。

受者的动机：①消遣；②填充时间；③社交需要；④心理需要；⑤寻找情报；⑥解决疑难。

(5)传播效果：是传播对人的行为产生有效的结果。具体指受者接受信息后，在知识、情感、态度、行为等方面发生的变化，通常意味着传播活动在多大程度上实现了传播者的意图或目的。传播是否成功、效果如何，主要从受者身上反映出来。根据健康传播的目的，健康传播的效果可以分为4个层次。

①知晓健康信息：是传播效果中的最低层次。这一层次效果的取得，主要取决于传播信息的强度、对比度、重复率和新鲜度等信息的结构性因素。健康传播者通过多种渠道向受众传递医疗卫生保健信息，就是要使受者在维护自身及他人健康、控制疾病危险因素、疾病与伤残防治和康复等方面与其共享信息。通过这类信息的共享，使公共的卫生知识水平不断提高，为其自身保健技能打下良好基础。

②健康信念认同：受者接受所传播的健康信息，并对信息中的健康信念认同一致，自觉或不自觉地依靠这样的信念对自我在健康方面的态度、行为和客观环境进行分析判断，有利于受者的态度、行为的转变，以及对健康环境的追求和选择。

③态度转变："态度"是指对特定对象的认知、情感和意向比较持久的内在结构。态度的形成既有社会交往过程的影响，又有心理过程的作用。态度一旦形成就具有固定性，成为一种心理定势，一般不会轻易改变。受众的态度是受众行为的先导，先有态度，才会有行为。健康传播者通过健康信息的传播，使受者的态度向有利于健康的方向转变，转变其不利于健康的态度。

④采纳健康行为：是传播的最高层次。受者接受健康信息后，在知识增加、信念认同、态度转变的基础上，改变其原有的不利于健康的行为和生活方式，采纳有利于健康的行为和生活方式，这是健康传播的最终目标。只有实现这一层次的传播，才能彻底改变人类的健康状况，实现人人享有健康的宏伟目标。

3. *传播的分类*　人类的传播形式多种多样，可以从不同的角度进行分类。按照传播的规模，可将人类的传播活动分为五种类型。

(1)人际传播：又称亲身传播，是指人与人之间面对面直接的信息交流，是个体之间相互沟通。人际传播是建立人际关系的基础，是共享信息的最基本传播形式。

(2)群体传播：是指组织以外的小群体(非组织群体)的传播活动。

(3)大众传播：是指职业性传播机构通过广播、电视、电影、报刊、书籍等大众传播媒介，向范围广泛、为数众多的社会人群传递信息的过程。

(4)组织传播：是指组织之间、组织内部成员之间的信息交流活动，是有组织、有领导进行的有一定规模的信息传播。现代社会中，组织传播已经发展成为一个独立的研究领域，即公共关系学。

(5)自我传播：又称人内传播，是指个体接受外界信息后，在头脑中进行信息加工处理的过程。

4. *健康传播的定义及特点*　健康传播是指通过各种渠道，运用各种传播媒介和方法，为维护和促进人类健康而收集、制作、传递、分享健康信息的过程。健康传播具有以下4个特点：①健康传播传递的是健康信息；②健康传播具有明确的目的性；③健康传播的过程具有复合性；④健康传播对传播者有特殊的素质要求。

二、人际传播

1. *人际传播的特点*　人际传播是信息在个体与个体之间的传播，其主要形式是面对面的传播。其主要的特点包括以下3点：①是全身心的传播；

②以个体化信息为主;③反馈及时。

2. 健康教育中常用的人际传播形式　在健康教育中,常用的人际传播形式有咨询、交谈或个别访谈、劝服及指导 4 种。

(1)咨询:针对前来咨询者的健康问题,答疑解难,帮助其澄清概念,做出决策。

(2)交谈或个别访谈:通过与教育对象面对面的直接交流,传递健康信息和健康知识,帮助其改变相关态度。

(3)劝服:针对教育对象存在的健康问题,说服其改变不健康的健康态度、信念及行为习惯。

(4)指导:通过向健康教育对象传授相关的知识和技术,使其学习、掌握自我保健的技能。

3. 人际传播的技巧

(1)谈话技巧

①内容明确:一次谈话围绕一个主题,避免涉及内容过广。

②重点突出:重点内容要适当重复,以加强对象的理解和记忆。

③语速适当:谈话的速度要适中,适当停顿,给对象思考、提问的机会。

④注意反馈:交谈中,注意观察对方的表情、动作等非语言表现形式,以及时了解对象的理解程度。

(2)提问技巧

①封闭式提问的问题比较具体,对方用简短、确切的语言即可做出回答,如"是"或"不是""好"或"不好""5 年""40 岁"等。适用于收集简明的事实性资料。

②开放式提问:开放式提问的问题比较笼统,旨在诱发对方说出自己的感觉、认识、态度和想法。适用于了解对方的真实情况。

③探索式提问:又称探究式提问。探索式提问的问题为探索究竟、追究原因的问题,如"为什么",以了解对方某一问题、认识或行为产生的原因。适用于对某一问题的深入了解。

④偏向式提问:又称诱导式提问。偏向式提问的问题中包含着提问者的观点,以暗示对方做出提问者想要得到的答案,如"你今天感觉好多了吧?"。适用于提示对方注意某事的场合。

⑤复合式提问:复合式提问为两种或两种以上类型的问题结合在一起的问题,如"你是在哪里做的检查?检查结果如何?"此种提问易使回答者感到困惑,不知道如何回答,应避免使用。

(3)倾听技巧。①集中精力:在倾听过程中,要专心、不要轻易转移自己的注意力,做到"倾心细听"。②及时反馈:双目注视对方,积极参与,及时反馈,表示对对方的理解和关注。

(4)反馈技巧

①肯定性反馈:对对方的正确言行表示赞同时,应适时插入"是的""很好"等肯定性的语言或点头微笑等非语言形式予以肯定,以鼓舞对方。

②否定性的反馈:当发现对方不正确的言行或存在的问题时,应先肯定对方值得肯定的一面,然后以建议的方式指出问题的所在,使对方保持心理上的平衡,易于接受批评和建议。

③模糊性的反馈:当需要暂时回避对方某些敏感问题或难以回答的问题时,可做出无明确态度和立场的反应,如"是吗?""哦"等。

(5)非语言传播技巧

①动态体语:即通过无言的动作传达情意。如以注视对方的眼神表示专心倾听;以点头的表情表示对对方的同情和理解;以手势强调某事的重要性等。

②仪表形象:即通过适当的仪表服饰、体态、姿势,表示举止稳重,有助于对方的信任、接近。

③同类语言:即通过适度的变化语音、语调、节奏及鼻音、喉音等辅助性发音,以引起对方的注意或调节气氛。

④时空语:即在人际交往中利用时间、环境、设施和交往气氛所产生的语义来传递信息。

三、群体传播

1. 群体传播的特点

(1)信息传播在小组成员之间进行,是一种双向性的直接传播。

(2)群体传播在群体意识的形成中起重要作用。群体意识越强,群体的凝聚力就越强,越有利于群体目标的实现。

(3)在群体交流中形成的一致性意见会产生一种群体倾向,这种群体压力能够改变群体中个别人不同的意见,从而产生从众行为。

(4)群体中的"舆论领袖"对人们的认知和行为改变具有引导作用,往往是开展健康传播的切入点。

2. 小组讨论的步骤与技巧　小组讨论是指在一位主持人的带领下,一组人围绕着某个主题进行座谈讨论。选择适当的主持人、做好充分的准备工作、掌握小组讨论的技巧，是确保小组讨论效果的关键。

(1)小组讨论的步骤

①明确讨论的主题：讨论前应首先拟定提纲。讨论提纲包括讨论目的、讨论的问题、内容及预期达到的目标。

②组成小组：根据讨论的主题，选择相关人员组成小组，小组讨论的人数一般以6～10人为宜。

③选择时间和地点：根据讨论小组人员的特点，选择讨论的时间和地点。讨论时间一般掌握在1h左右；讨论地点应该选择小组成员感觉舒适、方便的地方。

④排列座位：座位的排列同样是保证小组讨论成功的重要因素。座位应围成圆圈或马蹄形，以利于参与者面对面地交谈。

(2)主持小组讨论的技巧

①热情接待：主持人应提前到达会场，对每一位前来参加小组讨论的人表示欢迎。

②说好"开场白"：主持人可以自我介绍，介绍讨论的目的和主题为开场白。开场白应通俗易懂、简单明了，使每一位明确讨论的重要性及自身的作用。

③建立融洽的关系：开场白后，可请每一位与会者进行自我介绍，以增强与会者之间的相互了解，建立和谐融洽的关系。

④鼓励发言：主持人应以各种方式鼓励大家发言，对踊跃发言者给予适当的肯定性反馈。

⑤打破僵局：当讨论出现沉默不语时，主持人可以通过播放短小录像片、提出可引发争论的开放性问题、或个别提问、点名等方式打破僵局。

⑥控制局面：当讨论出现偏离主题、争论激烈或因某个人健谈而形成"一言堂"时，主持人应采取及时提醒、婉转引导、礼貌插话等方式控制讨论的局面。

⑦结束讨论：讨论结束时，主持人应对讨论的问题进行小结，并向与会者表示感谢。

第七节　患者健康教育程序

1986年美国公共卫生学会的公共卫生教育组织，在对医院健康教育进行大量实验研究的基础上，提出了患者教育的五步骤模式，即：①确定患者及其家属的教育需求；②建立患者及其家属的教育目标；③选择教育方法；④执行教育计划；⑤评价教育效果。

患者教育程序与护理程序一样，都是以科学的健康的思维方法和工作方法，为患者解决健康问题，护理程序侧重于解决患者对健康问题的反应，患者教育程序则注重调动患者维护自身健康的潜能，激励患者积极参与促进康复的护理过程。因此说病人的健康教育是护理程序的一个组成部分，两者相辅相成，密不可分。

一、评估学习需求

评估教育需求是健康教育程序的第一步骤。通过调查分析、评估教育需求，旨在了解教育对象需要学习的知识和掌握的技能，为确定教育目标、制订教育计划提供依据。

1. 评估内容　评估教育需求主要从以下7个方面考虑。

(1)学习能力评估：学习能力评估包括病人的年龄、视力、听力、记忆力、反应速度、疾病状态等。通过评估，护士可以确定患者有无学习能力和学习能力的强弱，以指导制订学习计划。

(2)心理状况评估：重点评估患者对疾病的心理适应模式和对学习能力的认知能力。护士应及时发现病人的不良心理因素，有针对性地开展心理健康教育，提高病人对疾病的适应能力和对学习的认知能力，为学习创造良好的心理条件。

(3)社会文化背景评估：重点评估患者的生活方式，因为生活方式将决定其如何看待住院生活和学习。评估的内容包括患者的职业、文化程度、经济收入、住房条件、居住地区(农村、城市)、饮食习惯、烟酒嗜好、运动情况、性生活等。此外患者的价值观和信仰模式也会影响其对疾病的看法和态度。

(4)学习态度评估：态度是个人的一种比较持久的内在情绪，它无法被直接观察到，但是可以从人们的言语、行为，以及其他方面表现出来。护士可通过对患者的直接提问和行为观察，来判断病人的学习态度，及时发现和纠正患者对学习的消极态度。

(5)以往学习经历评估：重点询问患者以往有没有住院史，以往住院时是否接受过健康教育；教育的效果如何；对个体行为地影响是积极的还是消极的；以往是否阅读过与其疾病有关的资料；是否认识与其有相同疾病的人等。护士了解患者以往的学习经历，将有利于护士明确从哪里开始教起，使教育更有针对性。此外，护士还应注意消除以往学习经历给患者造成的消极影响，帮助患者转变观念、建立信心。

(6)学习准备评估：重点是评估患者及其家属参与学习的情况。如患者的身体状况是否允许其参与学习，家属是否准备参与学习；病人的自我护理能力如何；患者家属能否承担督促患者建立健康行为和进行家庭护理的责任等。

(7)学习需求评估：重点评估患者在入院时、手术前、手术后、特殊检查治疗前、出院前的学习需求。了解患者需求最直接的方法是向患者提问，通过患者的回答便可判断出患者知识的缺乏程度，确定病人的学习需求。

2. 评估方法

(1)直接评估法：指通过与患者直接接触、询问获得资料的方法。

(2)间接评估法：指通过阅读患者的病例、分析病史及其影响因素获得资料的方法。

两种方法相辅相成，重要的是在接触患者时仔细倾听，同时也可以通过观察对方的态度反应和表情来收集所需的资料。

3. 评估的注意事项

(1)学习需求评估不是一次性的，它贯穿于患者住院的全过程。

(2)评估方法力求科学可靠，不能仅凭护士的主观判断来确定患者的学习需求。

(3)收集资料最好采用系统式表格，可将学习需求评估表与整体护理入院资料评估、住院资料配合一起编制使用，这样可在收集患者护理资料时，同步收集学习需求资料，既节省时间，又便于综合分析患者的学习需求。

二、确定教学目标

确定教育目标的目的是明确患者及其家属的教育目标，为制订教育计划奠定基础。

制订教学目标的注意事项如下。

1. 目标陈述必须包括三要素，即行为、情况和准则，也就是要说明学习者在什么情况下根据什么原则必须学会什么。情况包括教学的时间、地点、进度、特殊的仪器、工具等。准则包括：次数、频率、准确率、速度等。行为则是使用能被测量的行为动词。如说出、指出、报告、描述等。例：手术后的教育目标可以这样陈述：提高术后配合治疗能力，减少并发症。

2. 护士为患者制订学习目标时，应从学习需求评估的资料中获得，了解患者缺乏哪些知识、技能、患者的文化程度和学习能力等，根据患者的学习能力和学习需求确定学习目标。目标应由简到繁、循序渐进、分期进行。

3. 患者学习目标必须指出行为和学习内容，每个目标只能包含一个行为或一个内容。如一位糖尿病患者住院，要学会自己做尿糖试验，为这个患者制订的学习目标是“能自己做尿糖试验”(行为或技能)，学习内容是“验尿糖的方法”。

4. 患者学习目标的形式可有总目标和从属目标。如上例，要是患者“能自己做尿糖试验”，有必要建立一些从属目标，即：①了解什么是尿糖；②了解尿糖试验的意义；③知道何时应验尿糖；④叙述验尿糖的方法；⑤能够自己验尿糖。目标⑤是通过①～④的过程才能达到的。这些从属目标表示了一系列清晰的步骤并朝向明确陈述的最终目标。

5. 学习目标的陈述必须指明病人及其家属应该学会什么，而不是护士教什么，因此陈述应以患者为主语。

6. 行为目标的陈述语必须明确。陈述的行为应是使人能观察得到并可测量的外显行为，避免使用多义词或易使人误解的词。如“患者学会注射胰岛素的方法”，这种陈述含义不清，且无法衡量患者掌握学习内容的程度，以至于难以做出正确评价。应写成“患者能使用正确方法演示自我注射胰岛素的过程”。

7. 患者学习目标应由护士与患者或家属共同制订，这样可使患者及其家属能积极主动投入教学活动。

三、制订教育计划

教育计划主要由教育时间、场所、内容、方法和工具及教育的人员5个部分组成。

1. 教育时间　从患者进入医院到离开医院期间，均为健康教育的时机。

2. 教育场所　患者健康教育应在适宜的场所进行，以免患者或家属感到不安或尴尬。

3. 教育内容　教育内容应该根据患者的具体情况确定，确保其针对性。

4. 教育人员　患者健康教育是一个完整的教育系统，医院内的工作人员应根据患者和家属的需求，提供相应的健康教育。

5. 教育方法及工具 根据患者的特点，选择适当的教育方法和工具，以增进教育的效果。

四、实施教育计划

在实施教育计划的过程中，为确保计划的顺利实施，应特别注意以下 4 点。

1. 创造轻松愉快的学习环境，因人、因时、因地、应需灵活安排教育时间，尽可能地让患者及家属参与教学活动。

2. 保护患者的隐私，注重信息的双向传播。

3. 避免使用医学术语，尽可能用通俗易懂的口语、方言进行教学，重点内容要适当重复。

4. 采取多种教育方法和方式，兼顾患者的特点，有针对性地指导学习，所教内容应与患者的需求和健康目标相关，应允许患者尽可能按自己的速度学习。

五、效 果 评 价

评价是教育的重要环节。评价的目的是及时修正原有计划，改进工作。教育效果的评价可以通过评价教育的教育需求、教育方法及教育目标的实现程度三方面得以体现。

1. 评价的内容

(1)评价教育需求：评价以往对患者教育需求的评估是否准确、完整。

(2)评价教学方法：评价教育方法是否恰当、教育者是否称职、教材是否适宜。

(3)评价教育目标的实现程度：目标有不同的层次，前一层次的目标往往是下一层次目标的基础。评价时，应参照计划目标，在活动的不同时期进行不同的评价。

2. 评价的注意事项

(1)应用观察法对患者行为进行测试时，应注意将直接观察法和间接观察法联合应用。

(2)个别指导评价多采用口头提问，它可以直接了解患者对所学知识的理解和掌握程度。但护士要注意措辞、语气，以免使患者造成盘问审查的感觉、产生逆反情绪，影响评价效果。

(3)集体指导可采用书面评分法进行评价，评价视觉设计应符合患者教育的实际目标和应达到的水平。试题用语应通俗易懂，简短明了，多用选择题，少用问答题。

(4)评价的基本原理是比较。在对患者教育效果进行评价时，应与患者的学习目标进行比较，以找出行为与目标的差异，便于总结经验，分析原因，提高教育质量。

(5)患者教育评价不是一次性的，它贯穿于患者住院过程的全过程。因此护士应明确评价的意义和作用，及时对患者教育目标进行评价，以促进患者教育计划的实施。

（徐筱萍）

参考文献

黄津芳，刘玉莹. 2000. 护理健康教育学[M]. 北京：科学技术文献出版社.

黄敬亨. 1997. 健康教育学[M]. 上海：复旦大学出版社.

孟宪梅. 2007. PRECEDE-PROCEED 模式在护理评估中的应用[J]. 护理研究，21(7)：1693-1695.

全国卫生专业技术资格考试专家委员. 2009. 2010 年卫生专业资格考试教材：护理学(中级)[M]. 北京：人民卫生出版社.

第8章

患者的疼痛管理

第一节　概　　论

一、疼痛的概述

1. 疼痛定义　疼痛是一种令人不快的感觉和情绪上的感受，伴随着现有的或潜在的组织损伤，疼痛是主观的（1979年国际疼痛研究协会给出的疼痛定义）。

疼痛包含两层意思：痛觉和痛反应。①痛觉：一种意识现象，属于个人的主观知觉体验。②痛反应：是指身心对疼痛刺激产生的一系列生理病理变化和心理变化。

2. 疼痛的特征

（1）痛觉是一种复合感觉，往往和其他躯体感觉混杂在一起。

（2）痛觉是一种复杂的精神状态，常伴有强烈的情绪反应。

（3）痛觉感受程度或痛反应大小与疼痛性质、强度、范围、持续时间及机体内外环境因素关系密切。

3. 疼痛的影响因素

（1）客观因素：环境的变化，患者性别、年龄、社会文化背景、教育程度、道德修养等因素都会影响疼痛的反应。

（2）主观因素：主要是心理因素，包括性格、疼痛经验、注意力和情绪变化。

4. 疼痛对机体的影响

（1）精神心理反应：疼痛的产生本身就是一种极为复杂的精神心理活动，各类疼痛引起的精神心理反应改变差异颇大。短期急性剧痛可引起患者精神异常兴奋，烦躁不安；长期慢性疼痛可导致患者出现抑制状态，情绪低落。

（2）躯体反应：整体反应主要表现为机体在遭受伤害性刺激时所做出的躲避、反抗、防御性保护或攻击等整体行为，常带有强烈的情绪色彩。局部反应仅局限于受刺激部位对伤害性刺激做出的一种简单的反应，例如受刺激部位血管扩张、皮肤潮红。

（3）内脏反应：以自主神经异常活动为先导，引起一系列器官、组织的反应，如呼吸急促、心率加快、血压升高、心律失常、恶心呕吐、出汗、便意等，强烈疼痛甚至可出现心搏骤停。

（4）神经内分泌反应：达到一定强度和持续一定时间的痛刺激，使中枢神经系统、交感神经和肾上腺髓质兴奋，儿茶酚胺分泌增加，肾上腺素抑制胰岛素分泌的同时，促进胰高血糖素分泌，以及糖原分解和异生作用加强，结果造成血糖上升，机体消耗增加。慢性疼痛患者体内免疫球蛋白水平下降，吞噬细胞功能也有不同程度的下降，使机体免疫功能下降。

（5）生化反应：慢性疼痛和剧烈疼痛时机体内源性镇痛物质减少，而抗镇痛物质和致痛物质增加，血管活性物质和炎性物质的释放不但加重了原病灶的局部缺血、缺氧、炎性渗出和水肿，而且对组织器官功能产生影响，出现激素、酶类和代谢系统的生化紊乱，使病理变化向更加广泛、复杂、严重方向发展。

二、疼痛管理和疼痛护理管理

1. 疼痛管理及疼痛护理管理的定义　疼痛管理是指通过疼痛评估、记录、治疗和护理以控制疼痛的过程，包括缓解疼痛、提高生活质量和保持尊严。疼痛管理目标是控制疼痛，以最小的不良反应缓解最大程度的疼痛。

疼痛护理管理是使医院中与疼痛有关的护理人力、物力、技术、信息和时间等要素有机结合起来并最优运转，达到提高疼痛护理效果和效率的工作。

2. 疼痛管理的意义

(1)良好的疼痛管理有利于患者的预后：合理、有效的镇痛可减轻或防止疼痛对身体和心理造成的一系列不利影响，促进康复进程。

(2)良好的疼痛管理有利于提高患者的生活质量：疼痛是影响生活质量的首要因素。国外学者提出，对于癌症晚期患者应当采取综合管理手段，使其达到完全无痛；对于临终患者，则提倡使患者"无痛死亡"。也就是说，对于这部分患者，治疗是以减轻痛苦、提高生活质量为目的。

(3)疼痛管理的效果作为评定医护服务质量的指标之一：2001年美国护理学会的一项调查表明，实行疼痛管理的健康机构工作效率、患者满意率、员工满意率均逐年上升。由此可见，良好的疼痛控制质量是提高医护服务质量的重要内容，是护理内涵质量的重要组成部分。

3. 护士在疼痛管理中的地位与作用　近年来，为了更好地控制疼痛，学者们对疼痛管理服务模式进行了有意义的探索。欧美国家的疼痛研究发生了两次转变：一是从疼痛控制转变为疼痛管理；二是疼痛管理专业的组成人员从以麻醉医师为主体的模式转向以护士为主体的模式。护士在疼痛管理中的作用日益显现。

(1)护士是疼痛的主要评估者：疼痛评估是进行有效疼痛管理的第一步。护士24h守护在患者身边，通过临床观察，判断患者是否存在疼痛，评估疼痛部位、性质和程度，判断镇痛效果，观察有无不良反应，根据评估结果制订相应的护理措施。

(2)护士是镇痛措施的具体落实者：大部分镇痛措施是由护士完成的。护士根据医嘱按时给予镇痛药，或运用职权范围内可施行的非药物治疗方法减轻患者痛苦。

(3)护士是其他专业人员的协作者：护士作为患者整体身心健康的看护者，必须与其他医务人员密切协作，为患者提供最合适的服务。护理管理人员从避免和减少因医护人员操作所引起的疼痛、减少患者痛苦的角度出发，制订协调工作程序，如为多发创伤的患者换药、复位固定、创面引流等医疗操作和翻身、整理床单位等护理操作，安排在镇痛药物发挥作用后有序进行。护士参与疼痛治疗方案的制订，提出建议，以确保方案的合理性和个体化。疼痛专业护士除了协助医师完成各种常规治疗外，还要配合医生完成一些特殊镇痛操作，如神经阻滞。护士对患者的疼痛评估记录可为医生诊断治疗提供重要的参考材料。

(4)护士是疼痛患者及其家属的教育者和指导者：疼痛管理包括对患者及其家属进行疼痛相关知识的教育，教育他们如何应用疼痛评估工具、如何表达疼痛，指导患者进行疼痛自我管理，护士负责宣教工作。

(5)护士是疼痛患者权益的维护者：2002年第十届国际疼痛大会上提出"消除疼痛是患者的基本权利"。护士作为患者最密切接触者，要根据患者病情、年龄、经济状况和环境等个体化因素，协助患者进行利弊分析，选择适合的镇痛措施。护士承担疼痛管理质量的保证和促进的职责，在镇痛效果保证和镇痛措施安全方面，及时动态地进行监测，使患者的疼痛管理达到满意状态。

第二节　疼痛的分类

疼痛涉及临床各科，病因也错综复杂，许多疼痛既是某些疾病的一组典型的症候群或综合征，又可随着疾病的发展而变化。所以，疼痛的分类至今尚无统一标准。临床常用分类方法如下。

一、一级分类

1. 生理性痛　机体的伤害性感受系统对即将作用于身体的损伤起预警作用。换言之，生理性疼痛是保护性的，是健康和生存所必需的反应。对于生理性疼痛，刺激的强度和伤害性感受的强度密切相关。

2. 病理性痛　持久的有害刺激对涉及区域内的周围伤害性感受器产生两种效应：①使伤害性感受器灵敏化，即反应阈降低，可被非伤害性刺激激活；②炎症使一群静息的伤害感受器激活。在上述两种机制的作用下，来自炎症区的传入信息显著增加，组织损伤和炎症所产生的伤害性输入，使得中枢神经系统进入一种更易兴奋的状态。

3. 神经病性痛　周围神经损伤后，初级传入神经元的性质可以发生很多变化，如神经芽的自发活性和兴奋性升高、神经瘤形成、相邻的神经纤维间互相接触等，中枢神经系统由此接受到大量不正常传入信息，并且重新调整中枢处理过程。

二、以疼痛病程分类

1. 急性痛　有一明确的开始时间，持续时间较短，常用镇痛方法可以控制。

2. 慢性痛　无明显组织损伤，持续3个月以上的疼痛。

三、以疼痛程度分类

1. 微痛　似痛非痛，常与其他感觉复合出现，如痒、酸麻、沉重、不适感等。

2. 轻痛　疼痛局限、轻微。

3. 甚痛　疼痛较著，痛反应出现。

4. 剧痛　疼痛较著，痛反应强烈。

四、以疼痛性质分类

1. 钝痛　酸痛、胀痛、闷痛。

2. 锐痛　刺痛、切割痛、灼痛、绞痛、撕裂样痛、爆裂样痛、钻顶样痛。

3. 其他　跳痛、压榨样痛、牵拉样痛等。

五、以疼痛部位分类

广义讲可分为躯体痛、内脏痛和心因痛三大类，其中按躯体解剖定位又可分为头痛、颌面痛、颈项痛、肩背痛、胸痛、上肢痛、腹痛、腰骶痛、骨盆痛、髂髋痛、下肢痛。

六、以疼痛系统分类

神经系统疼痛、心血管系统疼痛、血液系统疼痛、呼吸系统疼痛、消化系统疼痛、内分泌系统疼痛、泌尿系统疼痛、运动系统疼痛、免疫系统疼痛和心理性疼痛。

第三节　疼痛的评估与记录

一、疼痛程度的评估

1. 0～10数字疼痛量表（numerical rating scale, NRS）　此方法从0～10共11个点，表示从无痛到最痛（图8-1）。此表便于医务人员和患者理解并掌握，可以口述或视觉模拟，也可以记录。

2. 0～5描述疼痛量表（verbal rating scale, VRS）　分0级到5级。

0级：无疼痛；1级：轻度疼痛，可忍受，能正常生活睡眠；2级：中度疼痛，适当干扰睡眠，需用镇痛药；3级：重度疼痛，干扰睡眠，需用麻醉镇痛药；4级：剧烈疼痛，干扰睡眠较重，伴有其他症状；5级：无法忍受的疼痛，严重干扰睡眠，伴有其他症状或被动体位。

3. 长海痛尺　长海痛尺（图8-2）将NRS的0，2，4，6，8，10的疼痛评分对应VRS的0，1，2，3，4，5的疼痛描述进行配对使用，是科学可行的。经过临床大样本应用，它符合疼痛学术界选择痛尺的标准；保留了0～10和0～5两个常用痛尺的功能和优点；解决了单用0～10痛尺评估时的困难和随意性过大这一突出问题；解决了单用0～5痛尺评估时的精度不够的问题。

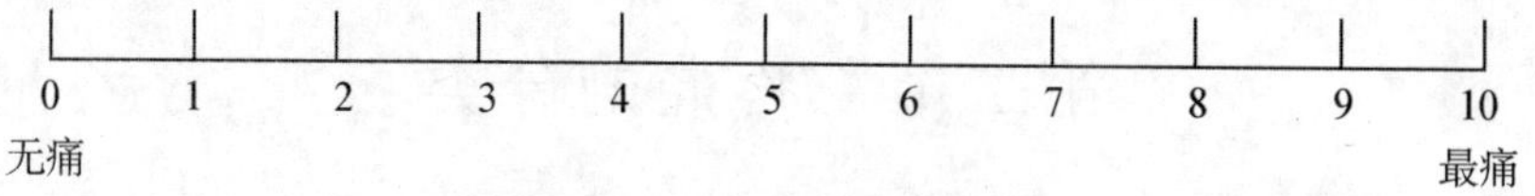

图8-1　0～10数字疼痛量表

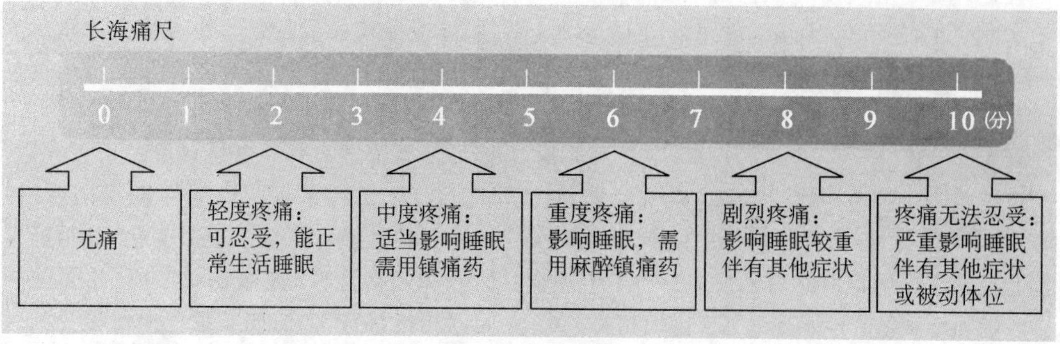

图8-2　长海痛尺

4. Prince-Henry 评分法　此方法简便可靠，主要用于胸腹部大手术后患者，从 0 分到 4 分分为五级。

0 分：咳嗽时无疼痛。

1 分：咳嗽时才有疼痛发生。

2 分：深呼吸时有疼痛发生，安静时无疼痛。

3 分：静息状态下即有疼痛，但较轻，可以忍受。

4 分：静息状态下即有剧烈疼痛，难以忍受。

5. 五指法　评估时向患者展示五指，小指表示无痛，环指为轻度痛，中指为中度痛，示指为重度痛，拇指为剧痛，由患者选择。

6. 0～100 评分量表（NRS-101）　此方法与0～10 量表相似，0 为无痛，100 为最痛（图 8-3）。本量表对疼痛的表述更加精确，主要用于临床科研和镇痛药研究领域。

7. 疼痛的面部表情量表（图 8-4）　不同程度疼痛的面部表情（图 8-4）。面容 0：表示无疼痛；面容 1：极轻微疼痛；面容 2：疼痛稍明显；面容 3：疼痛显著；面容 4：重度疼痛；面容 5：最剧烈疼痛。

8. Johnson 二成分量表（图 8-5）　此种量表将人对疼痛的感受分成两部分，感觉辨别成分和反应成分。感觉辨别成分是指生理上所感觉的疼痛程度，反应成分是指由这种疼痛的感觉所带来的痛苦。

二、疼痛部位的评估

给患者提供人体正反面线条图，请患者在感到疼痛的部位划上阴影，并在最痛的部位画“×”（图 8-6）。

三、疼痛的综合评估

1. 性别和年龄　许多疼痛病症有明确的性别、年龄差别。如肋软骨炎多发生在 20 岁左右的青年女性，丛集性头痛初发大多是 20～30 岁的青年男性。同是腰背痛，在老年人，多见于退变性疾病、转移癌；中年人，多见于劳损、椎间盘突出症、肌筋膜综合征；青少年，多见于外伤、畸形、结核、强直性脊柱炎。

2. 职业　在没有明显损伤时，颈、腰部的疼痛常由不正确用力、不合适体位或一种姿势保持过久引起。因此，应仔细询问职业、工种、劳动时的体位

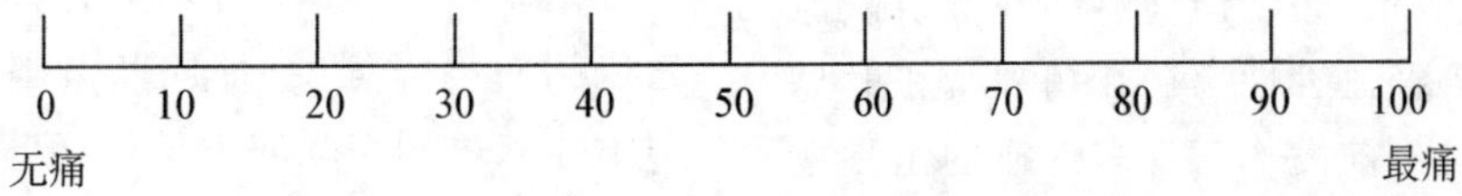

图 8-3　0～100 评分量表

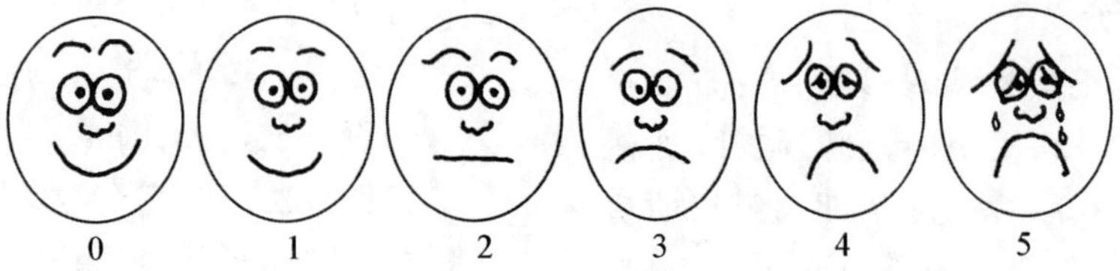

图 8-4　不同程度疼痛的面部表情

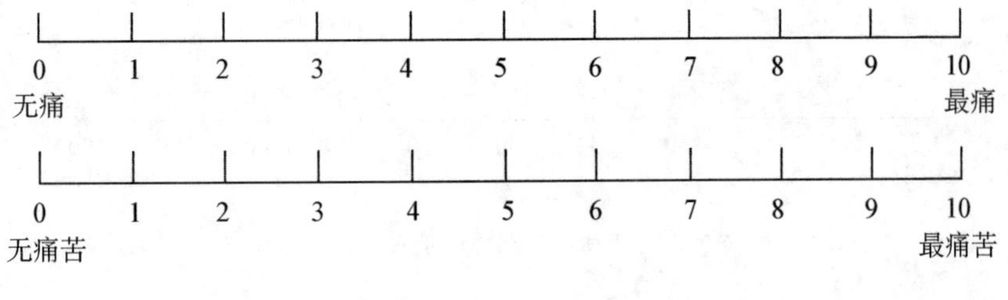

图 8-5　Johnson 二成分量表

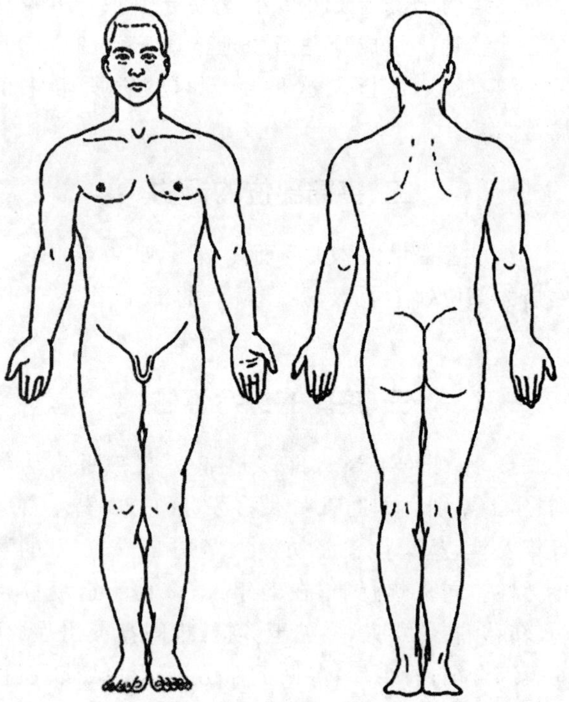

图 8-6　人体正反面线条

姿势、用力方式、工作环境的温度和湿度等。

3. 疼痛的诱发因素与起病情况　许多疼痛性疾病有明显的诱发因素，如功能性疼痛在潮、湿、凉的环境中易发病，神经血管性疼痛在精神紧张时易发病，偏头痛易在月经前发作。许多疼痛的出现或加重也有明显的诱发条件及因素，如咳嗽、大便、憋气时出现向肢体放射性疼痛的病变多来自椎管；韧带损伤及炎症在某种体位时疼痛明显加重，有时则有明显的压痛点或诱发点。

4. 疼痛的性质　疼痛性质对诊断具有重要意义，要认真评估。例如：软组织内血肿、脓肿、外伤后水肿为局部胀痛或跳痛；酸痛多为肌肉组织的功能性疼痛；神经根或神经干受压常引起放射痛；晚期肿瘤疼痛多呈部位固定、持续性且逐渐加重；风湿痛多为游走性；神经痛为阵发性剧痛；血管痉挛或肌痉挛性疼痛常有明显的间歇期，有时呈波浪形即时轻时重，并与诱发因素有关等。

5. 疼痛伴随症状　各种疼痛性疾病通常有各自的伴随症状，在疼痛疾病的诊断与鉴别诊断中非常重要。如关节疼痛伴有肿胀、晨僵者多为类风湿关节炎；疼痛伴有发热者考虑感染性疾病、风湿热等；丛集性头痛的特征是伴有痛侧流泪、睑结膜充血、鼻塞流涕。疼痛的伴随症状比较复杂，剧烈疼痛病例几乎均伴有烦躁不安、心率增速、呼吸加快、瞳孔缩小等交感神经兴奋的症状，常见伴随症状还有头晕、恶心、呕吐、视物模糊、眼前闪金星、耳鸣、鼻塞等。

6. 精神状态及有关心理社会因素　绝大多数癌痛患者都存在不同程度的恐惧、愤怒、抑郁、焦虑和孤独等心理障碍。如果不能及时发现并解除这些心理障碍，即使给患者足量镇痛药，其痛苦仍得不到满意解除。

7. 其他　过去史、家族史、婚姻史、感染史、肿瘤史及手术史、应用激素史、疼痛的诊断及治疗过程、效果等都应当引起重视。

四、镇痛效果的评估

镇痛效果的评估是有效疼痛管理的重要步骤，它包括对疼痛程度、性质和范围的重新估价，包括对治疗效果和引起的不良反应的评价，为下一步疼痛管理提供可靠依据。

1. 疼痛评估量表的选择　最简单易行的方法有疼痛量表做动态评估，如“0～10”“0～5”“长海痛尺”等方法。

2. 镇痛效果评估量表的选择

(1)百分比量表(图 8-7)。

(2)四级法。①完全缓解：疼痛完全消失；②部分缓解：疼痛明显减轻，睡眠基本不受干扰，能正常生活；③轻度缓解：疼痛有些减轻，但仍感到有明显疼痛，睡眠生活仍受干扰；④无效：疼痛没有减轻。

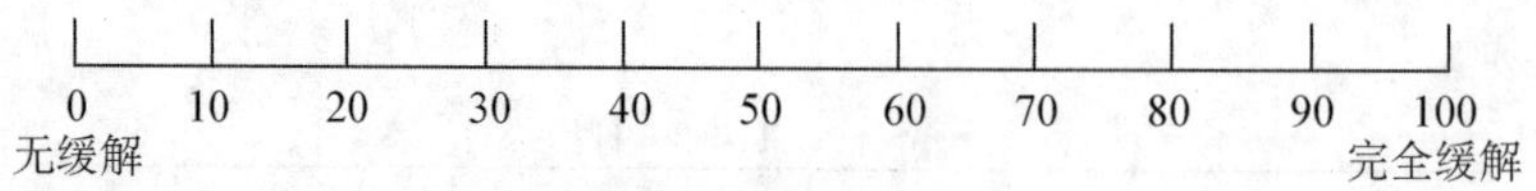

图 8-7　百分比量表

五、疼痛评估的记录

2002年第十届国际疼痛大会提出：疼痛是继体温、呼吸、脉搏、血压之后的第五大生命体征。采用简单易行的疼痛评估工具和记录表格来准确评估，记录疼痛的强度、疼痛缓解的程度及其与疼痛有关的指标，这也是有效疼痛管理的组成部分。

有些疾病的疼痛评估和记录需要有一定的连续性，如慢性癌痛、风湿性疼痛等；有些疾病的疼痛需要短期的评估和记录，如术后、创伤后、产后疼痛等。临床上可根据需要设计各种类型的疼痛记录表，或将疼痛评估结果记录于体温单上。

第四节　常用药物与非药物治疗方法

一、药物镇痛

(一)药物种类

药物治疗是疼痛治疗最基本、最常用的方法。用于治疗疼痛的药物主要分为三类：①阿片类镇痛药；②非阿片类镇痛药，以非甾体类药物为代表；③其他辅助类药物，如激素、解痉药、维生素类药物、局部麻醉药和抗抑郁类药等。

1. 阿片类镇痛药

(1)吗啡

药理作用：①镇痛镇静；②呼吸抑制，呈剂量依赖性；③诱发哮喘；④中枢性镇咳；⑤血容量不足时造成低血容量性休克；⑥便秘；⑦胆道内压力增高；⑧尿量减少；⑨尿潴留等。

临床应用：用于中到重度各种急、慢性疼痛，以及癌性疼痛、麻醉前给药、术后镇痛及血压正常的心肌梗死和内脏绞痛等。其特点是对内脏痛及深部软组织痛效果较好，对持续性钝痛的效力大于间歇性锐痛。

不良反应：皮肤瘙痒、恶心、呕吐；便秘、尿潴留；呼吸抑制、血压下降；胆道痉挛；药物依赖。

(2)可待因：又称甲基吗啡。

药理作用：①镇痛，作用强度为吗啡的1/6，持续时间与吗啡相似，镇静作用不明显；②中枢性镇咳作用较强。

临床应用：主要用于中等程度的疼痛和较剧烈咳嗽的止咳。

不良反应：与吗啡相比，可待因抑制呼吸、呕吐、欣快感及依赖性较弱。剂量较大时，可发生兴奋、烦躁不安等。

(3)哌替啶：又名杜冷丁。

药理作用：与吗啡相似，镇痛强度约为吗啡的1/10，作用时间为吗啡的1/2～3/4。镇静作用较吗啡稍弱，也可产生轻度欣快感。反复使用容易产生依赖性。有明显的呼吸抑制作用，程度与剂量相关。哌替啶有奎尼丁样作用，降低心肌应激性。

临床应用：与吗啡基本相同，另外哌替啶与异丙嗪、氯丙嗪合用，称为冬眠合剂，可用于深低温麻醉或难治性晚期癌疼痛患者。

不良反应：类似阿托品中毒，少数患者发生恶心、呕吐、头晕、头痛、荨麻疹，尿潴留少见。不良反应轻于吗啡。

(4)芬太尼

药理作用：镇痛效果强，是吗啡80～100倍，但持续时间短，仅为30min；有呼吸抑制作用，主要表现为呼吸频率减慢，注射后5～10min最明显，持续约10min。对血压无影响，但可引起心动过缓。

临床应用：主要用于临床麻醉，还用于术后镇痛。

不良反应：可引起恶心、呕吐、心动过缓或呼吸抑制。可产生依赖性，但较吗啡和哌替啶轻。

(5)盐酸羟考酮控释片

药理作用：中枢性镇痛作用。

临床应用：适用于中度和重度的慢性疼痛患者。

不良反应：便秘、恶心、呕吐、头痛、口干、出汗、虚弱和嗜睡等，随着用药时间的延长，不良反应逐渐减轻。

(6)喷他佐辛(镇痛新)

药理作用：镇痛作用，强度为吗啡的1/4～1/3。

临床应用：临床用于中度和重度慢性疼痛患者，包括癌性和非癌性疼痛。

不良反应：呼吸抑制、嗜睡、抑制咳嗽反射、恶心、呕吐、幻觉等。长期使用后突然停药可引起严重戒断综合征。

(7)硫酸吗啡控释片

药理作用：强效中枢性镇痛药，作用时间可持续12h。

临床应用：主要用于晚期癌症患者第三阶梯镇痛。

不良反应：呼吸抑制、恶心、呕吐、便秘及排尿困难，长期应用可产生耐受性、生理依赖性和成瘾性。

(8)曲马朵：兼有弱阿片和非阿片两种性质。

药理作用：①镇痛。其镇痛效果与其他镇痛药相比，次序由弱至强为：可待因、氨酚待因、喷他佐辛(镇痛新)、美沙酮、曲马朵、丁丙诺啡、哌替啶、吗啡、芬太尼、双氢埃托啡。②镇咳。抑制咳嗽反射，产生镇咳效应，作用相当于可待因。③催吐。兴奋延脑催吐化学感受区，引起恶心、呕吐。④作用于循环系统。单纯静脉注射，心率、平均动脉压、心率收缩压乘积、体循环血管阻力指数呈一过性轻度增高，10～15min 恢复。

临床应用：适用于中、重度急慢性疼痛。

不良反应：可引起恶心、呕吐、口干、头晕及镇静嗜睡等。当用量显著超过规定剂量时可有呼吸抑制，但与等效镇痛量的阿片类药物相比，曲马朵的呼吸抑制作用和便秘要少得多。

2. 非阿片类镇痛药

(1)阿司匹林：又名乙酰水杨酸。

药理作用：解热、镇痛、抗炎、抗血小板聚集。

临床应用：①解热镇痛，有中等程度的镇痛作用；②抗风湿，目前仍是首选药；③预防术后疼痛，术前给药可改善术后镇痛效果；④预防冠心病，临床常用小剂量肠溶阿司匹林口服。

不良反应：①胃肠道反应最为常见；②通气频率和深度的增加，出现呼吸性碱中毒；③可出现头痛、耳鸣、恶心和呕吐，甚至出现可逆性失明、幻觉、抽搐；④毒性剂量引起循环和血管运动中枢抑制；⑤出血倾向；⑥抑制合成前列腺环素内过氧化物酶的环氧酶。

(2)对乙酰氨基酚：又名扑热息痛。

药理作用：对乙酰氨基酚抑制中枢 PG 合成酶的作用强度与阿司匹林相似，但在外周，对此酶的抑制远比阿司匹林弱。

临床作用：解热镇痛作用缓和、持久，强度类似阿司匹林；抗炎作用弱，无抗血小板功能。

不良反应：患慢性酒精中毒和肝病的患者使用常规剂量能够发生严重肝中毒，包括黄疸；过量也可产生高铁血红蛋白血症、溶血性贫血。

(3)保泰松。

药理作用：较强的抗炎、抗风湿作用，解热镇痛作用较弱。

临床应用：主要用于风湿性关节炎和类风湿关节炎、强直性脊柱炎。

不良反应：发生率高，胃肠反应最为常见，还可抑制骨髓使白细胞和血小板减少，引起水钠潴留等。

(4)吲哚美辛：又名消炎痛。

药理作用：吲哚美辛是最强有力 PG 合成酶抑制药之一，有显著消炎及解热作用，对炎性疼痛也有明显镇痛效果，它也是白细胞移动的抑制药。

临床应用：用于急性痛风性关节炎、骨关节炎及强直性脊柱炎，用于治疗顽固性和恶性肿瘤发热。

不良反应：不良反应较多，主要是消化道反应，如食欲缺乏、上腹部不适等。另外，中枢神经系统症状也多见，如头痛、头晕、幻觉、精神错乱等。同时对肝、造血系统也有损害。

(5)布洛芬：又称异丁苯丙酸。

药理作用：是 PG 合成酶抑制药，具有消炎、解热及镇痛作用，且作用比阿司匹林、保泰松、对乙酰氨基酚(扑热息痛)强。

临床应用：主要用于治疗风湿性关节炎和类风湿关节炎，也可用于软组织损伤，治疗炎性疼痛效果良好。对于轻、中度疼痛，通常成人的剂量每 4～6 小时 200mg 或 400mg，每日不超过 3200mg。

不良反应：消化道症状少，患者大多能耐受。但严重者也可以引起消化道溃疡、出血和穿孔。

(6)酮咯酸

药理作用：①镇痛作用。酮咯酸抑制外周或中枢 PG 合成而产生，镇痛效应比其他非甾体类药物强。②消炎解热作用。抑制炎症组织合成和释放 PG。③胃肠作用。可致胃黏膜损伤而诱发溃疡和出血。④血液系统作用。出血时间延长，但不影响血小板计数、凝血酶原时间或部分凝血酶原激酶时间。⑤其他作用。连续应用酮咯酸不产生戒断症状，也不引起呼吸抑制，不影响心脑和血流动力学，也不影响精神运动功能。

临床应用：①中度至重度疼痛的短期治疗；②术后疼痛；急性肌肉骨骼疼痛；③产后痛；④其他疼痛情况，如癌症的疼痛、坐骨神经痛、纤维肌痛、非关节慢性软组织痛综合征、骨关节病，以及作为肾绞痛和胆绞痛的辅助用药。

不良反应：与其他非甾体类药物相似，主要表现在神经系统和胃肠道。

(7)吡罗昔康：又名炎痛喜康。

药理作用：抑制 PG 合成，并通过抑制白细胞凝集及钙的移动而发挥抗炎作用，是一长效非甾体类抗风湿药，具有抗炎镇痛作用，长期服用耐受性较好。

临床应用：主要治疗风湿性关节炎、类风湿关节炎；对骨关节炎、粘连性脊柱炎，急性痛风也有效；腰肌劳损、肩周炎等。

不良反应：少数患者出现消化道和中枢神经系统症状，停药后即可消失。

3. *局部麻醉药* 局部麻醉药，简称局麻药，是一种能暂时、完全和可逆地阻断神经传导功能的药物。按化学结构分类分为酯类局部麻醉药和酰胺类局部麻醉药，前者如普鲁卡因，后者如利多卡因；按作用时效的长短分为短效局部麻醉药如普鲁卡因、氯普鲁卡因，中效局部麻醉药如利多卡因、甲哌卡因和丙胺卡因，长效局部麻醉药如丁哌卡因、丁卡因、依替卡因和罗哌卡因。

(1)不良反应

接触性不良反应：有组织毒性、神经毒性和细胞毒性反应。①组织毒性主要是指局部麻醉药引起肌毒性反应，临床罕见；②神经毒性是指局部麻醉药产生的神经组织损害，导致神经功能或结构上的改变；③局部麻醉药的细胞毒性主要与其浓度有关，表现为红细胞溶解。

全身性不良反应：主要有高敏反应和变态反应。①应用小剂量局部麻醉药或用量低于正常用量或极量时患者就发生毒性反应的征兆，则考虑为高敏反应；②变态反应非常罕见，但一旦发生后果严重，临床上可出现荨麻疹、呼吸道水肿、支气管痉挛、呼吸困难、低血压甚至危及生命。

中枢神经系统毒性反应：当血中局部麻醉药浓度骤升时，可出现一系列毒性症状，如头痛、头晕、舌唇麻木、耳鸣、嗜睡、视物模糊、注视困难、言语不清、精神失常、肌肉震颤和惊厥等。

(2)毒性反应的预防和治疗

预防：①选择合适的局部麻醉药并严格控制用量；②局部麻醉药中加用肾上腺素；③注射时常规回抽，以防局部麻醉药直接注入血管内；④边注射边观察有无毒性反应先兆；⑤注药前应用非抑制量的巴比妥类药物。

治疗：一旦发生惊厥，立即采取以下措施：①保护患者，防止意外损伤；②吸氧；③维持血压稳定，患者宜取平卧位头稍低，及时补液或给予升压药；④静脉推注地西泮(安定)2.5～5mg或硫喷妥钠50～100mg，必要时注射肌松药，控制肌肉阵挛性收缩，同时行人工通气控制呼吸。

4. *神经破坏药* 神经破坏药对周围神经有破坏作用，毁损其结构，使神经细胞脱水、变性，导致神经组织的传导功能中断，从而出现较长时间的镇痛。常用药物主要有苯酚和乙醇，此外，单纯甘油、冷盐水、高张盐水与亚甲蓝亦有暂时性镇痛作用。

(1)主要药物：①苯酚。1%～2%苯酚溶液具有局部麻醉作用，5%溶液可使组织蛋白凝固，剂量超过8g则出现痉挛等毒性反应。苯酚主要作用于神经根，而不是脊髓，后根变化明显。②乙醇。乙醇的作用与苯酚类似，注射后神经根和髓鞘产生退行性变。

(2)临床应用：①癌性疼痛；②顽固性或复发性剧烈疼痛用各种方法难以抑制者，如三叉神经痛等；③某些需多次重复进行神经阻滞的疾病，如反射性交感神经萎缩症(营养不良症)或严重的血栓闭塞性脉管炎，可行腰交感神经节破坏术。

(3)注意事项：①定位精确，严格限制用量；②注药前先注少量局部麻醉药，以减轻药物本身所致的疼痛；③双侧疼痛或需双侧阻滞治疗的疼痛宜分侧进行，间隔3～5d；④蛛网膜下隙注射神经破坏药时，必须精确调整患者体位，避免损伤前根和运动神经纤维。

5. *糖皮质激素*

(1)药理作用：①抗炎作用。能减轻炎症早期的渗出、水肿、毛细血管舒张、白细胞浸润及吞噬反应，从而改善红、肿、热、痛等症状。②免疫抑制作用。影响免疫反应的多个环节。③抗毒素作用。可提高人体对有害刺激的应激能力。④抗休克作用。解除小动脉痉挛，增强心肌收缩力，改善微循环。⑤对代谢的影响。影响水盐代谢，但作用较弱；能使肝、肌糖原增高，血糖升高；促进肝外组织蛋白的分解，促进脂肪组织中脂肪的分解。

(2)临床应用：①癌痛治疗。晚期癌痛患者应用糖皮质激素，可通过抑制前列腺素的合成与释放，产生和加强镇痛作用，并可增加食欲、振奋精神。由于其消炎作用，有助于消除肿瘤周围炎症，缓解肿瘤引起的软组织肿胀的疼痛，并减轻脊髓受压及颅内压升高引起的骨痛和头痛，以及因肿瘤侵及支气管丛、肋间神经或腰骶丛所致的疼痛。②慢性炎性疼痛的治疗。因具有显著的抗炎作用常被用于慢性炎性疼痛，一般用其混悬液，要求制剂体积小，浓度高，以减慢其吸收过程，延长作用时间，一次注射可维持12～24h，若用于关节腔或硬膜外腔，则可持续1周。临床上常用的有醋酸氢化可的松、醋酸泼尼松龙混悬剂、曲安奈德(去炎松A)、地塞米松、利美达松(地塞米松棕榈酸脂)和倍他米松等。

(3)不良反应。长期使用产生:①类肾上腺皮质功能亢进综合征、高血压、糖尿病等;②诱发和加重感染;③诱发和加重胃、十二指肠溃疡,甚至出血和穿孔;④骨质疏松、肌肉萎缩等。

(4)禁忌证:①严重精神疾病;②胃、十二指肠溃疡,角膜溃疡等;③骨折或伤口修复期;④有严重高血压、糖尿病;⑤有严重感染;⑥孕妇。

(二)药物镇痛注意事项

1. 诊断要明确,以免因镇痛而掩盖病情,延误病情诊断,如急腹症。

2. 要明确疼痛的病因、性质、部位,以及对镇痛药的反应,选择有效的镇痛药或者联合用药,以达到满意的治疗效果。

3. 治疗的同时,还应密切观察用药后的情况,评估药效,使用药量要更加个体化。积极处理药物不良反应,以免患者因不适而拒绝用药。

(三)药物输注泵

药物输注泵是一种将药物或液体以预定的速度或容量输注的装置,本节主要介绍患者自控镇痛(patient controlled analgesia,PCA)泵。

长期以来,临床镇痛方法采用口服、肌内注射、静脉注射或椎管内给药,这些给药方法的缺点是①不灵活:患者个体差异大;②依赖性:患者需要镇痛时,必须依赖医护人员的处方和给药;③不及时。采用PCA技术可以有效克服这些缺点。

1. PCA泵简介

(1)原理:PCA泵按照负反馈控制技术设计,医师根据患者情况设定药物配方,利用反馈调节,患者自己支配给药镇痛,把错误的指令减少到最低限度,力求在没有医护人员参与的情况下保证患者安全。

(2)种类

电子泵:即装有电子计算机的容量型输液泵。基本设置和特征:①储药盒(袋);②输注设备;③自控按钮;④可以设置单次剂量的电子程序;⑤可以设置锁定时间;⑥管道连接系统。优点:①最大限度满足个体镇痛要求;②可以保存记录药物使用情况;③具有多种情况的报警,安全系数大。

机械泵:即一次性便携式输注系统,以机械弹性原理将储药囊内的药液经流量限速器,恒定输入患者体内。基本设置:①储药囊;②流量限速器;③患者自控表。优点:①携带方便轻巧;②操作简单;③价格低廉。

2. PCA的临床应用

(1)PCA技术参数

①负荷量:给予负荷量,旨在迅速达到镇痛所需要的血药浓度,即最低有效镇痛浓度,使患者迅速达到无痛状态。

②单次给药剂量:患者每次按压PCA泵所给的镇痛药剂量,单次给药剂量过大或过小均可能导致并发症或镇痛效果欠佳。

③锁定时间:即2次用药的时间间隔。设置锁定时间的目的在于防止前次所用药物峰效应之前重复用药而造成过量中毒。

④背景剂量:PCA泵向患者体内持续输注的镇痛药剂量。背景剂量的给予使血浆镇痛药浓度更为恒定,能够改善镇痛效果。

⑤单位时间最大剂量:为防止反复用药而造成过量中毒,PCA期间多以1h或4h为间隔限定最大单位时间使用量。

(2)PCA临床分类

①静脉PCA(PCIA):操作简单,起效快,效果可靠,适应证广。

②硬膜外腔PCA(PCEA):镇痛效果可靠,持续时间长,作用范围局限,全身影响小。

③皮下PCA(PCSA):适用于外周静脉不好或难以长久置管者。

④外周神经根、丛PCA(PCNA):适用于臂丛神经、股神经等外周神经的阻滞镇痛。

(3)PCA禁忌证:①既往曾经对镇痛药物过敏者。②患者主观不愿接受PCA治疗或无法自己按压键钮给药者,如瘫痪、精神不正常者。③既往有吸毒或不良镇痛药用药史者。

(4)PCA的护理

①评估患者基本情况,协助医生确定患者是否适合使用PCA。

②掌握PCA泵的使用方法、参数设定和镇痛药特性。

③实施PCA前,向患者及其家属解释PCA的作用原理,说明可能出现的不良反应,征得患者及其家属同意后方可使用。使用期间做好宣教工作,指导患者正确使用PCA泵,及时汇报不良反应。

④确保PCA泵给药装置正常运行,熟悉PCA泵常见的报警原因和处理方法,对不能处理的故障,及时通知麻醉医师。

⑤使用硬膜外PCA泵时，嘱患者保持正确卧姿，防止导管受压、牵拉、折断，导致管道不通或导管脱出，保持导管通畅。

⑥使用静脉PCA泵时，尽可能使用单独静脉通道。如确需连接三通接头，应将PCA泵接在延长管近端，严禁接在延长管远端。

⑦PCA泵应低于患者心脏水平放置，电子PCA泵勿接近磁共振仪，不可在高压氧舱内使用。

⑧自控键应由患者决定何时按压，家属或护士不应随意按压，除非患者要求帮助时。

⑨PCA泵使用期间给予患者一级护理，密切观察用药量、药物浓度、镇痛效果及其不良反应，定时监测呼吸、血压和脉搏，并做好详细记录，尤其对老年患者。

⑩详细记录PCA镇痛治疗方案、用药剂量及镇痛效果，如果出现镇痛不全，应及时通知有关医生，酌情追加镇痛药。

⑪防治感染：PCA是一种有创的治疗措施，有发生穿刺点感染和硬膜外腔感染的可能性，因此，穿刺时一定注意无菌操作，穿刺点应消毒密封，定期检查，一般每48小时更换一次PCA通道。若已经出现感染征象，可用抗生素软膏涂抹穿刺点皮肤。如发现硬膜外腔有感染征象，则应立即拔出导管，进行抗感染治疗处理。导管留置时间一般不超过2周，2周以后宜重新穿刺置管。

⑫防治并发症：护士必须注意用药量、浓度和速度有无异常，防止药物过量引起或加重各种不良反应。同时，严密观察PCA使用不良反应，配合医生及时处理。

（四）镇痛药物依赖

世界卫生组织将药物依赖性定义为：药物与机体相互作用所造成的一种精神状态，有时也包括身体状态，它表现出一种强迫需要连续或定期使用该药的行为和其他反应，其目的是为了感受它的精神效应，或者是为了避免由于断药所引起的不适感。

1. *分类*　一般将药物依赖性分为生理依赖性和心理依赖性。

（1）生理依赖性：又称身体依赖性，是指长期使用依赖性药物使机体产生一种适应状态，必须有足量甚至超量的药物维持，才能使机体处于一种平衡或相对正常状态。如果突然停药，生理功能将发生紊乱，而产生一种不适感，或者出现一系列严重反应，此种反应称之为戒断症状或戒断综合征。

（2）心理依赖性：又称精神依赖性，是由某些药物对中枢神经系统的作用所产生的一种特殊的精神效应，药物受用者产生一种希望和追求用药的强烈欲望。精神依赖性和生理依赖性的不同点是在断药后是否产生明显的戒断症状。

国际禁毒组织将具有依赖性的药物分为麻醉药品和精神药品两大类。麻醉药品主要包括阿片类药物、可卡因和大麻；精神药品主要包括镇静、催眠和抗焦虑药、中枢兴奋药和致幻药。本节介绍阿片类药物的药物依赖性。

2. *临床表现*

（1）戒断症状：滥用阿片类药物的种类、剂量、时间、途径、停药速度不同，戒断症状的严重程度也不同。典型症状分两类：①客观体征。如血压升高、脉搏加快、体温升高、立毛肌收缩、瞳孔扩大、流涕、震颤、腹泻、呕吐、失眠等。②主观症状。如肌肉骨骼疼痛、腹痛、食欲差、无力、疲乏、不安、喷嚏、发冷、发热、渴求药物等。

（2）急性中毒症状：在大剂量滥用阿片类药物后，出现精神运动性抑制，言语不清、昏睡甚至昏迷。体征有针尖样瞳孔（深昏迷时也可能由于缺氧瞳孔扩大）、呼吸抑制、肺水肿、心率减慢、心律失常等。

（3）其他症状：可出现精神障碍，或存在不同程度的社会功能损害，表现为工作学习困难、逃学、不负责任和不履行家庭责任等。

3. *诊断*　在以往12个月内发生或存在以下3项以上即可诊断为阿片类药物依赖：①对阿片类药物有强烈的渴求及强迫性觅药行为；②对阿片类药物滥用行为的开始、结束及剂量难以控制；③减少或停止滥用阿片类药物时出现生理戒断症状；④耐受性增加，必须使用较高剂量药物才能获得原来较低剂量的感受；⑤因滥用阿片类药物而逐渐丧失原有的兴趣爱好，并影响到家庭和社会关系；⑥不顾身体损害及社会危害，固执地滥用阿片类药物。

4. *治疗*　阿片类药物依赖的治疗是一个长期过程，目前推荐采用医学、心理、社会等综合措施。

（1）脱毒治疗：是指通过治疗减轻由于突然停药导致的躯体戒断症状。阿片类药物依赖的脱毒治疗分为替代治疗与非替代治疗，两者可以结合使用。对于戒断症状较轻、合作较好的吸毒人员可单独使用非替代治疗。

替代治疗：利用与阿片类药物有相似药理作用的其他药物替代原使用药物，在一定的时间内逐渐减少并停止使用替代药物，以减轻戒断症状的严重程度。

①美沙酮替代治疗：美沙酮是一种人工合成的强镇痛药，对控制阿片类药物依赖者的戒断症状效果明显，而且作用持久(可维持8～12h)，已成为阿片类药物依赖的主要治疗。美沙酮替代治疗的原则是：逐日递减、先快后慢、只减不加、停药坚决，在用药中和停药后对症处理各种症状。

②丁丙诺啡替代治疗：丁丙诺啡属于阿片受体的激动-拮抗药，是作为镇痛药开发应用的，适用于术后镇痛。在阿片类药物的戒断治疗中"脱瘾"作用比美沙酮强，在我国已逐渐应用于戒毒治疗中。

③替代治疗的护理与观察：根据吸毒人员的病情定时巡视；严密观察治疗药物的起效过程与不良反应，及时处理；治疗期间严格管理，防止吸毒人员再次滥用阿片类药物；治疗期间鼓励吸毒人员进食，不应过早安排体育锻炼，以减少体力消耗。

非替代治疗：指应用中枢 α_2 受体激动药来减轻阿片类药物依赖的戒断症状。该类药物以可乐定和洛非西定为代表，其控制戒断症状的作用比美沙酮和盐酸丁丙诺啡弱。洛非西定不良反应较可乐定轻。

非替代治疗的护理与观察。①血压维护：定时监测血压，治疗前4d宜卧床，缓慢改变体位，如出现直立性低血压应使吸毒人员平卧，置头低足高位。如连续发生直立性低血压或血压持续≤12/6.7kPa(90/50mmHg)，应适当减药，可减当日剂量的1/4，必要时停药。②增进营养：鼓励患者进食，保证营养摄入。

中药脱毒治疗：目前经国家食品药品监督管理总局批准的戒毒中药近10种，适用于轻、中度阿片类药物依赖的吸毒人员，对重度依赖的吸毒人员单纯使用中药疗效尚不够理想，需要与其他药物联合使用。

其他脱毒治疗：如针灸、电针等，疗效需进一步验证。

(2)纳曲酮防复吸治疗

适应证：适用于已解除阿片类药物依赖的康复期辅助治疗，以防止或减少复吸。用药前应做好以下准备：①阿片类药物依赖者应停止使用阿片类药物7～10d或以上，如使用美沙酮则停药时间应延长至2周以上；②尿吗啡检测结果阴性；③服药前纳洛酮激发试验阴性；④肝功能检查基本正常。

用法与剂量：小剂量开始，一般为口服10～20mg/d，3～5d达到口服维持剂量50mg/d，连续服药时间为3～6个月。

不良反应：少数吸毒人员服药后出现恶心、呕吐、胃肠不适、食欲缺乏、口渴和头晕等症状，也可出现睡眠困难、焦虑、易激动、关节肌肉痛和头痛等。

注意事项：①纳曲酮具有肝毒性，可引起转氨酶一过性升高，使用前和使用中需检查肝功能，肝功能不全者慎用。如治疗期间出现肝功能异常，应停止使用。②未经过脱毒治疗的吸毒人员服用纳曲酮会引起严重的戒断综合征。③治疗期间要进行尿吗啡检测，督促吸毒人员治疗依从性。④治疗期间如需使用镇痛药，应避免使用阿片类镇痛药，防止降低药效或产生戒断症状。

(3)心理行为治疗

①动机强化治疗：帮助吸毒人员认识问题，制订治疗计划并帮助吸毒人员坚持治疗，提高戒毒治疗的成功率。

②认知治疗：改变吸毒人员的不良认知方式，帮助吸毒人员正确应对急、慢性药物渴求，强化吸毒人员的不吸毒行为。

③预防复吸治疗：帮助吸毒人员提高自我效能与应对复吸高危情景的能力，识别诱发药物渴求、复吸的心理及环境因素，找出有效应对的方法，降低复吸率。

④行为治疗：通过各种行为治疗技术强化不吸毒行为及其他健康行为，降低复吸的可能性。

⑤集体治疗：通过交流发现吸毒人员间的共同问题，增进吸毒人员间的交流和理解，制订出切实可行的治疗方案。也可使吸毒人员在治疗期间相互监督、相互支持，增进其与医师间的接触和配合。

⑥家庭治疗：通过改善吸毒人员的人际关系，特别是与其家庭成员间的关系，促进家庭成员间的感情交流，提高治疗支持程度。

二、非药物镇痛

(一)物理镇痛

物理镇痛是应用自然界中及人工的各种物理因子作用于人体，以治疗和预防疼痛为目的的一门学科，简称理疗镇痛。狭义的物理镇痛仅指应用各种人工的物理因子作用于患病机体，引起机体的一系列生物学效应，使疾病得以康复。

1. 物理镇痛的基本分类　①电疗法：直流电及药物离子导入疗法、低频电疗法、中频电疗法、高频电疗法；②光疗法：红外线疗法、紫外线疗法、激光疗法、可见光线疗法；③超声波疗法和冲击波疗法；④冷疗和温热疗法；⑤磁疗法；⑥水疗法；⑦生物反馈疗法等。

物理镇痛要收到预期的效果，除了考虑病情和病程以及患者机体状态外，应正确掌握物理因子的种类、剂量以及使用方法，并根据治疗的进展及时调整，方能收到较好的效果。

2. 物理镇痛的注意事项　有以下几点。

(1)部位：根据不同疾病选择了物理因子的种类后，应首先决定采用什么部位，是用局部治疗还是用反射疗法，然后根据各部位的敏感性考虑物理因子剂量的大小。

(2)时间、频度和疗程：时间是构成治疗剂量的第一因素，时间的长短同剂量成正比；频度是影响治疗剂量的另一因素，物理治疗应用一两次往往不见效果，一般要连续治疗多次，而每次治疗间隔的时间因物理因子种类而不同；疗程的长短同样影响治疗效果，疗程的间歇期尚应考虑物理因子的痕迹效应。

(3)环境、条件和休息：物理治疗时应尽可能做到定时、定床、定机器和定工作人员，尽量减少环境和条件的变化，加强物理因子的作用。治疗后的休息既可维持物理因子的治疗效应，延长其反应时间，又有利于预防疾病，如热疗后感冒的预防。

(4)综合应用：综合应用几种物理因子可以提高疗效、缩短病程，但需注意物理因子应用的顺序、配伍的禁忌，过多过频的应用可能导致事倍功半。

(5)掌握禁忌证：多数物理因子无绝对禁忌证，但有的物理因子可促使疾病恶化，应严格掌握。

(二)针灸镇痛

中医学认为“通则不痛，痛则不通”，针灸通过刺激人体的经络和腧穴而起到疏通经络、调和气血、扶正祛邪的作用，从而达到防治病痛的目的。常用的针灸疗法有耳针疗法、电针疗法、穴位注射法和腕踝针。

1. 耳针疗法　耳穴是机体各个器官系统在耳郭上的投射区，当人体发生疾病时，在相应耳穴上出现阳性反应点，如压痛、变形、变色、脱屑、充血、丘疹、结节、电阻改变等一系列病理反应。针刺这些反应点，就能治疗相应组织器官的疾病。耳穴的分布有一定的规律，一般来说耳郭好像一个倒置的胎儿，头部朝下，臀部朝上。大体上耳垂部为头面区，对耳轮部为躯干区，耳舟为上肢区，三角窝周围为下肢区，耳甲腔为胸腔区，耳甲艇为腹腔区，消化道在耳轮脚周围环形排列。

2. 电针疗法　电针疗法是指在针刺“得气”后，在针上通以接近人体生物电的微量电流，利用电流对穴位的刺激而产生治疗作用。

3. 穴位注射法　穴位注射法是一种针刺和药物并用的中西医结合治疗方法，是用某些适应于肌内注射的药液，注入与疾病有关的穴位内，利用针刺和药液对穴位的刺激或小剂量药液的药理作用，以达到治病的目的。

4. 腕踝针　腕踝针疗法是根据人体疾病发生的部位，针刺腕、踝部的有关穴位或者相应点用毫针进行皮下针刺以治疗疾病的一种简易方法。这种疗法其针刺部位仅限在上肢的腕部和下肢的踝部，其优点是应用面广、安全方便、简明易学。

腕踝针疗法特点：将身体两侧各分6个纵区，由前向后排列，用数字1～6编号，用于疾病的症状定位；腕部和踝部各定6个针刺点，也用1～6编号，与区的编号相同。四肢分区：当两上、下肢处于内侧面向前的外旋位、两下肢靠拢时，四肢的内侧面相当于躯干的前面；外侧面相当于躯干的后面；前面靠拢的缝相当于前正中线；后面靠拢的缝相当于后正中线，这样四肢的分区就可按躯干的分区类推。又以胸骨末端和肋弓交界处为中心画一条环绕身体的水平线称横膈线，将身体6区分成上下两半，横膈线以上各区加“上”字，横膈线以下各区加“下”字。如上1区、下1区，以此类推，用以称各区。应用时按疾病症状所在区选取编号相同的针刺点。

(三)心理疗法

心理治疗又称精神治疗，是应用心理学的原则与方法，治疗患者心理、焦虑、认识与行为有关的问题。疼痛作为一种主观感觉，受心理社会因素影响较大。因此，心理治疗在疼痛的控制中具有其特有的重要地位。

1. 常用心理疗法

(1)安慰剂治疗。安慰剂是指形式上采取某种治疗措施，而实际上并未真正给予该治疗，安慰剂治疗是通过患者的信念起作用的。

(2)暗示疗法。暗示疗法是通过给患者积极暗示来消除或减轻疾病症状的一种治疗方法。在非对抗的条件下，暗示者通过语言、表情、姿势以及其他符号刺激患者第二信号系统，影响其心理与行为。

(3)催眠疗法。催眠状态是指介于清醒与睡眠之间的一种状态。患者被催眠后，意识范围缩小，暗示感受性增强，因此医学上常常将暗示和催眠联合应用，甚至作为一种治疗措施。

(4)松静疗法与生物反馈疗法。松静疗法又称松弛疗法，通过锻炼放松肌肉，缓解血管痉挛，消除紧张焦虑情绪，普遍降低交感神经系统及代谢活性，以达到减轻疼痛的效果。生物反馈疗法是在松静疗法的基础上发展起来的，旨在提高患者自我控制自主神经功能的能力，并帮助其更好地摆脱不良情绪。

(5)认知疗法：①意念分散。引导患者摆脱疼痛意境，分散疼痛感知-疼痛心境-疼痛反应的轴线，即痛轴，使患者充分发挥想象力，进入一种欣悦境界中。②转化疼痛概念。帮助患者转化疼痛含义，根据患者对疼痛特点的描述，启发他将痛的感觉转化为"压迫感""震动感"和"冷热感"等。③转移注意力。帮助患者集中精力从事某项活动，形成疼痛以外的专注力。

(6)行为疗法。使某种行为增加称为正加强作用，减少某种行为称为负加强作用。对疼痛行为具有正加强作用的因素有休息、服镇痛药、外界过分的关心与同情等。行为疗法就是要减少正加强作用，增加负加强作用。

(7)认知-行为疗法。治疗方案包括5个阶段：①初始评估；②医患联合，使患者对疼痛形成新概念；③让患者获得，巩固应付疾病的技巧，包括认知-行为方法的预演训练；④全面推广治疗，坚持治疗，预防复发；⑤巩固提高阶段和随诊。

2. 心理治疗的注意事项 ①明确诊断：一时难以明确病因时，切忌轻易扩大疼痛的心理因素成分；②建立良好的医患关系：同情和信任是所有心理治疗成功的基础；③帮助患者树立信心：暗示治疗中患者本人对治疗的信心对治疗效果具有决定性作用；④减少患者的紧张情绪：患者处于松弛状态，暗示治疗效果比较好，对一般松弛治疗效果无效者，可预先给予抗焦虑药或起效比较快的催眠药；⑤注意多种方法的配合使用：很多情况下，需要两种或两种以上的心理疗法联合应用才能获得理想的效果。

第五节 疼痛控制标准的研究与推荐

疼痛控制标准是疼痛管理中的重要概念，患者疼痛程度控制目标的确立，可帮助医务人员、患者及其家属明确疼痛程度控制的目标水平，以指导患者的疼痛管理，提高疼痛控制质量和患者的生活质量，促进患者康复。

一、癌性疼痛的控制标准

要求达到睡眠、休息、活动和工作时无疼痛。这是一个比较明确和完美的目标，但临床实际中有时较难达到。近年来逐渐形成并被学术界接受并应用的观点是"3个3的标准"。它作为规范性癌痛管理的目标，即依据0～10数字评分量表(0～10NRS)，疼痛评分控制在3分以下，3d内完成药物剂量滴定，每天爆发痛和药物解救次数不超过3次。

二、非癌性疼痛控制的推荐标准

研究患者术后疼痛程度与活动、咳嗽、深呼吸、进食、睡眠、情绪、满意度之间的相关性，分析疼痛程度与疼痛受各因素影响程度之间的关系，结合文献研究，推荐术后和创伤后疼痛程度控制目标，即当患者疼痛≥5分时，临床医务人员应考虑使用有效的镇痛药物对患者进行镇痛治疗，在疼痛≤4分时，则可根据患者的需要，在护士权限范围内采取冷敷、热敷、体位改变、音乐疗法等物理方式去缓解患者的疼痛。

第六节 急性疼痛的管理

国际疼痛研究学会将急性疼痛定义为近期产生且持续时间较短的疼痛。术后疼痛是一种急性疼痛，是困扰外科手术患者的一个突出问题。据统计，75%手术患者有比较明显的术后疼痛。本节以术后疼痛为例介绍急性疼痛管理。

一、术后疼痛原因

术后疼痛是机体在手术后对有害刺激的一种主观感受，术后麻醉药药效消失后就会出现疼痛感觉。引起术后疼痛的常见因素有化学因素和物理因素。化学因素包括内源性致痛化学物质和降低痛阈的化学物质。物理因素包括组织损伤、撕裂、肿胀、梗阻、挛缩、张力、炎症等。每一类型疼痛可由多种因素作用引起，但多以某种因素为主，疼痛的多因素性增加了术后疼痛研究和管理的困难。

二、手术情况对术后疼痛程度的影响

术后疼痛程度与手术损伤范围、切口大小、手术及麻醉时间等呈正相关，与手术部位亦有关。上腹部腹腔内手术操作涉及范围广，部位较深，加之深呼吸和咳嗽动作均牵涉腹肌活动，手术后疼痛剧烈。胸腔内手术，因切口较长，又撑开肋间隙或切断肋骨，胸壁创伤大，手术部位邻近横膈，正常呼吸运动胸廓与膈肌参与，术后伤口疼痛敏感而剧烈。胸腹部手术术后疼痛最为剧烈，肛门直肠手术其次，这些部位的疼痛与肌肉痉挛有关，而头、颈、四肢和体表手术后疼痛相对稍轻。

三、术后镇痛的意义

术后镇痛不仅旨在减轻患者手术后的痛苦，而且在于提高患者防止术后并发症的能力。

术后镇痛治疗可以减少术后患者体内儿茶酚胺和其他应激性激素的释放。此外，尚可通过降低患者心率，防止术后高血压，从而减少心肌做功和氧耗量。对心功能正常的患者，采用术后硬膜外镇痛对其左心室射血分数影响不大，而在慢性稳定型心绞痛患者，术后镇痛使得其左心室射血分数明显改善。镇痛治疗可以减少患者自主呼吸做功，减少术后患者对抗机械通气，从而减少术后患者呼吸系统的并发症。对血管手术患者，术后镇痛可避免体内高凝状态的出现，减少术后深静脉血栓的发生。

四、术后镇痛治疗及其原则

1. 术后疼痛治疗原则

(1)应在维护患者重要脏器功能的前提下，提供完善的镇痛措施，最大限度地减少患者的痛苦和改善重要脏器的功能。

(2)根据手术部位和性质，若估计术后疼痛较剧的患者，在麻醉药物作用未完全消失前，应主动行预防给药。

(3)当患者术后疼痛评分≥5分时，应及时给予镇痛处理，把疼痛控制在≤4分的水平。

(4)术后应用镇痛药的患者，应首先采用非麻醉性镇痛药和镇静药联合应用，视镇痛效果而决定是否加用麻醉性镇痛药。

(5)手术后应用镇痛药物期间，应首先注意观察和检查手术局部情况，明确疼痛发生的原因。

(6)应选用毒性低、对生理指标影响小、药物依赖性较低的镇痛药物，用药期间注意生命体征的观察。

2. 术后疼痛治疗 术后疼痛治疗的方式包括药物镇痛和非药物镇痛方法。临床上，应根据患者的疼痛类型、程度以及环境因素的不同，采用相应的镇痛方法。

疼痛治疗措施的基本要求：①良好的镇痛效能；②起效快，可控性强；③不良反应小，不影响重要脏器功能；④不妨碍病情观察和检查治疗；⑤操作简单，易于掌握。

五、术后疼痛护理

1. 术后疼痛护理的特殊性

(1)治疗的非主动性：由于疼痛的主观属性，护士和患者对疼痛治疗的给予和接受都存在着非主动性。

(2)评估的偏差性：护士对疼痛的评估与患者对疼痛的主诉之间往往存在较大的偏差。

(3)反应的差异性：患者对疼痛的反应常存在很大差异，而这常被医护人员忽视。

(4)影响因素的多样性：患者的个体特征如性别、年龄和个人经历，影响着护士对患者疼痛程度和治疗需要的判断。

(5)疼痛知识的局限性：患者对疼痛及其治疗的观念左右着疼痛处理的有效性，约2/3的患者在主动寻求疼痛治疗时已达到严重疼痛程度。

2. 疼痛护理的实施

(1)注意倾听患者主诉，准确评估记录疼痛性质和程度：患者主诉是评估术后急性疼痛及其剧烈程度的唯一可靠方法，因此，护士应注意倾听患者的疼痛主诉，同时要主动询问患者的疼痛感受。对于无法用语言表达疼痛的患者，应采用多种方法进行综合评估。另外，要采用标准文书记录方法对疼痛评估结果做好记录，便于医护人员更系统地了解患者的疼痛及其治疗情况。

(2)超前镇痛，避免疼痛对机体的不利影响：疼痛研究表明早期预防疼痛的治疗方法可有效缓解随后发生的长时间的疼痛。超前镇痛法的临床应用提高了患者的疼痛阈值，使阿片类的需求量减少。术后麻醉药物药效尚未消失时就应按计划根据医嘱及时使用镇痛药。

(3)选择有效镇痛措施,切实缓解疼痛:镇痛措施的选择对于保证有效疼痛治疗至关重要,护士根据疼痛评估结果,为特定的患者选择有效的镇痛措施。出现以下情况时提出建议:①患者主诉疼痛评分≥5分;②术后24h内经胃肠道外给药,24h后未改用口服镇痛药和抗生素,而胃肠道外给药量过小,不能发挥应有药效;③术后单纯用非类固醇类抗生素,以期同时发挥镇痛和抗菌作用,但实际未能达到良好的镇痛效果;④术后用镇静药进行疼痛治疗,而镇静药不具有镇痛作用,也不会增强镇痛药镇痛作用,反而可能增加镇痛药对患者镇静的不良反应。

(4)避免激发或加剧术后疼痛的因素:①创造安静的休养环境,调节光线,减少噪声,去除异味,注意保持适宜的温度和湿度;②加强心理护理,寻找并消除精神因素,保持患者安定、镇静;③保持良好的体位姿势,定时更换卧位,尽量保持舒适;④通过躯体或精神上的活动,使患者转移对疼痛的注意力;⑤对于胸痛影响呼吸者,应协助翻身、拍背、咳嗽,防止并发症发生。

(5)早期观察并及时处理镇痛治疗的并发症

①呼吸抑制:临床表现为患者的意识状态改变、嗜睡、呼吸深度减弱。因此,接受疼痛治疗的患者应尽量行氧饱和度的监测,对使用硬膜外或PCA泵镇痛的患者应定期监测生命体征,确保患者安全。初次将麻醉性镇痛药注入硬膜外腔后,第一个4小时应每小时监测呼吸频率1次,之后可改为每2h监测1次,连续16h,以后只要继续硬膜外给药,就应每4h监测1次。当患者呼吸频率<8次/分、氧饱和度<0.90、收缩压<12kPa(90mmHg)时,应及时向医生汇报,同时面罩给氧6L/min,唤醒并鼓励患者进行呼吸,病情严重者则需进行辅助或控制呼吸,同时使用纳洛酮。呼吸抑制是硬膜外镇痛令人担心的并发症之一,对此类患者应建立护理常规,对年龄较大(>60岁)、镇痛药用量大以及全身情况较差(尤其有肺功能减退和肝肾功能障碍)的患者,应特别警惕呼吸抑制的发生。

②尿潴留:多见于男性,多发生于镇痛治疗后的24~48h。临床表现为患者排尿困难、下腹部胀满。尿潴留的处理包括留置导尿,根据医嘱静脉注射纳洛酮等。

③恶心呕吐:常出现于给药后4~6h,可用甲氧氯普胺(胃复安)、东莨菪碱等治疗,恶心有时与体位有关,保持静止不动可减轻恶心。

④便秘:镇痛药物会减慢胃肠蠕动,造成患者便秘,对于使用镇痛药物的患者应常规使用通便药。

⑤皮肤瘙痒:发生率较高,尤其当阿片类镇痛药用量增大时,其发生率更高,症状随时间推移而逐渐减轻。确诊为与镇痛药过敏有关的皮肤瘙痒后进行对症处理。

⑥直立性低血压:造成术后直立性低血压的因素是多方面的,如麻醉的影响、有效循环血量不足、心功能下降、术后长时间卧床等,采用硬膜外镇痛会增加其发生率。临床上对这类患者应查明原因,进行针对性处理。

⑦过度镇静:硬膜外腔使用麻醉性镇痛药后还需定时进行镇静评分,第一个4小时应每小时监测1次,然后每2小时监测1次,连续8h,以后只要继续硬膜外给药,就每4小时监测1次镇静程度。临床可采用镇静程度评分标准(表8-1),2~3分为镇静药物剂量较为适宜的状态。镇痛治疗期间应及时根据评分结果调整镇痛药剂量。

⑧硬膜外感染:与硬膜外导管有关的感染并不常见,要注意置管操作的严格无菌,术后留管期间,每日查看置管局部并保持无菌,更换针眼处敷料,每天1次,一旦疑有感染时立即终止硬膜外镇痛,必要时采取相应的对症处理。

(6)避免护理操作增加患者疼痛程度:术后患者主诉切口疼痛,它往往与咳嗽、深呼吸、上下床和体位改变等活动关系密切,其中咳嗽和身体移动时

表8-1　镇静状态评分

镇静状态	评分	镇静状态	评分
清醒、烦躁	1	入睡、对呼唤反应迟钝	4
清醒、安静	2	嗜睡、不易唤醒	5
欲睡、对呼唤反应良好	3		

影响最大。

护理人员应做好以下几点：①演示具体的咳嗽方法。②解释咳嗽后疼痛的发生机制，使患者对疼痛有思想准备。③患者进行咳嗽深呼吸训练时陪伴左右，使患者增强信心。咳嗽时可用毛巾、枕头或用手按压切口，可在一定程度上缓解咳嗽引起的疼痛。

3. *健康教育*　疼痛的主观性和多因素性决定了在疼痛管理中必须有患者自身的参与，因此应加强疼痛健康教育，使患者主动参与并配合治疗和护理。

(1)向患者讲述疼痛对机体可能产生的不利影响。

(2)术前评估患者及家属对疼痛相关知识的了解程度，了解既往疼痛史和预期疼痛处理应达到的目标。

(3)告知大部分术后疼痛可以缓解，并且有多种方法可供选择，患者有权享受术后无痛经历。

(4)向患者或家属告知镇痛药物的作用、效果和不良反应等，解除用药疑虑。

(5)向患者说明何时表达及如何表达疼痛，并说明这些主诉将成为疼痛治疗的依据。

(6)向患者介绍自我解痛方法，在镇痛药治疗的同时辅助使用其他方法缓解疼痛，如使用放松、想象、冷敷和热疗等方法。

(7)向接受 PCA 治疗的患者讲述给药的方式和时机，患者应在感觉疼痛开始时自行给药，注入下一剂量药，以达到良好的镇痛效果。

(8)劝告患者及时向护理人员叙述心中的疑虑和担忧，避免因过分担心疾病的康复导致高度焦虑，从而降低耐受性，加重疼痛。

第七节　慢性疼痛管理

慢性疼痛是指持续 3 个月以上的疼痛，也有人把慢性疼痛比喻为一种不死的癌症。

癌症患者最常见和最难忍受的症状之一是疼痛，据统计，全世界有癌症患者约 1400 万，每年新发生的癌症患者约 700 万，其中 30%～60%伴有不同程度的疼痛，这种疼痛为慢性疼痛。下面以癌痛为例介绍慢性疼痛管理。

一、癌痛的原因

1. 肿瘤直接侵犯引起疼痛，占 70%～80%。

2. 与肿瘤相关的疼痛，约占 10%，如肿瘤副综合征等。

3. 手术治疗、化学疗法和放射疗法等治疗和检查引起的疼痛，占 10%～20%。

4. 与肿瘤及治疗无关的疼痛，约占 10%，如关节炎、风湿、痛风等。

二、癌痛的特点

癌痛在癌症早期往往缺乏特异性，大多出现在癌症的中晚期。如胃癌早期只有轻度的非特异性消化不良症状，随着病情发展，可出现上腹钝痛。当病变穿透浆膜，侵犯胰腺，向腹膜后淋巴结转移时，则疼痛持续加重，并可向腰背部放射。当癌症转移至不同的部位会引起不同的疼痛。如消化道肿瘤大多有肝转移，除了原发肿瘤疼痛，还可出现肝痛；癌症骨转移时，则具有多发性，如前列腺癌常转移到骨盆、腰椎，肺癌则常转移到多处肋骨，这些转移部位都可有不同程度的疼痛。

三、治疗必要性

对于癌症不能根治的患者，姑息治疗(palliative care)是一种积极而全面的治疗。它既不促使也不延迟患者死亡，令患者坚定生活信念并把死亡看作一个正常过程；它设法解除疼痛及其他令人难以忍受的症状，从心理、精神两方面关心患者，帮助其在临终前尽可能积极生活。它的最终目的并不是一味延长生命，而是注重生活质量的提高。

四、癌痛常用镇痛方法

(一)药物治疗

药物治疗是控制癌痛的主要手段。

1. *三阶梯癌痛治疗方法*　WHO 三阶梯癌痛治疗方案是一个在国际上被广泛认同的药物治疗方案。所谓三阶梯疗法，是指根据轻、中、重不同程度的疼痛，单独和(或)联合应用一阶梯(以阿司匹林代表的非甾体类药物)、二阶梯(以可待因代表的弱阿片类药)、三阶梯(以吗啡代表的强阿片类药)，配合其他必要的辅助药来处理癌性疼痛。这套方法的基础是使用镇痛的阶梯概念(图 8-8)，具有方

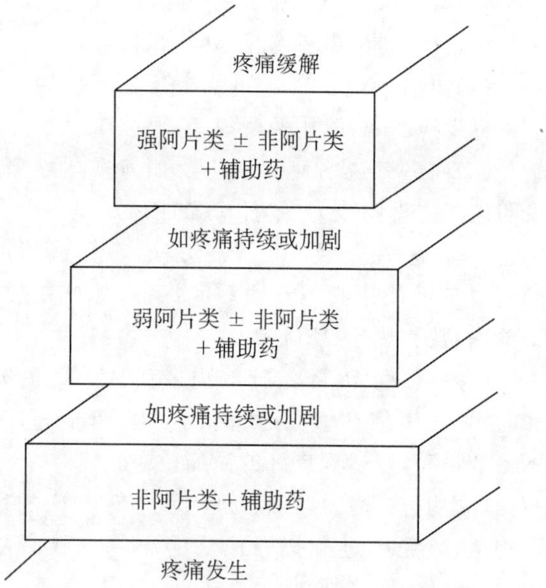

图 8-8　世界卫生组织的三阶梯治疗原则

法简单、用药量合理、价格不高、药效良好等特点。

三阶梯镇痛疗法的基本原则：①口服给药；②按时给药；③按阶梯给药，选用药物应由弱到强，逐渐升级；④个体化给药；⑤注意具体细节，如要注意监护患者，密切观察用药反应等。

2. 镇痛药物的常见给药途径

(1)口服给药：口服是阿片类药物给药的首选途径。口服具有给药方便，疗效肯定，价格便宜，安全性好等优点。对于吞咽片剂有困难时，可经舌下给药。

(2)直肠给药：适用于禁食、不能吞咽、恶心呕吐严重的患者，直肠肛门有损伤时患者不能经直肠给药。

(3)经皮肤给药：芬太尼透皮贴剂(多瑞吉)是目前唯一通过透皮吸收的强阿片类药物，有普通型和骨架型两种剂型，适用于慢性中度或重度疼痛，不适于急性和爆发性疼痛的患者。当使用第一剂时，由于皮肤吸收较慢，在6～12h或以后血清中可测到芬太尼的有效浓度，12～24h达到相对稳态。一旦达到峰值可维持72h。去除贴剂后，血清浓度逐渐下降，持续72h释放药物。芬太尼透皮贴剂的不良反应、禁忌证及注意事项同芬太尼注射用药，其他注意事项：①贴后出现局部瘙痒、麻木感或皮疹，去除贴剂后很快消失；②出现严重不良反应需要停药时，应及时去除贴剂，拮抗药可用纳洛酮，并进行较长时间的病情观察。

(4)舌下含服给药：目前舌下含服片的品种不多，一般多用于爆发性疼痛的临时处理。

(5)肌内注射法：肌内注射后药物吸收十分迅速，但长期进行肌内注射治疗疼痛，存在血药浓度波动大，加快阿片类药物耐药性，镇痛效果、维持时间等不稳定。目前多用于急性疼痛时的临时给药和癌症患者的爆发痛时给药，不推荐用于长期癌痛治疗。

(6)静脉给药法：静脉注射是最迅速、有效和精确的给药方式，血浆浓度迅速达到峰值，用药后即刻产生镇痛作用，但过高的血浆药物浓度可能会引起不良反应。目前国内外多采用中心静脉插管或预埋硅胶注药泵，便于连续小剂量给药，减少不良反应的发生。

(7)皮下注射给药法：可不经过肠道，无药物的首关效应，摄入时间较口服用药方式明显缩短，镇痛作用产生快。主要用于胃肠道功能障碍、顽固性恶心呕吐患者，严重衰竭需要迅速控制疼痛的临终患者。

3. 辅助用药　可用于癌痛三阶梯治疗的任何一个阶段。它还可针对特殊疼痛产生独特的效果，但该类药物除皮质类固醇外起效均晚，一般约2周后生效。

(1)皮质类固醇：代表药物是地塞米松。改善心情，抗炎活性，镇痛，增加食欲，减轻脑、脊髓的水肿，对臂丛、腰骶丛疼痛与阿片类合用效果良好。对肝转移及内脏转移的牵拉痛，头颈、腹部、盆腔肿瘤的浸润性酸痛及脉管阻塞的胀痛亦有效。与非甾体类抗炎药合用要注意不良反应的叠加问题。

(2)抗惊厥药：代表药物是卡马西平。对神经损伤致撕裂痛及烧灼痛有效，如臂丛、骶丛、带状疱疹引起的疼痛，化疗药外溢所致疼痛。

(3)抗抑郁药：代表药物为多塞平、氟西汀(百忧解)。增加阿片类药物的镇痛效果，或直接镇痛作用，对神经痛特别是持续的灼痛更有效。改善心情对神经源性疼痛效果佳。

(4)谷氨酸离子型受体拮抗药(NMDA受体拮抗药)：代表药物为右美沙芬。NMDA受体同疼痛的传递与调节有密切关系。长时间的持续刺激使脊髓中的NMDA受体被激活，活化的NMDA受体致使脊髓背角细胞敏化，对所有传入的刺激有较大的应答，并产生持续的疼痛，降低了对吗啡镇痛药的敏感性。NMDA受体拮抗药阻断其过程，从而抑制中枢敏化，而提高吗啡的疗效，对难治性神经性疼痛也有效。

4. 阿片类药物剂量滴定原则和减量原则

(1)TIME原则:阿片类药物剂量滴定采用TIME原则,具体步骤如下。

①确定初始剂量(titrate,T):绝大多数癌痛患者初次使用吗啡剂量为30～60mg,根据具体情况调节。速效吗啡给药方法为每4小时1次,每次5～10mg,建议用药时间为每日6:00,10:00,14:00,18:00,22:00。为了避免夜间用药不便,以及能够达到持续控制疼痛的效果,建议将末次用药增量50%～100%。吗啡控释制剂常规为每12小时给药1次,每次10～30mg。

②增加每日剂量(increase,I):临床试验显示,相当一部分癌痛患者需通过调整初始剂量方能达到满意的镇痛效果。若不能达到理想疗效,应根据需要每24小时调整1次。部分患者甚至需数天的调整才能达到稳定剂量。初始增加幅度可为前次剂量的50%～100%,之后应该为25%～33%。

③处理爆发痛(manage,M):爆发痛出现时应该使用速效吗啡来处理,剂量为前次用量的25%～33%。

④提高单次用药剂量(elevate,E):当患者疼痛控制不理想时,次日应该提高每日用药剂量,将前24h基础用药量加上处理爆发痛所用的剂量,分布到后24h的每次给药中去。通常,通过增加每次给药剂量而非给药频率来实现,尤其是控缓释制剂。

阿片类镇痛药物剂量的调整没有极限,遵从循序渐进的原则下,只要镇痛效果大于不良反应,就可以加量。在疼痛评分的指导下,以10为最高分,若接受治疗后疼痛程度仍>7,则可增加原剂量的50%～100%;治疗后评分5～6,则增量25%～50%;治疗后评分<4但仍有疼痛,则增量25%。

(2)减量原则:对于长期、大剂量应用阿片类镇痛药的患者,应实施逐渐减量,最终停药,警惕突然停药所致的"戒断综合征"。初始前2d内减量25%～50%,此后每2天减量25%,当日用量减至30～60mg/d时即可停药。减量时注意观察患者疼痛症状,若评分>3～4,出现戒断症状,或有腹泻等激惹征时,应放缓减量。

5. 药物镇痛的护理

(1)掌握疼痛评估原则:①耐心倾听并相信患者主诉;②仔细评估疼痛。通过病史、体检、相关检查来了解肿瘤的诊治及发展过程,疼痛的性质、程度、疼痛对生活质量的影响等;③注意患者的精神状态,分析有关心理社会因素,这有助于做出相应的支持治疗和护理。

(2)掌握WHO三阶梯癌痛药物治疗的知识,包括药物的种类、剂量、给药途径和给药时间、药物的不良反应等,并把相关知识传授给患者及其家属。

(3)正确用药:吗啡控释片(美施康定)等糖衣片服用时勿切开或咬碎;经皮给药如芬太尼贴剂(多瑞吉)普通型不可将其剪开使用。粘贴时注意:选择前胸部、背部。这些部位平坦、无毛、干净、无关节活动。粘贴前先用清水清洁皮肤,待皮肤干燥后,立即启封贴膜将其平整,牢固粘贴于皮肤,轻压30s,贴膜无皱褶、无气泡,更换下一贴时应另换部位。准备使用其他镇痛药时,应缓慢逐渐增加替代药物剂量。发热时皮肤温度升高,会使药物的吸收增加,应注意药物过量的发生。

(4)纠正患者惧怕阿片类药物产生依赖的错误观念　多年来临床经验表明,用阿片类药物治疗癌痛产生药物依赖者的发生率<1%。

(5)阿片类药物常见不良反应的护理:常见不良反应如便秘、恶心、呕吐、呼吸抑制和尿潴留等。

(二)化疗镇痛

是控制癌痛的主要手段之一,它从病因上消除癌症所致的疼痛。如果肿瘤对化疗敏感,则疼痛常常会随着化疗的进行而减轻或消失。

1. 适应证　①对化疗敏感的恶性肿瘤,如恶性淋巴瘤、小细胞肺癌、卵巢癌等;②手术或放疗后复发或未控制者;③全身广泛转移者。

2. 给药方法　静脉途径;动脉灌注;腹腔胸腔给药等。

3. 护理

(1)化疗前宣教:向患者说明可能出现的毒性作用及防治措施,消除恐惧心理。

(2)饮食护理:化疗患者常有恶心、呕吐、食欲缺乏、腹泻等胃肠道反应,化疗期间应给予清淡易消化饮食,既往化疗有严重呕吐史的患者化疗当日少进食。

(3)合理选择静脉:防治静脉炎、药物外漏。发疱剂渗漏后局部组织可引起严重坏死,滴注发疱剂时应选择前臂静脉,避开手背和关节部位,以防外渗后引起肌腱挛缩和神经功能障碍。一旦外渗,应立即用普鲁卡因、地塞米松等局部封闭,冷敷,并外敷金黄散、硫酸镁或氢化可的松等。

(4)密切观察血常规变化:化疗可引起骨髓抑

制，通常最先出现白细胞减少，遵医嘱应用升白细胞药，如粒细胞-单核细胞集落刺激因子特尔立、沙格司亭，或粒细胞集落刺激因子吉粒芬、非格司亭、赛格力。若白细胞<1.0×10^9/L，应让患者住隔离病房或加强病房消毒，减少探视，密切观察体温变化。

(5)观察一些化疗药物的特殊毒性作用：蒽环类药物具有心脏毒性，博来霉素具有肺毒性，大剂量环磷酰胺可引起出血性膀胱炎，长春碱类、草酸铂等有外周神经系统毒性。

(三)放疗镇痛

对于大多数恶性肿瘤患者，放射治疗可以阻止肿瘤的局部生长，使肿瘤缩小，减轻对周围组织的压力，以达到镇痛目的。

1. 适应证　对放射治疗敏感的肿瘤。如姑息性放疗骨转移癌引起的疼痛效果最好，对癌浸润或压迫神经引起的头颈痛、腰背痛也有一定疗效。

2. 禁忌证　广泛转移、全身疼痛者不宜应用。

3. 放疗方法　局部体外照射、短距离后装照射和全身放射性核素内照射。

4. 护理

(1)心理护理：护理人员在治疗前耐心向患者及其家属介绍放疗相关知识，使患者积极配合治疗。放疗出现反应后，也要鼓励患者坚持做完治疗。

(2)饮食护理：宜选用高热量、高蛋白、高维生素、低脂肪、易消化清淡食物，忌辛辣刺激食物，戒烟酒，鼓励多饮水，每日3000ml，以增加尿量，促进放疗破裂死亡的肿瘤细胞所释放出的毒素排出体外，减轻全身的放疗反应。

(3)密切观察血常规变化：放疗期间一般每2周验血常规1次，照射扁骨或腹腔时每周至少检查1次，射野面积大的患者每周验血常规2次。若白细胞下降至3×10^9/L，暂停放疗并给予升白细胞药物支持，如口服利血生、鲨肝醇、维生素B_6等，皮下注射升白细胞药物等，若白细胞低于1.0×10^9/L应采取保护性隔离措施。

(4)照射野皮肤护理：保持照射野皮肤清洁干燥，尽可能暴露，保持照射野标记清晰完整，避免照射野皮肤受机械物质刺激，禁贴胶布或涂刺激性药物，勿用肥皂擦洗，避免阳光照射，禁用热水袋，忌用手抓痒或剥皮。如出现湿性脱皮，局部涂甲紫、贝复剂。

(5)一般准备：进放射治疗室不能带入金属物品如手表、钢笔等，头颈部放疗前应去除金属牙齿，并鼓励患者每日多饮水，做张口练习。

(四)神经破坏疗法

适用于固定区域的疼痛，经多种镇痛治疗效果不佳者。操作应由有经验的麻醉医师进行。方法是将纯乙醇或碳酸注射到支配疼痛区域感觉的脊神经后根处，使神经失去传导感觉的功能，镇痛效果确实。但是，被封闭神经支配区域的所有感觉均消失，而且可以引起该区域的肌肉瘫痪。

(五)椎管内或脑室内置管镇痛法

适用于各种非手术治疗无效的顽固性疼痛。目前常用的方法有硬膜外、鞘内或脑室内放置导管，可注入吗啡、激素、维生素B_{12}和氟哌利多合剂控制癌痛，可取得快速镇痛和长期控制癌痛的效果。

护理要点：①将硬膜外导管用透明贴膜妥善固定在体侧，防止脱落、折曲。②准确使用吗啡剂量，观察有无不良反应。③皮下埋药泵者，局部皮肤减少摩擦。④定时更换敷料，在导管与皮肤接触部敷以抗生素软膏，预防腔内感染。

(六)其他治疗方法

1. 心理治疗　癌症患者患病后会有不同程度的心理障碍，这些会影响到癌痛的感觉，应积极采取措施，让患者调整到良好的心理状态去克服癌痛。通过关爱患者，使他们建立治疗信心；通过转移注意力、放松活动和意念训练，调整他们的情绪和行为；通过对患者进行疼痛及其治疗知识的宣教，纠正患者对癌痛治疗的错误认识。

2. 气功疗法　气功的特点是使意(神志)、身(姿势)与气(呼吸)相结合，达到疏通经络，调和气血，安定心神的目的，从而起到缓解疼痛的作用。

3. 物理疗法

(1)热敷：热疗可促进血供，使肌肉松弛，减轻疼痛，紧张和焦虑。热敷时注意避免烫伤，放疗区域禁忌热敷，肿瘤病变区域不宜用透热治疗或超声波理疗。

(2)冷敷：可减轻炎症，延缓神经传导速度，使冷的感觉居于支配地位而减轻疼痛。与热敷相比较，冷敷镇痛作用持续的时间较长。不宜用于外周血管性病变区域，或放射治疗损伤区域。

4. 手术镇痛法　脊髓前侧柱切断术，以解除药物治疗无效的单侧下肢痛。选择性神经切断或刺激术，此方法虽有效但很难维持数月，并有一定的危险性。

第八节　危重患者的镇痛镇静管理

一、ICU 患者的镇静镇痛管理

(一)ICU 患者镇痛镇静治疗的意义

ICU 患者病情危重，处于生理和心理的双重应激状态。调查表明，离开 ICU 的患者中，约有 50% 的患者对其在 ICU 中的经历保留有痛苦的记忆，而 70% 以上的患者在 ICU 期间存在着焦虑与激惹。

美国《危重医学学会镇静镇痛指南》和中国重症医学会 2006 年最新指南中指出，ICU 镇静镇痛治疗的指征主要包括以下 5 项：①疼痛；②焦虑；③躁动；④谵妄；⑤睡眠障碍。

ICU 患者镇静镇痛的目的和意义在于：①消除或减轻患者的疼痛及躯体不适感，减少不良刺激及交感神经系统的过度兴奋；②帮助和改善患者睡眠，诱导遗忘，减少或消除患者在 ICU 治疗期间的痛苦记忆；③减轻或消除患者焦虑、激惹甚至谵妄，防止患者的无意识行为干扰治疗，保护患者的生命安全；④降低患者的代谢速率，减少其氧需和氧耗；⑤对非常危重的患者，诱导并维持一种低代谢的“休眠”状态，尽可能地减少各种炎性介质的产生和释放，减轻细胞与器官损伤。

镇痛镇静治疗中，镇痛是基础，镇静是在镇痛基础上帮助患者克服焦虑，增加睡眠和遗忘的进一步治疗。治疗之前应尽量明确患者产生疼痛及焦虑、激惹等症状的原因，尽可能采用各种非药物手段，祛除或减轻一切可能的影响因素。

(二)常用的镇静镇痛药物

1. *镇痛治疗*

(1)阿片类镇痛药：根据患者特点、药理学特性及不良反应选择药物。芬太尼具有强效镇痛效应，静脉注射后起效快，作用时间短，对循环的抑制较吗啡轻，但重复用药后可导致明显的蓄积和延时效应。瑞芬太尼在 ICU 可用于短时间镇痛，多采用持续输注。舒芬太尼的镇痛作用为芬太尼的 5～10 倍，作用持续时间为芬太尼的 2 倍。

(2)非阿片类镇痛药：主要是非甾体类抗炎药，用于治疗轻度至中度疼痛，缓解长期卧床引起的轻度疼痛和不适，与阿片类联合使用时有协同作用，可减少阿片类药物的用量。

(3)局部麻醉药物：常用药物为丁哌卡因和罗哌卡因，主要用于术后硬膜外镇痛，其优点是药物剂量小、镇痛时间长及镇痛效果好。

2. *镇静治疗*　理想的镇静药应具备以下特点：①起效快，剂量-效应可预测；②半衰期短，无蓄积；③对呼吸循环抑制最小；④代谢方式不依赖肝肾功能；⑤抗焦虑与遗忘作用同样可预测；⑥停药后能迅速恢复；⑦价格低廉等。但目前尚无药物能符合以上所有要求。目前 ICU 常用镇静药为苯二氮䓬类和丙泊酚。

(1)苯二氮䓬类药物：苯二氮䓬类是较理想的镇静、催眠药物。本身无镇痛作用，但与阿片类镇痛药有协同作用，可明显减少阿片类药物的用量。ICU 常用苯二氮䓬类药为咪达唑仑(咪唑安定)、劳拉西泮(氯羟安定)和地西泮(安定)。

咪达唑仑作用强度是地西泮的 2～3 倍，起效快、持续时间短，清醒相对较快，适用于治疗急性躁动患者。但注射过快或剂量过大时可引起呼吸抑制、血压下降，持续缓慢静脉输注可有效减少其不良反应。

劳拉西泮是 ICU 患者长期镇静(＞3d)治疗的首选药物。由于其起效较慢，半衰期长，故不适于治疗急性躁动。

地西泮具有抗焦虑和抗惊厥作用，作用与剂量相关，依给药途径而异。地西泮单次给药有起效快，苏醒快的特点，可用于急性躁动患者的治疗，但反复用药可致蓄积而使镇静作用延长。

(2)丙泊酚：丙泊酚是一种广泛使用的静脉镇静药物，特点是起效快，作用时间短，撤药后迅速清醒，且镇静深度呈剂量依赖性，容易控制，亦可产生遗忘作用和抗惊厥作用，适合于短期镇静(≤3d)。临床多采用持续缓慢静脉输注方式。因乳化脂肪易被污染，故配制和输注时应注意无菌操作，单次药物输注时间不宜超过 12h。

(3)α_2 受体激动药：α_2 受体激动药有很强的镇静、抗焦虑作用，且同时具有镇痛作用，可减少阿片类药物的用量。右美托咪定由于其 α_2 受体的高选择性，是目前唯一兼具良好镇静与镇痛作用的药物。半衰期较短，可单独应用，也可与阿片类或苯二氮䓬类药物合用。

(三)效果评估

相对于全身麻醉患者的镇静与镇痛，对 ICU

患者的镇静镇痛治疗更加强调“适度”“过度”与“不足”都可能给患者带来损害。

1. 镇静效果评估

(1)Ramsay 评分。评分标准分为六级：Ⅰ级，患者焦虑烦躁不安；Ⅱ级，安静合作，定向准确；Ⅲ级，嗜睡，仅对指令有反应；Ⅳ级，入睡，轻叩眉间反应敏捷；Ⅴ级，入睡，轻叩眉间反应迟钝；Ⅵ级，深睡，对刺激无反应。此方法临床应用最为广泛，但缺乏特征性的指标来判断。

(2)SAS 评分。根据患者 7 项不同的行为对其意识和躁动程度进行评分，在成人危重患者被证明是可靠、有效的评分系统，见表 8-2。

(3)MAAS 评分法。自 SAS 演化而来，分为 7 级：危险躁动；躁动；烦躁但能配合；安静配合；触摸、叫姓名有反应；仅对恶性刺激有反应；无反应。

(4)脑电双频指数(BIS)。BIS 评分为 0～100，代表了大脑的活动程度。一般情况下，BIS 评分在 80～100 分代表了清醒状态，60～79 分为镇静状态，40～59 分为轻度催眠状态，＜40 分表现为深度催眠和各种意识不清的麻醉状态。

2. 镇痛效果评估　疼痛评估的方法有多种，如视觉模拟法(VAS)、数字评分法(NRS)、长海痛尺、面部表情评分法、Prince-Henry 评分法、五指法等(详见本章第 3 节)。当患者不能主观表达疼痛强度时，患者的疼痛相关行为与生理指标的变化也可反映疼痛的程度，需定时、仔细观察来判断。但是，这些非特异性的指标容易被曲解或受观察者的主观影响。

(四)治疗原则

根据美国《危重患者持续镇静镇痛临床实践指南》建议，ICU 镇静、镇痛按以下原则进行(图 8-9)。

根据镇静目的将 ICU 镇静分为两类。①治疗性镇静：如控制癫痫或惊厥状态，解除破伤风肌强直，降低颅内压；②舒适性镇静：如缓解患者焦虑不安、激惹烦躁、疼痛不适情绪，提高机械通气患者的顺应性。

从解除患者疼痛角度分为 3 类：①控制通气的患者，采用吗啡静脉或硬膜外给药镇痛；②辅助通气/脱机患者，采用曲马朵、氯胺酮镇痛；③术后自主呼吸患者，采用曲马朵、非甾体类镇痛药。

ICU 镇静治疗的主要目的是使患者处于睡眠状态而易于唤醒，提高医护依从性，减少不良反应。因此，镇静治疗的药物选择和给药方式也应以此为目标。镇静药的给药应以持续静脉输注为主，首先应给予负荷剂量，以尽快达到镇静目标。经肠道、肌内注射则多用于辅助改善患者睡眠。间断静脉注射一般用于负荷剂量的给予，以及短时间镇静且无需频繁用药的患者。

注重个体反应的差异性：危重患者对镇静镇痛药物的反应有很大的个体差异，要达到希望镇痛镇静目标，治疗策略的程序化和个体化很重要，应根据药物的起效时间、不良反应、半衰期、患者情况及以往临床使用的证据来选择药物。

镇静镇痛的安全性问题：ICU 患者病情危重，实施镇静镇痛治疗时，应密切观察药物不良反应，防止并发症发生，如心动过缓、低血压、呼吸抑制和过敏反应等。

(五)护理

1. 正确评估镇静镇痛效果，严密监测病情变化　在应用镇静镇痛药物的最初 1h 内要每 10 分钟观察 1 次患者的使用效果，给药期间应每 30 分钟评估 1 次患者的镇静镇痛程度，根据评估结果，

表 8-2　镇静-焦虑评分法(SAS)

分值	描述	定义
7	危险躁动	拉拽气管内插管，试图拔除各种导管，翻越床栏，攻击医护人员，在床上辗转挣扎
6	非常躁动	需要保护性束缚并反复语言提示劝阻，咬气管插管
5	躁动	焦虑或身体躁动，经言语提示劝阻可安静
4	安静合作	安静，容易唤醒，服从指令
3	镇静	嗜睡，语言刺激或轻轻摇动可唤醒并服从简单指令，但又迅速入睡
2	非常镇静	对躯体刺激有反应，不能交流及服从指令，有自主运动
1	不能唤醒	对恶性刺激无或仅有轻微反应，不能交流及服从指令

注：恶性刺激指吸痰或用力按压眼眶上限、胸骨或甲床 5s

及时对镇静镇痛药物的种类、剂量、用法进行个体化调整。镇静镇痛治疗对患者病情变化和阳性体征有时产生掩盖作用，因此，应严密监测病情变化，持续动态监测心率、血压、呼吸、氧饱和度等指标变化，特别注意观察患者的意识状态。

2. *执行每日唤醒计划*　对于需连续数日进行镇静处理的患者，临床通过执行每日唤醒计划，每24小时降低镇静水平1次。每日唤醒计划是指每日暂时停止镇静药物输注，直至患者清醒，并能正确回答至少3～4个简单问题，或患者逐渐表现不适或躁动。清醒评估后重新开始以原剂量半量泵入，逐渐调整剂量，至满意镇静状态。每日唤醒计划有助于观察患者神志、执行胸部体疗，但在执行每日唤醒计划时，应注意患者安全，防止脱管事件等发生。

3. *保持环境安静，减少应激因素*　镇静状态下保持清醒的患者，仍然对光亮和噪声较为敏感，引起患者烦躁或睡眠障碍，增加镇静药物需要量。因此，应保持环境安静，光线柔和，集中进行各项护理操作，合理设置呼吸机、监护仪报警范围，正确放置身体留置管道，排除不良刺激因素，如输液外渗、膀胱充盈、疼痛等。

4. *做好基础护理*　镇静镇痛治疗后，患者睡眠多、活动少，因此应加强基础护理。保持床单位的清洁平整干燥，每2小时翻身1次，防止皮肤压疮；协助床上运动，增加肌力，促进血液循环，改善肺通气，降低肺部并发症和深静脉血栓发生；保持口腔清洁，防止窒息和吸入性肺炎。

5. *心理护理*　执行镇静镇痛治疗前，向患者做好解释工作，取得配合。对于部分因气管插管或切开等原因不能进行语言交流的患者，护理人员可通过患者的表情、手势、口形来判断患者要表达的意图，满足患者需求。

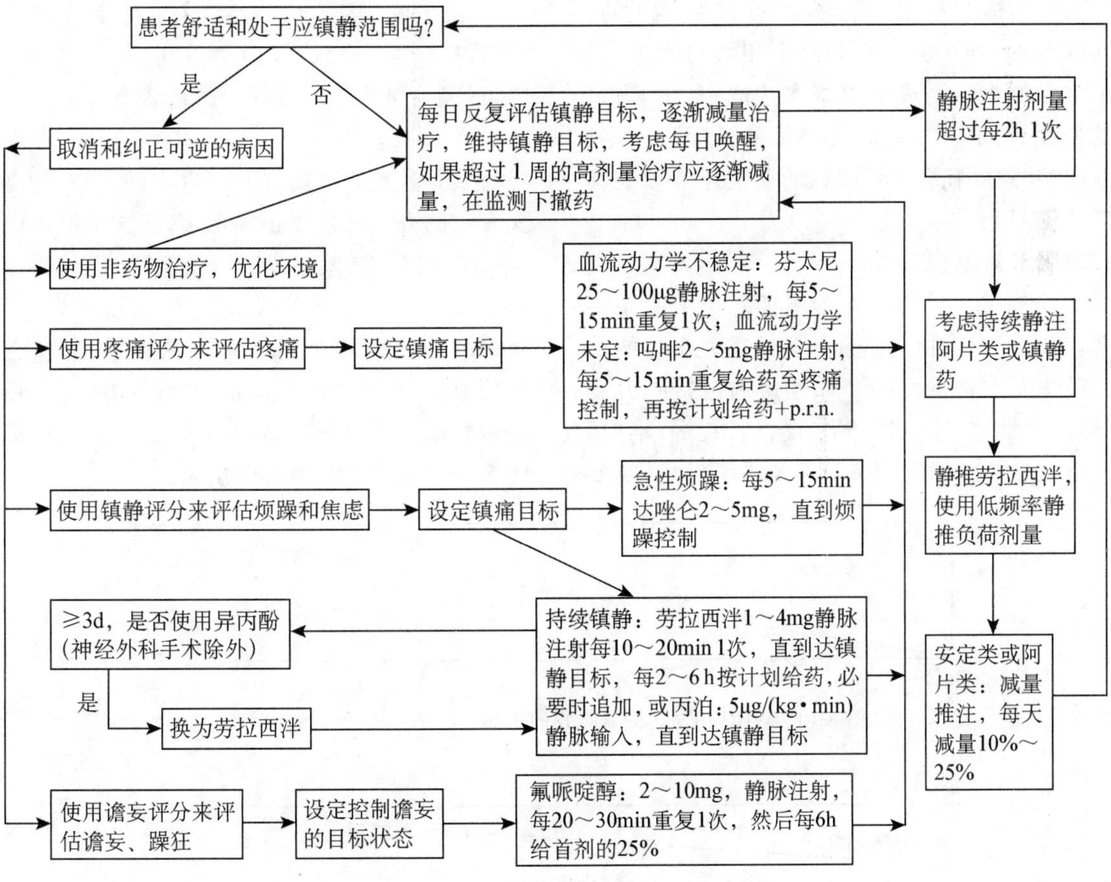

图 8-9　危重患者镇静镇痛原则

（引自：美国．危重患者持续镇静镇痛临床实践指南．美国重症医学会，2002）

二、临终患者的疼痛管理

(一)相关概念

1. 临终关怀(hospice care)　临终关怀是指对临终患者及其家属提供姑息性和支持性医护措施，不以治愈为目的，重点是关注患者的生活质量，又名“安宁照顾”“舒缓疗护”“终末期护理”。临终关怀临床上通常将预计生存期<6个月的阶段称为临终阶段。

2. 姑息护理(palliative care)　WHO将姑息照护定义为对那些患有无法治愈疾病的患者提供的积极的整体护理，从疾病诊断开始，将疾病治疗与姑息照护相结合，通过预防、评估和有效控制疼痛及其他躯体症状，处理患者心理、社会、精神和宗教方面的系列问题，给予患者和家属支持，最大可能地提高患者及其家属的生活质量。

3. 善终(good death)　善终是指患者和家属没有痛苦，基本符合患者和家属的意愿，尽量与临床、文化、伦理标准一致。善终是一个高个体化的、随时间改变的、与个人认知和经历相关的概念，但是对于善终的内涵构成可以基本达成一致。确定善终的概念，有利于制订临终关怀的目标，开展死亡教育，并对建立临终关怀机构的质量评价标准具有重要的作用。

(二)服务对象和形式

1. 服务对象　临终关怀的服务对象主要是癌症患者，其次是无生物学前景的恶性重大疾病的患者。目前主要关注的慢性非癌性疾病包括心力衰竭、慢性阻塞性肺气肿、肝衰竭、慢性肾衰竭，卒中、多发性硬化、帕金森病、痴呆等神经系统疾病、晚期艾滋病、晚期糖尿病等。

2. 服务形式　服务形式有独立的临终关怀医院、医院内专设的临终关怀病房、居家服务、日间病房、门诊服务、医院内的支持服务等。

(三)临终关怀工作人员和医疗政策

1. 工作人员　临终关怀工作需要多学科协作完成，主要涉及人员有：①医生、护士；②物理治疗师、职业治疗师、辅助治疗师和按摩师等；③社会工作者、牧师等；④志愿者，而家属也作为工作团队的重要一员，影响着患者的照顾水平。

2. 医疗政策　WHO分别向发达国家和发展中国家推荐了癌症患者医疗资源分配方案，见图8-10和图8-11。图中可见，与发达国家相比，作为发展中国家，癌症患者的医疗卫生资源的2/3应用于疼痛缓解与临终关怀。

(四)临终关怀的服务宗旨

临终关怀主要从生理学、心理学和生命伦理学的角度对患者及家属进行照护。

1. 生理学角度的临终关怀　包括了解和满足患者基本生理需求，及时解除病痛、控制疾病症状等，尽最大可能使患者处于舒适状态。

2. 心理学角度的临终关怀　包括了解和理解患者及其家属心理需要并予以心理支持，用各种确实有效的办法使患者正视现实，摆脱恐惧。

3. 生命伦理学角度的临终关怀　侧重于指导医护人员及临终患者认识生命价值及其弥留之际生存的社会意义，使患者在临终阶段活得有意义、有价值、有尊严、安详、舒适、毫无牵挂。另外，通过开展哀伤辅导服务，对亲友予以慰藉、关怀和帮助，使亲友从悲痛中及时解脱出来。

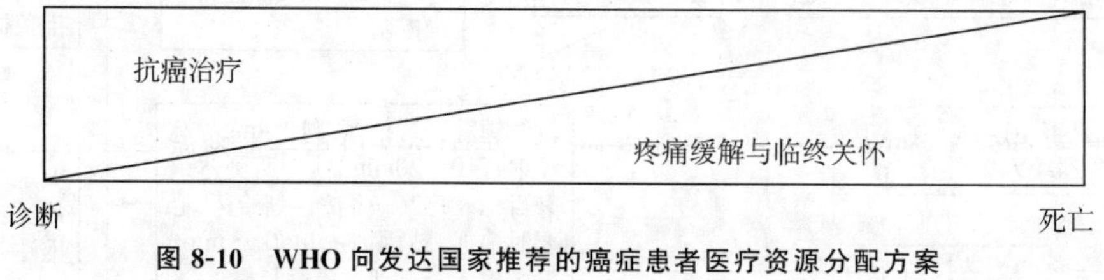

图8-10　WHO向发达国家推荐的癌症患者医疗资源分配方案

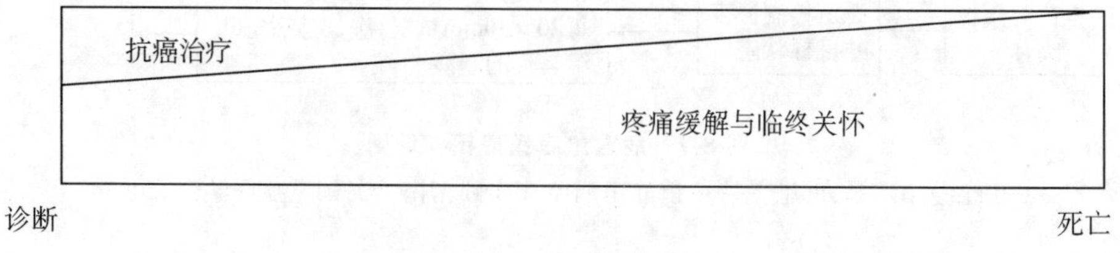

图8-11　WHO向发展中国家推荐的癌症患者医疗资源分配方案

临终关怀的含义，它不以延长临终患者生存时间为重，而是以提高患者临终阶段的生命质量为宗旨。通常抗癌治疗与临终关怀的分布关系，见图 8-12 所示。

(五)临终护理

由于临终阶段的治疗原则已由治愈为主的治疗转变为对症治疗为主的，临终阶段的医疗重点也就从治疗转变到关怀，护理重点从关注患者的疾病转变到关注患者的痛苦。

1. *护理要求*　主要有：①理解临终患者心理；②尊重临终患者生活；③保护临终患者权利，如：允许患者保留自己的生活方式，保护隐私，参与医疗护理方案的制订，选择死亡方式等权利。

2. *护理内容*

(1)症状管理：临终阶段常见症状表现有疲乏、疼痛、食欲缺乏、便秘、呼吸困难、水肿、失眠、恶心、呕吐等。通常患者会存在 2 种以上的症状，而且症状之间相互影响，相互作用。护理人员应及时询问观察患者症状，协助医生做好症状管理，缓解患者痛苦。

(2)基础护理：护理人员要具有娴熟的技术和热情的态度，做好基础护理，解除患者躯体上的疼痛，满足生活需求。

(3)心理护理：库伯勒·罗斯博士临终心理理论认为，当一个人得知自己患了不治之症或疾病发展到晚期面临死亡时，其心理发展过程大致可分为否认、愤怒、协议、抑郁、接受五期，五期界限不很明显，不能孤立看待，要因势利导，综合分析，制订恰当的心理护理措施。

(4)社会支持：主要进行以下内容的社会支持。①居住环境：对于临终患者而言，安静舒适的环境是非常重要的。②与家人/朋友的关系：家属的精神痛苦会影响患者的情绪变化，使患者症状加重，因此要协调好患者与家人/朋友的关系，促进家属的心理适应。③社会关系：让朋友与照顾者常陪在患者身边；尊重患者需要的个人空间；鼓励患者保持正常的社交活动；帮助患者处理经济问题、子女教育问题，扩大其支持系统。④满足患者心愿：评估患者未完成的事情，将患者的愿望降低到能达到的水平，帮助患者完成最后的心愿；患者、家属、护理团队共同讨论治疗照护计划和临终阶段的相关事宜，包括是否放弃抢救、个人意愿、预先安排、书面遗嘱、指定决定权代理人、去世地点的愿望等，尽量协调相互关系，满足患者需要。

(5)死亡教育：通过教育，使更多的人掌握死亡相关知识，为处理自我之死、亲人之死做好心理准备，勇敢地正视生老病死的问题，并将这种认识转化为珍惜生命、珍爱健康的强大动力。认识到人生包括优生、优活、优死三大阶段，以便使人们能客观地面对死亡，有意识地提高人生之旅最后阶段的生命质量。

死亡教育的主要内容包括：①针对临终患者的个性特点，逐步帮助临终患者接受死亡的事实，理解生与死是人类自然生命历程的必然组成，是不可抗拒的自然规律，从而树立科学、合理、健康的死亡观。②死亡确实有肉体上的痛苦和精神上的焦虑、恐惧，这给自然的生命过程镀上了可怕的阴影。护理人员应经常与患者交谈，让其相信医护人员能使其摆脱临终的痛苦，保证临终阶段的舒适和尊严。③帮助临终患者认识弥留之际生存的价值和意义，消除对死亡的恐惧、焦虑等心理现象，坦然面对，并为之做好必要的思想准备，让美好的希望和回忆充满最后阶段的生活。

(6)临终患者家属的关怀：临终关怀服务的对象除了患者以外，还包括患者的家属。护理人员应关注家属的身心变化，进行减轻哀伤辅导，帮助家属建立信心、适应生活、顺利度过丧亲的痛苦阶段。失去至亲以后一般家属会经历以下几个阶段：①接

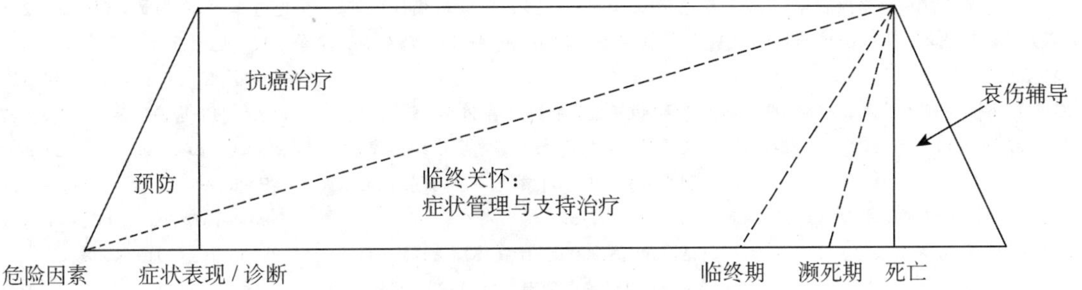

图 8-12　抗癌治疗与临终关怀的分布关系

受死亡的事实；②经历悲伤的痛苦；③重新适应逝者不存在的环境；④将活力重新投注到其他关系上。

(六)临终关怀中的疼痛管理

晚期癌症患者的症状中疼痛占85.5%，80%的晚期患者有两种以上的痛苦症状同时出现，且相互影响。

桑得斯在20世纪60年代早期第一次使用了“total pain”的概念，全方位疼痛，又名“整体性疼痛”，强调晚期癌症疼痛是多方面因素的结果，包括：躯体的、心理的、社会的和精神的因素，并且4个因素间相互作用，因而可以说是复杂性疼痛。

护士在临终疼痛管理中发挥着至关重要的作用，护理内容如下。

1. *详细及全面的疼痛评估*　使用痛尺，评估患者的疼痛程度。同时留意患者形容疼痛的情况，从患者的睡眠、表情、行为，甚至于患者的梦境中了解患者的疼痛。护士应耐心倾听患者的主诉，尊重患者的表达并相信患者。

2. *患者及其家属的教育*　护士要了解患者及其家属对疼痛管理的认识和误区，进行疼痛管理相关知识的宣教。

3. *躯体疼痛的处理*　有学者指出，对临终患者来说，所有不必要的药物都可停用，只有镇静、镇痛、解痉药是必要的。美国护理学会指出，只要能控制患者感觉到的痛苦，无论采取什么样的药物，多大的剂量，采取何种给药途径，都是可以的。护士应帮助患者选择合适的疼痛控制方式，协调医生、患者及其家属，做到提前预防处理镇痛药物不良反应，要考虑使用疼痛控制的其他方法，特别是一些非药物疗法。

4. *心理性疼痛的缓解*　美国一位临终关怀专家认为：“人在临死前精神上的痛苦大于肉体上的痛苦”。临终疼痛患者的心理学症状中，涉及焦虑和抑郁的最多。因此，一定要在控制和减轻患者机体上痛苦的同时，做好临终患者的心理关怀。首先，在处理心理性疼痛时，关键是与患者建立信任关系，如此，才能让临终者把他真正想说的话说出来，可以让临终者顺利转化心境，接受生命或好好地面对死亡。其次，要积极倾听患者主诉，这是缓解心理性疼痛的有效措施。最后，在处理心理性疼痛时，要尊重患者的个人意愿，允许患者按照自己的方式做事，很多护理操作也可以依照患者的要求进行。

5. *社会支持*　社会性疼痛是与预期或实际的分离，或丢失有关的痛苦。临终患者常痛苦地意识到他们将要因死亡而和家属离别，护理人员应采取一些措施避免临终患者与亲友分离。

6. *寻找生命的意义*　患者的痛苦往往受整体的感受所影响，心灵上的问题，很多时候都会加重患者对疼痛的感受。因此，作为护士，应陪伴在心灵困苦的患者身边，聆听他们的人生经历，帮助他们寻找人生意义，给予安慰和鼓励。

(赵继军　张伟英)

参考文献

杜世正，徐燕，袁长蓉. 2009. 非恶性疾病姑息护理研究和实践的进展[J]. 解放军护理杂志，26(2B)：43-44.

郭向丽，周玲君，赵继军. 2009. 术后疼痛控制目标的研究进展[J]. 护理学报，16(6B)：4-6.

焦静，刘华平. 2008. 患者相关癌痛控制障碍及影响因素的研究进展[J]. 中国护理管理，8(11)：23-25.

李柳芬. 2008. 疼痛管理在术后疼痛控制中的作用[J]. 护士进修杂志，23(6)：565-566.

梁芳果，丁红，王健. 2007. ICU患者镇静治疗的新进展[J]. 实用医学杂志，23(1)：12-14.

马朋林，李秦，刘京涛，等. 2008. 镇静-镇痛策略与机械通气患者ICU不适经历关系的多中心调查研究[J]. 解放军医学杂志，33(8)：957-959.

宋文阁. 2008. 实用临床疼痛学[M]. 郑州：河南科学技术出版社.

熊根玉，孙小平，张达颖. 2008. 疼痛规范管理的临床应用研究[J]. 护士进修杂志，23(9)：806-807.

张伟英，肖海霞，顾君君，等. 2009. 疼痛规范管理对肺叶切除术患者术后早期疼痛控制效果的影响[J]. 解放军护理杂志，26(22)：12-13，18.

赵继军，崔静. 2009. 护士在疼痛管理中的作用[J]. 中华护理杂志，44(4)：383-384.

赵继军，陆小英，赵存凤，等. 2002. 数字疼痛量表和描述疼痛量表的相关性研究和改进[J]. 现代护理，8(9)：657-661.

赵继军，宋莉娟. 2007. 国外疼痛专科护士的培养与使用[J]. 中华护理杂志，42(10)：882-883.

赵继军. 2009. 疼痛护理学[M]. 2版. 北京：人民军医出版社.

朱丽霞，高凤莉. 2005. 癌痛控制的状况与分析[J]. 中华护理杂志，40(3)：226-228.

Strassels SA, McNicol E, Suleman R. 2005. Postoperative pain management：A practical review, part 2[J]. Am J Health Syst Pharm, 62：2019-2025.

第9章

社区护理

第一节 基本概念

一、健康的基本概念

健康是人类全面发展的基础。健康关系到个体的幸福、家庭的和睦、社会的和谐、民族的强盛。维护和促进健康是每一位公民的愿望,也是每一位公民义不容辞的责任。然而,伴随社会的发展,健康的标准也在不断地演变、完善。

(一)健康的定义

传统的生物医学模式认为:没有疾病就是健康;1948年,世界卫生组织(WHO)在其宪章上将健康定义为:健康不仅是没有疾病或虚弱,而是身体的、精神的健康和社会适应良好的总称;1990年,WHO在有关文件中对健康的定义又加以补充,将健康归纳为4个方面:躯体健康、心理健康、社会适应良好、道德健康。

由此可见,健康是一个相对的、动态的概念。随着时代的变迁、医学模式的转变,人们对健康的认识不断提高,健康的内涵不断地拓宽。从单纯的躯体健康,逐步扩展到心理健康、社会健康及道德健康,即理想的健康状况不仅仅是免于疾病的困扰,还要充满活力,与他人维持良好的社会关系,使之处于完全健全、美好的状态。

(二)影响健康的因素

人类的健康取决于多种因素的影响和制约,其主要影响因素可分为两大类,即环境因素和生物遗传因素。

1. 环境因素　环境是指围绕着人类空间及直接或间接地影响人类生活的各种自然因素和社会因素之总和。因此,人类环境包括自然环境和社会环境。

(1)自然环境:又称物质环境,是指围绕人类周围的客观物质世界,如水、空气、土壤及其他生物等。自然环境是人类生存的必要条件。在自然环境中,影响人类健康的因素主要有生物因素、物理因素和化学因素。

自然环境中的生物因素包括动物、植物及微生物。一些动物、植物及微生物为人类的生存提供了必要的保证,但另一些动物、植物及微生物却通过直接或间接的方式影响甚至危害人类的健康。

自然环境中的物理因素包括气流、气温、气压、噪声、电离辐射、电磁辐射等。在自然状况下,物理因素一般对人类无危害,但当某些物理因素的强度、剂量及作用于人体的时间超出一定限度时,会对人类健康造成危害。

自然环境中的化学因素包括天然的无机化学物质,人工合成的化学物质及动物和微生物体内的化学元素。一些化学元素是保证人类正常活动和健康的必要元素;一些化学元素及化学物质在正常接触和使用情况下对人体无害,但当它们的浓度、剂量及与人体接触的时间超出一定限度时,将对人体产生严重的危害。

(2)社会环境:又称非物质环境,是指人类在生产、生活和社会交往活动中相互间形成的生产关系、阶级关系和社会关系等。在社会环境中,有诸多的因素与人类健康有关,如社会制度、经济状况、人口状况、文化教育水平、生活方式和医疗卫生服务等,这些因素相互影响,直接或间接影响人类的健康,但对人类健康影响最大的两个因素是:生活行为、方式因素与医疗卫生服务因素。

行为是人类在其主观因素影响下产生的外部

活动，而生活方式是指人们在长期的民族习俗、规范和家庭影响下所形成的一系列生活意识及习惯，生活方式包括饮食方式、劳动方式、性生活方式、休闲方式等。随着社会的发展、人们健康观的转变以及人类疾病谱的改变，人类行为和生活方式对健康的影响越来越引起人们的重视。合理、卫生的行为和生活方式将促进、维护人类的健康，而不良的行为和生活方式将严重威胁人类的健康。不良的行为和生活方式对人民健康的影响日益严重，如吸烟、酗酒、吸毒、纵欲、赌博、滥用药物等。

医疗卫生服务是指促进及维护人类健康的各类医疗、卫生活动。它既包括医疗机构所提供的诊断、治疗服务，也包括卫生保健机构提供的各种预防保健服务。一个国家医疗卫生服务资源的拥有、分布及利用，对其人民的健康状况起重要作用。

2. 生物遗传因素　生物遗传因素是指人类在长期生物进化过程中所形成的遗传、成熟、老化及机体内部的复合因素。生物遗传因素直接影响人类健康，对人类诸多疾病的发生、发展及分布均具有重要的影响。

二、社区的基本概念

社区是人们生活的基本环境，是社区卫生服务的基本范围，是社区护士服务的基本场所。因此，社区直接或间接地影响着居民的健康。

(一)社区及其构成要素

根据有关记载，“社区”一词源于德文(gemeinschaft)，后由德文译为英文，其基本含义为具有共性的团体。随着“社区”一词在全球的广泛应用，世界各国的学者根据“社区”一词在其国家的具体应用，从不同角度、不同层面解释“社区”的内涵。

德国学者汤尼斯(F. Tonnies)提出：社区是以家庭为基础的历史共同体，是血缘共同体和地缘共同体的结合。美国学者戈派革(Goeppinger)认为：社区是以地域为基础的实体，由正式和非正式的组织、机构和群体等社会系统组成，彼此依赖，行使社会功能。WHO也曾根据各国的情况提出：一个有代表性的社区，人口数为10万～30万，面积在5000～50 000km^2。

1. 社区定义　我国社会学家费孝通先生早在1933年就提出“社区”的概念，并根据我国的具体情况，将社区定义为：“社区是若干社会群体(家族、氏族)或社会组织(机关、团体)聚集在某一地域里所形成的一个生活上相互关联的大集体”。

2. 构成社区的要素　社区是构成社会的基本单位，也可以被视为宏观社会的一个缩影。尽管社区的诸多定义不尽相同，但构成社区的基本要素应包括以下几方面。

(1)人群：一定数量的人群是构成社区的首要因素。

(2)地域：相对固定、共同的地理区域是构成社区的必备要素。

(3)生活服务设施：基本的生活服务设施一方面可以满足社区居民生活的基本需求，将居民稳定于社区；另一方面可以促进居民间的相互沟通、理解和联系。

(4)文化背景及生活方式：相似的文化背景和生活方式将增进居民间的共同语言，密切他们之间的联系。

(5)生活制度及管理机构：明确的生活制度及相应的管理机构将约束和规范社区居民的行为，维护社区秩序，促进社区和谐。

在这5个要素中，一定数量的人群和相对固定的地域是构成社区的最基本要素，是社区存在的基础。在此基础之上，满足居民生活需要的服务设施、特有的文化背景及生活习惯或生活方式、明确的生活制度及相应的管理机构是社区人群相互联系的纽带，是形成一个“生活上相互关联的大集体”的基础，是社区发展的保障。

(二)社区的基本功能

社区具有多种功能，但与社区卫生服务密切相关的功能主要有6种，即空间功能、联接功能、传播功能、社会化功能、控制功能和援助功能。

1. 空间功能　社区作为人们生活、工作或学习的基本环境，首先为人们提供了生存和发展的空间。没有这个空间，人们就无法生存、繁衍，更无法发展。因此，空间功能是社区的最基本、最主要的功能。

2. 联接功能　社区常被人们比喻为宏观社会的缩影，其主要原因是因为社区具有突出的联接功能。社区不仅为人们提供了空间，而且将不同种族、年龄、身份、文化背景的人群聚集在一起，并以各种方式将个人、家庭、商业、企业和事业机构等联接在一起，构成相关小社会。

3. 传播功能　社区人口密集，文化、知识、技术、信息等也非常密集，从而构成了文化源、知识源、技术源、信息源，为传播提供了条件。各种信息在社区内外，以各种方式快速传播，为人们及社区本身的发展创造了基础。

4. 社会化功能 社区居民通过不断的学习、相互影响，形成社区特有的风土人情、人生观和价值观。

5. 控制功能 通过制订各项行为规范和相关规章制度，社区管理机构对居民的行为加以约束、控制，从而有效地维持社区秩序、保障社区的和谐和居民的安全。

6. 援助功能 无论是对妇女、儿童、老年人等特殊人群，还是对处于疾病、灾难或经济困难中的个体、家庭或弱势群体，社区具有提供帮助和支援的功能。

三、社区卫生服务的基本概念

社区卫生服务是医疗卫生工作的重要组成部分，是促进和维护人民健康的基本保障。

(一)社区卫生服务的定义、服务内容及对象

1. 社区卫生服务的定义 社区卫生服务是指社区内的卫生机构及相关部门根据社区内存在的主要卫生问题，合理使用社区的资源和适宜技术，主动为社区居民提供的基本卫生服务。社区卫生服务是以人群健康为中心、家庭为单位、社区为范围、需求为导向，以妇女、儿童、老年人、慢性病病人、残疾人等为重点，以解决社区主要卫生问题、满足基本卫生服务需求为目的，融预防、医疗、保健、康复、健康教育、计划生育技术服务等为一体，有效、经济、方便、综合、连续的基层卫生服务。

2. 社区卫生服务的对象 社区卫生服务面向整个社区，其服务对象为社区的全体居民。

(1)健康人群：是社区卫生服务的主要对象之一，由各个年龄段的健康人群组成。

(2)亚健康人群：亚健康是介于健康和疾病之间的中间状态。所谓的亚健康人群是指那些没有任何疾病或明显的疾病，但呈现出机体活力、反应能力及适应能力下降的人群。据有关部门调查表明：亚健康人群约占总人口的60%，故亚健康人群应成为社区卫生服务的重点对象。

(3)高危人群：高危人群是指目前尚处于健康状态，但本身暴露于某些致病因素中的人群。致病因素包括生物遗传、环境及生活行为和习惯等因素，如家族遗传病史、不良生活习惯等。

(4)重点保健人群：是指由于各种原因需要得到特殊保健的人群，如妇女、儿童、老年人等。

(5)患病人群：是由患有各种疾病的病人组成，包括患常见病、慢性病的病人。目前，居家的病人是社区卫生服务的重要对象之一。

3. 社区卫生服务的工作内容 社区卫生服务的主要特点之一是"六位一体"的综合服务内容，即社区卫生服务融预防、医疗、保健、康复、健康教育、计划生育技术服务等为一体。

(1)预防服务：从个人、家庭和社区3个层次，根据不同特点和需求，提供三级预防服务。

①第一级预防(primary prevention)：又称病因预防或发病前期预防。即通过采取各种措施，控制或消除致病因素对健康人群的危害，以达到防止疾病发生的目的。

②第二级预防(secondary prevention)：又称临床前期预防或发病期预防。即在疾病的临床前期，通过早期发现、早期诊断、早期治疗，从而使疾病得到有效的控制或治愈，以达到防止疾病进一步发展的目的。

③第三级预防(tertiary prevention)：又称临床预防或发病后期预防。即通过对病人采取及时、有效的治疗，防止疾病的进一步恶化，以达到预防并发症和病残的目的。

(2)医疗服务：提供有效、经济、方便的基本医疗服务是社区卫生服务中的一项内容。社区基本医疗服务主要包括：①常见病、多发病的诊断和治疗；②急重症、疑难病症的紧急救护、转诊；③恢复期病人的继续治疗。

(3)保健服务：即为社区重点保健人群提供综合性、连续性的保健服务。社区保健服务主要包括：①妇女围婚、围生及围绝经期的保健服务；②新生儿、婴幼儿、学龄前、学龄期、青少年的保健服务；③老年人保健服务。

(4)康复服务：在有关机构的专业指导下，利用社区资源，组织康复对象及其家属开展医疗康复，以减少、减轻残障。社区康复服务主要包括慢性病病人的康复和残疾人的康复。

(5)健康教育：是社区卫生服务的主要方式之一，社区的预防、保健、医疗、康复及计划生育服务均需通过健康教育提高其服务效率。

(6)计划生育技术服务：计划生育是我国国策，是社区卫生服务的重要内容之一。社区计划生育技术服务主要包括：①国家人口与计划生育基本政策的宣传；②计划生育技术的咨询和指导；③避孕药具的发放与管理。

(二)社区卫生服务的特点

社区卫生服务不同于医院的医疗服务。作为基本卫生服务,社区卫生服务以公益性、主动性、广泛性、综合性、连续性、可及性为主要特点。

1. 公益性 社区卫生服务除基本医疗服务外,康复等服务也属于社区卫生服务的范围。

2. 主动性 社区卫生服务人员应主动深入社区、走进家庭,提供以家庭为单位的综合卫生服务,以满足社区居民的健康需求。

3. 广泛性 社区卫生服务面向社区全体居民,包括健康人群、亚健康人群及患病的病人。

4. 综合性 社区卫生服务的内容不仅包括基本医疗服务,还包括疾病预防、人群保健、康复、健康教育和计划生育指导等服务。

5. 连续性 社区卫生服务的内容和对象决定了其服务的连续性。自生命尚未诞生至生命结束,社区卫生服务人员将针对社区居民生命周期各阶段的特点和需求,提供相应的预防、保健、医疗和康复等服务。

6. 可及性 社区卫生服务从时间、地点和价格等方面确保社区居民不仅使用方便且能够承担得起。

四、社区护理的基本概念

社区护理是社区卫生服务的重要组成部分,社区护士在确保社区卫生服务质量、提高社区卫生服务效益中发挥着重要的作用。

(一)社区护理的定义与工作内容

1. 社区护理定义 社区护理是将公共卫生学及护理学理论相结合,用以促进和维护社区人群健康的一门综合学科。社区护理以健康为中心,以社区人群为对象,以促进和维护社区人群健康为目标。

公共卫生学是一门预防疾病、延长寿命、促进身心健康和提高工作效率的科学和艺术。通过有组织的社会力量,预防疾病、延长寿命,是公共卫生学的主要目的。护理学是医学领域里一门综合性应用科学,它结合了自然科学与社会科学的理论,形成了护理的理论体系与护理技术操作。护理是发现和处理人类现存或潜在的健康问题的过程。随着护理模式的转变,护理学的范围也在逐步拓宽,从疾病的护理扩展至疾病的预防;但其侧重点仍是依赖于护理人员的力量,帮助病人恢复健康、减少残障。

社区护理将护理学理论和公共卫生学理论有效结合,不仅面向患病人群,还面向健康人群;不仅通过组织的社会力量,提供预防疾病的服务,更依赖于护理人员的力量,提供恢复健康的服务。

2. 社区护理服务的内容 在我国,社区护理服务是社区卫生服务的重要组成部分。根据社区卫生服务的“六位一体”内容,社区护士将配合社区的全科医师、预防保健人员、康复人员等其他专业人员,重点开展以下5个方面的社区护理服务。

(1)社区保健护理:社区护士将针对社区居民的特点和需求,特别是妇女、儿童、老年人,提供相应的保健护理服务,如妇女围生期和围绝经期的保健、儿童免疫规划的实施、老年保健等护理服务,以减少各种健康问题的发生,促进健康。

(2)社区慢性疾病、传染病、精神病病人的护理和管理:社区护士将对居家的慢性疾病、传染病和精神病病人提供医疗护理和管理服务,同时指导其家属、照顾者正确地护理和照顾病人并做好相应地消毒、隔离和保护易感人群的工作,在控制疾病的基础上,促进健康的恢复。

(3)社区康复护理:社区护士将向社区的残疾人群提供相应的康复护理服务,以帮助他们尽可能降低残障程度,重返社会。

(4)社区急、重症病人的急救与转诊服务:社区护士将向社区的急、重症病人提供院前救护和转诊服务,以确保他们被及时、平安地送至相应的医疗机构。

(5)社区临终护理:社区护士将向居家的临终病人提供临终关怀护理服务,以减轻临终病人的身心痛苦,维护其尊严,改善其生活质量,使临终病人平静、舒适地度过人生的最后阶段,同时为临终病人的家属提供心理、精神支持,确保家属安全度过居丧期。

(二)社区护理服务的特点

1. 社区护理是护理领域的一个分支 作为一门综合学科,社区护理在将护理学和公共卫生学基本理论和知识有机结合的基础上,拓展、丰富了护理学内涵,从而延伸了护理学的领域。

2. 社区护理以人群健康为中心 社区护理以社区人群为服务对象,以促进和维护人群健康为主要目标。

3. 社区护士具有高度的自主性 在社区护理过程中,社区护士往往独自深入家庭进行各种护理,故要求社区护士具备较强的独立工作能力和高度的自主性。

4. 社区护士必须和其他相关人员密切合作 社区护士在工作中不仅仅要与社区其他医疗、卫生、保健人员密切合作,鼓励社区卫生服务对象的参与,还要与社区居民、社区管理人员密切配合。

(三)社区护理的发展过程

社区护理起源于西方国家,追溯其发展过程,可划分为4个主要阶段,即:家庭护理阶段、地段护理阶段、公共卫生护理阶段和社区卫生护理阶段(表9-1)。

1. 家庭护理阶段 早在19世纪中期以前,由于卫生服务资源的匮乏、医疗水平的局限及护理专业的空白,多数病人均在家中休养,由家庭主妇看护、照顾。在这些家庭主妇中,绝大多数既没有文化,也没有受过任何看护训练,她们只能给予病人一些基本的生活照顾。然而正是这种简单、基础的家庭护理,为早期护理和社区护理的诞生奠定了基础。

2. 地段护理阶段 地段护理源于英国。早在1859年,英国利物浦(Liverpool)的企业家若斯蓬(William Rathbone)先生因其患病的妻子在家得到一位护士的精心护理,而深感地段护理之重要并致力于地段护理的发展。于是,在19世纪中期到19世纪末期的50年间,英国、美国为了使贫病交加人群能享受到基本的护理服务,从而改善贫困人群的健康状况,陆续开设了地段护理服务。地段护理在英、美两国主要侧重于对居家贫困病人的护理,包括指导家属对病人进行护理。从事地段护理的人员多数为志愿者,少数为护士。

3. 公共卫生护理阶段 公共卫生护理源于美国。早在1893年,美国护士伍德(Lillian Wald)女士在纽约亨利街区(Henry Street)开设了地段护理。随着其服务对象和服务内容的逐步拓宽,伍德女士称之为公共卫生护理。公共卫生护理将地段护理的服务对象由贫困病人,扩大至地段居民;将服务内容由单纯的医疗护理,扩展至预防保健服务。在从事公共卫生护理人员中,绝大多数为公共卫生护士,少数为志愿者。

4. 社区护理阶段 进入20世纪70年代后,世界各国越来越多的护士以社区为范围,以健康促进、疾病防治为目标,提供医疗护理和公共卫生护理服务。于是,从20世纪70年代中期开始,美国护理协会将这种融医疗护理和公共卫生护理为一体的服务称之为社区护理,将从事社区护理的人员称之为社区护士。1978年,世界卫生组织给予肯定并加以补充,要求社区护理成为社区居民"可接近的、可接受的、可负担得起的"卫生服务。从此社区护理以不同的方式在世界各国迅速地发展起来,社区护士的队伍也在世界各国从质量和数量上逐步地壮大起来。

(四)社区护士的角色与能力要求

社区护士是指在社区卫生服务机构及其他有关医疗机构从事社区护理工作的护理专业人员。社区护士是社区卫生服务的主要提供者,是社区居民健康的维护和促进者。

1. 社区护士的角色

(1)照顾者:社区护士将以照顾者的角色服务于社区居民,向社区居民提供各种照顾,包括生活照顾及医疗照顾。

(2)教导者:对社区居民的教育与指导,将贯穿于社区护理服务的始终。因此,社区护士将以教导者的角色向社区居民提供各种教育、指导服务,包括健康人群和亚健康人群的教育、病人教育及病人家属的指导。

(3)咨询者:社区护士还将以咨询者的角色向社区居民提供有关卫生保健及疾病防治咨询服务,解答居民的疑问和难题,成为社区居民的健康顾问。

(4)管理者:社区护士根据社区的具体情况及居民的需求,设计、组织各种有益于健康促进和健

表9-1 社区护理的发展过程

阶段	护理对象	护理类型	护理内容
家庭护理	贫困病人	以个体为导向	医疗护理
地段护理	贫困病人	以个体为导向	医疗护理
公共卫生护理	有需求的民众	以家庭为导向	医疗护理及预防保健
社区护理	社区居民	以人群为导向	健康促进及疾病预防

摘自:刘建芬.2010.社区护理学.2版.北京:中国协和医科大学出版社

康维护的活动。

(5)协调者:社区护理服务的特点之一是鼓励各类相关人员的参与。因此,社区护士将协调社区内各类人群的关系,包括社区卫生服务机构内各类卫生服务人员的关系、卫生服务人员与居民或社区管理者的关系等。

(6)研究者:社区护士不仅要向社区居民提供各种卫生保健服务,同时还要注意观察、探讨、研究与护理及社区护理相关的问题,为护理学科的发展及社区护理的不断完善提供依据。

2. 社区护士的能力　社区护理的工作范围、社区护士的职责和角色对社区护士的能力提出了更高的要求,要求社区护士不仅要具备一般护士所应具备的护理基本能力,还要特别加强以下几种能力的培养。

(1)人际交往能力:社区护理工作既需要其合作者的支持、协助,又需要其护理对象及家属的理解、配合。社区护士的主要合作者包括社区内其他卫生专业人员,如全科医师;社区的管理人员,如街道、居委会的工作人员;社区护理的对象,即社区的全体居民,如病人、家属、健康人群。面对这些不同年龄、家庭、文化及社会背景的合作者和护理对象,社区护士必须掌握社会学、心理学及人际沟通技巧方面的知识,具备在不同的场合、面对不同的服务对象进行有效沟通的能力,更好地开展社区护理工作。

(2)综合护理能力:主要包括各专科护理技能及中西医结合的护理技能。根据社区护理的定义及社区护士的主要职责,社区护士即是全科护士,他们将面对各种病人和残疾者,如外科术后的病人、卒中恢复期的病人、精神病病人或临终病人等。因此,社区护士必须具备各专科护理技能及中西医结合的护理技能,才能满足社区人群的需求。

(3)独立解决问题能力:社区护士多处于独立工作状态,往往需要独立地进行各种护理操作、运用护理程序、开展健康教育、进行咨询或指导。此外,无论是在社区服务中心(站)还是病人的家里,其护理条件及设备均不如综合医疗机构,这就要求社区护士具备较高的解决问题或应变的能力。因此,具有独立判断、解决问题或应变能力,对社区护理人员是非常重要的。

(4)预见能力:主要应用于预防性的服务,而预防性服务是社区护士的主要职责之一。在实际工作中,社区护士不仅要运用顺向思维,还要运用逆向思维。所谓的顺向思维,即针对已发生的问题,找出解决的方法并实施;而逆向思维则是在问题发生之前找出可能导致问题发生的潜在因素,从而提前采取措施,避免或减少问题的发生。社区护士应有能力预见在治疗和护理中可能发生的变化,疾病或残疾将给家庭带来的直接与间接影响,以及社区内可发生的健康问题,以便提前采取措施,防患于未然。

(5)组织、管理能力:组织、管理者是社区护士的另一个重要角色。社区护士一方面要向社区居民提供直接的护理服务;另一方面还要调动社区的一切积极因素,大力开展各种形式的健康促进活动。社区护士有时要负责人员、物资和各种活动的安排,有时要组织本社区有同类兴趣或问题的机构人员学习,如老人院中服务员的培训或餐厅人员消毒餐具的指导,这些均需要一定的组织、管理能力。

(6)调研、科研能力:社区护士不仅担负着向社区居民提供社区护理服务的职责,同时也肩负着发展社区护理、完善护理学科的重任。因此,社区护士首先应不断地充实自己的理论知识,提高自己的业务水平。其次,社区护士应掌握科研的基本知识,能独立或与他人共同进行社区护理科研活动。在社区护理实践中,善于总结经验,提出新的观点,探索适合我国国情的社区护理模式,推动我国社区护理事业的发展。

(7)自我防护能力:社区护士的自我防护能力主要体现于3个方面,即自我法律保护能力、职业防护能力及人身防护能力。首先,社区护士应提高自我法律保护意识,在提供社区护理服务中,严格执行各项规章制度,特别是在服务对象家庭中提供医疗护理服务时,应注意维护服务对象的合法权益,认真履行护理人员的职责,避免引起不必要的纠纷;其次,社区护士应提高职业防护意识,严格执行无菌操作原则,消毒、隔离制度及医疗废弃物处理原则,防止因工作疏忽而引起交叉感染,损害服务对象及自身健康;最后,社区护士应提高自我人身安全防护的意识,在深入社区或进行家庭访视过程中,避免携带贵重物品或过多现金,冷静应对各种突发事件。

五、社区重点人群保健

重点人群亦称特殊人群,是指具有特殊生理、心理特点或处于一定的特殊环境中容易受到各种有害因素作用、患病率较高的人群。妇女因其特殊的生理特点、生理周期和生育功能，在特定时期较之男性具有更多的健康危险因素；儿童和老年人则因其特殊的生理、心理特点较成年人更易患病和死亡，故妇女、儿童和老年人成为社区卫生服务的重点保健人群。

(一)社区妇女儿童保健

妇女保健是针对妇女生理和生殖的特点，以预防为主、保健为中心，维护和促进妇女身心健康为目的，开展以保障生殖健康为核心的保健工作。

儿童保健是研究儿童生长发育的规律及其影响因素，采取有效措施，预防儿童疾病、促进健康的一门学科。

妇女和儿童人口数量众多，约占人口总数的2/3。社区作为他们生活的基本环境，社区护士肩负着保护和促进妇女、儿童健康的重任。

1. 社区妇女和儿童保健的内容

(1)社区妇女保健的内容：社区妇女保健的主要内容是针对妇女围婚期、围生期和围绝经期的生理、心理的特点及需求，提供相应的预防保健服务。详细内容参见妇产科护理指南。

(2)社区儿童保健的内容：社区儿童保健的主要内容是在新生儿、婴幼儿、学龄前期、学龄期和青少年期，针对各阶段儿童生理、心理的特点及需求，提供相应的预防保健服务。详细内容参见儿科护理指南。

2. 社区妇女和儿童的主要保健措施

(1)积极开展社区妇女、儿童的健康调查，掌握社区妇女、儿童的人口数量、年龄结构、健康状况、主要健康问题及其危险因素。

(2)大力开展健康教育，普及健康知识，提高健康意识，培养良好的生活习惯和方式。

(3)主动提供有针对性的妇女和儿童保健服务，如健康咨询、计划生育技术指导、免疫规划的实施等，有效预防各种常见健康问题和疾病。

(二)社区老年保健

老年保健是指在平等享用卫生资源的基础上，充分利用现有资源，使老年人得到基本的医疗、康复、保健和护理等服务，以维持和促进老年人的健康。

1. 社区老年保健的对象　社区老年保健以社区全体老年人为对象，包括健康的老年人和患病的老年人，但重点保健服务对象为以下五类人群。

(1)高龄老年人：高龄老年人一般是指75岁以上的老年人，即老老年人和非常老的老年人。随着人均寿命的逐渐增长，高龄老年人在老年人群中的比例不断扩大；随着衰老进程的不断加重，高龄老年人的体质更加脆弱；因此，高龄老年人更需要社区保健服务。

(2)独居老年人：独居老年人是指老年人因没有子女或不与子女共同居住的老年人。随着独生子女比例的扩大、养老观念的转变，独居老年人在老年人群中的比例也在逐渐扩大。由于交通等各种不便，他们将更依赖于社区老年保健服务。

(3)疾病恢复期老年人：疾病恢复期老年人包括急、重症恢复期的老年人及需要继续或长期治疗的老年人。这类人群疾病尚未完全治愈，身体状况相对较差，往往渴望社区的指导、教育及帮助。

(4)丧偶老年人：丧偶老年人一般可能独居或与子女共同居住。随年龄的增长，丧偶老年人的比例不断增加。这类人群往往由于孤独等心理问题引发各种躯体健康问题，社区应针对他们的特点和需求提供相应、及时的保健服务。

(5)精神障碍老年人：精神障碍老年人主要是指老年性痴呆的病人。由于生活自理能力的逐渐丧失、生活规律的紊乱，他们更需要社区的特殊关注、帮助和支持。

2. 社区老年保健的内容　针对老年人生理、心理及社会环境的特殊性，老年人健康促进与维护主要通过老年人的自我保健、家庭保健及社区保健共同实现。

(1)自我保健：自我保健是指个人、家庭、邻居、亲友和同事自发的卫生活动，并做出与卫生有关的决定。老年人自我保健主要是指老年人自身提高自我观察、预防、护理及急救的意识和基本技能，从而达到预防疾病、促进和维护健康的目的。

①自我观察：老年人应注意自身情况的变化，特别是生命体征的变化，如体温、脉搏、血压等；患慢性疾病的老年人还应密切观察自身病情的变化，如疼痛的部位、性质的改变等，以防延误病情。

②自我预防：老年人应自觉地建立合理的饮食、休息及锻炼等生活方式，保持良好的心理状态，同时应定期进行体格检查。

③自我护理：老年人应具备基本的自我照顾、自我调节及自我保护能力。患慢性疾病的老年人还应掌握基本的自我治疗、护理能力，如安全用药、自我注射胰岛素等。

④自我急救：老年人应熟知急救电话号码；外出时应随时携带自制急救卡，包括姓名、血型、主要

疾病的诊断、定点医院、联系电话等信息，患有心血管疾病的老年人还应随时携带急救盒，备有硝酸甘油等药物。

(2)家庭保健：家庭保健是指以家庭为单位，以促进家庭及其成员达到最高水平的健康为目的的卫生保健实践活动。

家庭是老年人生活的基本环境、是感情的主要依托，老年人健康的促进和维护与家庭密切相连。因此，家庭成员应针对老年人的特点和需求，关心、理解老年人，为老年人营造安全、健康的生活环境。

(3)社区保健：社区保健是指社区卫生服务机构针对社区各类居民的生理、心理特点及需求，提供相应的保健服务，以促进和维护社区人群的健康。

社区保健服务是社区卫生服务的重点内容之一，老年人又是社区保健服务的重点人群。因此，针对老年人的生理、心理的特点和需求，提供相应的保健服务是社区卫生服务机构的主要工作。

3. 社区老年保健的原则　社区是老年人生活的基本环境。随着独生子女家庭的不断普及，家庭养老功能逐渐减弱，老年人的保健与照顾越来越多地依赖于社区。保健是社区卫生服务的重要内容之一，老年人群又属于特殊人群，因此，无论是老年人对社区的需求，还是社区卫生服务的职责和功能，社区老年保健均是社区义不容辞的责任。做好社区老年保健服务工作，是增强老年人自我保健意识，改善老年人健康状况，提高老年人生活质量的有效手段。在提供社区老年保健服务时，应遵循下列原则：

(1)以促进和维护老年人健康为目标：社区老年保健应以最大限度地延长老年人的健康时段及独立自理生活时间、缩短老年人患病时段及依赖他人生活时间为目标。

(2)以社区老年人群为对象：社区老年保健服务应以社区整体老年人群为对象，包括健康老年人、患慢性病的老年人和残疾的老年人等。

(3)提供综合性服务：社区老年保健服务应针对老年人的特点和需求，从生理、心理及社会适应3个层次，提供预防、护理、康复、协调等综合性服务。

(4)充分发挥个体和家庭的作用：社区老年保健应以家庭为单位，在充分调动家庭成员积极性的基础上，帮助老年人掌握自我保健的知识、具备自我保健的能力。

六、社区慢性疾病病人的护理与管理

慢性疾病已逐渐成为威胁人类健康的主要疾病。慢性疾病不仅给病人的生理、心理、社会功能带来不同程度的影响，还给病人家庭、社会带来沉重的经济负担。因此，社区护士对慢性疾病病人的有效护理与管理将对改善病人生活质量、减轻家庭和社会负担发挥积极的作用。

(一)慢性疾病的定义及其特征

1. 慢性疾病的定义　慢性疾病全称慢性非传染性疾病，是一类起病隐匿、病程长、病情迁延不愈、病因复杂且尚未完全被确诊疾病的总称。

2. 慢性疾病的特征

(1)病因复杂：慢性疾病的发病原因复杂，往往由多种复杂的因素相互影响而导致。

(2)发病初期症状和体征不明显：一般慢性疾病在发病初期症状和体征不明显，不易被病人及时发现，从而延误治疗。

(3)具有不可逆转的病理变化：慢性疾病一般具有不可逆的病理变化，因而不能被治愈。

(4)需要长期的治疗和护理：慢性疾病由于不能被治愈，故需要长期治疗和护理。

(二)常见慢性疾病的危险因素

1. 生物遗传因素　许多慢性疾病均与生物遗传因素有密切联系，如高血压、糖尿病均有家族聚集性。

2. 行为因素　慢性疾病的发生、发展与行为和生活方式密切相关，如高钠、高胆固醇饮食习惯和缺乏运动的生活方式往往与心血管疾病的发生和发展有关。

3. 环境因素　无论是自然环境还是社会环境均与慢性疾病有关，如环境污染、文化背景等。

4. 精神心理因素　长期精神紧张、压抑、郁闷等也可导致慢性疾病的发生和发展。

(三)社区慢性疾病病人的护理与管理原则

1. 充分调动病人及其家属的积极性　慢性疾病的治疗、护理和管理是一项长期的工作，将从病人发病起伴随其一生。因此，社区护士对慢性疾病病人的护理和管理必须依赖病人本人及其家属和照顾者。社区护士一方面应帮助病人、家属、照顾者充分了解疾病的相关知识，重视疾病的治疗、病人的护理和管理，以积极的态度应对疾病；另一方面应耐心帮助病人、家属、照顾者掌握正确自我管理、家庭护理的基本知识和技能。

2. 合理调节病人的日常生活习惯和方式　随着慢性疾病的发生和发展，社区护士应帮助病人合理调节生活习惯和方式，建立有益于治疗疾病、控制疾病的日常生活方式和习惯。如糖尿病病人，社区护士应指导他们如何建立合理饮食、适当运动的生活方式。

3. 注重病人心态的调整　慢性疾病病人的精神和心理状态对其疾病的发展与控制具有重要的作用。社区护士应关注病人的精神心理状态，帮助他们正确对待疾病，消除或减轻心理压力。

4. 鼓励病人坚持科学的治疗　定期检查、长期治疗是控制慢性疾病发展的重要措施，然而这却会导致病人产生厌烦心理。一些病人会逐渐放松监测、检查；一些病人会间断治疗，甚至停止治疗；一些病人听信虚假广告宣传采纳不科学的治疗方法。社区护士应掌握病人的就医行为，鼓励、监督病人定期监测、检查，坚持科学的治疗。

第二节　社区护理的相关理论

一、家庭理论

家庭是人们赖以生存的环境，是社区卫生服务的基本单位。家庭不仅影响着每一位成员的健康状态，还影响着健康的恢复和疾病的发展。

(一)家庭的概念

家庭是人类生活中最重要的一种组织形式，个人的生存、种族的繁衍、社会的安定，无一不以家庭为依归。不同的社会制度、宗教信仰、文化背景，赋予家庭不同的内涵。

一些学者认为：家庭是一种初级的社会文化系统，是由两人或两人以上，因婚姻、血缘或收养关系而组成的一种团体，是父母、子女共同生活、彼此依赖的处所。其成员之间在情感及躯体上有法定关系，彼此享有共同的时间、空间与财产等资源。

社会学家对家庭所持的观点是：家庭是由两个或两个以上人员通过婚姻、血缘或收养关系组成的社会基本单位，他们共同居住在一起，成员因子女的诞生(或收养)而增加。家庭成员彼此相互沟通与互动，分别扮演家庭中的社会角色如父、母、子、女等，分享同一文化和某些独有的家族特征。

婚姻、血缘和经济供养是构成家庭的 3 个基本要素，是维护家庭稳定的三大支柱。

(二)健康家庭的特征

1. 良好的沟通　家庭成员之间以开放坦诚的沟通方式表达意愿，分享彼此的感觉、理想、价值观，相互关心。

2. 良好的生活方式　为成员创建安全的居家环境，安排合理的营养、休闲环境、运动方案，保持平衡的心态。

3. 增进成员成长　家庭为其成员提供教育、支持和足够的空间，满足成员生理、心理、社会和人文的需要，维持良好的功能，提供成长的机会。

4. 适时调整角色　家庭成员的角色不是固定不变的，当家庭发生变故或情况有变化，对角色分工就需要家庭成员共同商讨并做适当调整。

5. 正视问题　家庭在不同的发展阶段，会有不同的发展任务，出现不同的问题。家庭成员应积极面对，负起责任，解决、处理争议或问题，妥善化解矛盾或冲突，及时寻求社区资源，运用社区资源满足家庭成员的需要。

6. 与社区保持联系　经常与社区沟通，不与社区脱节，关心社区的发展。

(三)家庭的类型

1. 核心家庭　由夫妇和未婚子女或收养子女组成的家庭。在我国，核心家庭已成为主要的家庭类型。此类家庭的特点是人数少、结构简单，家庭内只有一个权力和活动中心，家庭成员间容易沟通、相处。

2. 传统家庭　由血缘、婚姻或收养关系组成并生活在一起的一组人，包括父母、子女、夫妇一方或双方的父母、兄弟姊妹。在我国，传统家庭曾是主要家庭类型，随着社会的发展，传统家庭的数量逐渐减少。此类家庭的特点是人数多、结构复杂，家庭内存在一个主要的权力和活动中心，几个权力和活动的次中心。

3. 单亲家庭　是指由离异、丧偶或未婚的单身父、母及其子女或领养子女组成的家庭。此类家庭的特点是人数少、结构简单，家庭内只有一个权力和活动中心。

4. 重组家庭　是指夫妻双方至少有一人已经历过一次婚姻，并可有一个或多个前次婚姻的子女及夫妻重组后的共同子女。重组家庭的特点是人数相对较多、结构复杂。

5. 无子女家庭　指因各种原因无孕育子女的家庭，其中包括丁克家庭。丁克家庭指夫妇双方均有收入，但不打算生育子女。其家庭特点是人数少、结构简单。

(四)家庭的功能及其对健康的影响

1. 家庭的功能　每一家庭都有其功能，以满足家庭成员不同的需求，并使家庭成员的行为符合社会的期望。家庭功能主要包括情感、社会化、生殖、经济及健康照顾5项功能。

(1)情感功能：情感是维系家庭的重要基础。家庭成员间情感的需要包括建立自尊、道德观及营造一个情爱的环境。家庭成员之间通过彼此相互理解、关心和情感支持，缓解或消除社会生活带来的烦恼、压力，从而维持均衡、和谐的心理状态，使每个成员体会到家庭的归属感和安全感。

(2)社会化功能：家庭是孩子接受教育的第一课堂，有帮助年幼成员从“生物人”逐步向“社会人”转化的功能。家庭为子女传递文化，提供社会教育，帮助完成社会化过程，并根据社会标准管制成员的行为表现。其他成员在家庭为其提供的环境中学习语言、知识，学会遵守社会道德行为规范，明辨是非。社会同时也为家庭提供法律法规保障：承认夫妻身份，保障婚姻关系，维护家庭利益，使家庭在良好的社会环境里发展生活功能。

(3)生殖功能：家庭的主要功能之一是生养子女，传宗接代，维持人的延续，这是生物世代延续的本能及需要。近年来，一些家庭对生育子女的看法和态度已发生了改变，少生或不生孩子的家庭逐年增多(如丁克家庭)，淡化了后代的繁衍和家庭的生殖功能。

(4)经济功能：家庭的功能之一是经营生活，为其成员提供物质、文化方面的供应，满足衣、食、住、行、娱乐、教育等各方面的生活需要。

(5)健康照顾功能：促进和维护成员的健康是家庭的基本功能。家庭不仅有保护、促进成员健康的功能，还有提供各种照顾和支持的功能，即在有人生病时提供心理支持、营养、运动、护理等照顾。

2. 家庭对健康的影响　家庭作为其成员的亲密社会环境，是其健康观念、情感支持和健康相关行为的根本来源。因此，家庭对每一位成员健康和疾病的影响远远超过其他任何社会关系的影响。

(1)遗传：生物遗传是影响人类健康与疾病的重要因素之一。人的身高、体形、性格、心理状态等均受遗传因素的影响。一些疾病如高血压、冠心病、糖尿病、乳腺癌等，也与遗传因素有密切的关系。

(2)生长发育：作为儿童生长的基本环境，家庭的喂养、教育、行为培养等方式，可直接或间接地影响着儿童生理、心理的健康及生长发育。

(3)疾病发生与发展：家庭的健康观念、防病意识、就医和遵医行为、生活方式和卫生习惯，直接影响疾病在家庭中的发生和传播。家庭成员共同生活在一起，通常摄入相似的饮食，因此热量、盐、胆固醇等摄入也相似；不均衡的膳食、缺乏运动、吸烟等不利健康的危险行为又可以在家庭成员间相互影响，使得有些疾病表现出家庭的聚集性。

(4)疾病恢复：家庭中某一成员患病后，其他成员对其重视、关心、照顾及经济支持的程度，对该成员身体康复或病情加重将产生影响。

(五)家庭的发展周期

家庭与个人一样，有其生活周期和发展阶段。多数家庭的建立始于夫妇婚姻关系的正式建立，随着子女的增加而逐步扩大。在家庭存在的过程中，经历着不同的发展阶段，每个发展阶段，又有不同的任务和健康需求。根据杜瓦尔(Duvall)理论，家庭有8个生活阶段。

1. 新婚家庭　从结婚到第一个孩子出生之前，家庭处于新婚阶段。其主要任务是夫妻双方相互适应，与双方家庭成员建立新的人际关系，协调性生活，决定是否生育孩子。

2. 有婴幼儿的家庭　第一个孩子出生至孩子2～3岁。伴随孩子的出生和生长，家庭的主要任务是适应父母角色，应对养育孩子带来的生活、经济及心理压力，协调家庭因成员增加而发生的冲突。

3. 有学龄前儿童的家庭　第一个孩子3～6岁。此阶段家庭的主要任务是抚育孩子，增强养育孩子的能力，关注孩子的身心发展，使孩子社会化。

4. 有学龄儿童的家庭　第一个孩子6～13岁。家庭处于适应学龄期阶段，其主要任务是教育孩子，帮助孩子逐步适应学校的学习、管理和生活，协助其发展同伴关系；防止意外事故发生，预防传染病。

5. 有青少年的家庭　第一个孩子13～20岁。家庭的主要任务是教育、培养孩子有责任感，使孩子在自由和责任之间平衡；加强与孩子的沟通；针对青少年生理和心理发育的特点，进行性教育。

6. 有子女离家的家庭　已有孩子离开家庭走向社会。家庭的主要任务是在继续向孩子提供支持的同时，适应孩子离开家庭的变化，调试婚姻。

7. 空巢家庭　从所有孩子离开家庭到夫和(或)妻退休。家庭的主要任务是巩固婚姻关系，适应夫妻二人生活，培养休闲活动的兴趣；逐步适应因增龄导致的生理退化、孤独及病痛；计划退休后的生活。

8. 老年家庭　指夫妻退休到配偶死亡的家庭。其主要任务是适应因收入减少而发生的经济变化；适应退休后的角色与生活；适应健康状况的衰退；应对疾病、丧偶、死亡等多种变化。

杜瓦尔划分的家庭生活的8个阶段，适用于绝大多数家庭，但也有例外，如没有孩子的家庭，会从第一阶段直接过渡到第七阶段。

(六)家系图的内涵及制作原则

家系图是将与一个家庭有关的信息用图形和线条连接，是社区保健人员常使用的工具，包括家庭人员构成、关系、家族的遗传背景、现有家庭成员患病情况、居住状况等信息。家系图可以显示出某一家庭中常见的健康问题在该家庭连续几代人中发展的趋势，为其后代是否有可能出现这些健康问题给予提示，如恶性肿瘤、心脏病或糖尿病在家族中发病率的图谱，提醒家族中的每个人密切关注有关的危险因素。

1. 家系图的设计　绘制家系图的目的是显示家庭成员基本情况和潜在健康问题的真实概况。绘制时应使用方便的、医务人员认可的技术和符号，简明扼要，能提供一目了然的信息。

标准的家系图由3代及以上的家庭成员组成，包括配偶双方家庭的所有成员。辈分不同的成员长者居上，同代人中第一个出生的成员在最左边，而后顺序依次向右排列。在第一代人中，传统上将丈夫的符号放在左边。家庭成员姓名、出生日期(或年龄)、所患疾病可在图形侧面或下方注明(图9-1)。

家系图的主要组成内容包括：①3代及以上的家庭成员；②家庭成员的姓名、出生日期或年龄；③已经去世的成员，死亡日期、年龄、死因；④家庭成员所患疾病或存在的健康问题；⑤使用符号代表的含义。

2. 家系图的绘制　用标准的符号绘制家系图，可以帮助社区医务人员更快地回顾某家庭的信息。家庭成员生活或健康状况发生变化时，对符号稍加修改，即可提供变更后的信息，以便更完整地显示每个人的情况。

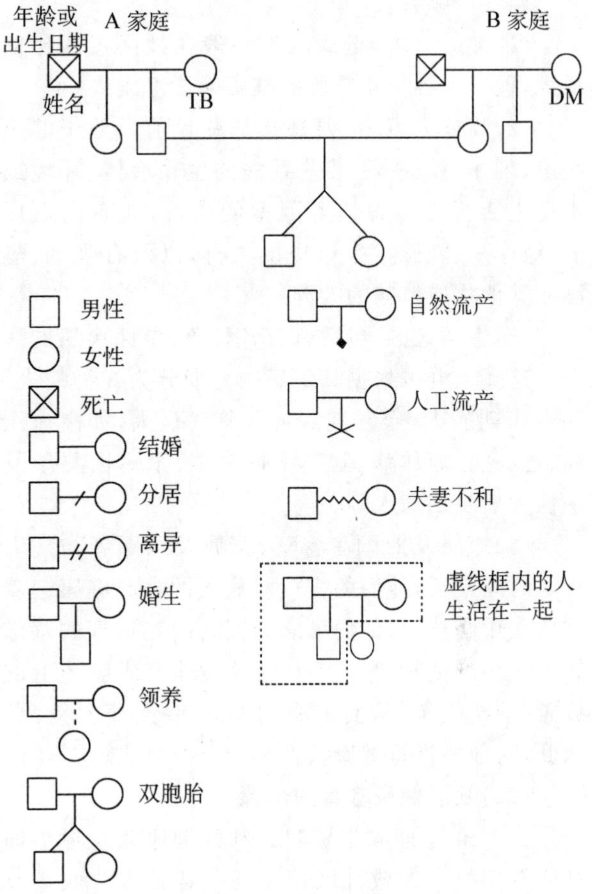

图9-1　家庭成员基本信息的家系图

(摘自：刘建芬.2010.社区护理学.2版.北京：中国协和医科大学出版社)

二、社区健康教育

社区作为宏观社会的缩影，是开展健康教育的重要场所；社区护士作为提供健康教育的主力军，肩负着向社区全体居民传播健康知识和信息、帮助居民树立正确健康观、培养健康生活方式的重任。

(一)社区健康教育的概念

1. 社区健康教育的定义　是以社区为基本单位，以社区居民为教育对象，以促进居民健康为目标的有计划、有组织、有评价的健康教育活动。通过挖掘个人、家庭、社区和社会的保健潜力，增进社区居民的健康知识，树立正确的健康观念，自愿采纳健康行为，消除或减轻影响健康的危险因素，从而达到预防疾病，促进健康，减少残障，提高生活质量的目的。

2. 社区健康教育的对象　社区健康教育面向社区全体居民，针对居民的不同特点和需求，可将其分为四种群体，即健康人群、高危人群、患病人群和家属及照顾者。

(1)健康人群:健康人群一般在社区占的比例最大,他们由各个年龄段的健康人群组成。

(2)高危人群:主要是指那些目前尚处于健康状态,但本身暴露于某些致病的生物遗传、环境或不良生活行为和习惯等因素的人群,如有高血压病、糖尿病、乳腺癌家族史的人群,以及有吸烟、酗酒或其他物质依赖的人群。

(3)患病人群:包括患有各种急、慢性疾病的病人。这类人群可根据其疾病的分期分为3种病人,即临床期病人、康复期病人及临终病人,如高血压病、冠心病、糖尿病、脑卒中恢复期、术后恢复期及恶性肿瘤晚期病人等。

(4)家属及照顾者:病人家属及照顾者与病人接触时间最长,他们的言行对病人的身心健康起着重要作用。然而,他们可能会因为缺乏护理的基础知识或因长期护理而产生自身心理上或躯体上的疲惫,甚至厌倦,从而影响病人的治疗、康复效果。因此,对他们进行健康教育是十分必要的。

(二)社区健康教育的步骤

1. 评估　即收集资料。社区健康教育评估即社区健康教育者或社区护士通过各种方式收集有关健康教育对象的资料,为开展健康教育提供依据。在实际评估中,可从以下6个方面收集有关教育对象的资料。

(1)生理状况:包括身体状况及生物遗传因素。

(2)心理状况:包括学习的愿望、态度及心理压力等。

(3)生活方式:包括吸烟、酗酒、饮食、睡眠、性生活、锻炼等生活习惯。

(4)学习能力:包括文化程度、学习经历、学习特点及学习方式等。

(5)生活、学习及社会环境:包括工作职业、经济收入、住房状况、交通设施、学习条件及自然环境等。

(6)医疗卫生服务:包括医疗卫生机构的地理位置及享受基本医疗卫生服务的状况等。

社区健康教育的对象可具体到个人,也可至整个社区,他们可以是健康人群,也可以是久病卧床的病人。因此,社区护士应针对不同的对象,采取不同的评估方式。常用的评估方式分为直接评估与间接评估。直接评估包括观察、面谈、问卷等方法,间接评估则多为查阅有关档案资料、询问亲朋好友。

2. 诊断　即确定问题。社区护理健康教育诊断是指社区健康教育者或社区护士根据已收集的资料,进行认真的分析,从而确定教育对象的现存或潜在的健康问题及相关因素。社区健康教育诊断可以分6步进行。

(1)列出教育对象现存或潜在的健康问题:教育者应根据收集的资料,找出教育对象现存的和可能出现的健康问题。

(2)选出可通过健康教育解决或改善的健康问题:教育者在列出的所有健康问题中,排除由生物遗传因素导致的健康问题,挑选出由行为因素导致、可通过健康教育改善的健康问题。

(3)分析健康问题对教育对象健康所构成的威胁程度:教育者将挑选出的健康问题按其严重程度加以排列。

(4)分析开展健康教育所具备的能力及资源:教育者对社区内及本身所具备开展健康教育的人力、物力资源及能力进行分析,以决定所能开展的健康教育项目。

(5)寻找相关因素:教育者应对教育对象及其环境进行认真分析,找出与健康问题相关的行为因素和环境因素,以及促进教育对象改变行为的相关因素。

(6)确定健康教育的首选问题:根据以上一系列分析,教育者最后确定健康教育的首选问题。

3. 制订计划　在完成了社区健康教育诊断后,即可以制订社区健康教育计划。为了使社区健康教育计划能有效地实施,社区护士应与其他社区卫生服务人员、社区基层组织领导及教育对象共同磋商制订。在制订计划时,一定要以教育对象为中心。计划的内容应包括以下几点:①社区健康教育的内容、目的及长、短期目标;②实施社区健康教育的时间、地点;③对社区健康教育者的培训方案;④社区健康教育教材的选择或编写;⑤开展社区健康教育的形式;⑥社区健康教育的评价方式。

4. 实施计划　即将计划中的各项措施变为实践。在制订了完善的社区健康教育计划后,即可付诸实施。在具体实施过程中应注意做好以下几点工作:①首先开发领导层,以得到社区基层领导及管理者的支持;②协调社会各界力量,创造执行计划的良好内、外环境;③认真做好健康教育者的培训;④培养典型,以点带面;⑤不断调查研究,探讨新的教育形式和方法;⑥及时总结工作,交流、推广好的经验。

5. 评价 是对照计划进行检查、总结。社区健康教育评价是对社区的健康教育活动进行全面的监测、核查和控制，是保证社区健康教育计划设计、实施成功的关键措施。社区健康教育的评价应贯穿社区护理教育活动的全过程。

在实际工作中，健康教育评价可以分为3种，即即时评价、阶段评价及效果评价。即时评价是指在进行健康教育时，教育者应通过教育对象的不同形式反馈，如面部表情、提问等，及时修改教育方式及方法。阶段评价是指在健康教育的过程中，教育者应定期对照计划检查教育进度及效果。效果评价则是指在健康教育结束时，教育者应对照计划对教育活动进行全面检查、总结。

(三)社区群体健康教育的教学基本技能

教学技能是指教育者在课堂教学中，依据教学理论、运用专业知识和教学经验等，使教育对象掌握学科基础知识、基本技能，并受到思想教育等所采用的一系列教学行为方式。围绕教学的过程，教学基本技能主要包括导入技能、强化技能、变化技能和结束技能等。作为职业技能，教学技能是教育者必备的技能。教育者对教学技能掌握和运用的程度不仅会影响教育对象对学习的兴趣，还会影响教育对象对教学内容、信息的理解和掌握。

健康教育的实质是行为干预，而教育对象不良生活行为、习惯的改善程度，将取决于他们对健康知识和健康信息掌握和接受的程度。教育者的基本教学技能将直接影响教育对象的学习过程和效果。教育者若能熟练掌握基本教学技能，确保准确地将健康知识传递给教育对象，则可激发教育对象的学习兴趣和自觉性，转变其观念和态度，从而提高健康教育的有效性。

1. 导入技能 是教育者在一个新的教学内容或活动开始时，引发教育对象学习动机的行为方式。教育者一般在一个新课题、一项活动或一节课开始时，应用导入技能，时间一般限制在3～5min。根据教育对象和教学内容的特点，常用的导入方式一般分为7种类型。

(1)直接导入：教育者以概括介绍本次课主要内容，或明确本次课学习目的和要求，作为本次课的开始。

(2)经验导入：教育者以教育对象已有或熟悉的经验为切入点，通过讲解、提问，逐步引出本次课的新内容。

(3)旧知识导入：教育者以对已学知识的复习、提问等活动开始，逐步引出新内容。

(4)实验导入：教育者以实验演示或布置教育对象实验，作为本次课的开始。

(5)直观导入：教育者以展示实物、模型或指导教育对象观看影像制品，作为本次课开始。

(6)故事、事例导入：教育者以讲解教育对象熟悉的事例、故事，作为本次课的开始。

(7)设疑、悬念导入：教育者以设置一些疑问、悬念，作为本次课的开始。

2. 强化技能 是教育者运用各种肯定或奖励的方式，使教学内容与教育对象反应建立稳固的联系，帮助教育对象形成正确的行为，激发教育对象学习热情，促使他们的思维沿着正确的方向发展的一类教学行为。强化技能的主要类型包括4种，即语言强化、动作强化、标志强化和活动强化。

(1)语言强化：教育者通过语言评论的方式，对教育对象的反应或行为给予鼓励或表扬，以促使教育对象向所希望的方向发展。语言强化可分为口头强化和文字强化两种。

(2)动作强化：教育者通过身体动作、面部表情等非语言方式，如微笑、点头、鼓掌等，对教育对象的反应、行为给予肯定、鼓励、赞扬。

(3)标志强化：教育者通过运用各种象征性标志、奖赏物等，对教育对象的反应、行为给予肯定、鼓励、赞扬。

(4)活动强化：教育者通过组织一些特殊的活动，如课外辅导、竞赛活动、经验介绍等，对教育对象的反应、行为给予肯定、鼓励、赞扬。

3. 变化技能 是教育者根据教学内容和教育对象反应，通过变化教学媒体、师生相互作用形式及对教育对象的刺激方式，引起教育对象的注意和兴趣，将无意注意过渡到有意注意，保持教育对象学习动机，形成良好课堂学习气氛的一类教学行为。变化技能一般分为3类，即教态的变化、教学媒体的变化和师生相互作用的变化。

(1)教态的变化：教态主要包括教育者在教学中的身体动作、面部表情、眼神、声音等非语言行为。教态的变化是指教育者在教学中适当变化其声音、手势、眼神及身体运动等，如移动身体的位置、变化身体的局部动作或面部表情、改变声调、语速等，以达到刺激教育对象、吸引教育对象的目的。

(2)教学媒体的变化：教学的过程实质上是一个信息传递的过程，教育对象主要通过视觉和听觉媒体、触觉、嗅觉及操作，接受、理解和掌握信息。

教育者在教学过程中，根据教学内容、教育对象学习特点，适当变化教学媒体，如投影与板书交替使用等，以达到缓解教育对象对单一教学媒体的疲劳、提高教学效率的作用。

(3)师生相互作用形式的变化：教学的过程是教育者与教育对象相互作用的过程，作用形式主要包括：教育者与全体教育对象、教育者与个别教育对象、教育对象与教育对象等。教育者在教学过程中，可根据教学内容和教育对象学习方式的特点，变化相互作用的形式，如授课与小组讨论交叉进行，从而活跃课堂教学气氛、激发教育对象兴趣。

4. 结束技能 是教育者完成一个教学任务或活动时，为巩固、拓展教育对象的学习所采用的特定的行为方式。结束技能不仅可以应用于一节课、一个章节的结束时，也可以用于讲授新概念、新知识的结尾。完美的教学结尾，可以收拢教育对象的思维，清理教育对象的思路；还可以激励教育对象向新的高峰攀登。结束的类型主要包括三种，即系统概况、分析比较、拓展延伸。

(1)系统概括：教育者将一节课、一个章节的内容进行总结归纳、系统概括，强调重点内容，并可采用板书、列表、绘图等方法增强效果。

(2)分析比较：教育者将新概念与原有概念或并列概念、相对概念、易混淆的概念进行分析比较，明确指出本质特征和不同点，以帮助教育对象加深记忆和理解。

(3)拓展延伸：教育者可通过提出问题、设置悬念等方式，将讲授的知识向其他方面延伸，以拓宽教育对象的知识面，激发教育对象学习、研究的兴趣。

第三节 社区卫生服务和社区护理服务的新进展

自20世纪中期以来，在WHO的倡导下，世界各国针对自身医疗卫生服务体系和医疗卫生保健服务需求的特点，以不同的方式积极地发展社区护理服务，不同程度地达到了有效、合理利用医疗卫生资源、满足人类对健康服务需求的目的。

一、美国社区护理服务的特点

长久以来，美国政府一直被其医疗卫生服务的“高成本、低覆盖”所困扰。与其他发达国家相比，一般发达国家医疗卫生费用支出占其国民经济总产值(GDP)的7%～10%，而美国医疗卫生费用支出已占其GDP的16%；尽管美国政府为老年人群、贫困人群提供医疗保险保障，但仍有约15%美国公民没有任何医疗保险保障。因此，大力发展社区护理服务早已成为美国政府“降低医疗卫生服务的成本、提高医疗卫生服务的覆盖率”的主要措施之一。

(一)社区护理服务简况

作为社区护理的起源地之一，美国社区护理服务开展时间较长，社区护理服务体系也较完善。在美国，各州开设社区护理服务的模式不完全相同，主要通过社区护理服务中心、老年服务中心、妇幼健康服务中心、社区精神健康中心、临终关怀服务中心等社区护理机构，向社区妇女、儿童、老年人、慢性疾病病人、疾病恢复期病人、临终病人等提供相应的医疗护理和预防保健服务。从事社区护理服务的护士均为注册护士，具备本科以上的学历、3～5年的临床护理经验，具有较强的决策、合作和管理能力。随着医疗技术的提高，社区护士越来越多地参与二级、三级医疗保健服务，社区护士队伍中具有硕士学历以上的人数比例逐渐增加。

(二)社区护理服务特点

1. 以人群健康为中心 美国社区护理服务以人群健康为中心，将预防保健服务和医疗护理服务有效结合。社区护理机构定期以不同方式为不同年龄段、不同特点的居民举办促进和维护健康的活动，如健康咨询、讲座等，在强调“每个人既具有享受健康的权利又具有维护健康的责任”的基础上，指导居民具体维护、促进健康的方法。

2. 团队作用明显 美国社区护理服务的提供者为多专业合作的团队。作为社区护理服务的主体，社区护士将根据服务对象的特点和需求，与医生、营养师、康复师、心理学工作者、社会工作者等相关专业兼职人员密切配合、团结协作，共同提供社区护理服务。

3. 社区护理机构与医院衔接紧密 为了提高医疗资源使用率、降低医疗卫生服务成本，美国社区护理机构与医院密切联系，确保病人的连续治疗和护理。在美国，术后及病情稳定的病人将被转入所在社区，由社区护士按照医院的治疗、护理或康复方案提供相应的服务。病人及其家庭因此减轻经济负担，医院因此有效缩短了病人平均住院日、提高了病床的周转率。

4. 社区护士整体素质较高 美国社区护士不仅具有本科以上学历，还具有丰富的临床护理经验，从而使得他们在家庭访视、家庭护理中表现出高度的自主性和独立性。

二、英国社区卫生服务的简况

作为现代护理先驱南丁格尔的故乡，英国也是社区卫生服务的起源地之一。英国素以其全民医疗保健服务制度而闻名于全世界。然而，进入20世纪70年代后，由于英国经济的低速增长、免费医疗导致的医疗服务过度利用和浪费，全民医疗保健服务制度已不堪重负。为了控制医疗服务成本，社区卫生服务得以加速发展。

目前，英国的社区卫生服务主要由全科医疗服务和社区护理服务两部分组成。全科医疗服务以门诊为主要形式，由全科医师承担常见病的诊断及治疗、恢复期病人的康复医疗等；社区护理服务主要以社区护理、保健访视和学校护理为主要形式。社区护理是英国社区护理中的最主要服务形式，其主要护理服务内容包括家庭护理、术后护理、保健护理等；保健访视主要是通过对婴幼儿和老年人的家庭访视，提供预防保健服务，并进行健康教育；学校护理则面向在校教育对象，向他们提供健康检查、健康教育等服务。

在英国，从事社区卫生服务的工作人员主要有全科医师、社区护士、心理治疗师和社会工作者等。成为一名全科医师需在大学本科毕业后经过5年临床实践，再通过3年专门培训，通过执业考试并获得全科医师执业资格；社区护士均为毕业于正规护士学校并经过1年社区护理培训的注册护士。

三、澳大利亚社区卫生服务与社区护理服务简况

澳大利亚拥有770万平方公里的陆地面积，却只有约2000万人口。为了缓解由于地广人稀所导致居民就医不便的问题，澳大利亚建立了非常完善和先进的社区卫生服务机构。

1. 社区卫生服务简况 澳大利亚政府统一规划、设立了社区卫生服务中心，组织专门的家庭医生和护士，向社区个体、家庭和群体提供全方位的卫生服务。每个社区卫生服务中心管辖2万～15万居民，承担了公立医院、私人诊所以外的社会性、区域性公共卫生服务。社区卫生服务中心向辖区居民提供基本医疗、健康咨询、护理等社区支持和健康促进服务，如提供全免费的全科医疗服务、承担病人出院后的基本医疗和护理服务、定期举办健康教育讲座、开展老年人医疗保健服务等。

澳大利亚的社区卫生服务中心独立于政府，为非营利性机构。工作人员包括医生、护士、物理治疗师、心理治疗师、社会工作者等其他卫生技术人员。目前，从事社区卫生服务的工作人员达20万余人，约占全国医疗卫生技术人员总数的35%。

社区卫生服务在澳大利亚整个卫生体系中发挥了重要作用，特别是在健康“守门人”、预防保健、疾病康复等方面作用明显。根据WHO公布的结果，澳大利亚在全球综合健康指标评比中排名第4位，但其卫生服务总费用的支出仅处于发达国家的中等水平（2006年澳大利亚卫生总费用仅占其GDP 9.6%）。

2. 社区护理服务简况 作为社区卫生服务的重要组成部分，社区护理服务在澳大利亚的卫生体系中同样发挥着举足轻重的作用。在各个社区卫生服务中心，护士作为主要工作人员，专业分类详细，主要由全科护士、临床护士、老年保健护士、专业婴幼儿护士、助产士、心理治疗护士等组成；分别向社区居民提供儿童、妇女、老年人的家庭保健服务、健康教育及健康咨询服务、出院病人和慢性疾病病人的家庭护理及康复服务、临终关怀服务等。在澳大利亚，从事社区卫生服务的护士均为注册护士，他们均经过高中毕业后3年的本科教育或研究生水平教育，并接受过专门培训。

四、德国社区卫生服务的特点

社区护理服务在德国发展较迅速、完善。在德国，政府、宗教和慈善机构开设了一些社区护理站，以提供社区护理服务，一般每7个护理站由一个总部管理，各州护理技术检测协会定期对护理站进行考核和验收。

社区护理服务的主要对象为老年人、儿童、慢性疾病病人、术后恢复期病人和残疾人等。社区护理服务内容以预防、保健和康复护理服务为主。

目前，从事社区护理服务的护士人数已约占德国护士总人数的50%。社区护士均为注册护士，并具有5年以上、丰富的临床经验。

五、日本社区护理简况

日本于1994年进入老龄化社会，即其65岁以

上人口数量已超过其人口总数的7%。根据日本总务省统计：截止到2009年9月15日，日本65岁以上老年人口数量已占总人口数量的22.7%。为了应对人口快速老龄化的严峻形势，日本政府积极发展社区护理服务。

社区护理在日本可分为两个领域，即：以个人、家庭、特定集团、社区为服务视点的公共卫生护理和以家庭为服务视点的居家护理，公共卫生护理和居家护理协同发挥预防、保健、健康教育、康复、诊疗处置和生活护理作用。公共卫生护理服务由各都、道、府、县所属的保健所和保健所所辖的保健中心提供，其主要服务内容包括：地区健康问题的诊断、儿童虐待的预防、成年人习惯病的预防、精神障碍者的支援、老年人和残疾人的外出支援等；居家护理服务由访问护理站提供，主要内容包括：诊疗处置、病情观察、用药管理、康复护理、生活护理及指导等。

六、韩国社区护理服务简况

进入21世纪后，韩国人口老龄化的压力日趋增加。为此，韩国将大力发展社区医疗作为提高国民健康水平、缓解医疗卫生服务压力的重要举措之一。

韩国社区护理涉及6个领域，即：保健所、家庭护理机构、学校、工厂企业、保健诊所等；根据不同的机构，社区护士包括保健护士、家庭看护师、养护教师、产业护士、助产士、保健诊疗员等。在各保健所，护士主要提供婴幼儿的健康咨询和评估、预防接种、围生期保健、计划生育、传染病的管理、慢性疾病病人的治疗和康复、口腔管理等服务；在家庭护理机构，家庭看护师通过家庭访视，主要提供健康咨询、定期身体检查及化验、伤口护理、排泄护理、心理护理及特殊护理等服务，其服务对象主要为65岁以上的老年病人、慢性疾病病人、术后出院病人、康复期病人及产妇和婴儿等。在韩国，从事家庭护理的护士均为具备10年以上临床工作经验的注册护士，并在完成家庭护理专业1年（600学时）课程后通过国家家庭看护师的资格考试。

第四节　社区护理服务的实施

一、新生儿与产妇的家庭访视

（一）家庭访视概述

家庭访视（home visit）是指在服务对象家庭里，为了维护和促进个人、家庭和社区的健康而提供的护理服务。家庭访视是社区护理工作的重要工作方法。

1. 家庭访视的目的

（1）收集服务对象的相关资料。

（2）明确服务对象的生活方式和存在的健康问题。

（3）为居家病人提供综合性护理服务。

（4）为重点保健对象提供相应的保健服务。

（5）提高病人自我护理能力，指导病人家属或照顾者正确护理。

2. 家庭访视的步骤

（1）访视前阶段：为了确保家庭访视的效果和效率，社区护士在访视前应做好充分的准备，包括人员的准备、物品的准备等。

①确定访视对象：在面对诸多访视对象时，社区护士应合理安排访视顺序，优先考虑访视那些可能会影响群体健康、病情严重可能会导致死亡或留有后遗症的对象，如急性传染病病人、冠心病病人等。

②设计访视路线：在设计访视路线时，社区护士应将新生儿、产妇等重点保健对象放在前面，将传染病病人放在后面，以免引起交叉感染。

③联系访视对象：确定访视路线后，社区护士应提前与访视对象或家属取得联系，告知访视时间、目的及内容，并指导他们做好相应的准备。

④准备访视物品：社区护士应根据访视对象的特点、需求，准备好访视物品。

⑤告知访视安排：在访视前，社区护士应将访视安排、路线告知社区卫生服务中心（站）的同事。

（2）访视阶段：在访视阶段，社区护士应针对访视对象的特点和需求，重点做好以下几项工作。

①通过与访视对象、家属、照顾者交流沟通，建立相互信任感。

②全面评估访视对象的身心健康状况、家庭环境等情况。

③针对访视对象的需求，提供相应的护理服务，并进行记录。

④解答访视对象、家属、照顾者的有关问题，并

给予指导。

⑤在结束访视前，根据需要与访视对象、家属、照顾者预约下次访视时间。

(3)访视后阶段：访视结束后，社区护士回到社区卫生服务中心(站)应将访视物品进行整理，妥善处理医疗废弃物；并对访视活动进行评价、总结。

3. *家庭访视的注意事项*　家庭访视是社区护士提供社区护理服务的重要方式和手段，为了确保家庭访视的效果，社区护士应特别注意以下几点：

(1)尊重访视对象、家属和照顾者，并充分调动他们的积极性，共同参与护理活动。

(2)严格遵守家庭访视管理规定和护理技术操作程序，确保访视对象的安全。

(3)访视护士应穿着得体，尽量着工作服；携带有效身份证明，勿佩戴贵重首饰或携带大量现金。

(4)访视途中或访视过程中如遇突发事件，应沉着镇静，当局面难以控制时，应在提供紧急护理后立即离开现场寻求帮助，必要时应报警。

(5)若需紧急或临时增加访视对象时，社区护士应首先报告社区卫生服务中心(站)，征得同意后方可提供访视服务。

(二)新生儿与产妇家庭访视的频率和内容

新生儿和产妇是社区护士家庭访视的重点对象。对于产妇而言，产后28d是产妇身体和心理恢复的关键时期；对于新生儿而言，出生后28d也是其生长的重要时期。因此，产后与新生儿家庭访视是妇女产褥期保健和新生儿保健的重要措施。社区护士通过家庭访视，为产妇和新生儿提供良好的保健服务和指导，从而促进产妇身心健康的恢复和新生儿的健康生长。

1. *新生儿家庭访视频率及内容*　根据新生儿及产妇的健康情况，社区护士一般对新生儿进行3～4次的家庭访视，分别为初访、周访、半月访和满月访。社区护士在每次访视前应根据访视内容做好充分准备；在访视过程中，通过详细询问、仔细观察和检查，了解新生儿的健康状况，耐心解答家长的问题并给予有针对性的指导，认真填写新生儿访视卡；访视结束前，社区护士应与家长预约好下次访视的时间。每次新生儿家庭访视的时间和主要内容如下。

(1)初访：初访一般在新生儿出生后3d，或在新生儿出院后24h(一般不超过72h)进行。作为第1次访视，社区护士应在全面了解新生儿情况的基础上，对家长进行指导。其重点内容包括：①一般情况、面色、呼吸、体重、身高、体温、吸吮能力等。②出生前、出生时及出生后情况。孕母情况、分娩方式、出生时体重和身高、是否接种卡介苗和乙肝疫苗、喂养情况等。③居室环境。温度、湿度、通风状况、卫生状况等。④特别情况。检查有无黄疸、脐部感染、出血等。

(2)周访：一般在新生儿出生后5～7d进行。社区护士在进行新生儿周访时，除了解新生儿的一般情况、喂养情况外，应重点检查新生儿脐带是否脱落；对已脱落的新生儿，应检查其脐窝是否正常。

(3)半月访：一般在新生儿出生后10～14d进行。社区护士在此次访视中，不仅要了解新生儿的一般情况、喂养情况，还应重点完成以下任务：①检查生理性黄疸是否消退；②判断生理性体重下降的恢复情况；③根据新生儿具体情况，指导家长补充维生素K的方法。

(4)满月访：一般在新生儿出生后27～28d进行。作为最后一次新生儿家庭访视，社区护士应对新生儿进行全面体格检查，对家长给予相应的指导，并指导家长继续进行婴幼儿生长发育的监测和定期健康检查。访视结束后，社区护士应做出新生儿访视小结。

2. *产妇家庭访视频率及内容*　根据产妇的分娩方式、健康状况等情况，社区护士一般在产妇分娩后的28d内对其进行2～3次家庭访视，分别在产妇出院后3d内或产后5～7d、产后2周和产后28d。社区护士应结合新生儿访视的频率和内容一并进行。对于产妇，社区护士应重点掌握其生命体征、腹部或会阴伤口的愈合情况、饮食、睡眠、大小便情况、心理和精神状态、泌乳情况、乳房有无肿块、恶露性状、子宫收缩情况等。

二、老年痴呆病人的家庭护理

(一)老年性痴呆概述

老年性痴呆又称阿尔茨海默病(Alzheimer disease，AD)，是一组病因未明的慢性大脑退行性变性疾病。

老年性痴呆多数人发病在65岁以上，可导致老年人记忆力、认知能力逐渐减退，最终丧失生活自理能力，从而严重影响老年人的生活质量，已成为威胁老年人健康的主要疾病之一。

1. *病因与危险因素*　目前导致老年性痴呆的病因尚不十分清楚，其致病危险因素主要包括以下5个方面。

(1)衰老因素：在诸多与老年性痴呆有关的因素中，衰老可谓首要危险因素。国内外的研究成果显示：随着年龄的增长，老年性痴呆的发病率、患病率逐渐增高。65岁以上人群中重度老年性痴呆患病率达5%以上，而80岁以上人群老年性痴呆患病率高达25%～30%。

(2)遗传因素：老年性痴呆发病具有家族聚集性，呈常染色体显性遗传及多基因遗传。研究表明，基因突变对老年性痴呆的发生起着决定性作用，目前发现至少有4个基因与老年性痴呆有关，即APP基因、载脂蛋白E(ApoE)基因、早老素1基因(PS1)和早老素2基因(PS2)。

(3)疾病因素：高血压、动脉硬化、脑卒中、糖尿病等疾病与老年性痴呆的发生有关。

(4)饮食因素：铝含量过高、胆固醇过高、嗜酒等也与老年性痴呆的发生有关。

(5)其他因素：影响老年性痴呆发生的因素还包括，受教育程度较低、性格内向、不良生活方式等因素。

2. *临床表现*　老年性痴呆一般起病缓慢、隐匿，以进行性记忆障碍、智能障碍、定向力障碍、情感障碍等为主要临床表现。

(1)记忆障碍：老年性痴呆病人早期以记忆障碍为突出症状，并以短期记忆和记忆保持障碍为主。病人表现为健忘和顺行性健忘，即忘记刚刚发生的事情、遗失物品，如忘记刚刚与人谈话的内容、刚刚做过的事情、东西放置的位置等。随着病情的发展，老年性痴呆病人后期也会逐渐出现远期记忆障碍。

(2)智能障碍：老年性痴呆病人的计算、理解和判断能力将逐渐全面下降，早期表现为计算错误、学习能力障碍，后期表现为不能识别数字和符号，导致丧失工作、做家务的能力。

(3)定向力障碍：老年性痴呆病人会出现时间、地点、人物的定向能力障碍。主要表现为记不清重大事件发生的时间、地点，甚至忘记自己的出生年月、主要经历，不认识亲人，在熟悉的环境中迷路，找不到家门、走错房间等。

(4)情感障碍：老年性痴呆病人可表现为淡漠、呆滞少语，也可表现为欣快、焦虑、抑郁，部分病人易激惹，甚至发生暴怒、冲动行为。

(5)人格改变：人格改变为病人最常见的表现。病人在个性、人格上会发生很大变化，主要表现为性情固执、偏激，以自我为中心，自私、多疑、孤僻，对人冷淡，易发脾气，甚至打骂家人。部分病人会缺乏羞耻感，表现为随处大小便等。

(6)睡眠障碍：老年性痴呆病人常表现为昼夜颠倒，睡眠倒错，即白天瞌睡、打盹，夜间不眠、到处乱走、喊叫，干扰他人。

(7)感知觉、思维障碍：老年性痴呆病人在痴呆、记忆障碍的基础上，可出现错构、虚构现象，甚至被偷窃妄想、被害妄想、关系妄想、嫉妒妄想等。

3. *治疗要点*　虽然老年性痴呆是一种不可逆性的疾病，目前尚无根治办法，但早发现、早诊断、早治疗不仅可以延缓疾病的发展，还可以使病人在认知功能上得以改善。因此，早期治疗是关键。治疗的主要方法包括一般性支持治疗、改善认知功能和对症治疗。

(二)老年性痴呆病人的家庭护理措施

老年性痴呆病人的照顾将给家庭及社会造成极大的精神和经济负担。社区护士应指导和帮助病人家属、照顾者正确护理和管理病人，以达到保障病人安全、改善生活质量、减轻家庭负担的目的。

1. *日常生活护理*　对于老年性痴呆的病人，社区护士应在准确评估其日常生活自理能力的基础上，指导其家属、照顾者鼓励病人独立完成日常生活的自我照顾，必要时给予协助或帮助。

(1)穿衣：老年性痴呆病人以选择简单、纽扣较少的衣服为宜。照顾者可将衣服按穿着顺序依次排好；耐心向病人讲解穿衣步骤，必要时给予示范；然后鼓励病人自行穿衣。

(2)进食：老年性痴呆病人以低脂、低盐、易消化饮食为宜，应定时进餐饮水，鼓励与他人共同进餐，注意食物的温度，防止呛咳、窒息；同时多吃蔬菜和水果，防止便秘。

(3)睡眠：老年性痴呆病人应养成良好、规律的作息习惯，早上按时起床，晚上按时睡觉；病人若夜间醒来，照顾者应陪伴病人一段时间，尽量安慰、劝服其再次入睡。为了避免病人昼夜颠倒，尽量减少其白天睡眠时间，并鼓励其多进行一些体力活动。

(4)排泄：照顾者应定时提醒病人排尿、排便，特别是在外出前、临睡前及夜间。如果病人将大小便排在裤内，应及时帮助其清洁、更换，一定不要责备、讽刺病人，以免伤其自尊。

(5)梳洗和沐浴：帮助病人养成规律梳洗、沐浴的习惯。向病人讲解、示范梳洗的步骤和方法，鼓励病人自己梳洗；定期协助、陪伴病人沐浴，注意防止病人烫伤、滑倒或发生其他意外。

2. 确保病人安全 随着疾病的逐渐发展，老年性痴呆病人的安全愈来愈成为护理的核心。社区护士应帮助病人照顾者掌握防止病人跌倒、走失、发生意外的主要措施。

(1)防止跌倒：为了防止病人跌倒，照顾者应特别注重病人的衣着和居室设施、环境等。病人衣服应合体，特别是裤子不宜过长；居室、卫生间地面应保持干燥，并经过防滑处理；室内照明应充足，特别是病人床头应备有照明设备，以便病人夜间活动。

(2)防止走失：为了防止病人走失，照顾者一方面应注意不要让病人单独外出，安装特别门锁，使病人不易独自出门；另一方面，照顾者应在陪伴病人外出时，为病人佩戴写有自己姓名、住址、亲属联系电话的名牌，以便病人万一走失后有助于寻找。

(3)防止意外：病人家属、照顾者应将家中可导致自伤的器具、药物等妥善放置，以免病人发生意外。

3. 认知功能训练 认知功能训练对于老年性痴呆病人尤为重要，社区护士可针对病人和家庭的特点给予指导。

(1)保持环境的熟识度：尽量减少居住环境的变化，如少搬家、少变换家具的位置或更新家具等，保证病人居住环境的稳定、规律，使病人熟悉环境，避免因环境变化而引起不安。

(2)强化病人的时间感：将挂历、时钟挂在居室显著的地方，以增强病人的时间感。

(3)增强病人识别能力：将居室不同房间加上鲜明标识，以强化病人识别方向、事物的能力。

4. 异常行为应对 老年性痴呆病人可能会出现一些异常行为，社区护士应提前让病人家属、照顾者做好思想准备，并指导他们掌握应对的方法。

(1)暴力行为：当病人表现出暴力行为时，照顾者应保持镇静，努力寻找导致病人暴力的原因，尝试转移病人注意力，以缓解或停止其暴力行为。若病人暴力行为频繁出现，则应及时就医，给予药物控制。

(2)其他异常行为：老年性痴呆病人还可能表现出一些其他异常行为，如收集垃圾等秽物、独自徘徊或自言自语等，照顾者切忌用指责、训斥等简单方法制止，可考虑提供一个安全地方，适当“放纵”一下，然后再逐渐转移其注意力。

5. 关注家属、照顾者健康 长期照顾、护理老年性痴呆病人，会使家属、照顾者不同程度感到身心疲惫，社区护士在帮助和指导病人家属、照顾者护理病人的同时，还应特别关注病人家属、照顾者的身心健康状况，指导他们自我照顾、自我减压。

(1)分工合作：老年性痴呆病人的家庭成员应团结合作，共同承担照顾病人的责任，共同分担照顾病人的烦恼。

(2)及时求助：当病人家属或照顾者感到心力交瘁、身心疲惫时，应及时向家庭其他成员或专业人员寻求帮助。

(3)学会放松：照顾者在专心照顾病人的同时，应学会利用闲暇时间自我放松，如听听音乐、练练瑜伽、游泳等，以缓解压力，补充体力。

三、社区临终病人及其家属的关怀与护理

(一)临终关怀概述

1. 临终关怀定义 临终关怀是通过对临终病人的关怀和护理，使病人尽快接受现实，稳定情绪，从而能在尊严、舒适、平静中辞世。病人家属通过关怀和情感支持，达到维护、提高身心健康的目的。临终关怀旨在提高临终病人生命质量，减轻痛苦，安详辞世。

2. 临终关怀宗旨 是提高临终病人的生活质量，维护临终病人家属的身心健康。

(1)照护为主：对于临终病人，应以加强全面护理为主，从而达到减轻痛苦，提高生命质量的目的。

(2)注重心理：针对临终病人的特殊心理活动，提供相应的心理护理服务，是临终关怀的重要内容之一。

(3)姑息治疗：临终病人的治疗应在尊重生命和死亡的自然过程基础上，不以盲目地延长生命为目的，而以解除痛苦、姑息治疗为主。

(4)关心家属：临终关怀的对象不仅局限于临终病人，还包括理解、支持、安慰临终病人的家属，确保他们安全度过居丧期。

3. 临终关怀的主要内容 社区护士将围绕临终病人及其家属，提供相应的关怀与护理服务。

(1)临终病人的护理：为了达到维持和改善临终病人的生活质量、最终能在尊严、舒适、平静中辞世的目的，社区护士应和病人家属或照顾者一起，重点为病人提供基础护理、疼痛控制和心理护理服务。

(2)临终病人家属的关怀：为了达到安慰病人家属、提高身心健康的目的，社区护士重点为病人家属提供情感上的支持和心理关怀。

(二)临终病人的特点

社区护士应针对临终病人的主要生理特点及需求，满足临终病人的生活需求，维持其生命质量。

1. *生理特点*

(1)循环衰竭：脉搏细速、不规则或测不到，心尖冲动往往最后消失；血压逐渐降低，甚至测不到；大量出汗；皮肤苍白、湿冷、发绀、出现斑点。

(2)呼吸困难：呼吸表浅、频率或快或慢，张口呼吸、潮式呼吸或间停呼吸。

(3)胃肠蠕动减弱：食欲缺乏、恶心、呕吐、腹胀、口渴、脱水等。

(4)肌张力丧失：不能进行自主的身体活动；无法维持良好、舒适的功能体位；还可能出现吞咽困难、大小便失禁。

2. *心理护理*　美国心理学家罗斯(Kubler-Ross)博士认为，临终病人的心理活动一般分为5个阶段。

(1)否认期：当病人初次面对"不治之症"或疾病晚期等诊断时，往往以否认诊断或质疑诊断作为第一反应；继而会寻求再次检查，希望能否定前一诊断。此种表现即为否认期病人的突出表现。

(2)愤怒期：当病人面对已无法改变的现实时，可能会表现出愤怒、怨恨的情绪，并容易迁怒于医护人员、家属及照顾者。

(3)协议期：当病人被迫接受现实时，为了延长生命，可能会提出各种协议性要求，并寻求各种方法缓解症状，乞求"奇迹"的出现。

(4)抑郁期：当病情不断发展、治疗无明显效果时，病人可能将陷入极度痛苦、绝望之中。

(5)接受期：当病情进一步恶化、死亡无法避免时，病人情绪将相对稳定，表情淡漠；由于机体极度衰竭，病人常处于嗜睡状态。

(三)临终病人的护理措施

1. *基础护理措施*　社区护士通过直接或间接向临终病人提供基础护理服务，以达到使其减轻病痛、维持或改善生活质量的目的。

(1)观察病情：密切观察病情变化、生命体征及尿量的变化，并及时、准确记录，备齐各种抢救用品。

(2)保持能量供应：针对病人的病情，以有效方式补充适当高热量、高蛋白饮食，维持临终病人机体的抵抗力。

(3)保持呼吸正常：及时清除呼吸道、口腔分泌物，采取适当体位，保持呼吸道畅通；必要时给予氧气吸入。

(4)维持排泄功能正常：及时解决尿潴留、便秘等问题，减轻病人痛苦。

(5)皮肤护理：保持皮肤清洁、干燥，预防压疮的发生，做好口腔护理。

(6)保障充足休息：根据病人的习惯和愿望，安排好病人的休息，保证充足睡眠。

2. *疼痛控制措施*　疼痛往往是大多数恶性肿瘤晚期病人的主要临床表现，也是影响其生命质量的主要因素。因此，有效地控制疼痛是提高恶性肿瘤晚期病人生活质量的重要途径，也是临终关怀的主要内容之一。

(1)疼痛的评估：有效的疼痛控制依赖于准确的疼痛评估。

①疼痛的分级：根据WHO的疼痛分级标准，疼痛分为4级。

0级：无痛。

1级：有疼痛，不严重，可以忍受，不影响睡眠。

2级：疼痛明显，无法忍受，影响睡眠。

3级：疼痛剧烈，无法忍受，严重影响日常生活。

②疼痛的评定：常用于评定病人疼痛的方法有数字评分法和视觉模拟评分法。

数字评分法：用数字0～10分评估疼痛的程度，0分表示无痛，10分表示剧痛，中间数字依次分别表示疼痛的不同程度，由病人根据自己疼痛的程度进行评分。

视觉模拟评分法：在纸上画一条长10cm的线段，线段的右端为无痛、左端为剧痛，线段的中间部分则表示不同程度的疼痛。病人根据自己的感觉在线段上标出疼痛的程度，再依据病人标出的记号、面部表情及睡眠等情况综合进行评定。

(2)控制疼痛的方法：根据病人疼痛评定的结果，可选择药物镇痛或非药物镇痛方法。

药物镇痛：根据WHO推荐的"三级阶梯药物镇痛方案"，针对疼痛的等级，分别采用非麻醉、弱麻醉及强麻醉镇痛药物(表9-2)。

非药物镇痛：常用的非药物镇痛方法包括松弛疗法、音乐疗法、针刺疗法及神经阻滞疗法等。

①松弛疗法：通过调整病人体位或给予按摩，使机体松弛，减轻疲劳、焦虑，有助于促进病人睡眠、缓解疼痛。

②音乐疗法：音乐不仅可以分散人的注意力，还可以使人心情平静、身体放松。因此，音乐一般对因机体、精神和心理等原因导致的综合性疼痛有

表 9-2 三级阶梯药物镇痛方案

疼痛等级	疼痛描述	镇痛方案
0 级	无疼痛	无须处理
1 级	有疼痛，可以忍受，不影响睡眠	非麻醉药物：阿司匹林、匹米诺定
2 级	疼痛明显，无法忍受，影响睡眠	弱麻醉药物：可待因、布桂嗪（强痛定）、曲马朵
3 级	疼痛剧烈，无法忍受，严重影响日常生活	强麻醉药物：吗啡、盐酸哌替啶

摘自：黄人健.2009.社区护士培训教程.2版.北京：中央广播电视大学出版社

明显的缓解作用。

③针刺疗法：针对病人疼痛的性质、部位，采用不同穴位针刺，可诱生体内的内啡肽，产生中枢性镇痛的效果。

④神经阻滞疗法：通过使用药物或物理手段，暂时或长期阻断神经系统传递作用，达到缓解疼痛的作用。

(3)社区临终病人疼痛的控制原则

①以提高临终病人生活质量为宗旨，尽可能将疼痛控制在0～1级。

②根据病人个体的差异、疼痛的部位、等级，确定镇痛方案。

③采用药物镇痛时，应严格遵循药物治疗疼痛的基本要求，如给药途径、剂量和时间等。

④密切观察病人病情的发展，根据病人疼痛的程度，及时调整镇痛方案。

3. *心理护理措施* 针对临终病人不同心理发展阶段的特点，社区护理人员应配合家属或照顾者从以下几个方面提供心理护理：①根据病人的接受能力，逐步将病情告知病人；②充分理解病人，原谅病人的一些言行；③引导、倾听病人诉说忧伤；④鼓励、支持病人战胜死亡的恐惧；⑤关注病人心理的变化，防止自伤等意外的发生。

(四)临终病人家属的关怀

1. *临终病人家属的特点*

(1)生理特点：临终病人家属在照顾和失去亲人的过程中，不仅心理承受巨大压力和悲痛，生理上也会出现各种表现，如因压力过大、失眠所导致的头痛、血压升高；因过度压抑、悲伤所导致的食欲缺乏、便秘等。

(2)心理特点：在经历护理和失去亲人的过程中，临终病人家属心理将承受巨大的压力和悲伤。根据学者安格尔理论，临终病人家属的哀伤可分为4个阶段。

①惊愕：最初得到亲人临终诊断的时候，多数家属表现与病人相同，他们会感到震惊，否认事实。

②察觉：当家属不得不接受现实并面对、照顾临终病人时，他们会感到无奈、压抑和痛苦。

③恢复：当病人去世后，家属在处理后事过程中会感到悲痛，但会逐渐恢复。

④释怀：随着时间的推移，家属将逐渐结束悲伤的过程，对新生活产生兴趣。

2. *临终病人家属的关怀* 面对临终的亲人，家属将承受较大的心理、精神压力；照顾临终的亲人，家属也会产生急躁、悲观、厌烦的情绪。家属的言行、表情不仅直接影响临终病人的生活质量，还会引发家庭危机，或导致其他家庭成员出现身心健康问题。因此，在临终病人不同的阶段，其家属也需要相应的理解、安慰和指导。

(1)帮助家属尽快接受事实：当初次面对亲人“临终”的事实时，家属往往与病人本人的感觉、反应相似，拒绝或害怕面对现实。社区护士应在同情、理解的基础上，耐心、细致地做好家属的思想工作，使家属尽快接受现实，从而为共同做好病人的心理工作奠定基础。

(2)指导家属正确照顾病人：家属或照顾者是社区临终病人最主要、最密切的关怀者、服务者。因此，社区护士在向临终病人提供直接服务的同时，须指导家属或照顾者掌握正确照顾、护理、安慰病人的方法，以保证满足病人舒适的需求，最大限度地维持病人的生命质量。

(3)协助家属做好善后：当病人去世后，社区护士应在尊重家属意愿的前提下，帮助家属妥善处理好各项善后工作，尽量使家属减少遗憾、减轻悲伤。

(4)引导家属安全度过居丧期：针对不同家庭、不同家属的特点，社区护士应在居丧期内定期走访家属，了解他们身心状况，进一步做好心理安慰工作，确保他们安全度过居丧期。

（黄惟清）

参考文献

冯正仪.2010.社区护理[M].上海:复旦大学出版社.

黄人健.2009.社区护士培训教程[M].2版.北京:中央广播电视大学出版社.

刘建芬,黄惟清.2010.社区护理学[M].2版.北京:中国协和医科大学出版社.

刘建芬.2008.社区特殊人群保健[M].北京:北京大学医学出版社.

杨秉辉.2006.全科医学概论[M].2版.北京:人民卫生出版社.

赵秋利.2007.社区护理学[M].2版.北京:人民卫生出版社.

第二篇　儿科护理学

第10章

儿童生长发育与保健

生长发育是儿童独具的一个重要特征，始于精卵细胞结合，止于青春期结束。生长是指小儿各器官、系统的长大和形态的变化，生长是可以测量的。发育是指细胞、组织、器官功能的成熟，发育不可通过简单的测量而得知。生长和发育紧密相关，不可截然分开。只有掌握儿童生长发育的基本规律，了解影响因素，才能监测和促进儿童的身心健康。

第一节　小儿年龄分期

根据小儿生长发育不同阶段的特点，将小儿年龄划分为7个时期。

1. 胎儿期　从受精卵结合至小儿出生为止，共40周。胎儿期又分3个阶段。①胚胎期：指受精卵着床起至孕12周止，此期是胎儿各器官、组织形成的关键期，对多数致畸因子高度敏感，能产生许多缺陷及畸形，又称此期为敏感期。②胎儿中期：自孕13周至28周止，此期是组织及器官迅速生长和功能渐趋成熟的阶段。③胎儿晚期：自孕29周至40周止，此期是胎儿体重迅速增长的时期。因此，加强孕期保健，保护胎儿在宫内健康生长十分重要。

2. 新生儿期　自胎儿娩出脐带结扎至出生后28d止。出生后不满7d者称新生儿早期。新生儿期涵盖在婴儿期内，是婴儿期的特殊阶段。此期小儿脱离母体开始独立生活，各项生理功能不完善，因此发病率高，病死率高，故应特别加强护理，如保暖、喂养、清洁卫生、消毒隔离等。

3. 婴儿期　自出生至不满1岁。此期是体格发育最迅速的阶段，也是从流食向糊状食品和固体食物过渡，易患消化紊乱及营养不良等疾病的时期。由于后半年从母体获得的被动免疫逐渐消失，因此易患感染性疾病。此阶段应鼓励母乳喂养，指导辅食添加，督促预防接种，宣传卫生知识，积极预防传染病的发生。

4. 幼儿期　自1岁至满3周岁之前。此期特点是生长速度减慢，而智能发育迅速，同时活动范围增大，接触事物增多，自主性和独立性增强，但对危险识别能力弱，易发生意外事故和中毒。此期传染病发病率仍较高，防病仍为保健重点，还要加强营养、早期教育、预防意外伤害。

5. 学龄前期　自3周岁至6～7岁。此期特点生长速度进一步减慢，智能发育更加迅速，语言、思维能力和自理能力增强。此期儿童具有较大的可塑性，要培养良好的道德品质和行为习惯，为入学做准备。此期传染病明显减少，但呼吸道感染、各种意外中毒等相对增多。应重视预防保健，加强防护措施。

6. 学龄期　自入小学起(6～7岁)至青春期前。此期儿童体格生长速度相对减慢，除生殖系统外，各系统器官外形基本接近成人。智能发育更加成熟，是接受科学文化知识的重要时期。此期发病率降低，但要注意预防近视眼和龋齿，培养正确姿势与良好卫生习惯，保证营养和睡眠，预防情绪、心理行为等方面的问题。

7. 青春期　从第二性征出现到生殖功能发育成熟，身高停止增长。女孩从11～12岁开始到17～18岁，男孩从13～14岁到18～20岁。此期体格生长呈现第二个高峰，第二性征逐渐明显，易出现心理、行为、精神方面问题。保健方面除供给足够营养外，应加强锻炼，开展生理、心理卫生和性知识教育，树立正确人生观，保证儿童身心健康。

第二节　生长发育规律及影响因素

一、生长发育规律

(一)生长发育是连续性与阶段性共存

生长发育贯穿于整个儿童期，是一个连续过程，但各个阶段生长发育速度不同，体现了生长发育过程的阶段性，如体格发育的两个高峰期分别在婴儿期和青春期。

(二)各器官系统发育不平衡

各器官系统的发育快慢不同，各有先后。如神经系统发育较早，生殖系统发育较晚，体格发育呈快、慢、快过程，淋巴系统的发育则先快而后回缩。

(三)生长发育有明显规律性

生长发育遵循由上到下、由近到远、由粗到细、由简单到复杂、由低级到高级的规律。如运动发育的规律是：先抬头后抬胸，然后会坐，最后是站立、行走(从上到下)；从臂到手，从腿到脚的活动(近到远)；从全掌抓握到手指摘取(从粗到细)；先画直线后画圈、画人和图形(简单到复杂)；先会看、听、感觉事物，认识事物，再发展到有记忆、思维、分析、判断能力(低级到高级)。

(四)生长发育存在个体差异

生长发育虽遵循一般性规律，但因受到遗传、环境因素的影响，存在相当大的个体差异。因此，评价儿童生长发育水平时，必须考虑各种因素对个体的影响。

二、生长发育的影响因素

(一)遗传因素

父母的遗传基因决定小儿生长发育的潜能与轨迹，包括身高、体重、心理活动特征、性格特点、对致敏原的敏感性、对疾病的敏感性等。

(二)环境因素

1. 营养　是儿童正常生长发育的物质基础，出生后营养不良直接影响体重、身高的增长，还降低机体的免疫、内分泌、神经调节等功能。

2. 疾病　疾病干扰正常的生长发育。急性感染常使体重减轻；慢性疾病则影响体重和身高的发育；内分泌疾病对骨骼生长和神经系统的发育影响较大；先天性心脏病可造成生长发育迟缓。

3. 孕母情况　孕母的营养、情绪、身心的健康状况直接影响胎儿在宫内的发育以及日后生长发育的最终结局。

4. 家庭和社会环境　环境优美、居住舒适，生活行为健康、正确教养、体育锻炼、完善的医疗保健服务等，是保证生长发育达到最佳状态的重要因素。

第三节　小儿体格生长常用指标

观察儿童体格生长，常选用具有特征的可测量项目作指标，如体重、身高(长)、头围、胸围、囟门、牙齿等，以体重与身长最重要。

一、体　　重

体重为各器官、组织、体液的总重量，是衡量儿童体格生长与营养状况的最灵敏指标，也常作为计算药量、静脉输液量等的依据。

新生儿出生体重平均3kg(2.5～4kg)，出生后3～4个月体重约为出生时的2倍(6kg)，1岁时体重约为出生时的3倍(9～10kg)，2岁时体重约为出生时的4倍(12kg)；2岁至青春前期体重增长减慢，年增长值约2kg。临床可用以下公式估计体重。

1～6个月：体重(kg)＝出生体重(kg)＋月龄×0.7(kg)

7～12个月：体重(kg)＝6(kg)＋月龄×0.25(kg)

2～12岁：体重(kg)＝年龄×2＋8(kg)

正常同年龄、同性别儿童的体重存在个体差异，一般在10%左右。

由于出生后摄入不足、胎粪排出、体表水分丢失等原因，会出现暂时性生理性体重下降。出生后3～4d达最低点，下降范围为3%～9%，7～10d恢复至出生体重。

二、身高(长)

身高(长)是指头顶到足底的全身长度，是反映骨骼发育的重要指标。3岁以下小儿取仰卧位测量，称身长；3岁以后立位测量，称身高。

出生时身长平均为50cm，1岁时75cm，2岁时87cm。2岁后身高每年增长6～7cm。

2～12岁身高估计公式：身长(高)＝年龄×7(cm)＋75cm。

身长包括头部、躯干(脊柱)和下肢的长度。三部分发育速度并不相同，一般出生后第1年头部发育最快，躯干次之，而青春期身高增长则以下肢为主。有些疾病可造成身体各部分的比例失常，临床需要分别测量上部量(从头顶至耻骨联合上缘)和下部量(从耻骨联合上缘至足底)以帮助判断。出生时上部量＞下部量(中点在脐上)；随着下肢长骨的增长，中点下移，2岁时在脐下；6岁时在脐与耻骨联合上缘之间；12岁时中点位于耻骨联合上缘，即上、下部量相等。

三、坐　高

坐高是指由头顶到坐骨结节的长度，3岁以下儿童取仰卧位测量，称顶臀长。坐高代表头颅与脊柱的发育，坐高占身高的百分数随年龄增长而下降，由出生时的67%降到14岁时的53%。儿童患克汀病、软骨发育不良时，坐高占身高百分比明显增大。

四、头　围

头围是经眉弓上方、枕后结节绕头一周的长度，反映脑和颅骨的生长情况。出生时头围平均33～34cm，1岁时约46cm，2岁时约48cm，5岁时约50cm，15岁时接近成人头围平均54～58cm。头围的测量以2岁以内最有价值。

头围较小($<\bar{X}-2SD$)常提示有脑发育不良可能；头围增长过速提示可能脑积水。

五、胸　围

胸围是平乳头下缘绕胸一周的长度，代表肺与胸廓的生长。出生时胸围32cm，略小于头围1～2cm；1岁左右胸围与头围大致相等；以后胸围超过头围(约为头围＋年龄－1cm)。

六、腹　围

腹围是指平脐(小婴儿以剑突与脐之间的中点)水平绕腹一周的长度。2岁前腹围与胸围大致相等，2岁后腹围比胸围小。患儿腹水时需测量腹围。

七、上 臂 围

上臂围是沿肩峰与尺骨鹰嘴连线中点的水平绕上臂一周的长度，代表上臂肌肉、骨骼、皮下脂肪和皮肤的生长，反映小儿的营养状况。1岁以内上臂围增长迅速，1～5岁增长缓慢。在无条件测体重和身高时，可测量上臂围以筛查1～5岁小儿的营养状况：＞13.5cm为营养良好；12.5～13.5cm为营养中等；＜12.5cm为营养不良。

八、囟　门

囟门分前囟和后囟。前囟为顶骨和额骨边缘交界处的菱形间隙，出生时1.5～2cm(对边中点连线长度)，至1～1.5岁闭合。后囟是顶骨和枕骨边缘交界处形成的三角形间隙，出生时很小或已闭合，最迟在出生后6～8周闭合。小儿出生时颅骨未闭合形成的颅缝3～4个月闭合。

前囟早闭或过小见于小头畸形，迟闭或过大见于佝偻病、先天性甲状腺功能减低症。前囟饱满反映颅内压增高；而前囟凹陷见于脱水或极度消瘦。

九、脊　柱

脊柱的增长反映脊椎骨的发育。出生后第1年脊柱增长快于四肢，1岁以后四肢增长快于脊柱。新生儿时脊柱无弯曲，仅呈轻微后凸，3个月左右随着抬头动作的发育出现颈椎前凸，6个月后能坐时出现胸椎后凸，1岁左右行走时出现腰椎前凸，至6～7岁时脊柱3个自然弯曲才为韧带所固定。

十、牙　齿

人一生有乳牙和恒牙两副牙齿。乳牙共20个，出生后4～10个月开始萌出，12个月尚未出牙视为出牙延迟，最晚2.5岁出齐。2岁以内乳牙数目为月龄减4～6。

6岁左右萌出第1恒磨牙(又称六龄齿)，12岁左右萌出第2恒磨牙，18岁以后萌出第3恒磨牙(智齿)，也有终身不出第3恒磨牙者，恒牙28～32个。

第四节　小儿神经心理发育

神经心理的发育包括感知、运动、语言、情感、思维、意志、性格等方面。

一、神经系统的发育

脑的发育是小儿神经心理发育的物质基础，脑发育正常与否与小儿神经心理发育密切相关。在胎儿期，神经系统的发育领先于其他系统。出生时脑重已达成人脑重(1 500g)的25%，神经细胞数目也与成人接近，但细胞分化还在继续。神经纤维髓鞘化约4岁完成，8岁大脑发育已接近成人。生长时期的脑组织耗氧较大，小儿脑耗氧量在基础代谢状态下占耗氧量的50%，而成年人仅20%，说明小儿对缺氧耐受力差。

脊髓随年龄增长而增重、加长。出生时脊髓下端在第3及4腰椎下缘，4岁时上移至第1腰椎，故新生儿腰椎穿刺时应在第4及第5腰椎间隙进针。

二、感知觉发育

1. *视感知发育*　视感知的发展在婴儿早期发展中占重要地位。新生儿已有视觉感应功能和瞳孔对光反应，在15～20cm范围视觉清晰。2个月可协调注视物体，初步出现头眼协调；3～4个月时头眼协调较好；5～7个月目光能追随落地物体，认识母亲和常见物品如奶瓶，喜红色等色彩明亮的颜色；8～9个月能长时间看远处人物的移动；18个月能区别各种形状；2岁可区别垂直线与横线；5岁可区别各种颜色；6岁视深度已充分发育。

2. *听感知发育*　出生时鼓室无空气，听力差；出生后3～7d听觉已相当良好；3～4个月头可转向声源，听悦耳声音时微笑；7～9个月能确定声源，区别语言的意义；1岁能听懂自己名字；2岁时能听懂简单吩咐；4岁听觉发育完善。

3. *味觉和嗅觉发育*

(1)味觉：出生时味觉发育基本成熟；4～5个月对食物味道微小改变很敏感，为味觉发育关键期。此期应适时添加各类辅食，使之适应不同味道。

(2)嗅觉：3～4个月能区别好闻和难闻的气味，7～8个月对芳香气味有反应。

4. *皮肤感觉发育*　新生儿已有痛觉，但较迟钝。新生儿触觉以眼、口周、前额、手掌、足底等部位很灵敏，而大腿、前臂、躯干较迟钝；出生时温度觉很灵敏，尤其对冷的反应；2～3岁时通过接触能辨别物体的软、硬、冷、热等属性；5岁能区别体积相同重量不同的物体。

三、运动的发育

运动发育是婴儿心理发育的重要基础。运动发育分为大运动(包括平衡)和细运动。

1. *大运动与平衡*

(1)抬头：新生儿俯卧时能抬头1～2s；3个月时抬头较稳；4个月时抬头很稳并自由转动。

(2)翻身：3个月时从仰卧位到侧卧位，6～7个月时有意识从仰卧位到俯卧位。

(3)坐：6个月双手向前撑住独坐；8个月坐稳并能左右转身。

(4)爬：8～9个月可用双上肢向前爬；12个月左右爬时手膝并用。

(5)站、走、跳、跑：9个月试独站；11个月能独站片刻；12个月独走；15个月独自走稳；24个月能双足并跳；2岁半能独脚跳；3岁能跑，双足交替下楼梯。

2. *精细运动*　3～4个月，随着握持反射的消失手指开始活动；6～7个月出现换手与捏、敲等探索性动作；10～11个月拇、示指对指取物，喜撕纸；12～15个月学会用匙，乱涂画；18个月能叠2～3块方积木；2岁叠6～7块方积木，会翻书。3岁时会洗手、洗脸、系纽扣、脱穿简单衣服。

四、语言的发育

语言为人类所特有。语言发育离不开听觉器官、发音器官和大脑功能，还与外界的环境有关。语言发育经过发音、理解和表达3个阶段。

1. *发音阶段*　新生儿已会哭闹，1～2个月发喉音，3～4个月咿呀发音；6个月时出现复音，7～8个月能无意识发“爸爸”“妈妈”语音。

2. *理解语言阶段*　在发音中逐渐理解语言。10个月左右有意识喊“爸爸”“妈妈”，18个月能说15～20个词，能指认并说出家庭主要成员的称谓。

3. *表达语言阶段*　1岁能说简单的单词，如“再见”“没了”；1岁半指认并说出家庭主要成员的称谓；2岁时能指出简单的人、物名的图片；3岁说短句；4岁唱歌、讲简单情节的故事；1～3岁是口语发育的关键期，先说单词，然后组成句子，逐步完善。

五、心理活动的发展

1. 早期社会行为　3～4个月婴儿出现社会反应性的大笑；7～8个月出现认生；9～12个月是认生高峰；12个月喜欢躲猫猫和玩变戏法等；1岁半有自控能力；2岁时不认生，易与父母分开；3岁后与小朋友做游戏。

2. 注意力发展　注意力分无意注意和有意注意。婴儿期以无意注意为主，随着年龄的增长逐渐出现有意注意。5～6岁后儿童能较好地控制自己注意力。

3. 记忆的发展　记忆分为感觉、短暂记忆和长久记忆3个不同的系统。长久记忆又分为再认和重现两种，再认是以前感知的事物在眼前重现时能被认识，重现则不在眼前重现，但可在脑中被想起。小婴儿只有再认而无重现，随年龄的增长，重现能力增强。幼儿以机械记忆为主，随年龄的增长逻辑记忆逐渐发展。

4. 思维的发展　3岁前只有最初级的形象思维；3岁以后有初步抽象思维；6～11岁以后学会综合分析、分类比较等抽象思维方法，有独立的思考能力。

5. 想象的发展　1～2岁仅有想象的萌芽；学龄前期儿童仍以无意想象为主，学龄期儿童有意想象和创造性想象迅速发展。

6. 情绪、情感的发展　新生儿因出生后不适应宫外环境，常表现不安、啼哭等消极情绪，而哺乳、抱、摇、抚摸等可使情绪愉悦。婴幼儿情绪特点为时间短暂、反应强烈、容易变化、外显而真实。随年龄增长，能够有意识控制自己，对不愉快因素的耐受性逐渐增强，情绪趋向稳定。

7. 意志的发展　新生儿缺乏意志；3岁以后，好的意志品质，如自觉性、坚持性、自制力等逐渐明显，意志行动开始发展，但发育是不成熟的。因此，要在成人教育影响下，培养积极的意志品质，克服消极意志品质，为进入学龄期打下良好基础。

8. 个性和性格的发展　小婴儿全部生理需要均依赖成人，逐渐建立对亲人的依赖性和信赖感。幼儿期小儿有一定自主感，但又未脱离对亲人的依赖，常出现违拗言行与依赖行为交替现象。学龄前期小儿生活基本自理，主动性增强，但主动行为失败时出现失望和内疚。学龄期儿童进入正规学习生活阶段，重视自己勤奋学习的成就，如不能发现自己学习潜力将产生自卑。青春期体格生长再次加速，性发育成熟，社交增多，心理适应能力加强但容易波动，在感情问题、伙伴问题、职业选择、道德评价和人生观等问题上如处理不当，容易发生性格变化。

第五节　小儿生长发育中的特殊问题及干预

一、体格生长偏离

体格生长偏离是儿童生长过程中最常见的问题，可始于胎儿期，多数为后天营养与疾病影响造成，部分为遗传、内分泌代谢疾病所致，少数因神经心理因素所致。常见的体格生长偏离如下：

1. 体重生长的偏离

(1)低体重：为体重低于同年龄、同性别小儿体重均值减2个标准差(或第3百分位)者。

(2)体重过重：为体重超出同年龄、同性别小儿体重均值加2个标准差(或第97百分位)者。

2. 身高生长的偏离

(1)矮身材：为身高低于同龄小儿身高均值减2个标准差(或第3百分位)者。

(2)高身材：为身高高于同龄小儿身高均值加2个标准差(或第97百分位)者。

二、心理行为异常

儿童行为问题分为：①生物功能行为问题，如遗尿、遗便、多梦、睡眠不安等；②运动行为问题，如儿童擦腿综合征、吸吮手指、咬指甲、挖鼻孔、活动过多等；③社会行为问题，如破坏、偷窃、说谎、攻击；④性格行为问题，如惊恐、害羞、忧郁、社交退缩、交往不良、胆怯、过分信赖、违拗、发脾气、嫉妒等；⑤语言问题，如口吃。

男孩行为问题多于女孩，多表现运动与社会行为问题；女孩多为性格问题。多数儿童的行为问题可在发育过程中自行消失。

1. 屏气发作　多发生在6～18个月的婴幼儿，5岁前逐渐自行消失。症状以呼吸暂停为主要特征。常在情绪急剧变化时发作，如发怒、恐惧、剧烈叫喊或遇不如意的事时出现，表现为过度换气，哭喊后随即呼吸暂停，两唇青紫；重者明显发绀，全身强直，甚至抽动，持续0.5～1min，其后肌肉松弛而清醒，一日可发作数次。此类婴儿性格多暴躁、任性、好发脾气。屏气发作应与癫痫鉴别。

治疗上应重视营造好的家庭氛围，解除引起精神紧张和冲突的因素,避免用粗暴方式对待患儿,减少发脾气、哭闹机会。一般不需药物治疗。

2. 吮拇指癖、咬指甲癖　3～4个月婴儿饥饿和睡前有吸吮的生理要求,但随年龄增长会消失。如因心理不能得到满足,又未获得父母的抚爱,或缺少玩具、音乐、图片等刺激,便会在出现孤独时吮拇指自娱,以致养成习惯至年长时仍不能戒除。其后果会致下颌发育不良、牙列异常、妨碍咀嚼功能。咬指甲癖的形成过程与吮拇指癖相似,多由于精神紧张、感情需求不能得到满足而产生的不良行为,多见于学龄前期和学龄期儿童。

此类儿童应给予更多的关爱,消除抑郁孤独心理;当吮拇指或咬指甲时,最好给予玩具、图画等儿童喜爱之物,以分散注意力,切忌粗暴对待,以免孩子产生自卑心理。使用苦药或辣物涂搽指甲或责罚等不能收到良好效果。

3. 遗尿症　正常小儿2～3岁时已能控制排尿,如5岁后仍发生不随意排尿称遗尿症。遗尿症分为原发性和继发性两类。前者较多见,男孩多于女孩,常有家族史,无器质性病变,多因控制排尿的能力迟滞所致。常见原因是精神因素,如突然受惊、过劳、骤然换新环境、失去父母照顾及不正确的教养方式等。遗尿多在夜间,每周1～2次至每夜1次或一夜遗尿数次。可持续数月,有时自动减轻或消失,亦可复发,个别持续至青春期,造成严重心理负担,影响正常生活与学习。后者多由器质性病变引起,如糖尿病、尿崩症、脊髓炎、脊髓损伤、癫痫、大脑发育不全等全身性疾病,或泌尿系统感染、畸形等。

原发性遗尿症的治疗:①取得家长和患儿配合,切忌患儿遗尿后受到斥责或惩罚。②进行排尿训练,如晚餐后减少喝水、睡前排尿,避免睡前过于兴奋;在经常遗尿的钟点前,唤醒患儿排尿。③白天睡眠1～2h,以免夜间熟睡后不易觉醒。④必要时药物治疗。⑤针灸推拿、中药疗法。

继发性遗尿症患儿,首先应明确是全身性或泌尿系统疾病引起,在处理原发病后遗尿可消失。

4. 儿童擦腿综合征　是儿童通过擦腿引起兴奋的一种运动行为障碍。女孩与幼儿更多见。发作多出现在入睡前、醒后或玩耍时,且神志清醒。女孩喜坐硬物,手按腿或下腹部,双腿伸直交叉、上下摩擦;男孩多俯卧在床上,两腿来回蹭。发作后,女孩外阴充血,分泌物增多;男孩阴茎勃起,尿道口稍充血,局部轻度水肿。

湿疹、包茎、蛲虫病及衣裤太紧等造成的局部痒感可引起这种习惯,亦可由于偶然机会而形成。干预措施:①保持会阴部清洁,检查局部有无寄生虫等疾病。②婴儿白天玩耍时也使用尿布,尽早穿闭裆裤。衣裤、被褥不要太厚、太紧、太热,宜穿较宽松柔软的内衣裤,手不要触及外生殖器。③晚上勿让儿童过早卧床,最好让他疲倦后尽快入睡,醒后立即起床。④发作时加以诱导,转移注意力,不采用惩罚、责骂等手段。⑤较大儿童有此习惯时,不要歧视,应耐心诱导和适当教育,鼓励参加各种游戏和活动,使其生活轻松快乐。儿童擦腿综合征大多会随年龄增长而逐渐自行消失。

第六节　各年龄期儿童的保健要点

一、胎儿期及围生期保健

胎儿的发育与孕母的健康、营养状况、疾病、生活环境和心理卫生等密切相关,故胎儿期保健以孕母的保健为主。胎儿期保健的主要任务是:预防遗传性疾病与先天畸形,保证充足营养,给予孕母良好的生活环境,预防产时感染,预防并及时处理妊娠期并发症和加强对高危新生儿的监护。

二、新生儿期保健

新生儿期,尤其是出生后1周内的新生儿发病率和死亡率最高,故保健重点应在出生后1周内。

1. 出生时的护理　新生儿娩出后应迅速清除口腔内分泌物,保证呼吸道通畅;正常儿进入婴儿室,高危儿送入重症监护室;提倡母婴同室,尽早喂母奶;出院前进行遗传代谢病筛查(苯丙酮尿症、先天性甲状腺功能减退症)和听力筛查。

2. 新生儿居家保健　维持室温20～22℃,湿度55%～65%,保持体温恒定。提倡母乳喂养并指导喂养方法。保持皮肤、黏膜清洁,注意脐部护理,预防感染。加强早期教养,此期应接种卡介苗和乙型肝炎疫苗。

3. 加强家庭访视　包括新生儿出院回家后1～2d的初访,出生后5～7d的周访,出生后10～14d的半月访和27～28d的满月访。访视重点在高危新生儿或发现黄疸、感染等异常情况者,得到报告后尽量当天访视。可根据新生儿的具体情况增加访视次数。访视中若发现病情较重，应协助父母将患儿转送至医院。

三、婴儿期保健

1. 合理喂养　是保健重点。6 个月内婴儿强调纯母乳喂养，建议引入非乳类泥糊状食物的月龄为 6 个月，不早于 4 个月。

2. 加强日常护理　保持皮肤、黏膜、会阴部清洁卫生，勤换尿布；保证充足睡眠；有条件者每日进行日光浴和沐浴；坚持户外活动；注意乳牙发育。

3. 早期训练　3 个月以后可以把尿，6 个月后练习大小便坐盆。婴儿每日大便 1～2 次时训练定时排便；小便训练从 6 个月开始，先训练白天不用尿布，然后夜间按时叫醒坐盆小便，最后晚上也不用尿布。用带有声、光、色的玩具促进视、听等感知发育；提供运动的空间和机会，促进动作的发展；加强语言的培养。

4. 防止意外发生　如异物吸入、窒息、中毒、跌伤、溺水等。

5. 预防疾病和促进健康　定期进行体格检查，出生后第 1 年每 3 个月 1 次；按计划免疫程序完成基础免疫。

四、幼儿期保健

1. 合理安排膳食　注意供给丰富的能量和各种营养素，做到饮食多样化和色香味形。幼儿 18 个月时会出现生理性厌食，表现食欲缺乏和偏食，应指导家长掌握合理喂养的方法和技巧。

2. 加强早期教育　18～24 个月时，幼儿能自主控制肛门和尿道括约肌，表示便意，此时应进行大小便什么时间和地方排泄的训练；还应培养幼儿自行进食、重视幼儿运动能力的发展和语言的交流，提高自我生活能力，养成良好的卫生习惯，加强品德教育。

3. 预防疾病和意外　每 3～6 个月健康检查 1 次；指导家长防止异物吸入、烫伤、跌伤、中毒、电击伤等意外的发生。

五、学龄前期保健

1. 保证充足营养。

2. 注意培养其学习习惯、想象与思维能力，在游戏中学习遵守规则和与人交往。

3. 预防疾病和意外。学龄前期儿童每年进行 1～2 次健康检查，筛查常见病（龋齿、贫血、寄生虫病），预防外伤、溺水、中毒、交通事故等意外发生。

六、学龄期与青春期保健

此期儿童培养良好的学习习惯，开展体育锻炼，合理安排生活，供给充足营养，进行法制教育。在青春期应进行正确的性教育，促进生理和心理的健康发展。

第七节　体格锻炼

体格锻炼是促进小儿生长发育、增强体质、有利于健康的积极措施，其形式多样，常用的锻炼方法如下。

一、户外活动

带婴儿到人少、空气清新的地方，每天 1～2 次，每次 10～15min，逐渐延长到 1～2h。年长儿鼓励多在户外玩耍。

二、皮肤锻炼

包括：婴儿皮肤按摩、温水浴、擦浴、淋浴等方法。

1. 皮肤按摩　应从新生儿期开始，每日早晚各 1 次，每次 5～10min，在婴儿面部、胸部、腹部、背部及四肢有规律地轻揉，其力度以婴儿舒适为宜。

2. 温水浴　可提高皮肤对冷热变化的适应力，促进新陈代谢，增加食欲。新生儿脐带脱落后可进行。水温 37～37.5℃，冬春季每日 1 次，夏秋季每日 2 次，在水中 7～12min，每次浴毕可用 33～35℃较冷的水冲淋，随即擦干，用温毛巾包裹并穿好衣服。

3. 擦浴　水温 32～33℃，待婴儿适应后逐渐降至 26℃，适于 7～8 个月或以上婴儿。

4. 淋浴　水温 35～36℃，每日 1 次，每次 20～40s，浴后用干毛巾擦至全身皮肤微红。待儿童适应后逐渐将水降至 26～28℃。适用于 3 岁以上儿童，较擦浴效果好。

5. 游泳　气温不低于 24～26℃，水温不低于 22℃，最初 1～2min，逐渐延长。必须有成人陪护。

三、体育运动

1. 体操　①被动操：在成人帮助下进行四肢伸屈运动，适合2～6个月婴儿，每日1～2次。目的：促进婴儿肢体的发育，改善血液循环。②部分主动操：在成人的扶持下，训练爬、坐、仰卧起身、扶站、扶走等动作，适合7～12个月婴儿。在成人的扶持下训练走、前进与后退、平衡、扶物过障碍等，适合1岁至1岁半还不会走路或走不稳的幼儿。③主动操：1岁半至3岁的幼儿采取幼儿模仿操，可配合音乐、儿歌进行有节奏的运动。3～6岁的小儿训练做广播体操和健美操，每日坚持进行，有益于肌肉骨骼的发育。

2. 游戏、田径与球类　婴幼儿可采取活动性游戏方式，如赛跑、老鹰捉小鸡、丢手绢、扔沙包、滚球等。年长儿可利用器械进行锻炼，如木马、滑梯、跳绳、田径、球类等活动。

第八节　意外事故的预防

儿童意外伤害是5岁以下儿童死亡的首位原因，故预防意外是儿童保健工作的重要组成部分。

一、窒息与异物吸入

窒息是出生后3个月内婴儿常见的意外事故，故应防止因被褥、母亲身体堵住婴儿口鼻或奶液、呕吐物呛入气管等造成的窒息。较大的婴幼儿应防止果冻，瓜子，花生，豆子，带刺、带骨、带核食品及纽扣、别针、硬币等异物吸入气管。

二、中　毒

儿童常见的急性中毒包括食物、有毒动植物、药物、化学药品等。预防中毒的措施：①保证食物清洁和新鲜，防止在制作、贮备、出售过程中处理不当引起的细菌性食物中毒，不吃腐败变质及过期的食物；②避免食用有毒的食物，如毒蘑菇、含氰果仁、白果仁、河豚等；③妥善保管及使用剧毒药品及农药，避免儿童接触；④分开放置内、外用药物，防止误服外用药造成的伤害；⑤冬季使用煤炉的家庭要注意通风，避免煤气中毒。

三、外　伤

①婴幼儿居室的窗户、阳台、楼梯、睡床等应设置栏杆，防止坠床或跌伤；②妥善放置开水、高温的油和汤，避免烫伤；③室内电器、电源应有防止触电的安全装置；④教育年长儿不玩火柴、打火机、煤气等危险物品；⑤雷雨时勿在大树下、电线杆下避雨，防止雷电击伤。

四、溺水与交通事故

①应加强农村小婴儿监护，防止掉入粪坑、池塘；②教育年长儿不单独或结伴去无安全措施的江河游泳；③教育儿童遵守交通规则，勿闯红灯和在马路上玩耍。

第九节　传染病管理与计划免疫

一、传染病管理

传染病的护理管理应重点抓好控制传染源、切断传播途径、保护易感人群3个环节。

(一)控制传染源

对传染病病人管理必须做到五早：即早发现、早诊断、早报告、早隔离、早治疗。

1. 早发现、早诊断　建立健全城乡三级医疗卫生防疫网。

2. 早报告　疫情报告和登记制度是控制传染病流行的重要措施，必须严格遵守。《中华人民共和国传染病防治法》规定要报告的传染病分为甲、乙、丙三类，共39种。

甲类：为强制管理传染病，包括鼠疫、霍乱2种。要求一旦发现立即报告，城镇6h内上报，农村不超过12h。

乙类：为严格管理传染病，要求城镇12h内上报，农村不超过24h。包括传染性非典型肺炎、艾滋病、病毒性肝炎、脊髓灰质炎、人感染高致病性禽流感、麻疹、流行性出血热、狂犬病、流行性乙型脑炎、登革热、炭疽、细菌性和阿米巴性痢疾、肺结核、伤寒和副伤寒、流行性脑脊髓膜炎、百日咳、白喉、新生儿破伤风、猩红热、布鲁菌病、淋病、梅毒、钩端螺旋体病、血吸虫病、疟疾。2009年又将甲型

H1N1流感列为乙类传染病，故乙类由原来的25种增加到26种。

丙类：为监测管理传染病，在监测点内按乙类传染病方法报告。包括流行性感冒、流行性腮腺炎、风疹、急性出血性结膜炎、麻风病、流行性和地方性斑疹伤寒、黑热病、包虫病、丝虫病，除霍乱、细菌性和阿米巴性痢疾、伤寒和副伤寒以外的感染性腹泻病、手足口病11种。

对乙类传染病中传染性非典型肺炎、炭疽中的肺炭疽、人感染高致病性禽流感、甲型H1N1流感，采取甲类传染病的预防和控制措施。

3. 早隔离

(1)传染病患儿或疑似者的管理：将他们隔离于特定场所，与其他患儿及健康人分开，便于集中管理、消毒和治疗，以防传染病蔓延。

(2)接触者的管理：接触者采取的防疫措施叫检疫。检疫期限是从最后接触之日算起，相当于该病的最长潜伏期。检疫期间根据情况可预防性服药或预防接种。

4. 早治疗　根据病情的轻重及传染病的种类安排患儿居家隔离、治疗或转入传染病院住院治疗。隔离或治疗期间应做好日常护理(休息、饮食、皮肤黏膜等)、对症护理和心理护理等。

(二)切断传播途径

1. 了解各种传染病的传播途径

(1)经呼吸道传播的传染病有麻疹、水痘、腮腺炎、流行性脑脊髓膜炎、白喉、百日咳等，2003年流行的传染性非典型性肺炎也属于此类。

(2)经消化道传播的传染病有细菌性痢疾、脊髓灰质炎、肝炎等。

(3)经虫媒传播的传染病有流行性乙型脑炎等。

2. 采取相应预防措施

(1)呼吸道传染病采取房间通换气，必要时空气消毒，流行季节戴口罩。

(2)消化道传染病采取“三管两灭”(即管理水源、饮食、粪便，灭蚊蝇、蟑螂等)。

(三)保护易感人群

疫苗接种是控制传染病发生和流行的最有效措施。

1. 主动免疫　给易感儿特异性抗原，刺激机体产生特异性抗体，从而产生免疫力。这是预防接种的主要内容，产生抗体的保护作用持续1～5年。为巩固免疫效果，还要适时加强免疫。

2. 被动免疫　给易感儿相应的抗体，而立即获得免疫力，但抗体的保护作用时间较短(约3周)，故主要用于应急预防和治疗。

二、计划免疫

(一)基本概念

计划免疫是根据对传染病疫情监测和人群免疫水平分析，按照科学的免疫程序，有计划地进行疫苗接种，以提高人群的免疫水平，达到控制和消灭传染病的目的。

(二)计划免疫程序

实施预防接种证制度可保证接种对象和接种项目能够准确、及时，避免发生错种、漏种和重种(表10-1)。

表10-1　计划免疫规划程序

疫苗	接种对象月(年)龄	接种剂次	接种部位	接种途径	接种剂量与剂次	备注
乙肝疫苗	0、1、6月龄	3	上臂三角肌	肌内注射	酵母苗5μg/0.5ml，CHO苗10μg/ml、20μg/1ml	出生后24h内接种第1剂次，第1、2剂次间隔≥28d
卡介苗	出生时	1	上臂三角肌中部略下处	皮内注射	0.1ml	
脊灰疫苗	2、3、4月龄，4周岁	4		口服	1粒	第1、2剂次，第2、3剂次间隔均≥28d
百白破疫苗	3、4、5月龄，18～24月龄	4	上臂外侧三角肌	肌内注射	0.5ml	第1、2剂次，第2、3剂次间隔均≥28d
白破疫苗	6周岁	1	上臂三角肌	肌内注射	0.5ml	

续表

疫苗	接种对象月(年)龄	接种剂次	接种部位	接种途径	接种剂量与剂次	备注
麻风疫苗(麻疹疫苗)	8月龄	1	上臂外侧三角肌下缘附着处	皮下注射	0.5ml	
麻腮风疫苗(麻腮疫苗、麻疹疫苗)	18~24月龄	1	上臂外侧三角肌下缘附着处	皮下注射	0.5ml	
乙脑减速毒活疫苗	8月龄,2周岁	2	上臂外侧三角肌下缘附着处	皮下注射	0.5ml	
A群流脑疫苗	6~18月龄	2	上臂外侧三角肌附着处	皮下注射	30μg/0.5ml	第1、2剂次间隔3个月
A+C流脑疫苗	3周岁,6周岁	2	上臂外侧三角肌附着处	皮下注射	100μg/0.5ml	2剂次间隔≥3年;第1剂次与A群流脑疫苗第2剂次间隔≥12个月
甲肝减毒活疫苗	18月龄	1	上臂外侧三角肌附着处	皮下注射	1ml	
出血热疫苗(双价)	16~60周岁	3	上臂外侧三角肌	肌内注射	1ml	接种第1剂次后14d接种第2剂次,第3剂次在第1剂次接种后6个月接种
炭疽疫苗	炭疽疫情发生时,病例或病畜间接接触者及疫点周围高危人群	1	上臂外侧三角肌附着处	皮上划痕	0.05ml(2滴)	病例或病畜的直接接触者不能接种
钩体疫苗	流行地区可能接触疫水的7~60岁高危人群	2	上臂外侧三角肌附着处	皮下注射	成人第1剂0.5ml,第2剂1.0ml,17~13岁剂量减半,必要时7岁以下儿童依据年龄、体重酌量注射,不超过成人剂量的1/4	接种第1剂次后7~10d接种第2剂次
乙脑灭活疫苗	8月龄(2剂次),2周岁,6周岁	4	上臂外侧三角肌下缘附着处	皮下注射	0.5ml	第1、2剂次间隔7~10d
甲肝灭活疫苗	18月龄,24~30月龄	2	上臂三角肌附着处	肌内注射	0.5ml	2剂次间隔≥6个月

(三)预防接种的注意事项

1. 严格掌握禁忌证　免疫接种的禁忌证分为:一般禁忌证和特殊禁忌证。

特殊禁忌证包括:①患自身免疫性疾病、免疫缺陷病者;②有明确过敏史者禁接种白喉类毒素、破伤风类毒素、麻疹疫苗(特别是鸡蛋过敏者)、脊髓灰质炎糖丸疫苗(牛奶或奶制品过敏)、乙型肝炎疫苗(酵母过敏或疫苗中任何成分过敏);③患有结核病、急性传染病、肾炎、心脏病、湿疹及其他皮肤病者不予接种卡介苗;④在接受免疫抑制药治疗期间、发热或1周内每日腹泻4次以上和急性传染病期间,忌服脊髓灰质炎糖丸;⑤因百日咳菌苗偶可造成神经系统严重并发症,故本人及家庭成员患癫痫、神经系统疾病、有惊厥史者禁用百日咳疫苗。

2. 严格执行免疫程序　严格执行规定的接种剂量、途径和接种次数,并按使用说明完成全程和加强免疫。注意各种制品接种的间隔时间,一般接种活疫苗后需隔4周,接种死疫苗后需隔2周才可再接种其他疫苗。

3. 严格执行查对制度　仔细核对儿童姓名、年龄。核对疫苗名称、批号、有效期及生产单位，若发现药液异常（发霉、异物、凝块、变色或冻结等）应停止使用。

4. 严格遵守无菌操作　做到每人 1 副无菌注射器、1 个无菌针头；抽吸后安瓿内如有剩余药液，需用无菌干纱布覆盖安瓿口，在空气中放置不得超过 2h。接种时用 2% 碘酊及 75% 乙醇或 0.5% 碘仿消毒皮肤，待干后注射；接种活疫苗时，只用 75% 乙醇消毒，以免活疫苗被碘酊杀死，影响接种效果。接种后废弃剩余药液，活菌苗应烧毁。

（四）预防接种后的反应及处理

1. 一般反应

（1）局部反应：接种后数小时至 24h 左右，注射部位出现红、肿、热、痛，有时伴局部淋巴结肿大。红晕直径在 2.5cm 为弱反应，2.6～5cm 为中等反应，>5cm 为强反应。局部反应持续 2～3d，接种活疫苗后局部反应出现较晚、持续时间长。

（2）全身反应：多在接种后 24h 内出现低、中度发热。体温 37.5℃左右为弱反应，37.5～38.5℃为中等反应，38.6℃以上为强反应。同时，常伴头晕、恶心、呕吐、腹泻、全身不适等反应。

局部和（或）轻微全身反应者多饮水，适当休息即可。局部反应较重时，用干净毛巾热敷，若局部红肿继续扩大，高热持续不退，应到医院诊治。

2. 异常反应　发生于少数人，临床症状较重。

（1）过敏性休克：于注射后数秒或数分钟发生。表现烦躁不安、面色苍白、口周青紫、四肢湿冷、呼吸困难、脉细速、恶心呕吐、惊厥、大小便失禁以至昏迷。如不及时抢救，可在短期内危及生命。此时应使患儿平卧，头稍低，注意保暖，吸氧，立即皮下或静脉注射 1∶1000 肾上腺素 0.5～1ml，必要时重复注射。

（2）晕针：个别小儿可因空腹、疲劳、室内闷热、紧张或恐惧等原因，在接种时或几分钟内，出现头晕、心慌、面色苍白、出冷汗、手足冰凉、心率加快等症状，重者呼吸减慢，意识丧失。此时应置患儿平卧，头稍低，保持安静，饮温开水或糖水，必要时可针刺人中、合谷穴，仍不恢复正常者，皮下注射 1∶1 000肾上腺素，每次 0.5～1ml。

（3）过敏性皮疹：荨麻疹最为多见，一般于接种后几小时至几天内出现，经服用抗组胺药物后即可痊愈。

（4）全身感染：有原发性免疫缺陷或继发性免疫功能受损者，接种活菌（疫）苗后可扩散为全身感染，应积极抗感染及对症处理。

第十节　小儿能量与营养素的需要

一、儿童能量代谢

人体由糖类、脂肪、蛋白质三大营养素供给能量，它们在体内的实际产生的能量为：糖类 4kcal/g（16.7kJ/g），蛋白质 4kcal/g（16.7kJ/g），脂肪 9kcal/g（37.6kJ/g）。小儿对能量的需要包括 5 个方面。

（一）基础代谢

小儿基础代谢的能量需要占总能量的 50%～60%。婴儿每日平均约需 55kcal（230kJ）/kg，并随着年龄的增长而逐渐减少；7 岁时每日约需 44kcal（184kJ）/kg；12 岁时每日约需 30kcal（125.5kJ）/kg，与成人相仿。

（二）食物的热力作用

人体进食以后产热较进食前有所增加，称为食物的热力作用。三大营养素中以蛋白质的热力作用最大。婴儿食物含蛋白质多，此项能量占总能量的 7%～8%；年长儿的膳食为混合食物，其食物的热力为 5%。

（三）活动消耗

正常活动所需能量个体相差很大，并随着年龄增长而增加。当能量摄入不足时，儿童首先表现活动减少。

（四）生长所需

生长发育消耗的能量为小儿特有，其需要量与儿童生长速度呈正相关，即随年龄增长而逐渐减少。

（五）排泄消耗

排泄消耗指每天摄入的食物不能完全被消化吸收而被排出体外，这部分能量损失不超过总能量的 10%。

一般基础代谢占总能量的 50%，生长发育所需能量占 25%～30%，食物的热力作用占 7%～8%，排泄消耗占能量的 10%。

小儿总需总能量为上述五方面能量的总和。为方便起见，一般可按下列方法估算：婴儿每日

110kcal(460kJ)/kg，以后每增加3岁减去10kcal(41.8kJ)/kg，15岁时为60kcal(250kJ)/kg。

二、营养素

(一)产能营养素

1. *蛋白质*　主要功能是构成人体组织和器官的重要成分，其次是提供能量，占总能量的10%～15%。婴幼儿生长发育旺盛，对蛋白质的需求量相对高。人乳喂养者每日需要蛋白质2g/kg；牛乳喂养者约需3.5g/kg；婴儿全靠植物蛋白质供给营养，每日约需4g/kg。1岁以后供给量逐渐减少，青春期又增加，成人每日约1.1g/kg。

2. *脂类*　主要功能是提供能量，提供必需脂肪酸，促进脂溶性维生素的吸收，防止散热和保护器官。婴儿时期脂肪所提供的能量占每日总能量的35%～50%。随年龄增长，其比例逐渐下降，但仍应占总能量的25%～30%。

3. *糖类*　为人体最主要的供能物质。婴儿糖类的需要量比成人相对要多，糖类产生的能量占总能量50%～60%。如糖类产能>80%或<40%都不利于健康。

(二)非产能营养素

1. *维生素*　主要功能是调节人体的新陈代谢，但不产生能量。维生素的种类很多，根据其溶解性分为脂溶性(维生素A、维生素D、维生素E、维生素K)和水溶性(维生素B族和维生素C)两大类。儿童更容易缺乏的是维生素A、维生素D、维生素B_1和维生素C。

2. *矿物质*

(1)常量元素：主要功能是参与机体的构成，具有维持体液渗透压、调节酸碱平衡的作用，但不供能量。每日膳食需要量>100mg的元素称之常量元素，又称宏量元素。体内除氢、氧、氮、碳4种基本元素外，钙、磷、镁、钠、钾、氯、硫亦为常量元素。

(2)微量元素：主要功能是酶、维生素必需的活性因子；构成或参与激素作用；参与核酸代谢。因体内含量低，需通过食物摄入。铁、铜、锌及碘、氟等为微量元素，其中铁、碘、锌缺乏症是全球最主要的微量营养素缺乏病。

3. *其他膳食成分*

(1)膳食纤维：主要功能是吸收大肠水分，软化大便，增加粪便体积，促进肠蠕动。婴幼儿可从谷类、蔬菜、水果中获得一定量的膳食纤维。

(2)水：主要功能是参与新陈代谢和体温调节活动。婴幼儿新陈代谢旺盛，水的需求量相对较大，为150ml/(kg·d)，以后每3岁减去25ml/(kg·d)。

第十一节　小儿喂养与膳食安排

一、婴儿喂养

婴儿喂养方式有母乳喂养、部分母乳喂养和人工喂养三种。

(一)母乳喂养

母乳是满足婴儿生理和心理发育的天然最好食物。

1. *母乳成分*　按世界卫生组织的规定：产后4d以内的乳汁称为初乳；5～14d为过渡乳；14d～9个月为成熟乳；10个月以后为晚乳，其量和营养成分均较少。

2. *母乳喂养优点*

(1)营养丰富、比例合适、满足生长需求：人乳中乳清蛋白与酪蛋白比例为4∶1，遇胃酸所产生的凝块小，有利于消化；含有脂肪酶和较多的不饱和脂肪酸，前者易于消化吸收，后者为婴儿髓鞘形成和中枢神经系统的发育所必需；糖90%以上为乙型乳糖，不仅有利于脑的发育，还促进双歧杆菌和乳酸杆菌的生长，抑制大肠埃希菌的生长；人乳的钙磷比例为2∶1，钙吸收率高；铁的吸收率(49%)高于牛乳(4%)；锌的利用率亦高。

(2)增强免疫力：人乳与牛乳的最大区别是给婴儿提供较多的免疫因子，如分泌型IgA(SIgA)、乳铁蛋白、溶菌酶、补体、双歧因子及巨噬细胞等丰富的抗感染物质。因此，母乳喂养儿很少患腹泻、呼吸道感染等。

(3)良好的心理-社会反应能力：母乳能促进母子心灵沟通和情感交流，使婴儿获得一种安全感，有利于婴儿的情绪发育；哺乳时还能及时发现某些疾病的发生。

(4)喂哺方便易行：母乳温度适宜、不易污染、不易过敏，经济、方便且最安全。

(5)有利于母亲恢复：母乳哺乳时加快子宫复原，对母亲产后身体恢复起促进作用；还可减少乳母患乳腺癌和卵巢肿瘤的可能性。

(6)其他：尽早母乳喂养能促使胎粪排出、降低胆红素的肝肠循环，有利于减轻新生儿黄疸的程度。

3. 母乳喂养的护理

(1)哺乳方法

①时间与次数：产后 1h 内应帮助新生儿尽早实现第一次吸吮，可减轻生理性黄疸，同时减轻生理性体重下降和低血糖的发生。0～2 个月小婴儿每日多次、按需哺乳，使乳头受到多次刺激，乳汁分泌增加。2 个月后可根据睡眠规律，每 2～3 小时喂 1 次，以后随月龄的增加添加辅食并逐渐减少哺乳的次数。每次哺乳的时间 15～20min。

②方法：哺乳前先给婴儿换尿布，清洗双手，清洁乳头、乳晕，随后轻轻按摩乳头。乳母一般采用坐姿，一手怀抱婴儿，使其头、肩部枕于母亲哺乳侧肘弯部；另一手的拇指和其余四指分别放在乳房上、下方，掌托住乳房，使婴儿含住大部分乳晕及乳头且能用鼻呼吸。两侧乳房应交替进行哺乳，每次最好使一侧乳房吸空后再吸另一侧。哺乳结束后，为防止溢乳，应将婴儿竖抱起，用手掌轻拍背部，以帮助排出吞咽下的气体。然后将婴儿保持右侧卧位，以防呕吐造成窒息。

(2)注意事项

①保持乳头卫生，预防乳腺感染：若乳儿哺喂后能安静入睡，体重增加速度正常，而且吸吮时能听到咽奶的声音，则表示奶量充足，反之则不足。

②掌握母乳喂养禁忌证：乳母患有严重心、肾疾病或感染 HIV 及急、慢性传染病和活动性肺结核时，不宜哺喂。

(3)断乳时间：出生后 6 个月开始添加辅食，以补充不足。世界卫生组织建议在合理添加其他食物的基础上，母乳喂养至 2 岁。

(二)部分母乳喂养

指母乳与牛乳或其他代乳品混合使用的一种喂养方法。分补授法和代授法两种。

(三)人工喂养

婴儿由于各种原因不能进行母乳喂养时，完全采用配方奶或其他乳品，如牛乳、羊乳、马乳等喂哺婴儿，称为人工喂养。

1. 乳品及代乳品

(1)牛乳：是最常用的代乳品，蛋白质含量较人乳为高，但以酪蛋白为主，入胃后形成较大的凝块不易消化；所含的不饱和脂肪酸(亚麻酸)少，脂肪球大，缺乏脂肪酶，故较难消化；乳糖含量较少，且以甲型乳糖为主，有利于大肠埃希菌的生长；矿物质较多，不利于消化，易加重肾的负荷；牛乳缺乏各种免疫因子，是其与人乳的最大区别，易为细菌污染，患感染性疾病的机会较多。

①牛奶配制：通过稀释、加糖(5～8g/100ml)、煮沸使牛乳更适合婴儿的营养需求与消化能力。

②奶量计算：按婴儿每日需能量 460kJ/kg(110kcal/kg)，需水量 150ml/kg 计算。

例：某婴儿体重 6kg。

计算每日总能量：460kJ/kg(110kcal/kg)×6kg＝2760kJ(660kcal)

每 100ml 牛乳中含能量约 280kJ(67kcal)，加 8%糖所得能量：67＋4×8≈418kJ(100kcal)

计算每日所需牛乳量(X)：100(ml 牛乳)∶100(kcal)＝X∶660(kcal)

X＝100×660/100≈660ml

计算每日总需水量：150ml/kg×6kg＝900ml

计算牛乳以外需水量：900ml－660ml＝240ml

将全日牛乳量及水量平均分次哺喂。

(2)配方奶粉：主要特点是调整牛奶中某些成分，如酪蛋白、无机盐等，使之适合婴儿的消化能力和肾功能；添加乳清蛋白、不饱和脂肪酸、乳糖、微量营养素和微量元素铁、锌等，使其营养成分尽量接近于“人乳”，故人工喂养和婴儿断母乳时应首选配方奶粉。一般按一平勺配方奶粉 4.4g 加温开水 30ml(即重量比为 1∶7)冲调成乳汁。

(3)全脂奶粉：是将鲜牛乳经高温灭菌、真空浓缩、喷雾干燥制成，加热使酪蛋白变性而易于消化，且干粉便于运输、储存。使用时加水冲调，配制比例按容积 1∶4(1 容积奶粉＋4 容积水)配成全乳。

(4)羊乳：其营养价值与牛乳相似。羊乳的蛋白质凝块较牛奶细而软，脂肪颗粒大小与人乳接近，更易消化，但含叶酸和维生素 B_{12} 较少，长期羊乳喂养儿易患营养性巨幼细胞性贫血。

(5)代乳品：如豆浆、豆浆粉等，其营养价值比一般谷类高，但不如乳类易消化，适用于奶制品获得困难的地区或过敏的婴儿。

2. 人工喂养的注意事项　除需要正确的哺喂姿势及方法外，更需注意：

(1)及时调整喂乳量：婴儿食量按食欲、体重的增减以及粪便的性状随时增减，切忌过少、过稀，或过多、过浓，前者可引起营养不良，后者导致消化功能紊乱。

(2)若无冷藏条件，最好分次配制，以确保安全。

(3)加糖的目的是补充糖类和热量的不足，而不仅仅是为了增加甜味。

(4)乳液的温度应与体温接近,哺喂时先将乳汁滴在成人手腕进行测试,若无过热感表示温度适宜。

(四)食物转换(辅食添加)

随着生长发育的逐渐成熟,经乳类喂养不能满足婴儿的需要,婴儿由纯乳类的液体向固体食物逐渐转换,这个过程称为食物转换(旧称辅食添加)。通常引入泥糊状食物的月龄为6个月,不早于4个月。

1. *添加目的*　①补充乳类营养素的不足;②培养婴儿对其他食品的兴趣;③有利于食物从流质、半流质向固体食物的转变,为断乳做好准备。

2. *食物转换原则*　遵循由少到多、由稀到稠、由细到粗、由一种到多种以及天热或患病期间减少或暂不添加辅食的原则,逐步过渡到固体食物。

3. *添加方法*　见表10-2。

二、幼儿膳食安排

1岁以后由于生长减慢,对能量和营养素的需要量逐渐减少,对某些食物不感兴趣时,不要强迫进食,以免造成情绪和行为偏离等。

每日能量和营养素需要应满足该年龄阶段的生理需要,保证蛋白质摄入每日在40g左右,饮食每日4餐(奶类2,主食2),另加2次点心。注意品种多样化和饮食碎、软、细、烂,保证蛋白质、脂肪和糖类产能比例在10%～15%:30%～35%:50%～60%。

三、学龄前小儿膳食安排

饮食与成人接近,每日3次正餐,下午加1餐点心,晚上加1次牛奶,餐间加适量水果。注意饮食粗细搭配、荤素搭配、干稀搭配、主副搭配。避免进食过油、坚硬、辛辣的饮食;纠正挑食偏食和多吃零食。

四、学龄儿和青春期少年膳食

学龄儿食物种类同成人,强调早餐能量和营养素要充足,提倡课间加餐。

青春期儿童体格发育进入第二个高峰时期,对蛋白质、维生素和总热量的需求量增加。女孩因月经来潮,饮食中应注意补充铁剂。青少年应避免节食或过多进食快餐。

表10-2　婴儿食物转换方法

	6月龄	7～9月龄	10～12月龄
食物性状	泥状食物	末状食物	碎状、丁块状、指状食物
餐次	尝试,逐渐增加至1餐	4～5次奶,1～2餐其他食物	2～3次奶,2～3餐其他食物
乳类	纯母乳、部分母乳或配方奶;定时(3～4h)哺乳,5～6次/日,奶量800～1000ml/d;逐渐减少夜间哺乳	母乳、部分母乳或配方奶:4～5次/日,奶量800ml/d左右	部分母乳或配方奶:2～3次/日,奶量600～800ml/d
谷类	选择强化铁的米粉,用水或奶调配;开始少量(1勺)尝试,逐渐增加到每天1餐	强化铁的米粉、稠粥或面条,每日30～50g	软饭或面食,每日50～75g
蔬菜水果类	尝试蔬菜泥(瓜类、根茎类、豆荚类1～2勺,然后尝试水果泥1～2勺,每日2次)	每日碎菜25～50g,水果20～30g	每日碎菜50～100g,水果50g
肉类	尝试添加	添加肉泥、肝泥、动物血等动物性食品	添加动物肝脏、动物血、鱼虾、鸡鸭肉、红肉(猪肉、牛肉、羊肉等),每日25～50g
蛋类	暂不添加	开始添加蛋黄,每日自1/4个逐渐增加至1个	1个鸡蛋
喂养	用勺喂食	学用杯,学习用手自我喂食,可让婴儿手拿“条状”或“指状”食物,学习咀嚼	学习自己用勺进食;每日和成人同桌进餐1～2次

第十二节　营养状况评价

儿童营养状况评价是指对小儿每日平均摄取的营养素与生理所需之间是否相称的判断，包括临床表现、体格发育、膳食调查及实验室检查四方面的综合评价。

一、健康史询问

重点询问小儿进食情况、喂养方式、有无添加转换食物及添加的种类及数量、饮食习惯。有无营养缺乏的症状或体征，如消瘦、苍白、夜惊、方颅、枕秃等。

二、体格发育评价

通过对体重、身长(高)、头围、胸围、皮下脂肪等进行测量，掌握生长发育情况，间接评价小儿的营养状况。详见本章第三节。

三、膳食调查

膳食调查是从每日摄入食物的种类和数量中计算所摄入的各种营养素的数量，然后参照国家推荐的各年龄儿童的营养素供给量标准进行分析，以了解其膳食平衡状况。

(一)调查方法

1. *称重法*　实际称量 1d 各餐进食量，以生/熟比例计算实际摄入量。根据国家制订的《食物成分表》得出今日主要营养素的量(人均量)。此法常用于托幼机构集体膳食调查，方法准确，但耗时费力，大多用于科研。

2. *记账法*　适用于集体儿童膳食调查，以食物记出入库的量计算。方法简便，易于掌握，但不够准确。

3. *询问法(24h 回忆法)*　多用于个人膳食调查。采取询问方式了解对象其膳食状况，方法简单，易于临床使用，但不十分准确。

(二)膳食调查结果评价

无论采用何种调查方法，都是从总能量供给、蛋白质摄入量与动物性蛋白质所占比例、三大产能物质的比例来评价。一般要求每日摄入的总能量、蛋白质摄入量均应达推荐的同龄儿供给量的 80% 以上；蛋白质占 10%～15%，脂肪 25%～30%，糖类 50%～60%。

四、实验室检查

通过实验方法测定小儿体液或排泄物中各种营养素及代谢产物或有关化学成分，可了解食物中营养素的吸收利用情况，从而对疾病作出早期诊断。

第十三节　小儿健康评估的特点

健康评估的目的是对目前健康状态的评价，以利于识别儿童现存或潜在的健康问题。小儿处于不断的生长发育过程，生理、心理均不成熟，在进行评估时要运用多学科知识，获取客观、全面的资料，为制订护理方案打好基础。

一、健康史采集

采集健康史是为了识别护理问题，通过与儿童、家长或其他照顾者的会谈获得信息，为正确制订护理计划提供帮助(表 10-3)。

表 10-3　儿科健康史采集项目及内容

采集项目	采集内容
一般情况	患儿姓名、性别、年龄(新生儿到天、小婴儿到月、幼儿到几岁几个月)、民族、监护人姓名、职业、文化程度、住址、联系方式及病史可靠程度等
主　诉	主要症状、体征及其持续时间
现病史	就诊的主要原因、病情发展和诊治经过

续表

采集项目		采集内容
既往史	出生史	第几胎、几产；顺产否；出生体重、身长；分娩有无窒息、产伤；Apgar评分
	喂养史	喂养方式(母乳或人工)、添加辅食及断奶情况、食欲、大小便、饮食习惯
	生长发育史	生长指标，如体重、身长、头围、囟门、乳牙；动作及语言发育情况
	预防接种史	接种疫苗的时间、种类、次数和复种情况；有无接种后不良反应
	日常活动	休息、睡眠、排泄习惯和卫生习惯；有无特殊行为问题，如吮指、咬指甲
	既往健康史	曾患何种疾病、患病时间及治疗过程，尤其急、慢性传染病史；既往住院史
	过敏史	有无过敏性疾病、食物或药物过敏史
	家族史	有无遗传代谢病；父母有无近亲结婚史；同胞健康情况等
心理、社会状况		性格特征；小儿及家庭对住院的反映；家庭经济状况；学龄儿应询问学习

二、体格检查

儿科病史采集后，护士应对患儿进行全面体检，同时对心理、社会状况进行评估。很多疾病可通过此环节，再结合病史及辅助检查作出临床诊断，也为制订护理计划提供依据。

(一)体格检查注意事项

1. 与家长和患儿建立良好的关系，以取得患儿的信任和合作。

2. 检查时尽量让患儿与亲人在一起，婴幼儿可坐或躺在家长的怀里，怕生人的孩子从背部查起，以增加安全感和消除恐惧心理。

3. 检查过程中，操作要规范、仔细、全面而有重点。对不配合的患儿，态度要耐心；冬季检查时要温暖双手及听诊器；年长儿应说明检查部位，力争配合，还要注意保护隐私。检查前后应洗手，防止院内交互感染。

4. 检查要按一定顺序进行，但可根据患儿当时情况灵活掌握查体顺序。一般趁小儿安静时先进行心肺听诊、腹部触诊，数脉搏呼吸；容易观察到的部位随时检查；对小儿刺激较大的检查，如口腔、咽部、球结合膜、角膜等放到最后进行。对急症或危重抢救病例，首先重点检查生命体征或与疾病有关的部位，全面体检可放在病情稳定后进行，也可边抢救边检查。

(二)体格检查内容及方法

见表10-4、表10-5、表10-6。

三、家庭评估

健康评估另一重要内容是家庭评估，包括家庭结构评估和家庭功能评估(表10-7)。

表10-4　体格检查项目及内容

体检项目	体检内容
一般状况	观察发育与营养、精神、神志、体态、表情、反应、体位、行走姿势、语言能力
一般测量	体温：腋表测试5～10min，36～37℃为正常 　　肛表测试3～5min，36.5～37.5℃为正常 呼吸与脉搏：正常值见表10-5 血压：>2岁血压计算公式：收缩压(mmHg)＝年龄×2＋80或收缩压(kPa)＝(年龄×0.27＋10.67kPa) 　　舒张压＝收缩压数值×2/3 体重：1～3岁用坐式杠杆秤测量，准确读数至50g 　　>3岁用站式杠杆秤测量，准确读数≤100g 身高：<3岁用量板卧位测量 　　>3岁用身高计或皮尺钉在平直的墙上测量 坐高：<3岁测顶臀长 　　>3岁用坐高计测量 头围：取立位或坐位，2岁前最有价值 胸围：取卧位或立位(3岁前不宜取坐位)

续表

体检项目	体检内容
皮肤和皮下组织	注意皮肤颜色（苍白、黄染、潮红、发绀等）；皮疹、瘀点（斑）、脱屑、色素沉着或脱色、毛发分布；皮肤弹性、皮下组织及脂肪厚度、温度、湿度、有无水肿或脱水、皮下小结
淋巴结	浅表淋巴结的大小、活动度、质地、数目、粘连及触压痛
头部	头颅外形、特殊面容、有无颅骨软化、缺损；前囟大小及紧张度、凹陷或隆起 眼（斜视、结膜出血、分泌物、角膜、瞳孔及上睑下垂） 耳（外耳牵拉痛、耳道分泌物） 鼻（形态、分泌物、鼻旁窦压痛） 口唇颜色、黏膜光滑度，口腔气味、牙齿情况、腭弓、咽壁、腭扁桃体等
颈部	有无斜颈、颈蹼、强直和甲状腺情况，静脉充盈和动脉搏动情况；气管位置
胸部	见表10-6
腹部	
脊柱、四肢	有无畸形、躯干与四肢比例、佝偻病体征（“O”形、“X”形腿，脊柱侧弯、压痛、叩击痛）等；四肢活动情况、杵状指（趾）、肢端膨大，肌力、肌张力
会阴、肛门和外生殖器	有无畸形（尿道下裂、两性畸形、无肛）；女孩有无阴道分泌物；男孩有无隐睾、包皮过长、鞘膜积液和腹股沟疝
神经系统	生理反射（角膜、腹壁、提睾反射、膝腱反射等）；新生儿原始反射是否存在；病理反射（Babinski征等）；脑膜刺激征（颈抵抗、Kernig征、Brudzinski征）

表10-5　各年龄小儿呼吸、脉搏范围（次/分）

年龄	呼吸	脉搏	呼吸∶脉搏
新生儿	40～45	120～140	1∶3
＜1岁	30～40	110～130	1∶3～1∶4
1～3岁	25～30	100～120	1∶3～1∶4
4～7岁	20～25	80～100	1∶4
8～14岁	18～20	70～90	1∶4

表10-6　胸部、腹部检查方法

体检项目		望诊	触诊	叩诊	听诊
胸	胸廓	外形（鸡胸、漏斗胸、串珠肋、肋膈沟、桶状胸）	握雪感	浊音、鼓音、实音	
	肺	呼吸类型、节律、三凹征	语颤		支气管肺泡呼吸音，干、湿啰音
	心	心前区隆起，心搏位置、范围、强度	心搏位置、震颤	心界范围	心音、心率、节律、杂音（分级、传导）
腹		外形（膨隆、舟状、肠型、蠕动波，静脉充盈、曲张）	腹壁紧张度，肝、脾下界、质地，有无包块、压痛	鼓音、移动性浊音	肠鸣音，血管杂音

表 10-7 健康评估种类及内容

评估种类		评估内容
家庭结构评估	家庭组成	评估父母婚姻，是否美满、离异及死亡，患儿对家庭危机的反应
	家庭及社区环境	评估住房情况（类型、面积、安全）、卫生环境、社区环境（学校位置、上学交通状况、邻里关系、潜在危险因素、娱乐空间）
	家庭成员职业及教育背景	评估父母职业（工种、强度、与单位距离、满意度、有无处于有毒有害环境）、家庭经济、医保情况；文化程度和教育背景
	文化及宗教特色	评估育儿观念、饮食习惯和保健态度等
家庭功能评估	家庭成员的关系及角色	了解家庭成员间和谐与否，可评估小儿能否获得爱与安全
	家庭中的权威及决策方式	评估家庭权力的分工、处理问题的主要方式和决策人
	家庭中的沟通交流	评估家庭的民主程度，父母与子女能否交流，相互倾听意见
	家庭卫生保健功能	评估家庭成员育儿知识、对疾病的认识、用药常识及患病期间护理能力；了解家庭其他成员健康状况

通过对健康史采集、体格检查及家庭评估等结果进行综合分析，护士可确定患儿的主要健康问题，制订可行的护理计划，并随着患儿的病情变化继续收集资料，进行再评估和修正，执行和评价，判断患儿健康问题是否得到解决，护理措施是否得当。

第十四节 小儿用药特点及护理

为避免药物不良反应（含过敏反应），应了解小儿用药特点、作用机制、不良反应、适应证和禁忌证，剂量计算方法，以便安全用药。

一、小儿用药特点

1. *药物在组织内的分布及对药物的反应因年龄而异* 如巴比妥类、吗啡、四环素在脑的浓度明显高于年长儿；新生儿用吗啡有明显的呼吸中枢抑制作用。

2. *肝肾功能不足，增加了药物的毒性反应和副作用* 肝解毒功能不健全、肝酶系统发育不成熟，会延长药物半衰期；肾功能不成熟，药物及其分解产物在体内滞留时间长。肝肾功能不足增加了药物血浓度和不良反应。

3. *胎儿、乳儿可受母亲用药影响* 某些药物在乳汁中含量较大，可引起毒性反应，母亲应慎用，如地西泮、阿托品、苯巴比妥。某些药物通过胎盘会影响胎儿的发育，哺乳期禁用，如抗癌药、抗甲状腺激素药物、放射性药物。

4. *先天遗传因素* 家族中有药物过敏史者要慎用某些药物。

二、小儿药物选择

根据小儿年龄、病种和病情选择用药，注意观察疗效，防范药物不良反应。

1. *抗生素* 长期滥用广谱抗生素易造成肠道菌群失衡，甚至引起真菌或耐药菌感染；氯霉素对造血功能有抑制作用，链霉素损害听神经等。

2. *肾上腺皮质激素* 短疗程有抗炎、抗毒、抗过敏等作用；长疗程用于治疗肾病综合征、血液病、自身免疫性疾病等。使用中须重视不良反应：①降低免疫力使感染扩散，诊断不明时避免滥用；②长期应用抑制骨骼生长，影响水、盐、蛋白质、脂肪、糖代谢，引起血压增高和库欣综合征；③长期使用导致肾上腺萎缩；④水痘患儿禁用激素，防止病情加重。

3. *解热药* 通常使用对乙酰氨基酚，该药可反复使用，但剂量不宜过大。

4. *镇静止惊药* 患儿高热、烦躁、惊厥时，常选用镇静止惊药，如苯巴比妥、地西泮、水合氯醛等。

5. *镇咳、化痰、平喘药* 婴幼儿咳嗽时，不首先使用镇咳药，而用祛痰药或雾化吸入，使之易于咳出。哮喘患儿常用氨茶碱平喘，但新生儿、小婴儿慎用，以免引起精神兴奋、惊厥。

6. 止泻药与泻药　小儿腹泻时不主张首先用止泻药，以免肠道毒素吸收，可口服补液并辅以微生态调节剂；小儿便秘一般不用泻药，多采用饮食调整和通便法。

三、小儿药物剂量计算

1. 按体重计算　是最常用、最基本的计算方法，一直广泛应用，计算公式：

每日(次)剂量＝患儿体重(kg)×每日(次)每千克体重所需药量

需连用数日的药物，如抗生素按每日剂量计算；临时对症药物，如解热药常按每次剂量计算。

2. 按体表面积计算　此方法较其他方法更为准确，但计算较复杂。其计算公式为

体重＜30kg者：体表面积(m^2)＝体重(kg)×0.035＋0.1

体重＞30kg者：体表面积(m^2)＝[体重(kg)－30]×0.02＋1.05

3. 按年龄计算　用于剂量幅度大、不需十分精确的药物，如营养类药物、止咳糖浆等。

4. 按成人剂量折算　仅用于未提供小儿剂量的药物，所得剂量偏小，方法粗糙，故不常用。

四、小儿给药方法

1. 口服法　是最常用的给药方法，对小儿身心影响小，只要条件允许，尽量采取口服给药。

2. 注射法　注射法多用于急症、重症患儿及药物不宜口服的患儿。常采用肌内注射、静脉推注、静脉滴注法。特点：见效快，但易造成患儿恐惧。肌内注射多选择臀大肌外上方，对不合作、哭闹挣扎的婴幼儿，可采取“三快”特殊注射技术，即进针、注药及拔针均快，以缩短时间，防止断针。静脉推注多在抢救时应用；静脉滴注除用于给药外，还用于补充水分及营养液、提供能量等。注意按病情需要控制滴注速度。

3. 外用药　以软膏为多，也可用水剂、混悬剂、粉剂等。要注意小儿用手抓、摸药物而误入眼、口引起意外。

4. 其他　雾化吸入较常用；灌肠给药小儿较少用；含剂、漱口剂多用于年长儿。

第十五节　小儿体液平衡特点和液体疗法

一、小儿体液平衡特点

1. 小儿体液总量及其分布　见表10-8。

表10-8显示：体液总量占体重的百分比大，主要是间质液比例较高，而血浆与细胞内液量比例与成人相似。

2. 体液的电解质组成

(1)细胞外液：以 Na^+，Cl^-，HCO_3^- 为主，其中 Na^+ 占阳离子总量90%以上。

(2)细胞内液：以 K^+，Mg^{2+}，HPO_4^{2-} 为主，K^+ 是维持细胞内液渗透压的主要离子。

3. 水代谢特点

(1)水代谢旺盛：婴儿每日水的交换量为细胞外液量的1/2，而成人仅为1/7。婴幼儿体内水的交换率比成人快3～4倍，所以较成人对缺水的耐受性差，病理情况下更容易发生脱水。

(2)不显性失水多：小儿生长发育快，代谢旺盛，不显性失水多，按体重计算约为成人的2倍。

(3)体液调节功能不成熟：年龄愈小，肾的浓缩和稀释功能愈不成熟；肾排钠、排酸、产氨能力也愈差，因而也容易发生水、电解质代谢紊乱和酸中毒。

二、常见水、电解质和酸碱平衡紊乱

(一)脱水

脱水是指水分丢失过多和(或)摄入不足所致的体液总量、尤其是细胞外液量的减少。除失水外，还同时伴钠、钾等电解质的丢失。

1. 脱水程度　根据前囟、眼窝凹陷程度、皮肤弹性、尿量、循环情况等临床表现综合分析判断，将脱水程度分为轻、中、重度脱水(表10-9)。

2. 脱水性质　根据腹泻、呕吐时所丢失的水和电解质比例不同，将脱水分为等渗性、低渗性和高渗性脱水(表10-10)。以等渗性脱水最多见，其次是低渗性脱水，高渗性脱水少见。钠是决定细胞外液渗透压的主要成分，所以常用血钠来判定细胞外液的渗透压。

表 10-8　不同年龄小儿体液总量及分布(占体重的%)

年龄	体液总量	细胞内液	细胞外液		
			间质液	血浆	合计
足月新生儿	78	35	37	6	43
1 岁婴儿	70	40	25	5	30
2～14 岁	65	40	20	5	25
成人	55～60	40～45	10～15	5	15～20

表 10-9　不同程度脱水的临床表现及分度

	轻 度	中 度	重 度
失水占体重百分比	＜5%	5%～10%	＞10%
口渴	＋	＋＋	＋＋＋
前囟、眼窝	正常或稍凹陷	凹陷	明显凹陷
口腔黏膜	稍干燥	干燥	极干燥
皮肤弹性	正常或稍差	差	极差
眼泪	有	少	无
精神状态	正常或略烦躁	烦躁	萎靡、嗜睡
尿量	轻度减少	明显减少	无尿
周围循环衰竭	无	不明显	明显
代谢性酸中毒	无	有	严重

表 10-10　不同性质脱水的临床特点

	低渗性	等渗性	高渗性
血钠(mmol/L)	＜130	130～150	＞150
口渴	不明显	明显	极明显
皮肤弹性	极差	稍差	尚可
血压	明显下降	下降	正常/稍低
神志	嗜睡/昏迷	萎靡	烦躁/惊厥

(二)代谢性酸中毒

正常血液 pH 维持在 7.35～7.45。pH＜7.3 为酸中毒，pH＞7.45 为碱中毒。临床上代谢性酸中毒是小儿最常见的酸碱平衡紊乱，由于细胞外液中[H^+]增高或[HCO_3^-]降低所致。

1. 病因

(1)体内碱性液体从消化道或肾丢失过多：腹泻、呕吐、肾小管性酸中毒等。

(2)酸性代谢产物产生过多或排出障碍：饥饿、糖尿病酮症酸中毒、缺氧、脱水、休克、心搏呼吸骤停等造成乳酸血症；肾衰竭使酸性产物排出障碍。

(3)酸性物质摄入过多：如氯化钙、氯化镁。

2. 临床表现　根据 HCO_3^- 测定值可将酸中毒分为轻度(13～18mmol/L)、中度(9～13mmol/L)、重度(＜9mmol/L)。轻度酸中毒的症状不明显，仅有呼吸稍快。较重的酸中毒表现为呼吸深长、口唇樱红或发绀、恶心、呕吐、心率增快、烦躁不安，进而昏睡、昏迷。严重酸中毒时(血 pH＜7.20)，心率转慢，血压下降，心力衰竭和心室颤动而危及生命。

3. 治疗原则

(1)针对病因治疗：轻症经原发病治疗后，酸中毒可自行代偿。中度以上酸中毒需要输入碱性溶液矫正。

(2)纠正酸中毒：当 pH＜7.3 时，主张静脉补充碱性药，常首选碳酸氢钠。

需用5%碳酸氢钠的毫升数＝(－BE)×0.5×体重，需稀释 3.5 倍至 1.4%浓度后再输注，首次补给 1/2 计算量，复查血气分析，随时调整剂量，以免补碱过量致碱中毒。

(三)钾平衡紊乱

钾平衡紊乱：当血清钾＜3.5mmol/L 时为低钾血症，血清钾浓度＞5.5mmol/L 称之高钾血症。由于钾主要存在于细胞内，因此测得细胞外的钾值不能代表体内总钾含量。

1. 低钾血症

(1)病因

①钾摄入不足：长期不进食或进食少。

②消化道丢失过多：频繁呕吐、腹泻、各种引流等。

③肾脏排钾过多：长期应用排钾利尿药，肾小管性酸中毒、酸中毒等致钾从细胞内释出，随即从肾排出。

④钾分布异常：如家族性周期性麻痹。

⑤各种原因的碱中毒。

(2)临床表现：血清钾低于 3mmol/L 时，即可出现下列症状。

①神经肌肉症状：兴奋性降低，表现精神萎靡，肌肉软弱无力，腱反射迟钝或消失，腹胀，严重者呼吸肌麻痹、肠麻痹。

②心血管症状：心音低钝、心律失常、心动过速、心力衰竭等。心电图显示 T 波低平、倒置、出现 U 波，ST 段下降，Q-T 间期延长。

③肾损害：出现多尿、夜尿、口渴、多饮，重者有碱中毒。

低钾血症的临床症状除取决血钾的浓度外，更重要的是低血钾发生的速度，起病缓慢者，体内缺钾虽达到严重程度，但临床症状不一定很重。

(3)治疗原则

①积极治疗原发病。

②补钾。原则为：轻症尽量多进含钾丰富的食物，每日口服氯化钾 3mmol/kg；重症需静脉补钾，4～6mmol/(kg · d)；每日补钾总量静脉滴注时间不应＜8h，切忌将钾盐静脉推入；静脉补钾浓度应＜0.3%(新生儿 0.15%～0.2%)；见尿补钾；由于细胞内钾浓度恢复正常较慢，治疗低钾血症应持续 4～6d，严重者时间宜更长。

2. 高钾血症

(1)病因

①钾摄入过多：静脉补钾过多过快，或输入大量青霉素钾盐、库存血。

②肾脏排钾减少：肾衰竭、肾小管性酸中毒等。

③钾分布异常：休克、重度溶血、酸中毒、严重挤压伤等，使钾从细胞内转移到细胞外。

(2)临床表现

①神经肌肉系统：兴奋性降低，表现精神萎靡，嗜睡，手足感觉异常，肌腱反射消失，严重者出现弛缓性瘫痪，尿潴留甚至呼吸肌麻痹。

②心血管系统：心肌收缩无力，心音低钝，心率缓慢，心律失常，甚至心搏停止；心电图显示 T 波高尖，呈帐篷状，P 波消失，QRS 波增宽，心室纤颤及心搏停止。

(3)治疗

①积极治疗原发病。

②停用含钾药物、限制富含钾的食物、避免输库存血。

③重症时的治疗：血清钾＞6mmol/L 或心电图异常者应积极治疗。快速静脉应用碳酸氢钠；葡萄糖＋胰岛素(0.5～1.0g 葡萄糖/kg，每 3g 葡萄糖加 1U 胰岛素)，促使钾进入细胞内；10%葡萄糖酸钙，可拮抗高血钾对心肌的不良反应；加速钾排泄：应用排钾利尿药如呋塞米，阳离子交换树脂保留灌肠或腹膜、血液透析。

三、常用液体种类、成分及配制

常用溶液包括非电解质溶液和电解质溶液。非电解质溶液主要有 5%或 10%葡萄糖注射液，因葡萄糖输入体内被氧化为二氧化碳、水或转成糖原被储存在肝内，不能维持渗透压，故视为无张力溶液。电解质溶液主要有：氯化钠、氯化钾、碱性溶液等，以及所配制不同张力的混合溶液，见表 10-11，表 10-12。

表 10-11　常用非电解质、电解质溶液的种类、成分及临床应用

溶液分类	常用溶液		张力	临床应用
非电解质溶液	5%葡萄糖注射液 10%葡萄糖注射液		等张 高张	补充水分和部分能量
电解质溶液	氯化钠	0.9%氯化钠注射液	等张	补充损失液体、电解质
		3%氯化钠注射液	高张	纠正低钠血症
		10%氯化钠注射液	高张	配制各种液体
	碱性溶液	5%碳酸氢钠注射液	高张	纠酸迅速，治疗酸中毒时首选，如需使用等张液可将高张液用葡萄糖溶液稀释 3.5 倍，即为等张液
		1.4%碳酸氢钠注射液	等张	
		11.2%乳酸钠注射液	高张	纠酸缓慢，休克、缺氧、肝功能不全、新生儿不宜使用，如需使用等张液可将高张液稀释 6 倍即为等张液
		1.87%乳酸钠注射液	等张	
	氯化钾	10%氯化钾注射液 15%氯化钾注射液	高张 高张	纠正缺钾、补充生理需要和继续丢失的钾，应用时须稀释为 0.15%～0.3%静脉滴注，不能静脉推注

表 10-12 小儿液体疗法中常用混合溶液的张力、组成及应用

混合溶液	0.9%氯化钠注射液	5%～10%葡萄糖注射液	1.4%碳酸氢钠注射液（1.87%乳酸钠注射液）	应 用
2:1(等张含钠液)	2	—	1	低渗或重度脱水,用于扩容
2:3:1(1/2 张含钠液)	2	3	1	中度、等渗性脱水
4:3:2(2/3 张含钠液)	4	3	2	中重度、低渗性脱水
1:2(1/3 张含钠液)	1	2	—	高渗性脱水
1:4(1/5 张含钠液)	1	4	—	生理需要

附:口服补液盐溶液(ORS 液)

口服补液盐是世界卫生组织（WHO）和联合国国际儿童基金会（UNICEF）向世界推荐的用以治疗急性腹泻合并脱水的一种溶液。目前 ORS 有多种配方,1971 年世界卫生组织（WHO）推荐了第一代标准配方;2006 年 WHO 和 UNICEF 推出了第三代低渗 ORS 配方。低渗 ORS 配方避免了高钠血症的危险,适合目前流行的大多数腹泻病导致的脱水,见表 10-13。

四、小儿液体疗法

(一)腹泻脱水补液

1. *液体疗法目的* 液体疗法目的:纠正水、电解质和酸碱平衡紊乱,以恢复机体的正常生理功能。

2. *基本方法* 做好三定（定量、定性、定速）、三补（见尿补钾、见酸补碱、见痉补钙或镁）及三先（先快后慢、先盐后糖、先浓后淡）。

（1）第 1 天静脉补液:实施方案见表 10-14。

第 1 天补液总量:包括补充累积损失量、生理需要量和继续丢失量。上述每一部分可独立进行计算和补充。

（2）第 2 天及以后补液:主要补充继续丢失量和生理需要量,继续补钾,供给能量。一般可改为口服补液。若口服量不足或口服困难者仍需静脉补液。

(二)几种常见疾病的液体疗法

常见儿科疾病液体疗法见表 10-15。

表 10-13 标准与低渗口服补液盐的比较

口服补液盐种类	配方组成	张力	总渗透压	适应证
标准口服补液盐	氯化钠 3.5g,碳酸氢钠 2.5g,氯化钾 1.5g,葡萄糖 20g 加水至 1000ml	2/3	310mmol/L	轻、中度脱水;有严重呕吐、腹胀、心肾功能不全者及新生儿不宜采用
低渗口服补液盐	氯化钠 2.6g,枸橼酸钠 2.9g,氯化钾 1.5g,葡萄糖 13.5g,加水至 1000ml	1/2	245mmol/L	

表 10-14 腹泻脱水第 1 天静脉补液方案

补液阶段	补液量(ml/kg)			补液性质（张力）	补液时间（h）	补液滴速[ml/(kg·h)]
	轻度脱水	中度脱水	重度脱水			
首日补液总量	90～120	120～150	150～180		24	
扩容阶段	0	0	20	等张(2:1液)	0.5～1	
补充累积丢失阶段	总量的 1/2		总量的 1/2,减去扩容量	1/3～2/3 张	8～12	8～10
补充继续丢失和生理需要阶段	余下的 1/2 总量,酌减			1/3～1/5 张	12～16	5

表10-15　几种特殊儿科疾病的液体疗法

特殊疾病液体疗法种类	病理生理	注意事项
重症肺炎的液体疗法	①进食少、高热、呼吸快或伴腹泻致不显性失水多而出现脱水；②伴呼吸性或代谢性酸中毒及心力衰竭	①尽量口服或不能口服者由静脉补充，液量为60～80ml/(kg·d)，速度宜慢；②电解质不宜过高；③呼吸性酸中毒以吸氧、改善肺通气为重点
营养不良伴腹泻的液体疗法	①呕吐腹泻时多为低渗性脱水；②皮下脂肪少，易将脱水程度估计偏高；③补液过程中易发生低钾、低钙、低镁；④心功能差，如输液量大、速度快，易心力衰竭；⑤易发生低血压	①按体重计算后减少总量1/3，控制速度；②补充2/3张含钠液；③及时补充钾、钙、镁；④10%～15%葡萄糖注射液配液，以补充能量，预防低血糖
新生儿时期液体疗法	①对水、电解质和酸碱平衡调节功能差，易出现水肿和酸中毒；②血钾偏高，易发生低钙、低镁血症；③肝功能较差，对乳酸代谢慢	①出生后10d内不补钾。如有明显缺钾需静脉补充时，浓度不超过0.15%；量按2～3mmol/(kg·d)，滴度宜慢[不超过10ml/(kg·h)]；②用1.4%碳酸氢钠纠酸，而不用乳酸钠

（王丽霞）

参考文献

崔焱.2012.儿科护理学[M].5版.北京：人民卫生出版社.

胡亚美，江载芳.2015.诸福棠实用儿科学[M].8版.北京：人民卫生出版社.

沈晓明，金星明.2003.发育和行为儿科学[M].南京：江苏科学技术出版社.

沈晓明，王卫平.2008.儿科学[M].7版.北京：人民卫生出版社.

沈晓明，朱建幸，孙锟，主译.2007.尼尔森儿科学[M].17版.北京：北京大学医学出版社

沈颖.2010.儿科临床实习攻略[M].北京：清华大学出版社.

孙锟，沈颖.2009.小儿儿科学[M].4版.北京：人民卫生出版社.

王丽霞，臧伟红.2008.儿童护理[M].2版.北京：科学出版社.

王丽霞.2014.儿科护理学[M].北京：清华大学出版社.

叶春香.2008.儿科护理[M].2版.北京：人民卫生出版社.

第11章

新生儿及新生儿疾病的护理

第一节 新生儿分类

新生儿是指从脐带结扎到出生后28d内(<28d)的婴儿。出生后7d内的新生儿又称早期新生儿。新生儿是胎儿的延续,又是人类发育的基础阶段。围生期是指产前、产时和产后的一个特定时期,目前我国将围生期定为从妊娠28周(此时胎儿体重约1000g)至出生后7d。

【新生儿分类】

1. 根据胎龄分类

(1)足月儿:指胎龄满37周至不满42周的新生儿。

(2)早产儿:指胎龄满28周至不满37周的新生儿。其中胎龄<32足周的早产儿称早早产儿,而第37周的早产儿因成熟度已接近足月儿,故又称过渡足月儿。

(3)过期产儿:指胎龄满42周以上的新生儿。

2. 根据出生体重分类

(1)正常出生体重:指出生体重2500~4000g的新生儿。

(2)低出生体重儿:出生体重不足2500g的新生儿。其中出生体重不足1500g者又称极低出生体重儿,出生体重不足1000g者又称超低出生体重儿。

(3)巨大儿:指出生体重超过4000g的新生儿。

3. 根据出生体重和胎龄关系分类

(1)适于胎龄儿:出生体重在同胎龄儿平均体重第10~90百分位者。

(2)小于胎龄儿:出生体重在同胎龄儿平均体重第10百分位以下者。

(3)大于胎龄儿:出生体重在同胎龄儿平均体重第90百分位以上者。

4. 高危儿 指已发生或可能发生危重疾病而需要监护的新生儿,包括:①异常妊娠史新生儿;②异常分娩史新生儿;③出生时异常新生儿;④兄姐中在新生儿期有因疾病死亡者;⑤正常新生儿以外的各种类型新生儿及有疾病的新生儿。

第二节 足月新生儿的特点及护理

正常足月新生儿是指胎龄满37~42周出生,体重2500g以上,身长47cm以上,无任何畸形和疾病的活产婴儿。

【正常足月儿的特点】

1. 外观特点 哭声响亮,肌肉有一定的张力,四肢屈曲,皮肤红润,皮下脂肪丰满,胎毛少,头发分条清楚;耳壳软骨发育好、轮廓清楚;乳晕明显,乳房可摸到结节;指甲达到或超过指端;足底有较深的足纹;男婴睾丸已降入阴囊、女婴大阴唇覆盖小阴唇。

2. 生理特点

(1)体温调节:体温中枢发育不完善,调节能力差。皮下脂肪较薄,体表面积相对较大,容易散热,产热主要靠棕色脂肪的代谢。体温易随外界温度而变化。

(2)呼吸系统:胎儿肺内充满液体,足月儿30~35ml/kg,出生时经产道挤压,1/3液体由口鼻排出,其余由肺间质毛细血管和淋巴管吸收,如吸收延迟，则出现湿肺。新生儿呼吸浅快，40～45次/分。新生儿胸腔较小，肋间肌较弱，以腹式呼吸为主。

(3)循环系统：胎儿出生后血液循环发生变化，脐带结扎，肺血管阻力降低，卵圆孔和动脉导管出现功能性关闭。心率波动较大，100～150次/分，平均120～140次/分，血压平均9.3/6.7kPa(70/50mmHg)。

(4)消化系统：新生儿消化道面积相对较大，有利于吸收。胃呈水平位，贲门括约肌发育较差，幽门括约肌发育较好，易发生溢乳和呕吐。新生儿肠壁较薄，通透性高，有利于吸收母乳中的免疫球蛋白，也易使肠腔内毒素及消化不全产物通过肠壁而进入血液循环，引起中毒症状。出生后12h开始排出黑绿色胎粪，3～4d排完，粪便转为黄绿色。如24h未排胎粪者应检查是否有消化道畸形。

(5)血液系统：新生儿出生时血液中红细胞数和血红蛋白量较高，以后逐渐下降，血红蛋白中胎儿血红蛋白约占70%，由于胎儿血红蛋白对氧有较强亲和力，所以新生儿缺氧时往往发绀不明显。白细胞总数较高，出生后第3天开始下降。

(6)泌尿系统：足月儿24h排尿，48h未排尿者需检查原因。出生后头几天内尿色深、稍浑、放置后有红褐色沉淀，此为尿酸盐结晶，不需处理。新生儿尿稀释功能尚可，但肾小球滤过率低，浓缩功能较差，不能迅速有效地处理过多的水和溶质，易发生水肿或脱水症状。新生儿需水量比成人多2～3倍。

(7)神经系统：新生儿脑相对较大，重300～400g，占体重10%～20%。出生后具有觅食反射、吸吮反射、握持反射、拥抱反射、交叉伸腿反射等原始反射。正常情况下，出生后数月这些反射可自然消失。若在新生儿上述反射消失或数月后仍存在均说明神经系统有病变。

(8)免疫系统：新生儿的特异性和非特异性免疫功能均不够成熟。皮肤黏膜薄嫩，易被擦伤；脐部为开放性伤口，细菌容易繁殖并进入血液；血中补体含量低，缺乏趋化因子，白细胞吞噬能力差。新生儿通过胎盘从母体中获得免疫球蛋白IgG，因此，不易感染一些传染性疾病，而免疫球蛋白IgA和IgG不能通过胎盘，易患呼吸道和消化道疾病。

(9)能量需要：新生儿热量需要量取决于维持基础代谢和生长能量的消耗，在适中环境下，基础热量的消耗为209kJ/kg（50kcal/kg），加上活动、食物特殊动力作用、大便丢失和生长需要等，每日共需热量418～502kJ/kg(100～120kcal/kg)。

【常见的特殊生理状态】

1. 生理性体重下降　新生儿在出生后数日内，因进食少、水分丢失、胎粪排出，出现体重下降，但一般不超过10%，出生后10d左右恢复到出生时体重。

2. 生理性黄疸　黄疸一般在出生后2～3d出现，4～5d最明显，10～14d消退，早产儿可延迟至3～4周。患儿一般情况良好，食欲正常，无其他临床症状。

3. 生理性乳腺肿大　由于来自母体的雌激素中断，男、女新生儿出生后3～5d，乳腺可触到蚕豆或核桃大小的肿块，多于2～3周消退，切忌挤压，以免感染。

4. 假月经　部分女婴在出生后5～7d可见阴道流出少许血性分泌物，持续2～3d后停止。是因母体雌激素在孕期进入胎儿体内，出生后雌激素影响突然中断引起，一般不必处理。

5. 口腔内改变　新生儿上腭中线和牙龈切缘上常有黄白色小斑点，是上皮细胞堆积或黏液腺分泌物积留所致，分别俗称为“上皮珠”和“板牙”，于出生后数周至数月自行消失，不需处理。新生儿面颊部的脂肪垫俗称“螳螂嘴”，对吸乳有利，不应挑割，以免发生感染。

【护理措施】

1. 维持体温稳定

(1)新生儿室条件：阳光充足、空气流通、温湿度适宜，室内最好备有空调和空气净化设备，一般足月儿在穿衣、盖被的情况下，室温维持在22～24℃，相对湿度55%～65%。每张床位最好有2.5m^{2}空间，床间距为60cm以上。

(2)保持体温稳定：新生儿出生后30min至1h体温下降1.5～2℃。如环境温度适中，体温逐渐回升，并在36～37℃波动。新生儿出生后立即擦干身体，用温暖的毛毯包裹，以减少辐射、对流及蒸发散热，可采取不同的保暖措施，如用婴儿暖箱、远红外辐射床、热水袋、头戴绒帽，棉被包裹，母亲怀抱或“袋鼠式”怀抱等。接触新生儿的手、仪器、物品等应预热，护理操作时不要过分暴露新生儿。定时监测体温变化。

2. 保持呼吸道通畅

(1)新生儿出生后，应迅速清除口、鼻分泌物，防止吸入性肺炎或窒息。

(2)经常检查和清理鼻腔分泌物，避免物品放在新生儿口、鼻腔处或压迫其胸部，以保持呼吸道通畅。

(3)保持合适的体位，仰卧位时避免颈部前屈或过度后仰；俯卧时头侧向一侧，双上肢自然屈曲在头两侧(切不可将上肢固定在包被中)。专人看护，防止窒息。

3. 预防感染

(1)建立消毒隔离制度，完善清洗设施。工作人员入室时应更换衣、鞋，接触新生儿前后均应洗手。室内湿式清洁，定时通风或空气予以净化，每月对空气、物品及工作人员的手等进行监测，每季度对工作人员做1次咽拭子培养，对患病或带菌者暂时调离新生儿室。

(2)皮肤护理：新生儿出生后，可用消毒的植物油拭去皮肤皱褶处的胎质，体温稳定后，每日沐浴1次。每次大便后用温水清洗会阴及臀部，以防发生红臀。

(3)保持脐部的清洁干燥，脐部结扎后，逐渐干燥脱落。注意观察脐部有无渗血、有无分泌物。每日用碘伏消毒，并保持局部干燥，防止感染致脐炎。

4. 合理喂养　出生后1小时内即可抱至母亲处给予吸吮，鼓励按需哺乳。不能母乳喂养者，先试喂5%～10%葡萄糖水，吸吮及吞咽功能良好者，可给配方奶。人工喂养者，奶具专用并消毒。乳量根据婴儿耐受和所需热量计算，遵循从小量渐增的原则。按时、准确测量体重，为了解新生儿的营养状况提供依据。

5. 预防接种　出生后3d接种卡介苗；出生1d及1个月、6个月时，各注射乙型肝炎疫苗1次。

6. 健康教育

(1)促进母亲情感的建立：提倡母婴同室和母乳喂养，鼓励早吸吮、母婴早接触，以促进情感交流，使新生儿得到良好身心照顾。

(2)宣传有关育儿保健知识：向家长介绍喂养、保暖、皮肤护理、预防接种等知识。

(3)新生儿筛查：介绍新生儿进行筛查的意义及项目，对可疑者建议进行筛查，如先天性甲状腺功能减退症、苯丙酮尿症和半乳糖症等。

第三节　早产儿的特点及护理

早产儿又称未成熟儿，指胎龄满28周至未满37周，器官功能未成熟的活产婴儿，由于提前娩出，各器官功能均不成熟，生活能力及抵抗力均低，对外界适应能力差，故发病率及死亡率高，且胎龄愈小，体重愈轻，死亡率愈高。因此，加强对早产儿观察及护理，对降低新生儿死亡率具有重要意义。

【早产儿的特点】

1. 外观特点　体重在2500g以下，身长不到47cm，哭声低弱，颈肌软弱，四肢肌张力低下呈伸直状，皮肤红嫩，皮下脂肪少，胎毛多，耳壳软、耳舟不清楚，指、趾甲未达指、趾端，乳晕不清、无结节或结节<4mm，足底纹少，足跟光滑，男婴睾丸未降或未全降，女婴大阴唇不能盖住小阴唇。

2. 生理特点

(1)呼吸系统：早产儿呼吸中枢未成熟，呼吸不规则，可发生呼吸暂停。呼吸暂停是指呼吸停止超过15～20s，或虽不到15s，但伴有心率减慢(低于100次/分)并出现发绀及肌张力减低。早产儿肺泡表面活性物质少，易发生肺透明膜病。在宫内有窘迫史的早产儿更易发生吸入性肺炎。

(2)循环系统：安静时，心率较足月儿快，平均120～140次/分，血压也较足月儿低。因毛细血管脆弱，缺氧时易致出血。

(3)消化系统：早产儿吸吮能力较弱，食物耐受力差，出生1周内热量供给低于足月儿。消化酶不足，胆酸分泌量少，对脂肪的消化吸收差。胎粪排出延迟，生理性黄疸重，肝糖原储存少，且肝合成蛋白质的功能差，易发生低血糖、低蛋白血症。

(4)血液系统：早产儿由于红细胞生成素水平低下，先天储铁不足，血容量迅速增加，“生理性贫血”出现早，胎龄越小，贫血持续时间越长，程度越重。血小板数量较足月儿略低，维生素K储存不足，致凝血因子缺乏，而易出血，部分早产儿因缺乏维生素E而引起溶血。

(5)泌尿系统：早产儿的肾小管对醛固酮反应低下，肾排钠增多，易发生低钠血症。其血中的碳酸氢盐浓度极低，阴离子间隙较高，肾小管排酸能力受一定的限制，蛋白质入量增多时，易发生代谢性酸中毒。由于肾对糖的回吸收能力较低，当葡萄糖输入过多时，常有尿糖出现。

(6)神经系统：神经系统的功能和胎龄有密切关系，胎龄越小，各种反射越差，如吞咽、吸吮、觅食、对光反射等均不敏感。早产儿易发生缺氧，而导致缺氧缺血性脑病发生。早产儿脑室管膜下存在发达的胚胎生发层组织，因而易导致颅内出血。

(7)免疫系统：早产儿体内的特异性和非特异性免疫发育不够完善，免疫球蛋白含量较低，IgG和补体缺乏，易患感染性疾病。

(8)体温调节：早产儿体温中枢调节功能差，体表面积相对较大，皮下脂肪薄，容易散热，加之棕色脂肪少，无寒战反应，产热不足，保暖性能差，汗腺发育不全，体温易随环境温度变化而改变。

【护理措施】

1. 发育支持性护理

(1)减少噪声的刺激，营造安静的环境：靠近早产儿时要降低音量，监护仪及电话声音设定于最小音量，及时回应监护仪的报警；不要用力摔碰暖箱门，避免敲击暖箱。

(2)减少光线的刺激：营造一个类似子宫内的幽暗环境，调节室内光线，避免太阳光照射，暖箱上使用遮光罩，以保证早产儿的睡眠。

(3)舒适护理：正确的保护性措施可减轻对患儿的伤害，提高其舒适度。用软布卷围成的“鸟巢”环绕早产儿，可使其获得安全、舒适感。

(4)建立 24h 照顾：根据极低出生体重儿(VLBW)的活动规律、睡眠周期，进行有规律的有计划的护理照顾。

(5)鼓励父母参与护理：为他们提供与患儿皮肤接触的机会，指导她们进行婴儿抚触及袋鼠式的护理，增加其皮肤接触，利于身心的发育和疾病的恢复。

2. 维持体温正常　室温一般在 24～26℃，相对湿度 55%～65%。体重＜2000g 者应住暖箱内，根据出生体重和日龄来调节箱温。体重＞2000g者在箱外保暖，可通过戴帽、母亲怀抱、热水袋等维持体温恒定。早产儿应置于中性温度中(中性温度又称适中温度，是指能保持早产儿正常体温，而新陈代谢率最低、耗氧量最少的一种最适宜的环境温度)，体重越轻者，周围环境应越接近早产儿体温，见表 11-1。

3. 合理喂养　尽早喂养，以防低血糖，最好母乳喂养，不能母乳喂养者，以早产儿配方乳为宜。根据吸吮、吞咽、消化、吸收功能，选择直接哺乳或滴管、胃管、乳瓶、静脉等不同的方式补充营养，见表 11-2。

4. 维持有效呼吸　早产儿易发生缺氧和呼吸暂停。

(1)有缺氧症状者给予氧气吸入，一般采取间断低流量给氧，吸氧的浓度及时间根据缺氧程度及用氧的方法而定，一旦缺氧症状改善立即停用，避免引发视网膜病变。

(2)呼吸暂停时，帮助恢复自主呼吸，可拍打足底、托背、吸氧处理，也可放置水囊床垫，仰卧时在肩下置小软枕。必要时按医嘱给予氨茶碱或机械正压通气。

5. 预防感染　因早产儿免疫功能差，对感染的抵抗力低，需严格控制各种可能发生的感染。室内空气最好净化，强化洗手意识，加强皮肤及脐部

表 11-1　早产儿暖箱适中温度参考数值

出生体重(g)	中性温度			
	35℃	34℃	33℃	32℃
1000	出生 10d 内	10d 后	3 周后	5 周后
1500	—	出生 10d 内	10d 后	4 周后
2000	—	出生 2d 内	2d 后	3 周后
＞2500	—	—	出生 2d 内	2d 后

表 11-2　早产儿奶量与间隔时间

出生体重(g)	＜1000	1000～1499	1500～1999	2000～2499
开始量(ml)	1～2	3～4	5～10	10～15
每天隔次增加量(ml)	1	2	5～10	10～15
哺乳间隔时间(h)	1	2	2～3	3

护理，防止交叉感染。

6. 密切观察病情　早产儿异常情况多，病情变化快，除监测生命体征外，还应密切观察进食情况、精神反应、反射、大小便、面色等情况，定时巡回，并做好记录；如有异常及时报告医生，做好抢救准备。

7. 健康教育

(1)帮助父母克服自责和沮丧的心理。

(2)在提供消毒隔离的措施下，鼓励父母探视和参与照顾早产儿，如拥抱、喂奶与早产儿语言交流等。

(3)示范并教会父母如何给新生儿保暖、喂养、怀抱、穿衣、沐浴等日常护理方法。

(4)对住院期间给予吸氧的早产儿，分别于3、6、12个月进行眼睛检查，以防视网膜疾病的发生。

(5)按期预防接种，定期进行生长发育监测。

第四节　新生儿重症监护及呼吸道护理

一、新生儿重症监护

(一)监护对象

1. 出生时Apgar评分≤3分，10min≤6分，生后1h有疾病表现者。

2. 需要进行呼吸管理的新生儿，如急、慢性呼吸衰竭，需要氧疗、应用辅助通气及拔管后24h内的患儿。

3. 病情不稳定、需要急救的新生儿，如重症休克、反复惊厥、重度窒息、严重的呼吸暂停者。

4. 极低出生体重儿和超低出生体重儿。

5. 大手术后，尤其是24h内的患儿。

6. 严重器官功能衰竭及需要全胃肠外营养、需换血者。

(二)常用的监护项目

1. 心脏监护　主要监测患儿的心率、心律和心电波形变化，如心率增快、减慢，各种心律失常和各种原因引起的心电特征性表现等。

2. 呼吸监护　主要监测患儿呼吸频率、呼吸节律变化及呼吸暂停。

3. 血压监测　①直接测压法(创伤性)经动脉(多为脐动脉)插入导管直接连续测量血压。其测量值准确，但操作复杂，并发症多，临床上仅在周围灌注不良时应用。②间接测压法(无创伤性)：将袖带束于患儿上臂间接定时测量，自动显示收缩压、舒张压和平均动脉压。其测量值准确性不及直接测量法，但方法简便，无并发症。

4. 体温监测　置婴儿于已预热辐射式抢救台上或暖箱内，将体温监测仪传感器分别置于腹壁皮肤和肛门内，其腹壁皮肤温度、核心温度和环境温度则自动连续显示。

5. 血气监测　包括经皮氧分压($TcPO_2$)、二氧化碳分压($TcPCO_2$)及脉搏氧饱和度($TcSO_2$)。具有无创、连续、自动、操作简便并能较好地反映血气变化趋势等优点，但测量值较动脉血气值有一定差距，尤其在周围血液循环灌注不良时，其准确性更差，因此在应用经皮血气监测同时，应定期检测动脉血气。由于$TcSO_2$相对准确，是目前NICU中血氧监测的常用手段。

6. 脉搏氧饱和度监护　应用脉搏氧饱和度监护仪可连续监护婴儿脉搏氧饱和度(SaO_2)，具有无创伤、准确、简便及报警可调等优点。

二、气道护理

目的：改善机体供氧，保证生理需要的通气量，减少交叉感染，促进患儿康复。

(一)环境要求

室内温度为22～24℃，相对湿度为55%～65%。避免空气过于干燥导致呼吸道不畅。

(二)体位

患儿头部应稍后仰(后仰至中枕位颈部稍伸展)。避免头部过度后仰或前倾，压迫腭下部的软组织，在进行操作时不得随意将物品遮盖于患儿头部或置于其胸部，以免造成患儿气道受压或通气不良。

(三)胸部物理治疗

1. 翻身　为预防或治疗肺内分泌物堆积，促进受压部位的肺扩张。一般每2小时给患儿翻身1次。

2. 拍击胸背

(1)目的：是通过胸壁的震动，促进肺循环，使小气管内的分泌物松动，易于进入较大的气道，有利于痰液排出。适应于肺炎、肺膨胀不全、气管插管及拔管后的患儿。但颅内出血、心力衰竭及无炎症者不主张进行。

(2)方法：半握空拳法或使用拍击器，从外周向肺门轮流反复拍击，使胸部产生相应的震动。拍击的速度与强度视患儿具体情况而定，新生儿拍击速度一般为 100 次/分。

（四）呼吸道吸痰

1. 口、鼻咽部吸痰

（1）目的：清除口、鼻、咽部的分泌物，保持气道通畅；刺激产生反射性咳嗽，使分泌物松动，有利排痰。

（2）适应证：口、鼻有奶块或呕吐物积聚；胸部物理治疗或雾化后；喉部或肺部听诊有痰鸣音者。

（3）操作方法及注意事项：①操作前洗手，戴手套。②核对。③连接吸引装置：接吸引器电源或中心负压吸引装置。检查吸引器、管道有无漏气。调节合适负压吸引压力，一般新生儿压力＜13.3kPa（100mmHg）。④试吸：戴手套，将吸引器与合适的吸引管连接，试吸是否通畅。⑤吸痰：必要时遵医嘱稀释痰液，将吸痰管迅速并准确地送入气道，顺序是口腔-咽喉或鼻-咽喉，先插管后吸引，从深部左右旋转，向上提出，吸净痰液，每次吸引时间不超过 15s。⑥吸痰结束：冲洗吸痰管，如需再次吸痰，应重新更换吸痰管。⑦观察患儿痰液情况、血氧饱和度、生命体征变化，并记录。⑧协助患儿取安全、舒适卧位，清洁患儿周围皮肤，心理护理，整理用物。

2. 气管插管内吸痰

（1）目的：清除呼吸道内的分泌物，保障气道通畅及有效通气的进行。

（2）适应证：有气管插管和气管切开者。

（3）操作方法及注意事项：①操作前洗手，戴手套；②核对；③吸痰前：将呼吸机氧浓度调制 100%；④连接吸引器装置：接吸引器电源或中心负压吸引装置，检查吸引器、管道有无漏气；⑤调节负压：调节合适负压吸引压力；⑥试吸：戴手套，将吸引器与吸痰管连接，试吸是否通畅；⑦吸痰：必要时先稀释痰液（将呼吸机与气管套管连接处打开，用无针头的无菌注射器直接向气管内导管注入无菌生理盐水，或遵医嘱给药），将吸痰管迅速并准确地送入呼吸道，左右旋转，向上提出，吸净痰液，每次吸引时间不超过 15s；⑧吸痰结束：冲洗吸痰管，如需再次吸痰，应重新更换吸痰管；⑨调节氧浓度：将呼吸机与气管套管处连接好，待血氧饱和度升至正常水平后，再将氧浓度调至原来水平，呼吸机工作正常；⑩观察：观察痰液情况（量、颜色、性质）、血氧饱和度、生命体征变化，呼吸机参数设定值（每分通气量、潮气量、气道压力）的变化状况；⑪协助患者取安全、舒适卧位，清洁患者插管周围皮肤，安慰患者。整理用物、洗手记录。

第五节　新生儿窒息

新生儿窒息（asphyxia of newborn）是指胎儿因缺氧发生宫内窘迫或娩出过程中引起的呼吸、循环障碍。发病率可高达 10%以上，一般在 5%左右，病死率从 2.3%到 12.7%不等。

【病因与发病机制】

1. 孕母因素　①母亲全身疾病如糖尿病、心脏病、严重贫血及肺部疾病等；②孕母妊娠期有妊高征、胎盘异常及多胎妊娠等；③孕母吸毒、吸烟等；④孕母年龄≥35 岁或＜16 岁等。

2. 分娩因素　①脐带受压、打结、绕颈；②手术产如高位产钳等；③产程中药物（如麻醉、镇痛药、缩宫药）使用不当等。

3. 胎儿因素　①早产儿、小于胎龄儿、巨大儿等；②畸形如呼吸道畸形、先天性心脏病等；③羊水或胎粪吸入气道；④宫内感染所致神经系统受损等。

窒息缺氧致脑细胞氧化代谢受抑制，导致呼吸改变，继而引起循环系统、中枢神经系统、消化系统和代谢方面改变。

【临床表现】

1. 胎儿缺氧早期为胎动增加，胎心率加快≥160 次/分，晚期为胎动减少或消失，胎心减慢或停搏。

2. 羊水被胎粪污染呈黄绿或墨绿色。

3. 临床上根据生后 1min 的 Apgar 评分，将窒息分为轻、重两度，Apgar 评分 8～10 分为正常，4～7 分为轻度（青紫）窒息，0～3 分为重度（苍白）窒息。如 5min 评分，仍低于 6 分者，神经系统受损较大。

4. 大多数窒息患儿经及时抢救能够恢复，少数继续发展并累及重要脏器而进入危重状态，引起中枢神经、循环、呼吸、泌尿、消化系统和机体代谢方面异常改变。

【治疗要点】

1. 预防及治疗孕母疾病

2. 早期预测　估计胎儿娩出后有窒息危险时，做好抢救准备工作，包括人员、技术、物品和仪器。

3. 及时复苏 采用国际公认的 ABCDE 复苏方案。

4. 复苏后处理 评估和检测呼吸、心率、血压、尿量、肤色、氧饱和度及神经系统症状。

【护理措施】

1. 基础护理

(1)保暖：贯穿于整个治疗护理过程中，可将患儿置于远红外保暖床，病情稳定后置暖箱中保暖或热水袋保暖，维持患儿肛温 36.5～37℃。

(2)保证营养：依据病情采用合理的喂养方法，重度窒息者可适当延迟开奶时间，必要时可采取胃管喂养或静脉营养，以保证营养供给。

2. 疾病护理

(1)维持自主呼吸

①复苏：积极配合医生按 A、B、C、D 程序进行复苏。A. 保持呼吸道通畅：患儿仰卧，肩部以布卷垫高 2～3cm，使颈部稍向后伸仰，使气道通畅，迅速清除口、鼻、咽及气道分泌物。B. 建立呼吸：采用拍打、弹足底或摩擦患儿背部等触觉刺激，促使呼吸出现。如无自主呼吸、心率＜100 次/分者，应立即用复苏器加压给氧，面罩应密闭口、鼻；通气频率为 30～40 次/分；压力大小应根据患儿体重而定，通气有效可见胸廓起伏。C. 恢复循环，胸外按压心脏：一般采用双拇指（环抱法）或中、示指法按压，操作者双拇指并排或重叠于患儿胸骨体下 1/3 处，其他手指围绕胸廓托在后背同时按压；或仅用中、示两手指并拢按压胸骨体下 1/3 处，频率为 120 次/分，按压深度为胸廓压下 1～2cm。按压有效可摸到颈动脉和股动脉搏动。D. 药物治疗：建立有效的静脉通路。保证药物及时进入体内；胸外按压心脏不能恢复正常循环时，可给予静脉、气管内注入 1∶10 000 肾上腺素；根据病情遵医嘱扩容，纠正酸中毒、低血糖、低血压。

②评价：复苏过程中，及时评价患儿情况并准确记录。

(2)加强监护：患儿取侧卧位、床旁备吸引器等物品，监护的主要内容为患儿的神志、肌张力、体温、呼吸、心率、血氧饱和度、血压、尿量和窒息所致各系统症状，合理给氧，观察用药反应，认真填写护理记录。

3. 健康教育

(1)耐心细致地解答病情，介绍该疾病有关的基础医疗、护理知识。

(2)减轻家长的恐惧心理，取得家长理解，得到家长最佳配合。

第六节 新生儿缺氧缺血性脑病

新生儿缺氧缺血性脑病（hypoxic-ischemic encephalopathy，HIE）是由各种因素引起的缺氧和脑血流减少或暂停而导致的胎儿和新生儿的脑损伤。是新生儿窒息后的严重并发症之一，也是新生儿死亡和婴幼儿神经系统功能障碍的主要原因，因此是近年来国内外研究的热点。

【病因与发病机制】 包括缺氧和缺血等多种因素。

1. 缺氧 围生期窒息、反复呼吸暂停、严重的呼吸系统疾病、右向左分流型先天性心脏病等。

2. 缺血 心搏停止或严重的心动过缓、重度心力衰竭或周围循环衰竭等。

缺氧缺血引起脑损伤的部位与胎龄有关。足月儿主要累及脑皮质、矢状窦旁区，早产儿则易发生脑室周围白质软化。

【临床表现】 主要表现为意识及肌张力变化为临床常见的主要表现，严重者可伴有脑干功能障碍。临床根据病情程度不同分为轻、中、重度。

1. 轻度 表现为兴奋、激惹，肢体及下颏可出现颤动，拥抱反射活跃，肌张力正常或增强，呼吸平稳，一般不出现惊厥。症状一般在出生 24h 内明显，于 3～5d 后逐渐减轻至消失，预后良好，很少留有神经系统后遗症。脑电图正常，影像诊断不一定是阳性。

2. 中度 表现为嗜睡、反应迟钝，肌张力减低，肢体自发动作减少，可出现惊厥。前囟张力正常或稍高，拥抱、吸吮反射减弱，瞳孔缩小，对光反应迟钝等。足月儿上肢肌张力减退比下肢严重，而早产儿则表现为下肢肌张力减退比上肢严重。脑电图检查可见癫痫样波或电压改变，影像诊断常发现异常。

3. 重度 表现为意识不清，昏迷状态，肌张力消失，肢体自发动作消失，惊厥频繁，反复呼吸暂停，前囟张力高，拥抱、吸吮反射消失，瞳孔不等大或放大，对光反应差，心率减慢。脑电图及影像诊断明显异常，脑干诱发电位也异常。此型死亡率高，存活者多数留有后遗症。

【实验室检查】

1. 血清肌酸激酶(creatine kinase，CK)　有 3 种同工酶，即 CK-BB、CK-MB 和 CK-MM，其中 CK-BB 主要存在脑和神经组织中，脑组织受损时 CK-BB 值升高，正常值<10U/L。

2. 神经元特异性烯醇化酶(NSE)　神经元受损时此酶活性升高，正常值<6μg/L。

3. 脑电图　根据脑损害程度显示不同程度的改变，表现为节律紊乱、低波幅背景波上的棘慢波爆发或持续弥漫性慢活动，对预后有指导意义。

4. 脑干诱发电位　可显示异常波，在 HIE 时可表现为出波延迟、潜伏期延长、波幅变平及波脱失。

5. B 超　可进行动态观察，显示病变主要为缺血性脑水肿所引起的改变。

6. 头颅 CT　可见脑室变窄，双侧大脑半球呈局灶性或弥漫性低密度影，双侧基底核和丘脑呈对称性密度增高等影像变化。对临床治疗有指导意义，最适合的检查时间为生后 2～5d。

7. 磁共振成像(MRI)　对 HIE 病变性质与程度评价方面优于 CT。

【治疗要点】　治疗原则：增加脑血流；控制和消除脑水肿；对抗缺氧缺血性瀑布；恢复缺血缺氧区内尚存活但无功能的神经元功能。

1. HIE 治疗现状

(1)支持疗法：给氧、改善通气，纠正酸中毒；维持组织最佳的氧合、通气和灌流，尽量避免血压的剧烈波动；维持适当的血糖水平。

(2)控制惊厥：首选苯巴比妥，20mg/kg，于 15～30min 静脉滴入，若不能控制惊厥，1h 后可加用 10mg/kg，12h 后给维持量 3～5mg/(kg·d)。肝功能不全者改用苯妥英钠，顽固性抽搐者加用地西泮或水合氯醛。

(3)治疗脑水肿：控制入量，可用呋塞米(速尿)静脉推注，严重者可用 20%甘露醇注射液。一般不主张使用糖皮质激素。

2. HIE 治疗展望

(1)寻找阻断缺氧缺血性瀑布的神经保护药物，如黄嘌呤氧化酶抑制药、抗氧化剂等。

(2)亚低温疗法(降低脑温或体温 2～4℃)，仅适用于足月儿，对早产儿尚不宜采用。

(3)神经营养因子，如碱性成纤维细胞生长因子、胰岛素样生长因子。

(4)早期康复干预，早期感知刺激和动作训练可促进脑功能恢复。

【护理措施】

1. 基础护理　同新生儿护理。

2. 疾病护理

(1)加强监护、控制惊厥

①给氧：选择适当的给氧方式，维持 PaO_2>6.7～9.3kPa(50～70mmHg)，$PaCO_2$<5.3kPa(40mmHg)，保持呼吸道通畅，维持呼吸功能，患儿取侧卧位、床旁备吸引器等物品，合理给氧，耐心喂养。

②严密监护患儿的呼吸、心率、血氧饱和度、血压等，注意观察神志、肌张力、囟门张力、体温、尿量、抽搐和窒息所致各系统症状。

③遵医嘱给予镇静药、脱水药，避免外渗，观察用药反应，详细记录。

(2)早期康复干预：对疑有功能障碍者，将其肢体固定于功能位。早期给予患儿动作训练和感知刺激，促进脑功能恢复。

3. 健康教育

(1)安慰家长：耐心细致地解答病情，介绍有关的医学基础知识，取得家长理解，减轻家长的恐惧心理，得到家长最佳的配合。

(2)恢复期指导家长掌握康复训练的技能：坚持进行感知刺激与动作训练。定期随访。

第七节　新生儿颅内出血

新生儿颅内出血(intracranial hemorrhage of the newborn)是新生儿时期常见的因缺氧或产伤引起的脑损伤，早产儿发病率较高，预后较差。

【病因与发病机制】

1. 缺氧缺血　产前、产时、产后凡能引起缺氧、缺血的因素均可导致颅内出血的发生，以早产儿多见。

2. 产伤　以足月儿多见，因胎头过大、头盆不称、急产、使用高位产钳和吸引器助产等，使胎儿头部挤压变形而导致大脑镰、小脑天幕撕裂，而引起硬脑膜下出血，大脑表面静脉撕裂常伴有蛛网膜下腔出血。

3. 其他　快速输入高渗液体、机械通气不当，血压波动过大，操作时对头部按压过重均可引起颅内出血。还有少数颅内出血者，是由原发性出血性疾病或脑血管畸形引起。

【临床表现】　颅内出血的症状体征与出血部位及出血量有关，一般出生后1～2d出现症状，少数患儿出现症状时间较晚。

1. 常见症状

(1)意识改变：如易激惹、过度兴奋或表情淡漠、嗜睡、昏迷等。

(2)眼部症状：双目凝视、斜视、眼球上转困难、眼震颤等。

(3)颅内压增高：脑性尖叫、呕吐、前囟隆起、惊厥等。

(4)呼吸改变：呼吸增快或减慢，呼吸不规则或暂停等。

(5)肌张力改变：早期增高，以后减低。

(6)瞳孔改变：不等大，对光反应差。

(7)其他：出现黄疸和贫血表现。

2. 常见几种类型颅内出血的特点

(1)脑室管膜下及脑室内出血：多见于早产儿，常于24h内出现症状，也可出生后2～3d出现症状，大量出血时，神经系统迅速由兴奋转向抑制，病情迅速恶化。脑脊液呈血性。

(2)蛛网膜下腔出血：与出血量的多少有关，少量出血者很少有症状，或仅有激惹、肌张力低下等，出血量多时出现抽搐，早产儿可同时发生呼吸暂停；病情发展迅速，常于短期内死亡。

(3)硬脑膜下出血：多因机械损伤大血管引起。轻微出血者症状不明显，明显出血者出生后即可出现不安、尖叫、双眼凝视、斜视、惊厥伴对侧偏瘫体征。大量出血时颅内压可突然升高压迫脑干，患儿短时间内呼吸暂停而死亡。

【实验室检查】

1. 脑脊液检查　脑脊液压力升高，呈浅黄色，镜下可见皱缩红细胞，出血后数天之内可出现低糖脑脊液症，持续最长可达1个月，淋巴细胞数可轻度增高。

2. 头颅B超、CT或MRI等影像学检查　可了解出血部位、程度和范围。

【治疗要点】

1. 支持疗法　保暖、保持患儿安静，维持血压，保证热量供给，注意液体平衡，及时纠正酸中毒。

2. 止血　选择维生素K_1及酚磺乙胺(止血敏)、卡巴克络(安洛血)等药物止血，也可选择新鲜冷冻血浆。

3. 对症治疗　有惊厥时，首选苯巴比妥，也可选用地西泮、水合氯醛等抗惊厥。贫血、休克时可输洗涤红细胞和新鲜血浆。

4. 降低颅内压　可用呋塞米(速尿)静脉推注，中枢性呼吸衰竭者可用小剂量20%甘露醇注射液。

5. 脑积水治疗　乙酰唑胺可减少脑脊液的产生，必要时腰椎穿刺放脑脊液或侧脑室引流。

6. 应用脑代谢激活药　出血停止后，可给胞磷胆碱，也可选用脑活素，恢复期可给脑复康。

【护理措施】

1. 基础护理

(1)绝对保持安静：减少噪声，抬高患儿头部，尽量减少对患儿移动和刺激，将护理和治疗集中进行，动作做到轻、稳、准，静脉穿刺选用留置针，减少反复穿刺，防止加重颅内出血。

(2)合理喂养：不能进食者，给予鼻饲，保证患儿热量及营养的供给。准确记录24h出入量。

2. 疾病护理

(1)保持体温稳定：体温高时应予物理降温，体温过低时用红远外床、暖箱或热水袋保暖，定时监测体温并记录。

(2)保持呼吸通畅，维持正常呼吸形态：①改善呼吸功能，备好吸痰用物，及时清除呼吸道分泌物。②合理用氧，根据缺氧的程度给予用氧，注意用氧的方式和浓度，以维持PaO_2在8～10.7kPa(60～80mmHg)，呼吸暂停时应刺激患儿皮肤及采取人工辅助呼吸，病情好转及时停止用氧。

(3)密切观察病情变化：观察生命体征变化，观察患儿神志、瞳孔、呼吸、肌张力及囟门张力等改变，定时测量头围，发现异常及时通知医生并做好抢救准备，准确记录阳性体征。遵医嘱给予镇静、脱水药，并注意观察用药疗效及不良反应。

3. 健康教育

(1)向家长解答病情，讲解颅内出血的严重性，可能会出现的后遗症。并给予支持和安慰，减轻其紧张和恐惧心理。

(2)有后遗症时，鼓励、指导家长，尽早为患儿进行功能训练和智力开发，减轻脑损伤影响。

(3)鼓励家长坚持对患儿的治疗和康复训练，定期到医院随访。

第八节　新生儿肺透明膜病

新生儿肺透明膜病（hyaline membrane disease，HMD）又称新生儿呼吸窘迫综合征（neonatal respiratory distress syndrome，NRDS），为肺表面活性物质缺乏所致。表现为出生后不久即出现进行性加重的呼吸窘迫和呼吸衰竭。常见于早产儿，胎龄越小，发病率越高。

【病因与发病机制】　本病的发生主要是由于缺乏肺泡表面活性物质（pulmonary surfactant，PS）所引起。PS 由肺泡Ⅱ型上皮细胞产生，主要成分为磷脂，具有降低肺泡表面张力，避免肺泡萎陷的作用。PS 在胎龄 20～24 周出现，35 周后迅速增加。PS 缺乏时肺泡壁表面张力增高，肺泡逐渐萎陷，导致通气不良，出现缺氧、发绀。缺氧、酸中毒又引起肺血管痉挛，阻力增加，右心压力增高，导致动脉导管及卵圆孔发生右向左分流，加重缺氧。并使毛细血管通透性增高，血浆外漏，肺间质水肿和纤维蛋白沉着在肺泡表面形成嗜伊红透明膜，严重妨碍气体交换，使缺氧及酸中毒更加严重，形成恶性循环。

【临床表现】　症状多于出生时即开始或出生后 6h 内即出现呼吸困难，呈进行性加重，出现青紫，伴呼气时呻吟，吸气时胸廓凹陷，鼻翼扇动，肌张力低下，呼吸暂停甚至出现呼吸衰竭，呼吸窘迫呈进行性加重为本病的特点。听诊两肺呼吸音减低，早期无啰音，以后可听到细小水泡音；心音减弱、胸骨左缘可闻及收缩期杂音。重症者 3d 内死亡率较高。

【实验室检查】

1. 血气分析　PaO_2 下降，$PaCO_2$ 升高，pH 降低。

2. 分娩前抽取羊水　测磷脂和鞘磷脂的比值，如低于 2∶1，提示胎儿肺发育不成熟。

3. X 线检查　早期两肺透明度减低，可见均匀网状颗粒阴影和支气管充气征；严重者整个肺野不充气呈“白肺”。

4. 胃液振荡试验　胃液 1ml 加 95％乙醇 1ml，振荡 15s 后静止 15min，无泡沫为阴性，表示 PS 缺乏，如果沿管壁有一圈泡沫为阳性。阳性者可排除本病。

【治疗要点】

1. 纠正缺氧　根据患儿情况给予头罩吸氧、鼻塞持续气道正压通气（CPAP）、气管插管机械通气。

2. 应用肺表面活性物质　我国目前用于临床的 PS 有天然型（从牛或猪肺提取）和合成型，天然型 PS 疗效明显优于合成型 PS。早期给药是治疗成败的关键，一旦出现呼吸困难、呻吟，立即给药。

3. 对症处理　纠正酸中毒和电解质紊乱，纠正循环功能失衡，体液量不宜过多，以免造成肺水肿。

4. 支持治疗　供给所需营养和水分，保持气道通畅。

5. 防治肺部感染　应用抗生素预防和治疗肺部感染。

【护理措施】

1. 基础护理

（1）维持适中环境温度：室内相对湿度在55％～65％，使患儿的皮肤温度保持在 36～37℃，以降低机体耗氧，减少体内水分丢失。

（2）保证营养及水分的供给：根据患儿的每日所需热量计算奶量，不能吸乳吞咽者，可用鼻饲法或静脉补充。准确记录患儿 24h 出入量。

（3）做好消毒隔离：保持室内空气清新，严格执行无菌操作，预防感染。

2. 疾病护理

（1）维持有效呼吸，保持呼吸道通畅。

①及时清除口、鼻、咽部分泌物，必要时雾化吸入后吸痰，保持呼吸道通畅。

②供氧及辅助呼吸：根据病情及血气分析采用不同供氧方法和调节氧流量，使 PaO_2 维持在 6.7～9.3kPa（50～70mmHg），SaO_2 维持在 0.87～0.95。注意避免氧中毒。持续气道正压通气（CPAP），能使肺泡在呼气末保持正压，防止肺泡萎陷，并有助于萎陷肺泡重新张开，改善缺氧。当 CPAP 无效，PaO_2 仍＜6.7kPa（50mmHg），$PaCO_2$ 仍＞8kPa（60mmHg），或呼吸暂停频发时，可行气管插管并采用间歇正压通气（IPPV）加呼气末正压通气（PEEP）。

（2）遵医嘱气管内滴入表面活性物质：滴药前彻底吸净气道分泌物；抽取药液于患儿吸气时滴入并转动患儿体位，从仰卧位转至右侧位再至左侧位，使药液较均匀进入各肺叶，也可用复苏器加压给氧，以助药液扩散。用药后 4～6h 禁止呼吸道内吸引。

(3)严密观察病情：用监护仪监测体温、呼吸、心率及心律，监测氧分压等，并随时进行病情评估，分析各种化验检查结果，注意用药后的反应，认真记录病情变化。

3. 健康教育

(1)耐心向家长解答患儿病情，让家长了解该病的危险性、预后、治疗过程，取得最佳配合。

(2)做好科学育儿知识宣传工作。

第九节　新生儿肺炎

新生儿肺炎(neonatal pneumonia)是新生儿时期常见疾病，可分为吸入性肺炎和感染性肺炎两大类，死亡率较高。

一、吸入性肺炎

【病因与发病机制】　胎儿在宫内或娩出时吸入羊水致肺部发生炎症，称羊水吸入性肺炎；吸入被胎粪污染的羊水，称胎粪吸入性肺炎；出生后因喂养不当、吞咽功能不全、吮乳后呕吐、食管闭锁和唇裂、腭裂等引起乳汁吸入而致肺炎，称乳汁吸入性肺炎。其中以胎粪吸入性肺炎病死率最高，由于胎儿缺氧，出生后除肺炎外，常伴缺氧缺血性脑病、颅内出血等多系统损害，故胎粪吸入性肺炎又称胎粪吸入综合征(meconium aspiration syndrome, MAS)，足月儿和过期产儿多见。

当胎儿在宫内或分娩过程中胎头或脐带受压可刺激肠道副交感神经引起胎儿排便，尤其缺氧时，肛门括约肌松弛使胎粪排出，低氧血症又刺激胎儿呼吸中枢诱发胎儿喘息样呼吸，将胎粪吸入鼻咽及气管内，而胎儿娩出后的有效呼吸更使呼吸道内的胎粪吸入肺内。气道内的黏稠胎粪造成机械性梗阻，引起肺气肿和肺不张，特别在形成活瓣样栓塞时，气体只能进入，使肺泡内压力逐渐增高，造成气胸和间质性肺气肿，加重通气障碍，产生急性呼吸衰竭。胎粪中的胆汁刺激肺组织可引起化学性炎症反应，产生低氧血症和酸中毒，因此胎粪吸入性肺炎最严重。

【临床表现】　羊水、胎粪吸入者多有宫内窘迫和(或)出生时的窒息史，在复苏或出生后出现呼吸急促(呼吸 >60 次/分)、呼吸困难、发绀、鼻翼扇动、三凹征、口吐泡沫或从口腔内流出液体，大量羊水吸入性肺炎两肺可闻及干湿性啰音。胎粪吸入者病情往往较重，缺氧严重者可出现神经系统症状，双目凝视、尖叫、惊厥；若并发气胸和纵隔气胸时，出现呼吸衰竭，病情迅速恶化甚至死亡。乳汁吸入性肺炎患儿喂奶时有呛咳，乳汁从口、鼻流出，面色发绀，吸入量过多可有窒息。

【实验室检查】

1. 血气分析　PaO_2 下降，$PaCO_2$ 升高，pH 降低。

2. 胸部 X 线检查　两侧肺纹理增粗伴肺气肿。

【治疗要点】

1. 尽快清除吸入物，保持呼吸道通畅。

2. 给氧，保暖，纠正酸中毒，对症处理。

3. 合理使用抗生素。

二、感染性肺炎

【病因】　细菌、病毒、衣原体等都可引起新生儿感染性肺炎。病原体的侵入可发生在宫内、出生时及出生后。

1. 宫内感染　胎儿在宫内吸入污染的羊水而致病，或胎膜早破时孕母阴道细菌上行导致感染，或母孕期受病毒、细菌等感染，病原体通过胎盘达胎儿血液循环至肺部引起感染。

2. 出生时感染　因分娩过程中吸入污染的产道分泌物或断脐不洁发生血行感染。

3. 出生后感染　由上呼吸道下行感染肺部或病原体通过血液循环直接引起肺感染。

【临床表现】　宫内感染的患儿出生时常有窒息史，症状出现较早，多在 12～24h 发生；产时感染性肺炎要经过一定潜伏期，如细菌感染多在出生后 3～5d 发病，Ⅱ型疱疹病毒感染则在出生后 5～10d 出现症状；产后感染性肺炎则多在出生后 5～7d 发病。患儿一般症状不典型，主要表现反应差、哭声弱、拒奶、吐奶、口吐白沫、呼吸浅促、发绀、呼吸不规则、体温不稳定，病情严重者出现点头呼吸或呼吸暂停；肺部体征不明显，有的仅表现双肺呼吸音粗。金黄色葡萄球菌肺炎易并发气胸、脓胸、脓气胸等，病情较严重。

【实验室检查】

1. 血液检查　白细胞总数可正常或减少(病

毒感染)，也可增高(细菌感染)。

2. X 线检查　胸片可见肺纹理增粗或出现点状、片状阴影，可融合成片；可有肺不张、肺气肿。

3. 病原学检查　取血液、脓液、气管分泌物做细菌培养、病毒分离；免疫学方法监测细菌抗原、血清检测病毒抗体及衣原体特异性 IgM 等有助诊断。

【治疗要点】

1. 控制感染　针对病原菌选择合适的抗生素，如肺炎双球菌、B 族 β 溶血性链球菌肺炎选用青霉素；金黄色葡萄球菌肺炎可选用头孢菌素；大肠埃希菌肺炎可选用阿米卡星和氨苄西林；呼吸道合胞病毒肺炎可选用利巴韦林(病毒唑)；衣原体肺炎可选用红霉素。

2. 其他　保持呼吸道通畅，注意保暖，合理喂养和氧疗。

【护理措施】

1. 基础护理

(1)维持正常体温：体温过高时采取物理或药物降温，体温过低时给予保暖。

(2)供给足够的能量及水分：少量多次喂奶，细心喂养，喂哺时防止呛咳窒息。重者予以鼻饲或由静脉补充营养物质与液体。

(3)其他：保持室内空气新鲜，温湿度适宜，经常翻身，减少肺部淤血。

2. 疾病护理

(1)保持呼吸道通畅

①胎头娩出后及时有效地清除呼吸道分泌物及吸入物。如有分泌物堵塞气道或无呼吸者，立即用喉镜进行气管插管，并通过气道内导管将黏液吸出，再吸氧或人工呼吸。

②分泌物黏稠者可行超声雾化吸入，稀释痰液，每次不超过 20min，以免引起肺水肿。吸入后协助排痰或吸痰。

③经常更换体位，拍背，及时吸痰，吸痰时勿损伤黏膜及引起患儿疲劳。

(2)合理用氧，改善呼吸功能

①有低氧血症者，根据病情和血氧监测情况采用鼻导管、面罩、头罩等方法给氧，使其 PaO_2 维持在 8～10.7kPa(60～80mmHg)，重症并发呼吸衰竭者，给予正压通气。注意用氧的浓度、时间，避免引起氧中毒。

②胸部理疗，以促使肺部炎症的吸收。

(3)密切观察病情：观察全身反应、体温、进奶量等情况；观察呼吸困难、缺氧是否改善；观察有无并发症，有无心力衰竭和气胸、纵隔气肿的表现，做好配合抢救的准备。

(4)合理用药：遵医嘱应用抗生素、抗病毒药物，并密切观察药物的不良反应。

3. 健康教育

(1)耐心向家长介绍患儿的病情，让家长了解该病的治疗和护理要点，取得家长的最佳配合。

(2)向家长讲解科学育儿知识。

第十节　新生儿黄疸

新生儿黄疸(neonatal jaundice)是由于新生儿时期体内胆红素(大多为未结合胆红素)的累积而引起皮肤巩膜等黄染的现象。可分为生理性黄疸和病理性黄疸。引起黄疸的病因复杂，病情轻重不一，重者可导致胆红素脑病(核黄疸)，而引起死亡或严重后遗症。生理性黄疸详见本章第二节新生儿特殊生理状态，本节主要介绍病理性黄疸。

【新生儿胆红素代谢特点及病理性黄疸病因】

1. 新生儿胆红素代谢特点

(1)胆红素生成较多：每日新生儿胆红素生成约为成人的 2 倍以上，其原因：①宫内胎儿处于氧分压偏低的环境，红细胞数量代偿性增多，出生后环境氧分压提高，使过多的红细胞破坏；②新生儿红细胞寿命为 80～100d，比成人短 20～40d，形成胆红素的周期亦缩短；③旁路胆红素来源多和血红素加氧酶在出生后 7d 内含量高，产生胆红素的潜力大。

(2)肝功能不成熟：①肝细胞内摄取胆红素所必需的 Y 蛋白及 Z 蛋白含量低，使肝细胞对胆红素摄取能力差；②新生儿肝细胞内尿苷二磷酸葡萄糖醛酸基转移酶含量极低，且活力不足，形成结合胆红素的功能差，此酶的活性 1 周后接近正常；③新生儿肝细胞对结合胆红素排泄到胆汁内有暂时性缺陷，易致胆汁淤积。

(3)肠肝循环增加：新生儿刚出生时肠道内正常菌群尚未建立，不能将进入肠道的胆红素转化为尿胆原和粪胆原。且新生儿肠道内 β-葡萄糖醛酸苷酶活性较高，能很快将进入肠道内的结合胆红素水解成未结合胆红素和葡萄糖醛酸，未结合胆红素又被肠壁重吸收经门静脉进入血液循环到达肝，加重肝负担。

2. 病理性黄疸病因

(1)感染性：①新生儿肝炎大多由巨细胞病毒、乙型肝炎病毒通过胎盘垂直感染或胎儿通过产道被感染；②新生儿败血症及其他感染：由于细菌的毒素作用于红细胞，加速红细胞破坏及损伤肝细胞所致。

(2)非感染性：①新生儿溶血病，因母、子血型不合引起的免疫性溶血；②先天性胆道阻塞；③母乳性黄疸；④遗传性疾病，如红细胞6-磷酸葡萄糖脱氢酶缺陷等；⑤药物性黄疸，如维生素K_3及磺胺等；⑥其他，如缺氧、低血糖、酸中毒等可导致病理性黄疸。

【临床表现】

1. 黄疸表现特点　①黄疸出现早，一般在出生后24h内出现；②黄疸程度重，血清胆红素足月儿＞221μmol/L(12.9mg/dl)，早产儿＞257μmol/L(15mg/dl)；③黄疸进展快，血清胆红素每日上升＞85μmol/L(5mg/dl)；④黄疸持续不退或退而复现，足月儿＞2周，早产儿＞4周并进行性加重；⑤血清结合胆红素＞26μmol/L(1.5mg/dl)。

2. 严重表现　当患儿血清胆红素＞342μmol/L(20mg/dl)时，游离的非结合胆红素可透过血-脑脊液屏障，造成基底核等处的神经细胞损害，出现中枢神经系统症状，发生胆红素脑病(核黄疸)。该病多于出生后4～7d出现症状。

临床将其分为4期。警告期：嗜睡、反应低下、吸吮无力、肌张力减低，偶有尖叫和呕吐。持续12～24h。痉挛期：出现双眼凝视、抽搐、角弓反张、呼吸节律不整。此期持续12～48h。恢复期：吃奶及反应好转，抽搐次数减少，角弓反张逐渐消失，肌张力逐渐恢复。此期约持续2周。后遗症期：出现核黄疸四联症：手足徐动；眼球运动障碍；听觉障碍；牙釉质发育不良。此外，也可留有脑瘫、智能落后、抽搐、抬头无力和流涎等后遗症。

3. 新生儿病理性黄疸常见疾病的临床特点

(1)新生儿溶血病：是指母、婴血型不合，母血中血型抗体通过胎盘进入胎儿血液循环，发生同种免疫反应致使胎儿、新生儿红细胞破坏而引起的溶血。ABO系统和Rh系统血型不合引起者最多见。主要表现有①黄疸：出生后24h内出现黄疸，并进行性加重，血清胆红素浓度迅速增加。②贫血：ABO溶血病贫血较轻，Rh溶血病贫血出现早且重。重度贫血常伴有水肿、皮肤苍白，易发生贫血性心脏病致心力衰竭。③肝、脾大：由于髓外造血引起肝脾代偿性增大，多见Rh溶血病患儿。④胆红素脑病。

(2)母乳性黄疸：由于母乳中β-葡萄糖醛酸苷酶的活性较牛奶明显增高，使肠道中未结合胆红素的产生及吸收增加所致。一般于母乳喂养后4～5d出现黄疸，持续升高，2～3周达高峰，4～12周后降至正常。患儿一般状态良好，停喂母乳1～3d黄疸即下降。

(3)先天性胆道闭锁：出生后2周出现黄疸并逐渐加重，皮肤呈黄绿色，肝进行性增大，质硬、光滑，粪便呈灰白色(陶土色)。以结合胆红素增加为主，肝功能异常，多在3～4个月发展为胆汁性肝硬化。

(4)新生儿肝炎：大多因病毒通过胎盘使胎儿感染，或通过产道时被感染。以巨细胞病毒、乙型肝炎病毒最常见。一般于出生后2～3周出现黄疸，并逐渐加重，伴厌食、体重不增、大便色浅，尿色深黄，肝大。以结合胆红素增高为主，伴肝功能异常。

(5)新生儿败血症及其他感染：由于细菌毒素作用，加快红细胞破坏、损坏肝细胞所致。黄疸于1周内出现，或黄疸退而复现并进行性加重，并伴全身中毒症状，有感染病灶，以脐炎、皮肤脓疱疮引起最多见。早期以未结合胆红素增高为主，或两者均高；晚期则以结合胆红素增高为主。

【实验室检查】

1. 血常规　红细胞降低、血红蛋白降低，网织红细胞显著增加。

2. 胆红素测定　血清胆红素升高，以未结合胆红素升高为主。

3. 血型测定　母子血型不合。

4. 抗体检查　患儿红细胞直接抗人球蛋白试验阳性；红细胞抗体稀释试验阳性；血清游离抗体(抗A或抗B IgG)阳性。

【治疗要点】

1. 病因治疗　积极治疗原发疾病。

2. 降低血清胆红素　尽早喂养，诱导建立肠道正常菌群，减少肠肝循环，保持大便通畅，减少肠壁对胆红素的吸收。必要时采用蓝光疗法。

3. 保护肝　预防和控制病毒、细菌感染，避免使用对肝细胞有损害作用的药物。

4. 降低游离胆红素　根据病情，适当地输入人体血浆和清蛋白，降低游离胆红素。

5. 其他　纠正缺氧、酸中毒、电解质紊乱，维持酸碱平衡。

【护理措施】

1. 基础护理

(1)保暖：置患儿于适中温度中，维持体温稳定，因低体温影响胆红素与清蛋白的结合，可使血清非结合胆红素水平升高。

(2)尽早喂养：耐心喂养患儿，可刺激肠道蠕动，促进胎便排出，有利于肠道建立正常菌群，减少肠肝循环。

(3)保持室内安静：减少不必要刺激，护理操作集中进行。

(4)皮肤护理：观察皮肤有无破损及感染灶，脐部如有脓性分泌物，可用3%过氧化氢清洗局部后，涂以安尔碘，保持脐部清洁和干燥。

2. 疾病护理

(1)密切观察病情，预防胆红素脑病

①密切观察皮肤、巩膜的色泽变化和神经系统的表现：根据患儿皮肤黄染的部位和范围，估计血清胆红素增高的程度，判断进展情况。

②观察生命体征：体温、脉搏、呼吸及有无出血倾向，观察患儿哭声、吸吮力、肌张力变化、精神反应等，有无抽搐，判断有无核黄疸发生。

③观察排泄情况：大小便次数、量及性状，如有胎粪延迟排出，应给予灌肠处理。

④观察贫血进展情况：严密监测溶血性贫血患儿的实验室检查结果，观察患儿呼吸、心率、尿量的变化及水肿、肝脾大等情况，判断有无心力衰竭。

(2)光照疗法和换血疗法：按光照疗法及换血疗法护理。

(3)准确无误地执行医嘱，密切观察治疗效果：给予清蛋白和肝酶诱导药治疗，纠正酸中毒，以利于胆红素与清蛋白结合。有心力衰竭时给予利尿药和洋地黄类药物，注意用药后反应。切忌快速输入高渗性药物，以免胆红素通过血脑屏障进入脑组织。

3. 健康教育

(1)讲解黄疸病因及临床表现，使家长了解疾病的转归，取得家长的配合。

(2)既往有新生儿溶血症、流产或死胎的孕妇，应讲解产前检查和胎儿宫内治疗的重要性，防止新生儿出生时溶血症的发生。

(3)对可能留有后遗症者，指导家长早期进行功能锻炼，康复治疗。

(4)母乳性黄疸的患儿，母乳喂养可暂停1～4d或改为隔次母乳喂养，黄疸消退后再恢复母乳喂养。

第十一节　新生儿败血症

新生儿败血症(neonatal septicemia)是指新生儿期病原体侵入血液循环并在血液中生长繁殖、产生毒素而造成的全身感染。其发病率及病死率较高。早产儿多见。

【病因与发病机制】　新生儿免疫系统功能不完善，皮肤黏膜屏障功能差，加之血液中补体少，白细胞在应激状态下杀菌力下降、T细胞对特异性抗原反应差，细菌一旦侵入易导致全身感染。病原菌以金黄色葡萄球菌、大肠埃希菌为主；近年来，由于各种导管、气管插管技术的广泛应用及极低体重儿的存活率提高，表皮葡萄球菌、肺炎克雷伯杆菌、铜绿假单胞菌等条件致病菌败血症有增多趋势。感染途径可发生在产前、产时或产后。产前孕妇有明显的感染史，尤其是羊膜腔的感染更易引起发病；产时感染与胎儿通过产道时被细菌感染有关，如产程延长、胎膜早破及助产过程消毒不严等；产后感染往往与细菌经脐部、皮肤黏膜损伤处及呼吸道、消化道等部位的侵入有关。此外，近年来医源性感染有增多趋势。

【临床表现】　产前、产时感染一般在出生后3d内出现症状，产后感染一般在出生3d后出现症状。临床表现无特异性，一般早期表现为精神不振、哭声弱、体温异常等，而后发展为精神萎靡、嗜睡、拒乳、不哭、不动，未成熟儿则表现为体温不升，黄疸常迅速加重、持续不退或退而复现，严重者有核黄疸表现。少数严重者很快发展为循环衰竭、呼吸衰竭、DIC及中毒性肠麻痹、酸碱平衡紊乱等。

【实验室检查】

1. 血常规　白细胞总数升高，有中毒颗粒和核左移，中性粒细胞增高。

2. 病原学检查

(1)血培养：应在抗生素使用前进行，抽血时严格消毒，阳性有诊断意义。

(2)可酌情进行胃液、脐部、咽部、外耳道分泌物等涂片和培养，对本病诊断有参考意义。

【治疗要点】

1. 合理使用抗生素 早期、联合、足量静脉应用抗生素，血培养阳性者疗程至少10～14d，有并发症者应治疗3周以上，选用药物敏感的抗生素。

2. 支持、对症治疗 注意保暖，供给氧气、能量和液体；清除感染灶；纠正酸中毒及电解质紊乱；必要时可静脉输注新鲜血浆或全血、粒细胞、血小板及免疫球蛋白。

【护理措施】

1. 基础护理

(1)保护性隔离，避免交叉感染。

(2)保证营养供给，喂养时要细心，少量、多次给予哺乳，保证机体的需要；吸吮及吞咽能力差者，可鼻饲喂养，病情危重者按医嘱静脉补充能量和水；每日测体重1次，以评估疗效和判断营养状况。

2. 疾病护理

(1)维持体温稳定：当体温过高时，可调节环境温度，打开包被等物理的方法或多喂水来降低体温，新生儿不宜用药物、乙醇擦浴、冷盐水灌肠等刺激性强的降温方法，否则易出现体温不升。体温不升时，及时给予保暖措施；降温后，30min复测体温1次并记录。

(2)遵医嘱给予抗生素治疗：注意药物稀释浓度，注意药物的不良反应。

(3)清除局部感染灶：如脐炎、鹅口疮、脓疱疮、皮肤破损等，防止感染继续蔓延扩散。

(4)严密观察病情变化：定时监测体温、脉搏、呼吸、血压的变化，如出现面色发灰、哭声低弱、尖叫、呕吐频繁等症状时，提示有脑膜炎的可能，及时与医生取得联系，并做好抢救准备。

3. 健康教育

(1)做好家长的心理护理，减轻家长的恐惧及焦虑，树立对患儿康复的信心。

(2)讲解与败血症发生有关的护理知识及抗生素治疗过程较长的原因，取得家长合作。

(3)向家长介绍预防新生儿感染的方法，指导家长正确喂养和护理，让家长了解当发生局部感染时，应及时彻底治疗，以防感染扩散引起败血症。

第十二节 新生儿寒冷损伤综合征

新生儿寒冷损伤综合征(neonatal cold injury syndrome)简称新生儿冷伤，主要是在受寒的情况下引起的低体温和多器官功能的损伤，严重者引起皮肤和皮下脂肪变硬与水肿，因此亦称新生儿硬肿症。

【病因与发病机制】 病因：寒冷、早产、感染和窒息是其致病因素。

1. 新生儿体温调节中枢不成熟，体表面积相对较大，血管丰富，皮下脂肪层薄，易散热。

2. 早产儿棕色脂肪储存不足，缺氧、酸中毒及感染时产热不足，寒冷时缺乏寒战反应，容易出现低体温。

皮下脂肪组织中饱和脂肪酸含量大，熔点高，体温降低时易凝固。

低体温和皮肤硬肿，可使局部血液循环淤滞，引起组织缺氧、代谢性酸中毒，导致皮肤毛细血管壁通透性增加，出现水肿。严重者可引起弥散性血管内凝血和多器官功能损伤。

【临床表现】 主要发生在寒冷季节或重症感染时，多于出生后1周内发病，早产儿多见。

1. 一般表现 反应低下、吮乳差或拒乳、哭声低弱或不哭，也可出现呼吸暂停等。

2. 低体温 体温常<35℃，重症<30℃，可出现四肢或全身冰冷。低体温时常伴有心率减慢。

3. 皮肤硬肿 皮肤紧贴皮下组织，不能移动，按之似橡皮样感，呈暗红色或青紫色。伴水肿者有指压凹陷。硬肿常呈对称性，发生顺序为：小腿→大腿外侧→下肢→臀部→面颊→上肢→全身。硬肿面积的计算方法：头颈部20%，双上肢18%，前胸及腹部14%，背及腰骶部14%，臀部8%，双下肢26%。

4. 多器官功能损害 重症可出现休克、弥散性血管内凝血(DIC)、急性肾衰竭和肺出血等多脏器衰竭。

临床依据体温及皮肤硬肿范围分为轻度：体温≥35℃，皮肤硬肿范围<20%；中度：体温<35℃，皮肤硬肿范围20%～50%；重度：体温<30℃，皮肤硬肿范围>50%，常伴有器官功能障碍。

【实验室检查】

1. 血常规 白细胞总数一般无明显变化，合并感染者白细胞总数及中性粒细胞升高。

2. 实验室检查

(1)依据病情选择动脉血气分析，查血电解质、血尿素氮、血糖、肌酐等。

(2)血小板计数、凝血时间及纤维蛋白原测定，确定有无DIC。

3. 心电图检查　显示心肌损害、心动过缓、低电压、心律失常等。

4. X线胸片　了解肺部炎症、水肿或出血改变。

【治疗要点】

1. 复温　根据患儿体温下降程度，制订不同的复温方法，复温的原则是逐步复温，循序渐进。

2. 支持疗法　补充足够热量，依据病情选择经口或静脉给予营养物质，必要时可间歇性输血或血浆。

3. 纠正器官功能紊乱　及时处理肺出血、微循环障碍、肾衰竭及DIC。

4. 合理用药　有感染者根据血培养和药敏结果选用抗生素及对症处理。

【护理措施】

1. 基础护理

(1)合理喂养：根据患儿的吸吮、吞咽、消化能力，选择适宜的营养供给方式，保证能量和水分的供给。有明显心、肾功能损害者，应严格控制输液量及输液速度。供给的能量和液体需加温至35℃左右。

(2)预防感染：①实行保护性隔离；②做好病室、暖箱内的清洁消毒；③加强皮肤护理；经常更换体位；尽量避免肌内注射；④严格遵守无菌操作，避免医源性感染。

2. 疾病护理

(1)复温：是治疗护理的关键措施。①对肛温>30℃，腋温－肛温差(T_{A-R})为正值的轻、中度硬肿的患儿，此时可通过减少散热复温，将患儿置于适中温度的暖箱中。早产儿，可放入30℃暖箱中，根据体温恢复的情况逐渐调整到30～34℃的范围，每小时监测肛温1次，使患儿6～12h恢复正常体温。无条件者用温暖的襁褓包裹，置于25～26℃室温环境中，并用热水袋保暖，也可用热炕、母亲怀抱、电热毯等保暖复温，防止烫伤。②如体温<30℃，腋温－肛温差为负值的重度患儿，先将患儿置于比体温高1～2℃的暖箱中，并逐步提高暖箱的温度，每小时升高0.5～1℃，最高不超过34℃，同时监测肛温、腋温，使患儿体温12～24h恢复正常。体温恢复正常后，将患儿放置于预热到适中温度的暖箱中。

(2)观察病情：①监测体温，复温过程用低温计测肛温，同时测腋温，计算腋温－肛温差值，便于估计病情进展和程度，作为调节暖箱温度的依据。②观察心率、呼吸，注意一般状态、反应、哭声、吸吮力、尿量等，详细记录病情变化。③观察暖箱及室内温度、湿度的变化并及时调整。如发现病情突变及时与医生取得联系。

(3)预防多器官功能损害：遵医嘱正确用药，并观察疗效与不良反应。注意观察有无出血倾向及肺出血表现，详细记录，并备好抢救药品和设备。

3. 健康教育

(1)耐心向家长解答患儿病情，介绍有关硬肿症的病因、治疗和护理知识。

(2)指导坚持母乳喂养，避免因患儿住院而造成断奶。

(3)介绍相关保暖、喂养、预防感染、加强护理、预防接种等育儿知识。

第十三节　新生儿破伤风

新生儿破伤风(neonatal tetanus)是指破伤风杆菌侵入脐部引起的急性感染性疾病，常在出生后7d左右起病，临床症状以全身骨骼肌强直性痉挛和牙关紧闭为特征，俗称“脐风”“七日风”“锁口风”。由于无菌接生技术的推广和医护质量提高，其发病率和死亡率明显下降。

【病因与发病机制】　破伤风芽胞梭状杆菌为革兰阳性厌氧菌，广泛存在于自然界中，其芽胞抵抗力极强，能耐煮沸1h，干热150℃ 1h。在接生时，用未消毒的剪刀、敷料等，使破伤风梭状杆菌侵入脐部，缺氧环境有利于该菌繁殖，并产生破伤风痉挛毒素，导致全身肌肉痉挛。由于最先侵犯三叉神经，早期表现为牙关紧闭、苦笑面容。此毒素也可兴奋交感神经，导致心动过速、高血压、多汗等。

【临床表现】　潜伏期3～14d，多为4～8d，发病越早，发作期越短，预后越差。起病初期，患儿哭吵不安，咀嚼肌受累，张口及吸吮困难，随后牙关紧闭，面肌痉挛，出现苦笑面容；继而双拳紧握、上肢过度屈曲、下肢伸直，呈角弓反张；强直性痉挛阵阵发作，间歇期虽痉挛停止，但肌强直继续存在，轻微刺激均可引起痉挛发作。咽肌痉挛使唾液充满口腔；呼吸肌、喉肌痉挛引起呼吸困难、青紫、窒息；膀胱和直肠括约肌痉挛，导致尿潴留和便秘。患儿早期一般不发热，以后可因肌肉痉挛或肺部继发感染导致发热。

【实验室检查】

1. 早期无明显抽搐时，用压舌板轻压舌根立即引起牙关紧闭，有助于诊断。

2. 本病症状典型，一般不需做细菌学诊断。

【治疗要点】

1. 中和毒素　肌内注射或静脉破伤风抗毒素（TAT）和破伤风免疫球蛋白（TIG），可中和游离的破伤风毒素。

2. 对症治疗　处理脐部、给氧等。

3. 控制感染　选用能杀灭破伤风杆菌的有效药物，如青霉素、头孢菌素、甲硝唑等。

4. 保证营养　根据病情选择适宜的营养供给方式，如鼻饲、静脉给予。

5. 控制痉挛　首选地西泮（安定），也可用苯巴比妥钠、10%水合氯醛等，可采用交替或联合用药。

【护理措施】

1. 基础护理

（1）置于单间病房：专人看护，房间要求避光、隔音。保持室内绝对安静、空气新鲜、温湿度适宜、光线稍暗，避免任何声、光等不良刺激，各种治疗及护理应在镇静药发挥最大作用时集中治疗，操作时动作要轻、快，静脉输液时应用留置针，减少刺激。

（2）保证营养：患儿早期吞咽功能障碍，牙关紧闭、喂养困难，应予静脉营养以保证热能供给。痉挛减轻后可用鼻饲，喂后侧卧位防窒息，病情好转可经口喂养，训练患儿吸吮及吞咽功能，根据胃的耐受情况，逐渐增加喂养量。

（3）口腔护理：患儿禁食或鼻饲管喂养期间，口唇常干裂易破，应涂无菌石蜡油等保持湿润。做好口腔清洁。

（4）皮肤护理：由于患者处于骨骼肌痉挛状态，易发热、出汗，适当打开包被降温、及时擦干汗渍、保持患儿皮肤清洁干爽。定期翻身，预防压疮及坠积性肺炎。

（5）预防受伤：剪短患儿指甲，戴并指手套，在手掌中可放一软布卷保护手掌心不被损伤，床栏周围放置软垫，抽搐发作期间切勿用力按压患儿。

2. 疾病护理

（1）缓解痉挛，预防窒息

①按医嘱用药：注射破伤风抗毒素，用前做皮肤试验。静脉给予地西泮、苯巴比妥等药物，严禁药液外渗，以免造成局部组织坏死。联合或交替使用止痉药物，需密切观察不良反应，如蓄积过量可引起呼吸停止。

②保持呼吸道通畅：发作频繁，有缺氧、发绀表现时，应选用头罩间歇给氧，避免鼻导管给氧，以减少刺激。当病情好转，缺氧发作间隙，应及时停止用氧，以防引起氧中毒。备好急救药品和器械，做好气管插管或气管切开的准备。

（2）脐部护理：处理脐部用消毒剪刀剪去残留脐带的过长部分重新结扎，近端用3%过氧化氢溶液清洗局部后，涂以碘酒。保持脐部清洁、干燥。脐部严重感染或脐周脓肿应清创引流。接触伤口的敷料应焚烧处理。

（3）密切观察病情，加强监测，详细记录病情变化，尤其注意抽搐发生时间、强度、持续时间和间隔时间，抽搐发生时患儿面色、心率、呼吸及血氧饱和度改变。发现异常，立即通知医生并做好抢救准备工作。

3. 健康教育

（1）向家长解答病情，介绍该病的发生原因、治疗及预后，消除恐惧心理。

（2）指导家长做好脐部护理，讲授有关育儿知识，按时进行预防接种。

（3）积极推广无菌接生法。

第十四节　新生儿糖代谢紊乱

糖代谢紊乱包括低血糖症和高血糖症，在新生儿期极为常见。

一、新生儿低血糖症

目前认为凡全血血糖<2.2mmol/L（40mg/dl）可诊断为新生儿低血糖症。

【病因与发病机制】

1. 葡萄糖产生过少和需要量增加　①多见于早产儿、小于胎龄儿，主要与肝糖原、脂肪、蛋白储存不足和糖原异生功能低下有关；②败血症、寒冷损伤、先天性心脏病患儿，由于热能摄入不足，代谢率高，而糖的需要量大，糖原异生作用低下所致；③先天性内分泌和代谢缺陷病常出现持续顽固的低血糖。

2. *葡萄糖消耗增加*　多见于糖尿病母亲的婴儿、Beckwith 综合征、婴儿胰岛细胞增生症、Rh 溶血病及窒息缺氧等，均由高胰岛素血症所致。

【临床表现】　无症状或无特异性症状，表现为反应差、嗜睡、喂养困难、哭声异常、肌张力低、易激惹、惊厥、呼吸暂停等。经补充葡萄糖后症状消失、血糖恢复正常。低血糖多为暂时的，如反复发作需考虑先天性内分泌疾病和代谢缺陷引起。

【实验室检查】

1. 常用微量纸片法测定血糖，异常者采用静脉血测定血糖以明确诊断。

2. 对有可能发生或已发生低血糖的新生儿定时进行血糖监测。

3. 对持续顽固性低血糖者进一步做胰岛素、胰高糖素、生长激素及皮质醇、T_4 及 TSH 等检查，以明确是否患有先天性内分泌疾病或代谢缺陷病。

【治疗要点】

1. 无症状低血糖可给予进食葡萄糖，如无效改为静脉输注葡萄糖。

2. 对有症状患儿应静脉输注葡萄糖。

3. 对持续或反复低血糖者除静脉输注葡萄糖外，结合病情加用氢化可的松静脉滴注、胰高血糖素肌内注射或泼尼松口服，积极治疗原发病。

【护理措施】

1. *基础护理*　同新生儿护理。

2. *疾病护理*

(1)保证能量供给：①出生后能进食者提倡尽早喂养，根据病情给予 10%葡萄糖注射液或母乳喂养。对早产儿或窒息儿可建立静脉通路，保证葡萄糖输入。②定期监测血糖，及时调整输入量及速度，防止治疗过程中发生医源性高血糖症。

(2)密切观察病情：①观察患儿生命体征；②随时观察患儿反应、肌张力等，观察有无震颤、多汗、呼吸暂停等，并与静脉滴注葡萄糖后的状况作比较；③对呼吸暂停者，给予托背、弹足底等处理。有缺氧时，及时、合理给氧。

3. *健康教育*

(1)向家长解答病情，介绍该病的相关知识。

(2)介绍新生儿护理、喂养、预防接种等科学育儿知识。

二、新生儿高血糖症

新生儿高血糖症(neonatal hyperglycemia)指新生儿全血血糖>7.0mmol/L (125mg/dl)。

【病因与发病机制】

1. *医源性高血糖*　早产儿和极低体重儿发生率高，由于输注葡萄糖浓度过高、速率过快或机体不能耐受所致。

2. *抑制糖原合成*　呼吸暂停使用氨茶碱治疗时，能激活肝糖原分解，抑制糖原合成所致。

3. *疾病影响*　窒息、感染、寒冷等应急状态下，可能与肾上腺能受体兴奋，儿茶酚胺和胰高糖素释放增加或胰岛反应差有关。

4. *真性糖尿病*　新生儿期少见。

【临床表现】　轻者可无症状，血糖显著增高者表现为口渴、烦躁、多汗、体重下降、惊厥等症状。

【实验室检查】　血糖测定：全血血糖>7.0mmol/L(125mg/dl)。

【治疗要点】

1. 减少葡萄糖用量和减慢葡萄糖输注速度。

2. 治疗原发病，纠正脱水及电解质紊乱。

3. 高血糖不能控制者可考虑在血糖监测下输注胰岛素。

【护理措施】

1. *基础护理*　除同新生儿护理外，注意臀部护理，勤换尿布，保持会阴部清洁干燥，如有红臀及时处理。

2. *疾病护理*

(1)严格控制输注葡萄糖的量及速度，监测血糖变化。

(2)观察病情，观察生命体征，体重和尿量变化，注意患儿有无口渴表现。

(3)正确执行医嘱，及时补充电解质溶液，纠正电解质紊乱。

3. *健康教育*　同新生儿低血糖症。

（马秀芝）

参考文献

崔炎.2012.儿科护理学[M].5 版.北京：人民卫生出版社.

董声焕.1992.呼吸衰竭基础与临床[M].北京：人民军医出版社.

胡亚美，江载芳.2015.诸福棠.实用儿科学[M].8 版.北京：人民卫生出版社.

金汉珍，黄德珉，官希吉.2007.实用新生儿学[M].3 版.北京：人民卫生出版社.

刘秀英，肖敏，姚庆云，等.2000.新生儿低血糖症高危因素的早期认识和处理[J].中国优生与遗传杂志,8(1):72.
卢林阳.2009.早产儿发育照顾护理综述[J].中华护理杂志,44(1):85.
石树中,沈晓明.1999.简易新生儿评分法的探讨[J].临床儿科杂志,17:22.
石树中.1997.新生儿窒息复苏技术的培训[J].中国实用儿科杂志,12:370.
薛辛东.2006.儿科学[M].北京:人民卫生出版社.
叶春香.2008.儿科护理[M].2版.北京:人民卫生出版社.
中华医学会儿科分会新生儿学组.2001.新生儿黄疸干预推荐方案[J].中华儿科杂志,39(3):185.
朱念琼.2001.儿科护理学[J].北京:人民卫生出版社.

第12章

营养障碍性疾病的护理

第一节 蛋白质-能量营养不良

蛋白质-能量营养不良是指因缺乏能量和(或)蛋白质引起的一种营养缺乏症,多见于3岁以下的婴幼儿。临床表现为体重减轻、皮下脂肪减少或消失、皮下水肿,常伴有各个器官不同程度的功能紊乱。

【病因与发病机制】

1. 病因 见表12-1。

2. 发病机制 见表12-2。

表12-1 蛋白质-能量营养不良病因

病因	具体原因
长期摄入不足	(1)喂养不当(主要原因):①母乳不足而未及时添加其他乳品;②骤然断奶而未及时添加辅食;③奶粉配制过稀 (2)饮食结构不合理:长期淀粉类食品喂养 (3)饮食习惯不良:偏食、挑食、吃零食过多、不吃早餐等
消化吸收不良	(1)消化系统先天畸形:唇裂、腭裂、幽门梗阻等 (2)消化系统疾病:迁延性腹泻、过敏性肠炎、肠吸收不良综合征
需要量增多	(1)急、慢性传染病恢复期(如麻疹、伤寒、肝炎、结核等) (2)生长发育过快:因追赶性生长造成的营养素相对不足(早产、双胎)
消耗量过大	大量蛋白尿、长期发热、甲状腺功能亢进、恶性肿瘤等使蛋白质消耗或丢失增多

表12-2 蛋白质－能量营养不良发病机制

新陈代谢异常	蛋白质不足→低蛋白性水肿 脂肪大量消耗→胆固醇↓;肝脏脂肪浸润、变性 糖类摄入不足和消耗增多→血糖↓ ATP合成减少→低渗性脱水、酸中毒、低钾、低钠、低钙和低镁血症 体温偏低
各系统功能下降	消化系统:腹泻、便秘、食欲缺乏 循环系统:血压偏低、脉细弱 泌尿系统:肾小管重吸收↓→尿量↑、尿比重↓ 神经系统:精神抑郁/烦躁、反应迟钝、记忆力减退 免疫功能:易并发各种感染

【临床表现】 体重不增是营养不良的早期表现,随营养失调加重,体重逐渐减轻,表现为消瘦,皮下脂肪减少以致消失。皮下脂肪消耗的顺序为:腹部(首先)－躯干－臀部－四肢－面颊(最后)。表现皮肤干燥、苍白、失去弹性,出现额纹,两颊下陷,颧骨凸出,形如老年人。肌肉萎缩呈“皮包骨”、肌张力低下。随病情进展,身高亦低于正常,表现各系统功能损害,如精神萎靡,反应差,体温低于正常、脉搏减慢、心音低钝、血压偏低。婴儿常有饥饿性便秘或腹泻。合并血清清蛋白降低时可出现营养不良性水肿。

营养不良主要并发症:①营养性贫血,以缺铁性贫血最为常见；②多种维生素和微量元素缺乏，当维生素A缺乏时可出现干眼症，微量元素以锌缺乏为主；③易患感染性疾病，如上呼吸道感染（上感）、肺炎、迁延性腹泻、尿路感染等；④自发性低血糖，患儿突然面色苍白、出汗、肢冷、脉弱、血压下降、呼吸暂停等，若不及时处理，可致死亡。

根据临床表现，将蛋白质-能量营养不良分为3度（表12-3）。

根据身高与体重减少的情况，将营养不良分为3型（表12-4）。

【实验室检查】

1. 血清白蛋白降低，是营养不良最重要的改变。

2. 胰岛素样生长因子1（IGF-1）下降，是诊断蛋白质营养不良较好的指标。

3. 多种血清酶（淀粉酶、脂肪酶、转氨酶、碱性磷酸酶等）下降；血糖、胆固醇、各种电解质及微量元素下降。

4. 生长激素水平升高。

【治疗要点】　采取综合性治疗措施，见表12-5。

【护理措施】

1. 基础护理

(1)饮食管理：原则为循序渐进，逐渐补充。根据营养不良的程度、消化功能来调整饮食的量及种类。

表12-3　婴幼儿蛋白质-能量营养不良分度

	营养不良程度		
	Ⅰ度（轻度）	Ⅱ度（中度）	Ⅲ度（重度）
体重低于正常均值	15%～25%	25%～40%	40%以上
腹部皮下组织厚度	0.4～0.8cm	<0.4cm	消失
身高（长）	正常	低于正常	明显低于正常
消瘦	不明显	明显	皮包骨样
皮肤颜色及弹性	正常或稍苍白	苍白、弹性差	多皱纹、弹性消失
肌张力及肌肉情况	正常	明显降低，肌肉松弛	张力明显低下，肌肉萎缩
精神状态	正常	烦躁不安	萎靡、呆滞，抑制烦躁交替

表12-4　蛋白质-能量营养不良分型

分型	分型标准	指标意义
体重低下型	体重低于同年龄、同性别参照人群值的均值减2*SD*	慢性或急性营养不良
生长迟缓型	身长低于同年龄、同性别参照人群值的均值减2*SD*	慢性、长期营养不良
消瘦型	体重低于同性别、同身高参照人群值的均值减2*SD*	近期、急性营养不良

表12-5　蛋白质-能量营养不良的治疗原则及方法

治疗原则		治疗方法
处理严重并发症		如纠正自发性低血糖、腹泻致严重脱水和电解质紊乱、酸中毒、休克、肾衰竭等
祛除病因		治疗原发病，如纠正消化道畸形和不良饮食习惯，改进喂养方法
调整饮食		·遵循由少到多、由稀到稠、循序渐进，逐渐补充原则 ·根据病情和消化功能调整饮食的量及种类
改善消化功能	药　物	维生素B族、胃蛋白酶、胰酶；肌内注射苯丙酸诺龙，促进体内蛋白质合成。每次10～25mg，每周1～2次，连续2～3周；皮下注射胰岛素（食欲缺乏者），2～3U/d，1～2周为1个疗程；补充元素锌0.5～1mg/(kg·d)
	中医治疗	捏脊、针灸、推拿等
其他		静脉营养

①能量供给：原则为由低到高，逐渐增加。轻度营养不良患儿，从每日 251～335kJ/kg（60～80kcal/kg）开始，以后逐渐递增。中、重度营养不良患儿，从 167～230kJ/kg（40～55kcal/kg）开始，逐步增加到每日 502～711kJ/kg（120～170kcal/kg），待体重恢复，再恢复到正常需要量。

②食物调整：母乳喂养儿，根据食欲哺乳，按需喂哺。人工喂养儿从稀释奶开始，适应后逐渐增加奶量和浓度。除乳制品外，给予高蛋白食物（蛋类、肝泥、肉末、鱼类等），必要时要素饮食。蛋白质摄入量从 1.5～2.0g/（kg·d）开始，逐渐增至 3.0～4.5g/（kg·d），避免过早给高蛋白饮食引起的肝大和腹胀。饮食中应适当补充多种维生素和微量元素（铁、锌等）。

（2）日常护理

①合理安排起居，提供舒适环境，保证患儿精神愉快和睡眠充足，进行适当的户外活动和体格锻炼，促进新陈代谢。

②定期检测体重、身高和皮下脂肪厚度。伴营养不良性水肿患儿，每周测量体重 2 次，以判断治疗效果；合并严重腹泻伴脱水的患儿，严格记录出入量，静脉输液速度不宜过快或过量，以免引起心力衰竭。

（3）心理护理：宣传科学喂养知识，帮助家长选择既能满足营养需求，又经济实惠的适宜食物，做好病情解释工作，促进疾病早日康复。

2. 疾病护理

（1）按医嘱用药

①遵医嘱口服胃蛋白酶、胰酶、B族维生素等，以助消化。

②肌内注射蛋白同化类固醇制剂如苯丙酸诺龙，同时供给充足热量和蛋白质，以促进蛋白质的合成。

③食欲差者给予皮下注射胰岛素，降低血糖，增加饥饿感以提高食欲。但要在注射前口服葡萄糖 20～30g。

（2）预防感染

①预防呼吸道感染：实行保护性隔离，必要时住单间，每日室内空气消毒 1 次，随天气变化调节室温，增减衣服，监测体温变化，发现潜在的感染病灶。

②预防消化道感染：注意饮食卫生，加强食具消毒，养成饭前便后洗手、进食后清洁口腔的习惯，预防口腔炎症。

③预防皮肤感染：保持皮肤清洁、干燥，便后冲洗臀部，勤换尿布，勤洗澡。重度营养不良患儿易发生压疮，应勤翻身、床铺要平整和松软、骨突出部位垫海绵，每日为卧床患儿按摩受压部位 2 次，静脉穿刺时严格执行无菌操作规程。

④对已合并呼吸道、消化道或皮肤感染者，遵医嘱应用抗生素。病重者输新鲜血浆或丙种球蛋白，以增强抵抗力。

（3）观察病情，防止并发症

①重度营养不良患儿在夜间或清晨易发生自发性低血糖，表现面色苍白、出冷汗、肢冷、脉弱、神志不清、血压下降、呼吸暂停等。出现此种情况需立即报告医生，并备好 25%～50%的葡萄糖注射液，配合医生抢救。

②观察有无维生素 A 缺乏症，表现角膜干燥、软化，严重者可失明，可用生理盐水湿润角膜及涂抗生素眼膏，同时口服或注射维生素 A 制剂。

③观察有无毛发干枯、口炎、舌炎、红细胞和血红蛋白下降等缺铁性贫血表现，按医嘱补充铁剂。

3. 健康教育

（1）向患儿家长讲解营养不良的原因及预防方法，特别要讲解饮食调整方法。

（2）向家长介绍科学育儿知识，指导合理喂养和合理膳食搭配与制作方法，纠正不良饮食习惯；坚持户外活动，保证充足睡眠；预防感染，按时预防接种；指导先天畸形患儿及时手术治疗。

（3）教会家长使用生长发育监测图，定期测体重，并学会将所测数值标在图上，如发现体重增长缓慢或不增，应及早告之医师并查明原因。

（4）教会重度营养不良患儿的家长观察呼吸、面色、皮肤等变化，以便及时发现自发性低血糖。

第二节　小儿单纯性肥胖

小儿单纯性肥胖是指长期能量摄入超过人体的消耗，导致体内脂肪蓄积过多，体重超过一定范围的营养障碍性疾病。体重超过同性别、同身高人群均值的 20%即称为肥胖。单纯性肥胖占肥胖症的 95%～97%，不仅影响形象、心理和生理发育，也是成人期高脂血症、高血压、糖尿病、冠心病、胆石症、痛风等疾病的高危因素。

【病因与病理生理】

1. 病因　见表 12-6。

2. 病理生理　见图 12-1。

表 12-6 单纯性肥胖病因

致病因素	临床要点
能量摄入过多	长期摄入淀粉类、高脂肪的食物过多，多余能量转化为脂肪积聚于体内
活动量过少	缺乏活动和锻炼使能量消耗减少
遗传因素（高度遗传性）	双亲肥胖引起子代肥胖达 70%～80%
	双亲之一肥胖引起子代肥胖达 40%～50%
	双亲正常引起子代肥胖达 10%～14%
饮食习惯不良	进食过快、食用油炸、甜食等高热量食物
其他	饱食中枢和饥饿调节失调、精神创伤、心理异常

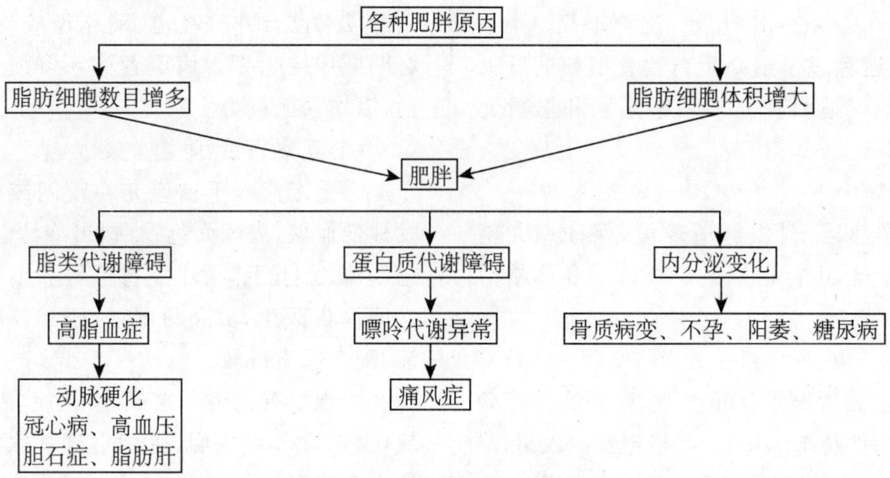

图 12-1 小儿单纯性肥胖病理生理

【临床表现】 肥胖可发生于任何年龄，最常见于婴儿期、5～6 岁和青春期 3 个年龄阶段，患儿有喜食高脂肪和甜食的习惯。

1. 症状 食欲旺盛；疲劳感、活动后气短或腿痛；因体态肥胖，不爱活动，可有心理障碍，如自卑、胆怯、孤僻等。

2. 体征 皮下脂肪丰满，分布均匀，以乳、胸、腹、髋、肩部显著，腹部膨隆下垂，严重者胸腹、臀部及大腿皮肤出现白色或紫色条纹；男性患儿因大腿内侧、会阴部脂肪过多致阴茎隐匿；肥胖小儿智力正常，性发育较早，体格发育较正常儿童快，最终导致身高偏矮；严重肥胖者可发生肥胖-换氧不良综合征，出现呼吸浅表、发绀、充血性心力衰竭。

【诊断常用指标】

1. 身高标准体重法 体重超过同性别、同身高参照人群均值 20%以上为肥胖；超过均值20%～29%为轻度肥胖；超过 30%～49%者为中度肥胖；超过 50%者为重度肥胖。

2. 体质指数 是指体重(kg)与身高(m)的平方之比(kg/m^2)。是评价肥胖的另一指标。小儿体质指数随年龄性别而有差异，评价时应查阅图表。如体质指数在同年龄、同性别第 85～95 百分位为超重，＞第 95 百分位为肥胖。

【实验室检查】 三酰甘油、胆固醇大多增高；常有高胰岛素血症；肝超声显示脂肪肝。

【治疗要点】 饮食疗法和运动疗法是最重要的措施，注意消除心理障碍。药物治疗效果不肯定，有些肥胖患儿采取外科手术治疗减少胃容量，长期效果不错，但不适于生长发育期的小儿。

【护理措施】

1. 基础护理 加强日常护理，进行饮食调整，定期测量体重、身高和皮下脂肪厚度；监测血脂。

2. 疾病护理

(1)饮食疗法：在满足小儿的基本营养及生长发育需要的前提下，限制患儿每日摄入的热量，使其低于机体消耗的总能量。鉴于小儿正处于生长发育阶段以及肥胖治疗的长期性，推荐低脂肪、低糖类和高蛋白食谱，在总热量中，糖类、蛋白质和脂肪的比例一般为 40%～45%，30%～35%和20%～25%。鼓励患儿多吃体积大、饱腹感明显而热能低的蔬菜类食品，如萝卜、青菜、黄瓜、番茄、莴苣、竹笋等，加适量的蛋白质如瘦肉、鱼、禽蛋、豆类及其制品，同时补充维生素及矿物质。热能分配应加强早、中餐，减少晚餐。同时，培养小儿良好的饮食习惯，如不吃零食，少食多餐，减慢进食速度，饭前适当饮水或吃水果，晚餐避免过饱。

(2)运动疗法：鼓励患儿参加喜欢、有效且易于坚持的运动，以低强度，持续时间较长的有氧运动为主，如晨间跑步、做操、骑自行车、游泳等，少看电视，每天坚持至少 30min。运动要循序渐进，以运动后轻松愉快、不感到疲劳为原则。如运动后疲惫不堪，心慌、气促以及食欲大增，提示活动过量。

(3)成人使用的药物减肥、手术去脂、禁食或饥饿疗法等不适于儿童。因 18 岁以前是儿童成长发育的关键时期，任何过激的治疗方法都可能构成不良的影响。

(4)心理护理：消除因肥胖带来的自卑心理，鼓励参与正常的社交活动，提高患儿坚持控制饮食和运动锻炼的兴趣。

3. 健康教育

(1)向患儿家长宣传科学喂养知识，培养儿童良好的饮食习惯，限制肥肉、油炸食品、奶油食品、糖、巧克力、甜饮料等；创造机会增加患儿活动量。

(2)对患儿实施生长发育监测，定期门诊观察。父母肥胖者更应定期监测小儿体重，以免发生肥胖症。

(3)减轻体重是漫长过程，指导家长经常鼓励患儿树立信心，坚持运动和控制饮食。告诫家长不要用成人方法给患儿盲目减肥。

第三节　维生素 D 缺乏性佝偻病

维生素 D 缺乏性佝偻病是由于体内维生素 D 缺乏导致钙、磷代谢紊乱，引起的一种以骨骼病变为特征的全身慢性营养性疾病。多见于 2 岁以下的婴幼儿。

【病因与发病机制】

1. 病因　见表 12-7。

2. 发病机制　维生素 D 缺乏时，肠道吸收钙、磷减少，血钙降低。血钙降低刺激甲状旁腺分泌增加，加速骨钙释出，使血钙维持正常或接近正常。同时，因甲状旁腺素(PTH)抑制肾小管重吸收磷，亦使尿排磷增加，导致血磷下降、钙磷乘积降低，最终骨样组织钙化障碍，成骨细胞代偿性增生，骨样组织堆积，碱性磷酸酶分泌增多，从而形成骨骼病变和佝偻病的症状体征及血液生化改变。

表 12-7　维生素 D 缺乏性佝偻病病因

病因	具体要点
围生期维生素 D 摄入不足	母妊娠后期维生素 D 不足、早产、双胎
日光照射不足	户外活动少、大气污染、冬季日照短，紫外线弱
维生素 D 摄入不足	天然食物含维生素 D 少
维生素 D 需要增加	早产、双胎、婴儿早期生长发育快
疾病影响	胃肠、肝胆、肾脏疾病致维生素 D 羟化障碍
药物影响	长期服用抗惊厥药物、糖皮质激素

【临床表现】　多见小婴儿，主要表现发育最快部位的骨骼改变，亦可影响肌肉发育和神经兴奋性改变。临床分期如下。

1. 初期(早期)　多在 3 个月左右起病，主要为神经兴奋性增高的表现，如易激惹、烦躁、睡眠不安、夜间啼哭。常伴多汗，与室温、季节无关，汗多刺激头皮导致婴儿常摇头擦枕，出现枕秃，此期常无骨骼改变。

2. 活动期(激期)　除有上述症状外，出现典型骨骼改变和运动功能及智力发育迟缓。

(1)骨骼改变

①头部：3～6 个月患儿可有颅骨软化，重者出现乒乓球样感觉；7～8 个月患儿有方颅或鞍形颅；前囟增宽及闭合延迟，出牙延迟、牙釉质缺乏易患龋齿。

②胸部：胸廓畸形多见 1 岁左右小儿，会影响呼吸功能。表现肋骨串珠、郝氏沟(膈肌附着处的肋骨受膈肌牵拉而内陷形成的横沟)，鸡胸(胸骨和邻近软骨向前突起)或漏斗胸(胸骨剑突部凹陷)。

③四肢：多见 6 个月以上小儿，表现手镯或脚镯(腕、踝部形成钝圆形环状隆起)；1 岁左右形成“O”形腿或“X”形腿；久坐者脊柱可后突或侧弯。

(2)运动功能发育迟缓：患儿韧带松弛，肌张力低下，表现头颈软弱无力，坐、立、行等运动功能落后，腹肌张力低致腹部膨隆，形如蛙腹。

(3)恢复期：经治疗和日照后，患儿症状和体征减轻或消失，精神活泼，肌张力恢复。

(4)后遗症期：多见2岁以后小儿，临床症状消失，仅遗留不同程度的骨骼畸形。

【实验室检查】　见表12-8。

【治疗要点】

1. *治疗目的*　控制活动期，防止骨骼畸形。

2. *治疗原则*　口服维生素D为主，增加日照，补充富含维生素D和钙的食物。

(1)一般剂量：每日50～100μg(2000～4000U)或1,25-$(OH)_2D_3$ 0.5～2.0μg，1个月后改预防量400U/d。

(2)大剂量：适于重症佝偻病有并发症或无法口服者。维生素D_3每次20万～30万U，肌内注射，3个月后改预防量。

【护理措施】

1. *基础护理*

(1)调整饮食：提倡母乳喂养，按时添加辅食，给予富含维生素D的食物，如肝、蛋、蘑菇类及维生素D强化奶等。

(2)加强日常护理

①护理操作时要轻柔，如约束患儿不能用力过大、翻身或换尿布时抬腿不要过猛等，避免骨折。衣着柔软、宽松，床铺平展松软。

②加强体格锻炼：可采取主动和被动运动。指导家长带小儿定期户外活动，尽量多暴露皮肤，冬季室内活动要开窗，让紫外线能够透过。

(3)预防感染：保持空气清新，温、湿度适宜，阳光充足，避免交叉感染。

2. *疾病护理*

(1)按医嘱补充维生素D制剂：根据医嘱口服维生素D，重症者一次性大剂量注射维生素D，用前2～3d先服用钙剂，以防发生低钙血症。

(2)观察维生素D中毒表现：短期内给予大剂量维生素D(数月内反复肌注或大剂量口服)或长期预防量过大，会导致维生素D中毒。早期患儿可出现厌食、恶心、呕吐、烦躁、倦怠、便秘等，体重不增或下降；严重者惊厥、尿频、夜尿多、烦渴、脱水、酸中毒等。护士应观察用药后反应，一旦出现维生素D过量表现，立即报告医生。

3. *健康教育*

(1)向患儿家长讲述护理患儿的注意事项，如避免过早、过久地坐、站、走；勤换内衣，勤擦汗；避免重压和强力牵拉。

(2)对已有骨骼畸形的患儿，向家长示范矫正方法，如胸廓畸形可让小儿做俯卧位抬头展胸运动；下肢畸形可进行肌肉按摩："O"形腿按摩外侧肌群，"X"形腿按摩内侧肌群，以增加肌张力。严重畸形行手术矫治者，指导家长正确使用矫形器具。

(3)介绍佝偻病预防措施

①加强孕期保健：孕母应多晒太阳，食用富含维生素D、钙、磷和蛋白质的食物；妊娠后期补充维生素D(800U/d)至分娩。

②宣传母乳喂养，及时添加辅食：早产儿、低出生体重儿、双胎生后1周开始补充维生素D 800U/d，3个月后改预防量(400U/d)；足月儿出生2周补充维生素D 400U/d，均补充至2岁。

乳类摄入不足和营养欠佳时可适当补充微量营养素和钙剂。

③指导户外活动：出生1个月后可让婴儿逐渐坚持户外活动，活动时间依年龄和季节而定。夏季阳光充足，可在上午10时前及下午4时后户外活动，暂停或减量服用维生素D。其他季节可在中午前后，平均每日户外活动在1h以上。

④其他：指导维生素D的服用方法，告知如何观察过量表现。

表12-8　维生素D缺乏性佝偻病辅助检查

临床分期	血生化改变(诊断金标准)	骨骼X线改变(诊断金标准)
初期(早期)	25$(OH)D_3$↓ PTH↑ 血钙↓ 血磷↓ 碱性磷酸酶正常或稍高	正常或钙化带稍模糊
活动期(激期)	25$(OH)D_3$↓↓，PTH↑↑，血磷↓↓，血钙↓，碱性磷酸酶↑↑	长骨钙化带消失，干骺端呈毛刷样、杯口状改变；骨质稀疏、骨皮质变薄、骨干弯曲
恢复期	血钙血磷恢复正常，碱性磷酸酶1～2个月恢复正常	出现不规则钙化线
后遗症期	血生化正常	干骺端病变消失

第四节　维生素D缺乏性手足搐搦症

维生素D缺乏性手足搐搦症是由于维生素D缺乏导致血钙降低，而出现惊厥、喉痉挛或手足抽搐等神经肌肉兴奋性增高症状。多见6个月以内的小婴儿。

【病因与发病机制】　本病的直接原因是血清离子钙降低，当血钙低于1.75～1.88mmol/L(7～7.5mg/dl)或离子钙浓度低于1mmol/L(4mg/dl)时，可引起惊厥、喉痉挛、手足抽搐。

诱发血钙降低的主要原因：①维生素D缺乏时，血钙降低而甲状旁腺分泌不足或反应迟钝，骨钙不能及时游离入血和增加尿磷排泄，致血钙进一步下降。②春季接触日光突然增多，或开始用大量维生素D治疗时骨骼加速钙化，大量钙沉积于骨，致血钙降低。③发热、感染、饥饿时，组织细胞分解释放磷，使血磷增加，血钙下降。

【临床表现】　见表12-9。

【实验室检查】　血钙低于1.75～1.88mmol/L(7.0～7.5mg/dl)。

【治疗要点】

1. 急救处理

(1)保证呼吸道通畅：吸氧，喉痉挛者将舌头拉出口外，同时口对口呼吸或加压给氧；必要时气管插管。

(2)控制惊厥或喉痉挛：10%水合氯醛，每次40～50mg/kg，保留灌肠；或地西泮，每次0.1～0.3mg/kg，肌内或静脉注射。

2. 钙剂治疗　10%葡萄糖酸钙注射液(5～10ml)+10%葡萄糖注射液(5～20ml)，缓慢静脉注射，惊厥停止后口服钙剂。

3. 维生素D治疗　症状控制后按维生素D缺乏性佝偻病补充维生素D，使钙磷代谢恢复正常。

【护理措施】

1. 基础护理

(1)病室保持安静，避免噪声诱发抽搐。病房应备有氧气和吸痰器。

(2)调整饮食，同维生素缺乏性佝偻病。

(3)住院期间观察病情变化，如每日抽搐次数、持续时间及特点，积极配合治疗，加强日常护理。

2. 疾病护理

(1)控制惊厥、喉痉挛

①遵医嘱立即使用镇静药：首选地西泮止惊。但要注意静脉注射时，速度不宜过快，以每分钟1mg为宜，以免过快抑制呼吸。亦可用10%水合氯醛。

②防止窒息：喉痉挛者立即将舌头拉出口外，同时将患儿头偏向一侧，清除口、鼻分泌物，保持呼吸道通畅；按医嘱吸氧，备好气管插管用具，必要时协助医生插管。

(2)预防外伤，惊厥正在发作时应就地抢救。保持安静，避免家长大声呼叫、摇晃或抱起急跑就医，以免因抽搐过长造成机体缺氧引起脑损伤。已出牙的患儿，应在上、下门齿间放置牙垫，避免舌咬伤。

(3)按医嘱补充钙剂：钙剂不能肌内或皮下注射，静脉注射时应选择较大血管，避免使用头皮静脉，以防药液外渗造成局部坏死。静脉注射钙剂时

表12-9　维生素D缺乏性手足搐搦症临床表现

分型		临床表现
典型发作	惊厥(最常见)	突发四肢抽动、两眼上窜、面肌抽动、神志不清，伴口周发绀；持续数秒至数分钟；可数日发作1次或1日数次；发作停止后意识恢复，精神萎靡而入睡，醒后活泼如常；一般不发热
	手足抽搐	多见较大婴儿、幼儿；突发手足痉挛呈弓状，手腕屈曲，手指僵直，拇指内收掌心；踝关节伸直，足趾弯曲向下，发作停止后活动自如
	喉痉挛	婴儿多见，喉部肌肉、声门突发痉挛，呼吸困难，严重者窒息死亡
隐匿型	面神经征	指尖或叩诊锤轻击患儿颧弓与口角间面颊部，引起眼睑、口角抽动
	腓反射	叩诊锤骤击膝下外侧腓骨小头上腓神经，引起足向外侧收缩
	陶瑟征	血压计袖带包裹上臂，使血压维持在收缩压与舒张压之间，5min之内该手出现痉挛症状

速度要慢，注射时间要求在10min左右，以免因血钙骤升发生心搏骤停。

(4)定时户外活动，多晒太阳；补充维生素D。

(5)观察病情：密切观察患儿呼吸、脉搏、血压、神志的变化，在医生暂未赶到抢救现场或缺乏医疗条件下，可先按压人中、合谷、十宣等穴位进行止惊。

3. 健康教育

(1)指导合理喂养，合理安排儿童日常生活，坚持每天户外活动。

(2)向患儿家长介绍本病的病因和预后，以减轻家长心理压力。

(3)教会家长惊厥、喉痉挛发作时的处理方法，如就地抢救、平卧体位、松开衣领、颈部伸直、头后仰，以保持呼吸道通畅，同时呼叫医护人员。

(4)指导家长出院后遵医嘱补充维生素D和钙剂，多晒太阳，以预防复发。

第五节　维生素A缺乏症

维生素A缺乏症是因体内缺乏维生素A引起的以眼和皮肤病变为主的全身性疾病。我国儿童本病的发生率已明显下降，但在边远农村地区仍有群体流行，亚临床状态缺乏现象仍很普遍，多见于婴幼儿。

【病因】 见表12-10。

【生理功能和病理改变】 维生素A缺乏会影响正常生理功能，并发生很多病理变化(表12-11)。

【临床表现】

1. 眼部表现　暗光下视物不清，继之发展为夜盲症是本病最早表现。数周后出现干眼症表现，经常眨眼，继而眼结膜、角膜干燥，失去光泽和弹性。眼球向两侧转动时可见球结膜皱褶，形成与角膜同心的皱纹圈，近角膜旁有泡沫状白斑，称结膜干燥斑或毕脱斑。继而角膜干燥、混浊、软化、形成溃疡，常用手揉搓眼部而导致感染。严重者角膜穿孔，虹膜脱出，最终失明。

2. 皮肤表现　病初皮肤干燥、脱屑，以后毛囊角化，触摸皮肤时有粗砂样感觉，似“鸡皮”。以四肢伸侧、肩部为多，后累及其他部位。毛发干枯，易脱落。指(趾)甲多纹，无光泽，易折断。

3. 其他表现　患儿骨骼系统生长发育落后；常伴营养不良、贫血及其他维生素缺乏症；因免疫功能低下，易反复发生呼吸道、泌尿道感染。

【实验室检查】 早期症状不明显，其诊断主要依靠实验室检查。

表12-10　维生素A缺乏症病因

病　因	具体要点
摄入不足	长期进食谷类(米糕、面糊等)及糖类食物，而未及时添加肝、蛋黄、鱼肝油辅食及含胡萝卜素的蔬菜
需要增加	早产儿维生素A储备不足、生长发育迅速、对脂肪耐受差→维生素A缺乏 各种疾病(肺炎、麻疹、结核病、长期发热、恶性肿瘤)→维生素A消耗增多
吸收障碍	消化道疾病(慢性腹泻、肠结核等)、肝胆疾病→维生素A吸收和储存障碍；饮食中长期缺乏脂肪→维生素A吸收减少

表12-11　维生素A生理功能及缺乏时病理变化

维生素A生理功能	维生素A缺乏症病理变化
构成视觉细胞内的感光物质(视紫红质)，维持暗光下视觉功能	感光物质合成减少→暗光或弱光下视力障碍、夜盲症
维持上皮细胞(皮肤、黏膜)完整性	破坏上皮细胞完整性→上皮细胞、结膜或角膜干燥、角膜软化甚至穿孔；表层角化脱屑，皮脂腺及汗腺萎缩，呼吸道、消化道、泌尿道防御能力↓；发枯，指甲变脆
促进生长发育、维持生殖功能	影响骨组织发育；导致男性精子数量减少，活力下降
维持和促进免疫功能	细胞免疫、体液免疫功能下降→呼吸道、消化道感染

1. 血浆维生素 A 测定　婴幼儿正常水平 300～500μg/L，年长儿和成人为 300～800μg/L；＜200μg/L 可诊断，200～300μg/L 为亚临床状态缺乏可疑。可使用相对剂量反应试验（RDR），≥20% 为阳性，表示存在亚临床状态维生素 A 缺乏。

2. 血浆视黄醇结合蛋白测定　低于正常值可能存在维生素 A 缺乏症。

3. 尿液脱落细胞检查　找到角化上皮细胞具有诊断意义。

【治疗要点】

1. 调整饮食、去除病因、治疗并存的营养缺乏症　给予富含维生素 A 和胡萝卜素的食物，重视原发病的治疗。

2. 维生素 A 治疗

（1）轻症：口服维生素 A，每日 7500～15 000μg/kg（相当 2.5 万～5 万 U），分 2～3 次口服。

（2）重症或消化吸收障碍者：维生素 AD 注射液（每支含维生素 A 7500μg 和维生素 D 62.5μg）0.5～1ml，1 次/日，3～5d 改为口服。

3. 眼部治疗　积极治疗眼部相关病变或症状。

【护理措施】

1. 基础护理

（1）保持室内清洁、安静、舒适、空气新鲜，注意皮肤护理。

（2）调整饮食：鼓励母乳喂养，无母乳者选用维生素 A 强化食品，如婴儿配方奶粉；按时添加富含维生素 A 的动物性食物（蛋黄、肝）或含胡萝卜素较多的深色蔬菜。

（3）加强眼部护理：加强眼部清洁，每次滴眼药时动作应轻柔，切勿压迫眼球以免角膜穿孔。夜盲症患儿夜间应减少出行，应有家长的监护。

（4）注意保护性隔离，预防呼吸道、消化道及其他感染。

2. 疾病护理

（1）补充维生素 A：按医嘱口服或肌内注射维生素 A，如采用注射法，应做深部肌内注射。

（2）保护眼睛，防止视觉障碍：用抗生素眼药水（左氧氟沙星），或眼药膏（妥布霉素）点双眼，3～4 次/日。如角膜出现软化和溃疡时，用抗生素眼药水与消毒鱼肝油交替滴眼，约 1h 滴眼 1 次，不少于 20 次。

（3）观察药物疗效：维生素 A 治疗后，患儿临床症状可迅速好转，夜盲可在 2～3d 明显改善，干眼症状 3～5d 消失，结膜干燥、毕脱斑 1～2 周消失，皮肤过度角化需 1～2 个月痊愈。维生素 A 过量可致中毒，应避免长期大剂量服用。

3. 健康教育

（1）母亲怀孕及哺乳期应多食富含维生素 A 及胡萝卜素的食物，以免影响胎儿储存；预防早产。

（2）指导家长合理喂养婴儿，注意补充维生素 A，及时治疗感染、腹泻和其他消耗性疾病。

（3）患慢性消化紊乱及消耗性疾病的小儿应及早补充维生素 A。

（4）预防的同时应防止长期、大量补充维生素 A 所致的维生素 A 过量中毒。

第六节　锌缺乏症

锌为人体重要的必需微量元素之一。锌缺乏症是人体长期缺乏锌引起的营养缺乏病，表现味觉迟钝、食欲差、异食癖、生长发育迟缓、免疫功能低下、皮炎或伤口不易愈合，青春期缺锌可致性成熟障碍。

【病因】　见表 12-12。

表 12-12　锌缺乏症病因

病因	具体要点
摄入不足	长期素食或全胃肠道外营养未添加锌→锌缺乏
吸收障碍	各种原因所致腹泻影响锌吸收 谷物中植酸、粗纤维与锌结合，妨碍锌吸收 长期纯牛乳喂养者（牛乳锌吸收率低于母乳）→锌缺乏 小肠缺乏锌的载体（肠病性肢端皮炎）
需要增加	生长发育迅速、组织处于修复、营养不良恢复期等→锌需要增多
丢失过多	反复出血、溶血、长期多汗，大面积烧伤、蛋白尿、长期透析等→锌丢失过多

【临床表现】 正常人体含锌2～2.5g，如缺乏锌可见以下临床表现。

1. 消化功能减退　缺锌可使味觉敏感度下降，发生食欲缺乏、厌食和异物癖等症状。

2. 生长发育落后　表现生长发育过慢、体格矮小、性发育延迟。

3. 免疫功能降低　缺锌会严重损害细胞免疫功能而发生各种感染。

4. 智能发育延迟　缺锌可使DNA和蛋白质合成产生障碍，脑谷氨酸浓度降低，从而引起智能迟缓。

5. 其他　如反复口腔溃疡、脱发、地图舌、皮肤粗糙、伤口不易愈合、视黄素结合蛋白减少，小儿出现夜盲等。

【实验室检查】

1. 血清锌浓度　正常值低于11.47μmol/L（75μg/dl）。

2. 餐后血清锌浓度反应试验　>15%提示缺锌。

3. 毛发锌　一般不作为缺锌的可靠指标，仅作为慢性缺锌的参考资料。

【治疗要点】

1. 找出病因　治疗原发病。

2. 饮食治疗　按相关章节内容处理。

3. 补充锌制剂　药物治疗首推口服葡萄糖酸锌，其他谷氨酸锌、甘草锌和硫酸锌等较少使用。长期静脉输入高能量者，应根据不同年龄补锌。对可能发生缺锌的情况，如早产儿、人工喂养儿、营养不良儿、长期腹泻、大面积烧伤等，均应适当补锌。

【护理措施】

1. 基础护理

（1）饮食治疗：初乳含锌丰富，故提倡母乳喂养。按时添加辅食，鼓励患儿多食富含锌的动物性食物如肝、鱼、瘦肉、禽蛋等。

（2）避免感染：保持室内空气清新，注意日常护理，防止交互感染。

2. 疾病护理

（1）按医嘱补充锌制剂：口服葡萄糖酸锌，剂量为元素锌0.5～1.0mg/(kg·d)，相当于葡萄糖酸锌3.5～7mg/kg，疗程一般2～3个月。

（2）观察药物疗效：主要注意对食欲、口腔溃疡、生长发育等的改善情况；还要观察有无锌剂中毒。一般来说，锌剂的毒性较小，但剂量过大可出现恶心、呕吐、腹泻等消化道刺激症状，甚至脱水和电解质紊乱。

3. 健康教育

（1）让家长了解导致患儿缺锌的原因，以配合治疗和护理。

（2）平衡膳食是预防锌缺乏的主要措施。家长应适时添加含锌丰富的食品，从小培养良好的饮食习惯，不偏食、不挑食。

（3）按中国营养学会儿童元素锌每日推荐摄入量补充锌剂，即6个月以下1.5mg；6个月～1岁8mg；1～4岁12mg；4～7岁13.5mg。

（王丽霞）

参考文献

崔焱.2012.儿科护理学[M].5版.北京：人民卫生出版社.

胡亚美，江载芳.2015.诸福棠实用儿科学[M].8版.北京：人民卫生出版社.

沈晓明，金星明.2003.发育和行为儿科学[M].北京：江苏科学技术出版社.

沈晓明，王卫平.2008.儿科学[M].7版.北京：人民卫生出版社.

沈晓明，朱建幸，孙锟主译.2007.尼尔森儿科学[M].17版.北京：北京大学医学出版社.

沈颖.2010.儿科临床实习攻略[M].北京：清华大学出版社.

王丽霞，臧伟红.2008.儿童护理[M].2版.北京：科学出版社.

王丽霞.2014.儿科护理学[M].2版.北京：清华大学出版社.

叶春香.2008.儿科护理[M].2版.北京：人民卫生出版社.

第13章

消化系统疾病的护理

第一节 口 炎

口炎是指口腔黏膜由于各种感染引起的炎症，若病变局限于局部如舌、牙龈、口角分别称之舌炎、牙龈炎、口角炎等。本病婴幼儿多见，可单独发病，亦可继发于急性感染、腹泻、营养不良、体弱和维生素B，维生素C缺乏等全身性疾病。

常见的口炎有疱疹性口炎、溃疡性口炎、鹅口疮。目前细菌性口炎已少见，而疱疹性及真菌性口腔炎仍常见。抵抗力下降、口腔不洁是发生口腔炎的诱因。

【病因】 表13-1。

表13-1 常见口腔炎的病原体

常见口腔炎	病原体
疱疹性口炎	单纯疱疹病毒Ⅰ型
溃疡性口炎	链球菌、金黄色葡萄球菌、肺炎链球菌
鹅口疮(雪口病)	白色念珠菌

【临床表现】

1. *疱疹性口炎* 疱疹性口炎全年可发病，无季节性，1～3岁小儿多见，传染性强，可在托幼机构小流行。

(1)局部表现：口腔黏膜(牙龈、舌、唇内、颊黏膜等)早期出现散在或成簇的小疱疹，疱疹迅速破溃形成溃疡，溃疡面覆盖黄白色纤维素样分泌物，周围绕以红晕。小溃疡可融合为较大的溃疡，甚至累及软腭、舌和咽部。

(2)全身表现：有拒食、流涎、哭闹、烦躁、发热(体温38～40℃)、颌下淋巴结常肿大。病程长，发热可持续5～7d，溃疡10～14d愈合。

注意和疱疹性咽峡炎鉴别，后者由柯萨奇病毒引起，好发夏秋季，不累及牙龈和颊黏膜，淋巴结不肿大。

2. *溃疡性口腔炎* 多见于婴幼儿，常在急性感染、长期腹泻等抵抗力下降时发生，口腔不洁有利于局部细菌繁殖。

(1)局部表现：病初口腔黏膜(各部位都可发生)充血、水肿，继而形成大小不等的糜烂面或溃疡，散在或融合成片，表面有纤维素性炎性渗出物形成的灰白色假膜，易拭去，但遗留溢血的创面。

(2)全身表现：哭闹、烦躁、拒食、流涎，常有发热，体温39～40℃，颌下淋巴结肿大。

3. *鹅口疮* 多见新生儿，主要因使用不洁奶具或出生时经产道感染。营养不良、腹泻、长期应用广谱抗生素或激素的患儿易患鹅口疮。

(1)局部表现：口腔黏膜出现白色乳凝块样物是本病特征，初呈点状或小片状，逐渐融合成大片，不宜擦去，强行拭去可见充血性创面。

(2)全身表现：轻症无全身症状，局部不痛，不流涎，不影响吃奶。重症累及消化道或呼吸道后，引起真菌性肠炎或真菌性肺炎，表现低热、拒食、吞咽困难等。

【实验室检查】

1. *溃疡性口腔炎* 白细胞和中性粒细胞增多。

2. *鹅口疮* 取白膜少许放玻片上加10%氢氧化钠溶液1滴，镜下见真菌菌丝和孢子。

【治疗要点】

1. *局部治疗* 清洗口腔及局部涂药(针对病原体选药)；疼痛影响进食者可在进食前局部涂2%利多卡因。

2. *控制感染* 疱疹性口炎者可抗病毒治疗；

有继发感染者应用抗生素；鹅口疮不需口服抗真菌药，可口服微生态制剂，纠正肠道菌群失调，抑制真菌生长。

3. 对症治疗　发热时给予退热药；注意水分及营养的补充。

【护理措施】　口炎采取综合护理措施，见表13-2。

表 13-2　常见口腔炎的护理措施

护理措施	常见口炎		
	疱疹性口腔炎	溃疡性口腔炎	鹅口疮
口腔护理	·保持清洁，多饮水 ·3%过氧化氢溶液或0.1%依沙吖啶溶液清洗溃疡面，2～3次/日 ·年长儿可用含漱剂		·哺乳前后清洗口腔 ·2%碳酸氢钠溶液清洗口腔
局部涂药	疱疹净(碘苷)	2.5%～5%金霉素鱼肝油	10万～20万 U/ml 制霉菌素鱼肝油混合液
	西瓜霜、锡类散、冰硼散等		
饮食护理	·高热量、高蛋白、富含维生素的温凉流质或半流质，避免刺激性食物(酸、辣、咸、热、粗、硬) ·疼痛影响进食时，局部涂2%利多卡因 ·不能进食者，给予肠道外营养		温凉流质或半流质
防继发感染及交互感染	·为患儿护理口腔前后要洗手 ·食具、玩具、毛巾等及时消毒 ·疱疹性口腔炎有较强传染性，注意隔离并监测体温		奶具浸泡于5%碳酸氢钠溶液30min，洗净后煮沸消毒
健康指导	·向家长介绍口炎发生的原因、护理及预防要点 ·指导清洁口腔方法及要点，避免擦拭口腔 ·培养进食后漱口习惯、纠正偏食和挑食等不良习惯 ·指导家长对食具、玩具清洁消毒，教育哺乳妇女勤换内衣		

第二节　小儿腹泻病

小儿腹泻病是由多病原、多因素引起的以大便次数增多和大便性状改变为特征的消化道综合征。是儿科常见病之一。多见6个月至2岁的婴幼儿，一年四季均可发病，但夏秋季发病率高。

婴幼儿易患腹泻病与易感因素有关。

1. 婴幼儿消化系统发育不完善　胃酸及消化酶分泌少，消化酶活性低，不能适应食物量及质的较大变化，容易消化道功能紊乱。

2. 小儿生长发育快　对营养物质的需求相对多，且婴儿食物以液体为主，水的入量大，消化道负担重。

3. 胃肠道防御功能较差　①婴儿胃酸偏低，对进入胃内的细菌杀灭能力较弱；②婴儿血清免疫球蛋白(尤其IgM，IgA)和胃肠道SIgA均较低。

4. 肠道正常菌群失调　新生儿生后未建立正常肠道菌群，改变饮食使肠道内环境改变；或滥用广谱抗生素致肠道正常菌群失调，引起肠道感染。

5. 人工喂养　不能从母乳中获得抗感染成分(SIgA及乳铁蛋白、巨噬细胞、粒细胞、溶菌酶等)；牛乳加热过程中使某些抗感染成分被破坏；人工喂养的食物和食具极易被污染，故人工喂养儿肠道感染概率明显高于母乳喂养儿。

【病因与发病机制】

1. 病因　分感染因素与非感染因素两类，以感染性因素为主，见表13-3。

表 13-3　小儿腹泻病的病因

分类			病因
感染因素	肠道内感染	病毒感染	轮状病毒：是秋冬季腹泻的主要病原体 肠道病毒：包括柯萨奇病毒、艾柯病毒、肠道腺病毒 诺沃克病毒：多侵犯年长儿童
		细菌感染	致腹泻大肠埃希菌：是夏季腹泻的主要病原体(除外法定传染病) 包括致病性、产毒性、侵袭性、出血性、黏附-集聚性 5 组菌株 空肠弯曲菌 耶尔森菌 其他：沙门菌、金黄色葡萄球菌、难辨梭状芽胞杆菌、铜绿假单胞菌、变形杆菌等
		真　菌	念珠菌、曲菌、毛霉菌等，婴儿以白色念珠菌为主
		寄生虫	蓝氏贾第鞭毛虫、阿米巴原虫等
	肠道外感染		发热、病原体毒素、抗生素应用、肠道激惹等作用而致的腹泻，常见中耳炎、上呼吸道感染、肺炎、泌尿系感染、皮肤感染或肠道感染
非感染因素		饮食因素	喂养不当：不定时定量、突然改变食物品种或过早添加辅食 过敏因素：对牛奶、或大豆等食物过敏 原发性或继发性双糖酶缺乏或活性低下
		气候因素	气候变化致腹部受凉、天热消化酶分泌减少

2. 发病机制　导致腹泻的机制有：肠腔内存在大量不能吸收的具有渗透活性的物质(渗透性腹泻)、肠腔内电解质分泌过多(分泌性腹泻)、炎症致液体大量渗出(渗出性腹泻)和肠道功能异常(肠道功能异常性腹泻)。实际上，腹泻常是多种机制共同作用的结果。

(1)感染性腹泻

①病毒性肠炎：病毒使小肠绒毛细胞受损，导致小肠黏膜回收水、电解质减少，肠液大量积聚致腹泻；肠黏膜细胞分泌的双糖酶不足或活性下降，积聚在肠腔内的糖类被细菌分解后引起肠液渗透压升高；双糖分解不全造成微绒毛上皮转运钠功能障碍，大量水和电解质丧失，腹泻进一步加重。

②细菌性肠炎：又分为肠毒素性肠炎和侵袭性肠炎。

肠毒素性肠炎(如产肠毒素型大肠埃希菌、霍乱弧菌)：主要通过抑制小肠绒毛上皮细胞吸收 Na^+、Cl^- 和水，使小肠液分泌增多，超过结肠吸收能力而导致腹泻。

侵袭性肠炎(如侵袭性大肠埃希菌、空肠弯曲菌、耶尔森菌、沙门菌属、金黄色葡萄球菌等)：主要引起肠黏膜充血、水肿、炎细胞浸润、溃疡和渗出等，从而排出含有白细胞和红细胞的痢疾样大便；因结肠炎症使不能充分吸收来自小肠的液体等，使之发生水泻。

(2)非感染性腹泻：当摄入食物的量过多或食物质的改变，食物不能被充分消化吸收而堆积于小肠上部，使局部酸度减低，肠道下部细菌上移和繁殖，使食物腐败和发酵，造成肠蠕动亢进，引起腹泻、脱水、电解质紊乱。毒素的吸收会产生中毒症状。

【临床表现】　根据病程将病程在 2 周以内的称急性腹泻、2 周至 2 个月称迁延性腹泻、2 个月以上称慢性腹泻。根据病情将腹泻分为轻型(无脱水及中毒症状)、中型(轻、中度脱水或有轻度中毒症状)及重型(重度脱水或有明显中毒症状)腹泻。

1. 腹泻病共同的临床表现

(1)胃肠道症状

①轻型腹泻：多由肠道外感染、饮食、气候因素引起，以胃肠道症状为主。患儿有食欲缺乏，偶有呕吐，大便每日数次或 10 余次，呈黄色或黄绿色，稀薄或带水，有酸味，可有奶瓣或少量黏液。

②中、重型腹泻：多由肠道内感染引起。患儿常有呕吐，严重者吐咖啡渣样液体，每日大便 10 余次至数十次，每次量较多，呈蛋花汤或水样，可有少量黏液。侵袭性肠炎引起者大便呈脓血样。

(2)全身中毒症状：轻型腹泻患儿偶有低热；中、重型腹泻患儿有发热、精神萎靡或烦躁不安、意识朦胧甚至昏迷等。

(3)水、电解质及酸、碱平衡紊乱

①脱水：主要表现眼窝及前囟凹陷、黏膜及皮肤干燥、皮肤弹性差、眼泪及尿量减少、口渴、烦躁、嗜睡甚至昏迷、休克等。临床上将脱水分为轻、中、重三度，见第10章表10-9。

由于腹泻患儿丢失的水和电解质比例不同，可造成等渗性、低渗性、高渗性脱水(第10章表10-10)。等渗性脱水最常见，为一般脱水表现；低渗性脱水以周围循环衰竭为突出表现，如眼窝、前囟凹陷、皮肤黏膜干燥、皮肤弹性差、尿少，甚至血压下降、嗜睡、昏迷等，而口渴不明显、尿比重低；高渗性脱水较少见，以口渴、高热、烦躁、惊厥、肌张力增高为突出表现。

②代谢性酸中毒：腹泻丢失大量碱性物质；进食少和肠吸收不良，摄入热量不足导致脂肪分解增加，酮体生成增多；血容量减少，血液浓缩，循环缓慢，组织缺氧，乳酸堆积；肾血流不足，尿量减少，酸性代谢产物在体内堆积。故中、重度脱水都有不同程度的酸中毒，表现口唇樱桃红色或发绀、呼吸深大、呼出气体有烂苹果味等，精神萎靡或烦躁不安、嗜睡甚至昏迷。

③低钾血症：呕吐、腹泻时大量丢失钾；进食少导致钾摄入不足；肾的保钾功能比保钠差。故腹泻病时多有不同程度的低钾，尤其多见腹泻时间长和营养不良的患儿。但在脱水未纠正前，由于血液浓缩，酸中毒时钾由细胞内向细胞外转移；尿少排钾也减少等原因，体内钾总量虽少，但血钾可维持正常。随着脱水的纠正、血钾被稀释、酸中毒被纠正和输入的葡萄糖合成糖原等，钾由细胞外向细胞内转移；利尿后钾排出增加；大便继续失钾等因素，使血钾下降，随即出现缺钾症状。主要表现有神经、肌肉兴奋性降低，精神萎靡，腱反射减弱或消失，腹胀，肠鸣音减弱甚至肠麻痹，心音低钝，心律失常等。心电图示T波改变、ST段下降，T波低平，出现U波。

④低钙和低镁血症：腹泻患儿进食少，吸收不良，大便丢失钙、镁等原因，致体内钙、镁减少，腹泻较久、活动性佝偻病和营养不良患儿中更常见。但在脱水和酸中毒时，因血液浓缩和离子钙增加，可不出现低钙表现，待脱水和酸中毒纠正后，离子钙减少，出现手足搐搦和惊厥等低血症表现。极少数患儿经补钙后症状仍不好转，应考虑为低镁血症，表现手足震颤、抽搐。

2. 几种常见类型肠炎的临床特点

(1)轮状病毒肠炎：是秋、冬季婴幼儿腹泻最常见的病原，好发于6～24个月婴幼儿。经粪-口传播，潜伏期1～3d，起病急，常伴发热、上呼吸道感染症状，无明显中毒症状。病初呕吐，随后腹泻，大便次数多、量多、水分多，呈黄色水样或蛋花汤样，无腥臭味。常伴脱水、酸中毒。近年报道，轮状病毒可侵犯多个脏器，如心肌、神经系统。本病有自限性，病程3～8d。大便镜检偶见少量白细胞。

(2)产毒性细菌引起的肠炎：多发生夏季，以5～8月份为多。潜伏期1～2d，起病急。重症腹泻频繁，量多，呈蛋花汤样或水样，混有黏液，镜检无白细胞，伴呕吐。常合并水、电解质紊乱，酸中毒。属自限性疾病。

(3)侵袭性细菌(包括侵袭性大肠埃希菌、空肠弯曲菌、耶尔森菌、鼠伤寒杆菌等)引起的肠炎：多发生在夏季，症状与细菌性痢疾相似。发病急，高热、惊厥、呕吐、腹痛、里急后重，频繁腹泻，大便呈黏液样或脓血便，有腥臭。全身中毒症状重，甚至感染性休克。大便镜检可见大量白细胞和数量不等的红细胞。粪便细菌培养可找到相应病原菌。

(4)出血性大肠埃希菌肠炎：大便次数增多，初为黄色水样便，后转为血水便，有特殊臭味，伴腹痛。大便镜检有大量红细胞，一般无白细胞。

(5)抗生素诱发的肠炎：多继发使用大量抗生素后，免疫功能低下、长期用糖皮质激素者、营养不良者更易发病。病程和症状与耐药菌株的不同及菌群失调的程度有关。婴幼儿病情较重。①金黄色葡萄球菌肠炎：多继发使用大量抗生素后，表现发热、呕吐、腹泻，典型大便呈暗绿色，量多混有黏液，伴中毒症状、脱水和电解质紊乱，甚至休克。大便镜检有大量脓细胞和G^+球菌，培养有葡萄球菌生长，凝固酶阳性。停用抗生素后自然缓解。②假膜性肠炎：由难辨梭状芽胞杆菌引起，表现腹泻，大便呈黄绿色水样，有假膜排出，少数带血，易出现脱水、电解质紊乱和酸中毒，伴发热、腹胀和全身中毒症状。炎症指标升高，大便厌氧菌培养可阳性。③真菌性肠炎：多为白色念珠菌所致，常继发其他感染或菌群失调，常伴鹅口疮。大便次数增多，黄色稀便，泡沫多带黏液，有时见豆腐渣样(菌落)细块；大便镜检有真菌孢子体和菌丝。

3. 生理性腹泻　多见6个月以内的婴儿，外观虚胖，常见湿疹。生后不久即腹泻，除大便次数增多外，小儿精神食欲好，体重增长正常，不影响生长发育。添加辅食后，大便逐渐转为正常。

【实验室检查】

1. 血常规 白细胞总数及中性粒细胞增多提示细菌感染；降低提示病毒感染；过敏性肠炎或寄生虫引起的肠炎嗜酸性粒细胞增多。

2. 粪便检查 大便镜检有大量脂肪球，无或偶见白细胞者多为侵袭性肠炎以外的病因引起；反之，大便镜检有较多白细胞者多为各种侵袭性细菌引起，大便培养可检出致病菌。可疑病毒性肠炎者可做病毒学检查。

3. 血生化检查 血钠测定有助于判断脱水性质；血钾、血钙浓度测定有助于判断有无低钾、低钙血症；血气分析帮助诊断有无酸碱失调及程度。

【治疗要点】 见表13-4。

【护理措施】

1. 基础护理

(1)调整饮食：强调继续饮食，以满足生理需要，补充疾病消耗，以缩短康复时间。但严重呕吐者可暂禁食4～6h(不禁水)，待好转后继续喂食，由少到多、由稀到稠。母乳喂养的婴儿继续哺乳，暂停辅食；人工喂养者可喂以等量米汤或稀释的牛奶或其他代乳品，由米汤、粥、面条等过渡到正常饮食。病毒性肠炎者多有双糖酶(主要是乳糖酶)缺乏，可暂停乳类喂养，改为豆类、淀粉代乳品或发酵奶，或去乳糖配方奶粉以减轻腹泻。腹泻停止后继续给予富含热量和营养价值高的饮食，并每日加餐1次，共2周。

(2)加强日常护理

①保持室内清洁、舒适、温湿度适宜。

②对感染性腹泻患儿应做好消毒隔离，与其他小儿分室收治；食具、衣物、尿布应专用；医护人员及母亲喂奶前及换尿布后要洗手，并做好床边隔离；对粪便和被污染的衣、被进行消毒处理，防止交互感染。

③准确记录24h液体出入量。

2. 疾病护理

(1)纠正水、电解质紊乱及酸碱失衡。

①口服补液(ORS)：适用于轻、中度脱水而无严重呕吐者。轻度脱水50～80ml/kg，中度脱水80～100ml/kg，于8～12h将累积损失量补足。脱水纠正后，可将ORS用等量水稀释按病情需要随意口服。脱水纠正后，可将余量用等量水稀释按病情需要随意口服。服用ORS液时应注意：口服传统ORS液时让患儿照常饮水，防止高钠血症的发生；患儿如眼睑出现水肿，应停止服用ORS液，改用白开水；新生儿或心、肾功能不全、休克及明显呕吐腹胀者不宜应用ORS液。

②静脉补液：适用于中度以上脱水、吐泻严重

表13-4 腹泻病的治疗要点

治疗原则		具体方法
调整饮食		强调继续饮食，满足生理需要，补充疾病消耗，缩短康复时间
纠正水、电解质紊乱		口服补液：适于轻、中度脱水患儿 静脉补液：适于中、重度脱水伴循环衰竭或呕吐频繁、腹胀的患儿
药物治疗	控制感染	水样便：一般不用抗生素，合理输液，选用微生态制剂和黏膜保护药 黏液、脓血便：选用抗生素 ·大肠埃希菌、空肠弯曲菌等感染性肠炎：选用抗G^-杆菌抗生素 ·抗生素诱发性肠炎：停用原抗生素，根据症状用药(如新青霉素类、万古霉素、利舍平、甲硝唑或抗真菌药物)
	微生态疗法	恢复肠道正常菌群，抑制病原菌定植和侵袭，控制腹泻。常用制剂：双歧杆菌、嗜乳酸杆菌、粪链球菌、蜡样芽胞杆菌等
	肠黏膜保护药	在胃肠黏膜上形成均匀保护膜，能吸附病原体及毒素，阻止病原微生物的攻击，常用十六角蒙脱石粉(思密达)
	补锌治疗	急性腹泻补锌可加快肠黏膜修复，缩短病程。WHO建议腹泻儿童补锌10～14d，＜6个月补元素锌10mg/d，＞6个月补元素锌20mg/d
预防并发症		迁延性、慢性腹泻伴营养不良或其他并发症时，采取综合治疗

或腹胀的患儿。分为第 1 天补液和第 2 天及以后补液。

第 1 天补液：输液总量包括三部分，即补充累积损失量、生理需要量和继续丢失量。一般轻度脱水为 90～120ml/kg，中度脱水 120～150ml/kg，重度脱水为 150～180ml/kg。溶液种类：根据脱水性质选择不同张力的混合液，一般等渗性脱水用 1/2 张含钠液、低渗性脱水用 2/3 张含钠液、高渗性脱水用 1/3 张含钠液。若判断脱水性质有困难，先按等渗性脱水处理。输液速度：对重度脱水有周围循环衰竭者，应先扩容，给予 2∶1 液等张含钠液，20ml/kg，30～60min 输入。累积损失量(扣除扩容液量)在 8～12h 补完，滴速每小时 8～10ml/kg；继续丢失和生理需要量在 12～16h 补完，约每小时 5ml/kg。纠正酸中毒、低钾血症、低钙血症、低镁血症。

第 2 天及以后补液：主要补充继续丢失量和生理需要量，可改为口服补液，输液量根据吐泻和进食情况估算。若口服量不足或口服困难者仍需静脉补液。继续补钾，供给能量。

静脉补液期间应注意：速度过快易发生心力衰竭及肺水肿，速度过慢则脱水不能及时纠正。补液中应观察患儿前囟、皮肤弹性、眼窝凹陷情况及尿量，若补液合理，3～4h 应排尿，表明血容量恢复。若 24h 患儿皮肤弹性及眼窝凹陷恢复，说明脱水已纠正。若尿量多而脱水未纠正，表明液体中葡萄糖液比例过高；若输液后出现眼睑水肿，说明电解质溶液比例过高。及时观察静脉输液是否通畅，局部有无渗液、红肿。准确记录第 1 次排尿时间、24h 出入量，根据患儿基本情况，调整液体入量及速度。

(2)加强臀部护理：选用清洁、柔软的布类尿布，避免使用塑料布或橡皮布包裹，及时更换；每次便后用温水清洗臀部，蘸干、涂 5% 鞣酸软膏或 40% 氧化锌油，保持会阴部及肛周皮肤干燥；如局部有溃疡时，可按臀红的程度增加暴露部位或用灯泡照射、理疗等促使创面干燥愈合。

(3)对症处理

①眼部护理：重度脱水患儿泪液减少，结膜、角膜干燥，且眼睑不能闭合，角膜暴露容易受伤引起感染。可用生理盐水浸润角膜，点眼药膏，眼罩覆盖。

②发热的护理：体温过高者给予物理或药物降温，及时擦干汗液和更衣，多饮水，做好口腔及皮肤护理。

③腹痛的护理：腹痛时可按摩患儿腹部做好腹部保暖，转移注意力，严重者可遵医嘱应用解痉药物。

④腹泻的护理：避免使用止泻药，如洛哌丁胺，因有抑制胃肠动力的使用，增加细菌繁殖和毒素的吸收，对感染性腹泻有时是很危险的。

(4)观察病情

①观察生命体征：应观察体温、脉搏、呼吸、血压、末梢循环、尿量等，并监测体重。

②观察排便情况：观察记录大便次数、量、颜色、性状、气味，有无黏液。按医嘱及时送检粪标本。

③观察脱水情况，注意有无低钾血症、低钙血症、代谢性酸中毒的表现，遵医嘱及时采血做电解质和血气分析。

3. 健康教育

(1)向家长介绍腹泻病的病因、潜在并发症、转归和相关治疗措施；指导臀部护理、出入量监测和脱水表现的观察；宣教饮食、用药和输注中的护理要点，如服用微生态制剂时，指导家长不要与抗生素同服，应间隔至少 2h 以上。

(2)指导家长对不住院患儿的家庭护理，介绍预防脱水的方法，指导口服补液盐的配制、喂养方法和注意事项。

(3)指导家长患儿出院后注意饮食卫生、合理喂养、预防气候变化时患儿受凉或过热；避免长期滥用抗生素，以免造成肠道菌群失调而引起肠炎迁延不愈。

(4)如在流行地区和季节，可根据家长的意愿进行轮状病毒肠炎疫苗的接种。

第三节 急性坏死性肠炎

急性坏死性肠炎是以小肠急性广泛性、出血性、坏死性炎症为特征的消化系统急症，又称急性出血性坏死性肠炎、节段性肠炎。3～12 岁儿童多见，全年均可发病，但春夏季为发病高峰。

【病因与发病机制】 病因与发病机制尚不明了，多认为与肠黏膜缺血缺氧、喂养不当、感染、变态反应及肠道营养不良有关。感染因素中最重要的是C型产气荚膜杆菌。

【临床表现】

1. *胃肠道症状*　起病急，一般无前驱症状，表现多样。

(1)腹痛：常为首发症状，多位于脐周或亦可下腹部，呈持续性钝痛伴阵发性加重。晚期出现腹肌紧张、压痛、反跳痛等腹膜炎症状。

(2)腹泻与便血：开始为水样或黄色稀便，继而出现赤豆汤样血水便或果酱样暗红色糊便，有特殊腥臭味。

(3)不同程度腹胀：病初肠鸣音亢进，以后逐渐减弱以致消失。当肠管穿孔或坏死时，出现腹肌紧张、普遍压痛、反跳痛、提示并发腹膜炎。

(4)呕吐：轻重不一，多为胃内容物，严重者可吐咖啡样物。

2. *全身中毒症状*　表现发热、精神萎靡、烦躁、嗜睡、面色苍白，严重时可发生感染性休克，有明显脱水、电解质紊乱。

【实验室检查】

1. 血白细胞及中性粒细胞增高，核左移，重者血小板减少。

2. 大便隐血呈强阳性。

3. 腹部X线有特征性改变，早期可见小肠充气，肠壁积气，肠管扩张；其后肠管僵直，肠壁增厚，肠间隙增宽，肠腔内多个液平面。

【治疗要点】

1. 禁食、胃肠减压，给予静脉营养。

2. 发生休克者积极纠治，包括扩容、纠正酸中毒及电解质紊乱、使用血管活性药物。

3. 危重期应用肾上腺皮质激素，抗生素应选择氨基糖苷和头孢菌素类合用。

4. 疑为肠坏死或穿孔的腹膜炎患者，肠梗阻症状明显者，应立即手术治疗。

【护理措施】

1. *基础护理*

(1)饮食管理：血便与腹胀期间应禁食，一般5～7d，重症可延至14d。恢复饮食指征为腹胀消失、大便隐血转阴，患儿有觅食表现。恢复饮食的原则从少量逐渐增加，从流质、半流质过渡到少渣食物、直至恢复到高热量、高蛋白、低脂肪的正常饮食。在恢复饮食过程中再度出现腹胀和呕吐，应重新禁食。对明确手术的患儿，须问清最后一次进食时间，以确保手术前禁食4～6h。

(2)补充液体、维持营养：禁食期间应静脉补液，以保证体液和营养的供给，维持水、电解质和酸碱平衡。准确记录24h出入量。

(3)体位：取侧卧位或半卧位，以减轻腹部张力，缓解疼痛。

(4)加强日常护理：①保持室内清洁、舒适、温湿度适宜；②做好口腔护理；③对患儿提供抚慰等支持性护理活动。

2. *疾病护理*

(1)腹胀明显者立即胃肠减压并做好胃肠减压的护理。观察腹胀改善情况及引流液颜色、性状和量。一般不宜使用止痛药。

(2)遵医嘱给予抗生素控制感染。

(3)密切观察病情，及时通知医生处置。

①观察并记录大便情况(量、次数、颜色及性状)，及时送检大便标本。每次便后用温水清洗臀部，并涂鞣酸软膏，防止臀红。

②密切注意肠鸣音变化、腹痛、腹胀及腹部体征，若病人出现肠穿孔、腹膜炎等，立即通知医生。如考虑手术，需做好术前准备及术前教育。

③记录生命体征及神志、尿量变化。患儿一旦出现面色发灰，精神萎靡，四肢发凉，脉搏细弱，提示中毒性休克，应迅速建立静脉通路，并按医嘱补量，改善微循环、纠正脱水、电解质紊乱及酸中毒。

3. *健康教育*　帮助家长掌握有关饮食控制、臀部及口腔卫生的护理知识；指导家长观察病情并了解病情转归，如需手术治疗，能取得理解和配合。

第四节　肠　套　叠

肠套叠是指某段肠管及其相应的肠系膜套入邻近肠腔内引起的一种绞窄性肠梗阻，为婴幼儿最常见的急腹症之一。1岁以内多见，以4～10个月婴儿多发，2岁以后逐减，5岁罕见。男女之比为4:1，发病季节以春秋季节多见。

【病因与发病机制】　病因尚未完全明了，与以下因素有关，见表13-5。

表 13-5　肠套叠可能病因与发病机制

病因	发病机制
饮食改变	4～10 个月添加辅食引起肠道不适应导致的功能紊乱
回盲部解剖因素	婴儿回盲部游动性大，肠系膜相对长，淋巴组织丰富，受炎症刺激后引起回盲部充血、水肿、肥厚并牵拉肠管形成套叠
病毒感染	国内报道与腺病毒、轮状病毒感染有关
肠痉挛及自主神经失调	食物、炎症、腹泻、细菌或寄生虫毒素等刺激促发肠蠕动紊乱或逆蠕动而引起套叠
遗传因素	近年报道有家族发病史

【临床表现】　小儿肠套叠分婴儿肠套叠(2 岁以内者)和儿童肠套叠，临床以前者多见。

1. 婴儿肠套叠

(1)腹痛：为最早症状，常见既往健康肥胖的婴儿，突然出现阵发性有规律的哭闹，持续 10～20min，伴手足乱动，面色苍白，出汗、拒食、表情痛苦，然后安静或入睡，间歇 5～10min 或更长又反复发作。阵发性哭闹与肠系膜被牵拉和套叠鞘部强烈收缩有关。

(2)呕吐：早期为乳汁、乳块或其他食物，后转为胆汁，晚期呕吐粪便样液体。

(3)果酱样血便：为婴儿肠套叠的特征。多在发病后 6～12h 排黏液果酱样血便，数小时后可重复排出或做直肠指检时发现血便。

(4)腹部肿块：触诊应在 2 次哭闹间歇期进行，右上腹肝下触及腊肠样、有弹性、表面光滑、稍活动或有压痛的包块，右下腹有空虚感。晚期腹胀或腹肌紧张时不易触及。

(5)全身情况：依就诊早晚而异，早期一般尚好，体温正常，但有苍白、食欲缺乏或拒乳。晚期精神萎靡或嗜睡，有脱水和电解质紊乱的表现。发生肠坏死或腹膜炎时，全身情况恶化，出现中毒性休克等症状。

(6)肛门指检：适于就诊较早患儿，尽管无血便，但肛门指检发现直肠有黏液血便，对诊断本病有重要价值。

2. 儿童肠套叠　与婴儿肠套叠比较，症状不典型，起病缓慢，也有阵发性腹痛，但间歇期长，呕吐较少见，便血出现晚或仅有肛门指检时指套上有血迹，很少有严重脱水及休克表现。腹部多能触及腊肠样包块。

【实验室检查】

1. 腹部超声　为首选检查方法，在肠套叠横断面上显示为“同心圆”或“靶环”征，在纵切面上，呈“套筒”征。

2. 空气灌肠　由肛门注入气体，在 X 线透视下可见杯口阴影，能清楚看见套叠头的块影。一边用于诊断，同时进行灌肠复位。

3. 钡剂灌肠　可见套叠部分充盈缺损和钡剂前端的杯口影。只用于慢性肠套叠的疑难病例。

【治疗要点】

1. 非手术疗法

(1)适应证与禁忌证

①适应证：肠套叠病程在 48h 之内，全身情况良好，无明显脱水及电解质紊乱和腹胀、腹膜炎表现。

②禁忌证：病程＞48h，全身情况差，如严重脱水及电解质紊乱、高热或休克；高度腹胀、腹部压痛、肌紧张等腹膜刺激征者；反复套叠，怀疑或确诊为继发性肠套叠；小肠型肠套叠；＜3 个月的婴儿肠套叠。

(2)方法：①空气灌肠：应首选，即通过肛门注入空气，以空气压力将肠管复位；②B 超监视下水压灌肠；③钡剂灌肠复位：是最早复位肠套叠的灌肠疗法，目前国内较少应用。

2. 手术疗法　用于灌肠不能复位的失败病例、肠套叠超过 48～72h 以及可疑肠坏死、腹膜炎的晚期病例。手术方法包括单纯手法复位、肠切除吻合、肠造口等。

【护理措施】

1. 术前护理

(1)密切观察病情

①根据患儿入院后病情轻重，立即进行常规或急救护理。

②观察腹痛部位、性质、范围和腹部扪及腊肠样包块；有无继续呕吐和果酱样血便。

③非手术治疗效果观察：密切观察患儿腹痛、呕吐、腹部包块情况。若患儿经空气(或钡剂)灌肠

复位治疗后症状缓解，常表现为：拔出肛管后排出大量臭味的黏液血便和黄色粪水；安静入睡，无阵发性哭闹及呕吐；腹部平软，肿块消失；口服活性炭0.5～1g，6～8h由肛门排出黑色炭末。

④观察生命体征、意识状态、严格记录24h液体出入量，注意有无水、电解质紊乱；有无腹膜炎征象，做好手术前准备。

(2)饮食管理：患儿入院后应禁食，对需要手术治疗的患儿，要问清最后1次进食时间，以确保手术前禁食4～6h。

(3)迅速建立静脉通道，按医嘱输液、输血、使用止血药、抗生素，纠正电解质紊乱。

(4)向家长介绍各种治疗方法的目的，解除家长心理负担，争取对治疗和护理的配合。同时，加强患儿心理护理，做必要的安慰，适当解决疑虑。

(5)做好手术前准备：如患儿经空气(或钡剂)灌肠复位后仍烦躁不安，阵发性哭闹，仍触及腹部包块，应怀疑肠套叠还未复位或又发生新的套叠，应立即通知医师并做好术前准备，包括备皮、按医嘱做青霉素皮试、插胃管并妥善固定、测体温、按时注射术前针等。

2. 术后护理

(1)做好常规护理及观察：①术后给予卧床、吸氧、监测心电图。②观察伤口敷料有无潮湿或渗血，防止吻合口瘘和感染。③注意胃肠减压通畅，记录减压液的量和性质。一旦术后排气、排便后可拔除胃肠引流管。④根据病情给予适当的卧位(如抬高床头)，预防腹胀及肠粘连。⑤注意膀胱充盈情况。

(2)观察体温：患儿术后3d内体温在38.5℃以下，考虑为手术热，不用药物降温；但4～5d体温转为高热，提示有感染的可能，应报告医生。

(3)饮食管理：根据病情禁食1～2d，禁食期间每日口腔护理2次。胃肠功能恢复正常后开始由口进食，一般为流食，以后按医嘱饮食。若术后4d病情仍不允许进食，可从胃管给予少量肠内营养。

第五节　先天性巨结肠

先天性巨结肠是临床表现以便秘为主，病变肠管神经节细胞缺如的一种消化道发育畸形，又称先天性无神经节细胞症。发病率为1/2000～1/5000，男性＞女性，男∶女之比为(3～4)∶1，有家族发病倾向。

【病因与发病机制】　本病与早期胚胎阶段微环境改变及易感基因有关，有分析证实本病是一种遗传性疾病，其表达形式是常染色体显性、常染色体隐性和多基因形式。其基本病理变化是病变肠管缺乏神经节细胞；病变肠管的自主神经系统分布紊乱、神经递质含量异常等。

先天性肌间神经节的缺如使病变肠段失去正常的间歇性收缩和放松的推进式蠕动，而发生一个总的收缩，导致肠段经常处于痉挛状态，所以粪便通过发生障碍。在形态学上分为痉挛段、移行段和扩张段三部分。

【临床表现】　多数患儿生后2d内无胎粪或仅有少量胎粪排出，2～3d出现腹胀、拒食、呕吐等低位性肠梗阻症状。一般经灌肠排出奇臭粪便和气体后好转，但不能排尽肠内积粪，逐渐出现顽固性便秘，患儿3～7d甚至1～2周排便1次。

腹胀、呕吐、便秘影响营养吸收，导致营养不良、贫血、发育迟缓。

体检：最突出的体征为腹胀，可见肠型和蠕动波；左下腹触及粪石块物，肠鸣音亢进。

直肠指检：壶腹部空虚，拔指后可排出恶臭气体及大便。

【并发症】

1. 小肠结肠炎　为本病常见的并发症，新生儿期更易发生。患儿出现高热、严重腹胀、呕吐、排出恶臭并带血稀便。常死于腹膜炎、肠穿孔等。

2. 肠穿孔　常见穿孔部位为乙状结肠和盲肠，新生儿多见。

3. 继发感染　如败血症、肺炎等。

【实验室检查】

1. 放射学检查　诊断率在80%。

(1)腹部立位X线平片：显示低位结肠梗阻，近端肠管扩张，有“气液平面”，而病变肠段不含气体，盆腔无气体。

(2)钡剂灌肠：诊断率在90%左右，可显示痉挛段及其上方的肠管扩张，钡剂潴留，超过24～48h仍未排出。

2. 直肠、肛管测压　方法安全简便，主要测定直肠、肛门括约肌的反射性压力变化，患儿压力升高。2周内新生儿可出现假阴性，故不适用。

3. 直肠肌层活体组织检查　判断病变肠段神

经节细胞的有无，尚无髓鞘的神经纤维增多是病理组织学诊断的主要标准。

4. 肌电图检查 患儿直肠和乙状结肠远端的肌电图波形低矮，频率低，不规则，波峰消失。

【治疗要点】

1. 全身情况较好者，尽早施行根治术。即切除无神经节细胞肠段和部分扩张结肠，近年根治术的年龄趋向在新生儿期完成。应在术前进行灌肠、扩肛、纠正脱水、电解质紊乱及酸碱失衡，加强支持疗法，改善全身状况。

2. 无条件行根治术或全身情况较差或并发小肠结肠炎的患儿，先行结肠造口术，待全身情况、肠梗阻及小肠结肠炎症状缓解后再行根治手术。

【护理措施】

1. 手术前护理

(1)饮食护理：给予高热量、高蛋白无渣饮食，禁食水果类，以配合更好的洗肠。此外，术前1d需禁食，可饮水。

(2)治疗并发症：如肺炎、肠炎，注意预防感冒，以免延误手术。

(3)心理护理：对患儿态度要和蔼、耐心，消除其紧张情绪，对较大患儿应做必要解释工作，如术前洗肠目的及重要性，以取得配合。

(4)清洁肠道，解除便秘。

①给予缓泻药、润滑药，如蜂蜜口服，帮助排便。

②使用开塞露、扩肛等刺激括约肌诱发排便。

③清洁灌肠是一项既简便又经济的有效措施。用生理盐水，每日1次，每次50～100ml，反复数次，直到积粪排尽为止，通常10～14d。为确保灌肠效果，减少副作用，要求：灌肠前先在钡灌肠照片上了解病变范围，肠曲走向，以便确定肛管插入方向、深度；选择软硬粗细适宜的肛管，插管时应以轻柔手法按肠曲方向缓慢推进，遇阻力时应退回或改变方向、体位后再前进。防止操作粗暴引起结肠穿孔；肛管应插过狭窄段；忌用清水灌肠，以免发生水中毒。应用等渗盐水反复冲洗，每次抽出量与注入量相等或稍多，同时揉腹以促进灌肠液及粪便排出；如流出液不畅，应考虑肛管口被大便阻塞、肛管扭转或插入深度不够，可做相应处理；如灌洗仍困难，大便硬而成团或呈大块状时，可灌入50%硫酸镁溶液20～30ml，以刺激排便。

(5)密切观察病情：尤其注意有无小肠结肠炎的征象，如高热、腹泻、排出奇臭粪液、伴腹胀、脱水、电解质紊乱等，并做好手术前准备。

(6)做好术前准备：术前2d口服抗生素；检查脏器功能，如有问题做相应处理。术前晚、术日晨清洁洗肠做到彻底。

(7)健康指导：向家长说明治疗方法，减轻心理负担，争取对治疗和护理的配合。

2. 手术后护理

(1)常规护理：肠蠕动未恢复前禁食，行胃肠减压防止腹胀。监测生命体征，并记录24h输液量、尿量。每2小时冲胃管1次，并记录胃液量、颜色及性状。每日口腔护理2次，3d后进流食。

(2)体位：保护患儿四肢，采取仰卧蛙式位，便于清洁肛周。

(3)观察病情：①观察体温、腹胀及大便情况。如体温升高、大便次数增多，肛门处有脓液流出，直肠指检扪得吻合口裂隙，表示盆腔感染，可按医嘱用抗生素。如术后无排气、排便，腹胀明显，与病变肠段切除不彻底，或吻合口狭窄有关。②观察伤口敷料有无渗出、肛周有无渗血、渗液，预防伤口感染。

3. 健康教育

(1)指导家长训练患儿的排便功能。

(2)术后2周左右每天扩肛1次，坚持3～6个月。

(3)定期随访，确定有无吻合口狭窄。

（王丽霞）

参考文献

崔焱.2012.儿科护理学[M].5版.北京：人民卫生出版社.

胡亚美，江载芳.2015.诸福棠实用儿科学[M].8版.北京：人民卫生出版社.

沈晓明，王卫平.2008.儿科学[M].7版.北京：人民卫生出版社.

施诚仁，金先庆，李仲智.2009.小儿外科学[M].4版.北京：人民卫生出版社.

孙锟，沈颖.2009.小儿儿科学[M].4版.北京：人民卫生出版社.

王丽霞，臧伟红.2008.儿童护理[M].2版.北京：科学出版社.

王丽霞.2014.儿科护理学[M].2版.北京：清华大学出版社.

徐润华，徐桂荣.2003.现代儿科护理学[M].北京：人民军医出版社.

叶春香.2008.儿科护理[M].2版.北京：人民卫生出版社.

第14章

呼吸系统疾病的护理

呼吸系统疾病是小儿常见病，以急性上呼吸道感染、支气管炎、支气管肺炎为多见。呼吸系统疾病不仅发生率高，而且危害也极其严重，这与小儿呼吸系统解剖、生理特点密切相关。

第一节　小儿呼吸系统解剖生理特点

一、解剖特点

呼吸系统以环状软骨为界，划分为上、下呼吸道。上呼吸道包括鼻、鼻窦、咽、咽鼓管、会厌及喉；下呼吸道包括气管、支气管、毛细支气管、呼吸性毛细支气管、肺泡管及肺泡。

1. 上呼吸道

(1)鼻：鼻腔相对短小，无鼻毛，后鼻道狭窄，黏膜柔嫩，血管丰富，易于感染；炎症时易充血肿胀出现鼻塞，导致呼吸困难、张口呼吸，影响吮乳。

(2)鼻窦：鼻腔黏膜与鼻窦黏膜相连续，且鼻窦口相对较大，故急性鼻炎时易导致鼻窦炎，以上颌窦及筛窦最易感染。

(3)鼻泪管：较短，开口瓣膜发育不全，上呼吸道感染时易引起结膜炎。

(4)咽鼓管：较宽、短、直，呈水平位，故鼻咽炎易致中耳炎。

(5)咽部：咽部狭窄且垂直。腭扁桃体在1岁末逐渐增大，至4～10岁时达高峰，14～15岁时逐渐退化，故腭扁桃体炎多见于年长儿，1岁以内少见。

(6)喉部：喉部呈漏斗形，相对较窄，软骨柔软、黏膜柔嫩，富有血管及淋巴组织，发生炎症时易引起局部水肿，导致呼吸困难和声音嘶哑。

2. 下呼吸道

(1)气管及支气管：相对狭窄、黏膜血管丰富，软骨柔软，缺乏弹力组织，黏液腺分泌不足，气道较干燥，纤毛运动差，清除能力弱，易发生感染，并导致呼吸道阻塞。右侧支气管粗短，为气管直接延伸，因此，异物易进入右侧支气管。

(2)肺：小儿肺的弹性纤维发育差，血管丰富，间质发育旺盛，肺泡小而数量少，使肺的含血量相对多而含气量少，易于感染，并易引起间质性肺炎、肺不张及肺气肿等。

3. 胸廓　婴幼儿胸廓较短、呈桶状，肋骨呈水平位，膈肌位置较高，使心脏呈横位；胸腔较小而肺相对较大。呼吸肌发育差，呼吸时胸廓运动不充分，肺的扩张受到限制，不能充分通气和换气；小儿纵隔相对较大，纵隔周围组织松软、富于弹性，胸腔积液或积气时易致纵隔移位。

二、生理特点

1. 呼吸频率和节律　小儿年龄越小，呼吸频率越快，各年龄呼吸频率(表14-1)；婴幼儿由于呼吸系统发育不完善，易出现呼吸节律不齐，尤以早产儿、新生儿明显。

表14-1　各年龄小儿呼吸、脉搏频率(次/分)

年龄	呼吸	脉搏	呼吸:脉搏
新生儿	40～45	120～140	1:3
1岁以内	30～40	110～130	1:3～1:4
2～3岁	25～30	100～120	1:3～1:4
4～7岁	20～25	80～100	1:4
8～14岁	18～20	70～90	1:4

2. 呼吸形态　婴幼儿呼吸肌发育差，呼吸时胸廓的活动范围小而横膈活动明显，呈腹膈式呼吸；随着年龄的增长，呼吸肌逐渐发育，膈肌下降，肋骨由水平位逐渐倾斜，胸廓前后径和横径增大，出现胸腹式呼吸。

3. 呼吸功能　小儿肺活量、潮气量、气体弥散量均较成人小，而气道阻力较成人大，故各项呼吸功能的储备能力均较低，当患呼吸道疾病时，易发生呼吸衰竭。

4. 血气分析　婴幼儿的肺活量不易检查，但可通过血气分析了解氧饱和度水平及血液酸碱平衡状态。小儿动脉血气分析正常值，见表14-2。

三、免疫特点

小儿呼吸道的非特异性及特异性免疫功能均较差。新生儿和婴幼儿的纤毛运动差，咳嗽反射和气道平滑肌收缩功能亦差，难以有效的清除吸入的尘埃及异物颗粒。婴幼儿体内的免疫球蛋白含量低，尤以分泌型IgA(SIgA)为低，且肺泡巨噬细胞功能不足，乳铁蛋白、溶菌酶、干扰素、补体等数量和活性不足，故易患呼吸道感染。

表14-2　小儿动脉血气分析正常值

项目	新生儿	2岁以内	2岁以后
氢离子浓度(mmol/L)	35～50	35～50	35～50
PaO_2(mmHg)	60～90	80～100	80～100
$PaCO_2$(mmHg)	30～35	30～35	35～45
HCO_3^-(mmol/L)	20～22	20～22	22～24
BE(mmol/L)	−6～+2	−6～+2	−4～+2
SaO_2	0.90～0.965	0.95～0.97	0.955～0.977

第二节　急性上呼吸道感染

急性上呼吸道感染(acute upper respiratory infection，AURI)简称上感，是小儿最常见的疾病，主要指鼻、鼻咽和咽部的急性感染。亦常用"急性鼻咽炎""急性咽炎""急性腭扁桃体炎"等名词诊断。该病全年均可发生，以冬春季多见。

【病因】　90%以上由病毒引起，如呼吸道合胞病毒、流感病毒、副流感病毒、腺病毒、鼻病毒、柯萨奇病毒、单纯疱疹病毒、EB病毒等。病毒感染后可继发细菌感染，常见有溶血性链球菌、肺炎链球菌等。由于上呼吸道的解剖、生理和免疫特点，婴幼儿易患呼吸道感染，若有维生素D缺乏性佝偻病、营养不良、贫血等，则易发生反复上呼吸道感染使病程迁延。气候改变、空气污浊、护理不当等容易诱发本病。

【临床表现】　症状轻重不一，与年龄、病原体和机体抵抗力有关。

1. 一般类型上感

(1)症状：婴幼儿局部症状不明显而全身症状重；年长儿全身症状轻，以局部症状为主。①局部症状：流涕、鼻塞、喷嚏、咳嗽、咽部不适和咽痛等。②全身症状：发热、畏寒、头痛、咳嗽、拒奶、乏力等，可伴有呕吐、腹泻、腹痛，烦躁，甚至高热惊厥。部分患儿发病早期可有脐周围阵发性腹痛，无压痛，与发热所致肠痉挛或肠系膜淋巴结炎有关。

(2)体征：可见咽部充血，水肿及咽部滤泡，腭扁桃体充血，颌下淋巴结肿大、触痛。肠道病毒感染者可出现不同形态皮疹。肺部听诊一般正常。

2. 两种特殊类型上感

(1)疱疹性咽峡炎：病原体为柯萨奇A组病毒，好发于夏秋季。主要表现为急起高热、咽痛、流涎、拒食、呕吐等。体检可见咽充血，咽腭弓、腭垂、软腭等处黏膜上有2～4mm大小灰白色的疱疹，周围有红晕，疱疹破溃后形成小溃疡。病程1周左右。

(2)咽-结合膜热：病原体为腺病毒(3型、7型)，好发于春夏季，可在集体小儿机构中流行。临床以发热、咽炎、结合膜炎为特征，主要表现为高热、咽痛、眼部刺痛、畏光、流泪等。体检可见咽充血，一侧或双侧滤泡性眼结合膜炎，结膜充血明显，颈部及耳后淋巴结肿大。病程1～2周。

(3)并发症：婴幼儿上感可并发中耳炎、鼻窦炎、咽后壁脓肿、腭扁桃体周围脓肿、颈淋巴结炎、喉炎、支气管炎及肺炎等。年长儿可因链球菌感染而并发急性肾炎及风湿热。病毒引起的上感还可引起心肌炎、脑炎等。

【实验室检查】 血常规检查：病毒感染者白细胞计数正常或偏低；细菌感染者白细胞计数增高，中性粒细胞增高。

【治疗要点】

1. 以支持疗法及对症治疗为主，防治并发症。强调多休息，保持良好的环境，多饮水，补充维生素C。

2. 抗病毒药物常用利巴韦林，配合中药治疗。有继发细菌感染或发生并发症者可选用抗生素，如确为链球菌感染者应用青霉素，疗程10～14d。

【护理措施】

1. 基础护理

(1)促进舒适：注意环境温度，保持室内温度18～22℃，湿度50%～60%，保持室内空气清新，每日通风2次以上。衣被厚薄适度，以利于散热，出汗后应及时更换衣服，避免因受凉而使症状加重或反复。

(2)保证营养和水分的摄入：鼓励患儿多饮水，给予易消化和富含维生素的清淡饮食。

(3)加强口腔护理，保证口腔清洁。咽部不适或咽痛时可用温盐水或复方硼酸液漱口、含服润喉片或应用咽喉喷雾剂等。

(4)及时清除鼻腔及咽喉部分泌物，保证呼吸道通畅。鼻塞严重时应先清除鼻腔分泌物后用羟甲唑啉滴鼻液，每次1～2滴，2～3次/日，对因鼻塞而妨碍吮奶的婴儿，宜在哺乳前15min滴鼻，使鼻腔通畅，保证吸吮。

2. 疾病护理

(1)维持体温正常

①密切观察体温变化：当体温超过38.5℃时给予物理降温，如头部、腋下及腹股沟处置冰袋冷敷，温水擦浴或冷盐水灌肠等。按医嘱给予退热药，嘱多饮水。定时监测体温，并准确记录。

②预防热性惊厥：既往有热性惊厥史的患儿，要注意及时降温，必要时可遵医嘱用镇静药。当高热患儿出现惊厥先兆时，立即通知医生，就地抢救，保持安静，按小儿惊厥处理。

(2)病情观察

①密切观察体温变化，警惕高热惊厥的发生。

②经常观察口腔黏膜及皮肤有无皮疹，注意咳嗽的性质及神经系统症状等，以便能早期发现麻疹、猩红热及流行性脑脊髓膜炎等急性传染病。

③如有咽后壁脓肿时，应及时报告医生，同时要注意防止脓肿破溃后脓液流入气道引起窒息。

④遵医嘱用药，并注意药物反应。

3. 健康教育

(1)指导家长掌握上呼吸道感染的预防知识和护理要点，熟悉相应的应对技巧，如患儿的居室要经常通风，保持室内空气清新；加强体格锻炼，多进行户外活动，以增强机体的抵抗力；气候变化时及时添加衣服，避免过热或过冷；呼吸道疾病流行期间，尽量避免去人多拥挤的公共场所。

(2)合理饮食起居，保证充足的营养和睡眠，鼓励母乳喂养，及时添加辅食。

(3)积极防治各种慢性病，如佝偻病、营养不良及贫血等，按时预防接种。

(4)在集体小儿机构中，如有上感流行趋势，应早期隔离患儿，必要时进行空气消毒。

第三节　急性感染性喉炎

急性感染性喉炎(acute infectious laryngitis)为喉部黏膜急性弥漫性炎症，以犬吠样咳嗽、声音嘶哑、喉鸣、吸气性呼吸困难为特征，多发生在冬春季节，婴幼儿多见。

【病因】 病毒或细菌感染引起，常为上呼吸道感染的一部分。有时可在麻疹或其他急性传染病的病程中并发。

【临床表现】 起病急，症状重，可有不同程度的发热、声音嘶哑、犬吠样咳嗽，吸气性喉鸣和三凹征。一般白天症状轻，夜间入睡后喉部肌肉松弛，分泌物阻塞导致症状加重。严重者迅速出现烦躁不安、吸气性呼吸困难、发绀、心率加快等缺氧症状。体检可见咽部充血，间接喉镜检查可见喉部及声带充血、水肿。

临床上按吸气性呼吸困难的轻重，将喉梗阻分为4度。Ⅰ度：安静时无症状，活动后出现吸气性喉鸣和呼吸困难，肺部听诊呼吸音清晰，心率无改变；Ⅱ度：安静时有喉鸣和吸气性呼吸困难，肺部听诊可闻及喉传导音或管状呼吸音，心率增快(120～140次/分)；Ⅲ度：除上述喉梗阻症状外，患儿因缺氧而出现烦躁不安，口唇及指(趾)发绀，双眼圆睁，面容惊恐，出汗，肺部听诊呼吸音明显减弱，心音低钝，心率快(140～160次/分)；Ⅳ度：患儿呈衰竭状态，昏睡或昏迷、抽搐，面色苍白，由于无力呼吸，三凹征可不明显，肺部呼吸音几乎消失，仅有气管传导音，心音低钝，心律失常。

【治疗要点】

1. 保持呼吸道通畅　吸氧、雾化吸入，消除黏膜水肿。

2. 控制感染　常用青霉素类或头孢菌素类等，有气急、呼吸困难时，及时静脉输入足量广谱抗生素。

3. 应用肾上腺糖皮质激素　应用抗生素同时给予肾上腺糖皮质激素，以减轻喉头水肿，缓解症状，常用泼尼松，1～2mg/(kg·d)，分次口服；或用地塞米松静脉推注，每次2～5mg；继之1mg/(kg·d)静脉滴注，用2～3d，至症状缓解。

4. 对症治疗　烦躁不安者给予镇静药异丙嗪。

5. 气管切开　有严重缺氧征象或有Ⅲ度喉梗阻者及时行气管切开。

【护理措施】

1. 基础护理

(1)保持室内空气清新，温、湿度适宜，减少对喉部的刺激，减轻呼吸困难。

(2)促进舒适，置患儿舒适体位，保持患儿安静，尽可能将所需要的检查及治疗集中进行，以保证患儿的休息。

(3)补充足量的水分和营养，喂饭、喝水时避免患儿发生呛咳。

2. 疾病护理

(1)改善呼吸功能，保持呼吸道通畅。

①依据缺氧程度及时吸氧，用1%～3%的麻黄碱和肾上腺糖皮质激素超声雾化吸入，可消除喉头水肿，恢复气道通畅。

②按医嘱给予抗生素、激素治疗，以控制感染，减轻喉头水肿，缓解症状。

(2)维持正常体温，观察体温变化，体温超过38.5℃时给予物理降温。

(3)慎用镇静药，若患儿过于烦躁不安，遵医嘱给予异丙嗪，以达到镇静和减轻喉头水肿的作用。避免使用氯丙嗪，以免使喉头肌松弛，加重呼吸困难。

(4)密切观察病情变化，根据患儿三凹征、喉鸣、发绀及烦躁等表现正确判断缺氧的程度，发生窒息后及时抢救，随时做好气管切开的准备，以免因吸气性呼吸困难而窒息致死。

3. 健康教育

(1)向家长解答患儿病情，讲解该病一般医学知识，减轻其紧张和恐惧心理。

(2)指导家长正确护理患儿，如加强体格锻炼，适当进行户外活动。

(3)积极预防上呼吸道感染和各种传染病，定期预防接种。

第四节　急性支气管炎

急性支气管炎(acute bronchitis)是指由于各种致病原引起的支气管黏膜的急性炎症，气管常同时受累，故又称为急性气管支气管炎，婴幼儿多见。常继发于上呼吸道感染，或为一些急性呼吸道传染病(麻疹、百日咳等)的一种临床表现。

【病因】　凡能引起上呼吸道感染的病毒或细菌均可引起支气管炎，常为混合感染。免疫功能低下、特异性体质、营养不良、佝偻病和支气管局部结构异常等均为本病的危险因素；气候变化、空气污染、化学因素的刺激为本病的诱发因素。

【临床表现】　大多先有上呼吸道感染症状，咳嗽为主，初为刺激性干咳，以后有痰且有时带血。婴幼儿全身症状较明显，常有发热，食欲缺乏、乏力、呕吐、腹胀、腹泻等症状，一般无气促和发绀。体检：双肺呼吸音粗，或有不固定的散在的干、湿啰音。

婴幼儿可发生一种特殊类型的支气管炎，称为哮喘性支气管炎，又称喘息性支气管炎，系指婴幼儿时期以喘息为突出表现的急性支气管炎。患儿除有上述临床表现外，主要特点有：①多见于3岁以下，有湿疹或其他过敏史的患儿；②咳嗽频繁，并有呼气性呼吸困难伴喘息，夜间或清晨较重，或在哭闹、活动后加重，肺部叩诊呈鼓音，听诊两肺布满哮鸣音及少量粗湿啰音；③有反复发作倾向，但大多患儿随年龄增长而发作减少，至4～5岁停止发作，但有少数患儿可发展为支气管哮喘。

【实验室检查】

1. 血常规检查　病毒感染者白细胞正常或偏低，细菌感染者白细胞增高。

2. 胸部X线检查　多无异常改变，或有肺纹理增粗，肺门阴影加深。

【治疗要点】

1. 控制感染　有发热、痰多而黄，考虑细菌感染者使用抗生素。

2. 对症治疗　止咳、化痰、平喘等。对于刺激性咳嗽常用复方甘草合剂、急支糖浆等；喘息者可用氨茶碱，也可行超声雾化吸入。一般不用镇咳药或镇静药，以免抑制咳嗽反射，影响痰液咳出。

【护理措施】

1. 基础护理

(1)保持室内空气清新，避免对流风，温、湿度适宜，减少对支气管黏膜的刺激，以利于排痰。

(2)保证充足的水分及营养供给，注意休息，减少活动。

(3)保持口腔清洁，婴幼儿可在进食后喂适量的温开水，以清洁口腔，年长儿应在晨起、餐后、睡前漱洗口腔。

2. 疾病护理

(1)保持呼吸道通畅：①卧位时可抬高头胸部，并经常变换患儿体位，拍击背部，促进排痰；指导并鼓励患儿有效咳嗽，采用超声雾化吸入或蒸汽吸入，以湿化呼吸道，必要时用吸引器清除痰液，保持呼吸道通畅。②按医嘱使用抗生素、止咳祛痰及平喘药并注意观察药物疗效及副作用。③哮喘性支气管炎的患儿，注意观察有无缺氧症状，必要时吸氧。

(2)维持体温正常：密切观察体温变化，体温>38.5℃时采取物理降温或按医嘱给予药物降温，以防发生惊厥(参阅本章第二节)。

3. 健康教育　参阅本章第二节。

第五节　肺　　炎

肺炎(pneumonia)是指不同病原体或其他因素所致的肺部炎症。以发热、咳嗽、气促、呼吸困难和肺部固定湿啰音为共同的临床表现。肺炎是婴幼儿时期的常见病，就全球而言，肺炎占5岁以下小儿死亡总数的1/4～1/3。占我国住院小儿死亡的第一位，是我国儿童保健重点防治的“四病”之一。肺炎一年四季均可发病，以冬春季节多见。

常用的分类方法：

1. 按病理分类　可分为大叶性肺炎、支气管肺炎、间质性肺炎等。

2. 按病因分类　①感染性肺炎：如病毒性肺炎、细菌性肺炎、真菌性肺炎、支原体肺炎、衣原体肺炎、原虫性肺炎；②非感染性肺炎：如吸入性肺炎、过敏性肺炎等。

3. 按病程分类　①急性肺炎：病程<1个月；②迁延性肺炎：病程1～3个月；③慢性肺炎：病程>3个月。

4. 按病情分类　①轻症肺炎：主要是呼吸系统受累；②重症肺炎：除呼吸系统受累外，其他系统也受累，且全身中毒症状明显。

5. 按临床表现典型与否分类　①典型性肺炎；②非典型肺炎。

【病因与发病机制】　引起肺炎的病原体有病毒、细菌等。病毒中最常见的为呼吸道合胞病毒、其次为腺病毒、流感病毒等；细菌中以肺炎链球菌多见，其他有葡萄球菌、链球菌、革兰阴性杆菌等。低出生体重、营养不良、维生素D缺乏性佝偻病、先天性心脏病等患儿易患本病，且病情严重，易迁延不愈。

病原体多由呼吸道入侵，也可经血行入肺，引起支气管、肺泡、肺间质炎症。支气管因黏膜水肿而管腔变窄；肺泡壁因充血水肿而增厚，肺泡腔内充满炎性渗出物，从而造成通气和换气功能障碍，导致低氧血症与高碳酸血症。由于缺氧，患儿呼吸与心率加快，出现鼻翼扇动和三凹征。由于病原体毒素的作用，重症患儿常伴有毒血症，引起不同程度的感染中毒症状。缺氧、二氧化碳潴留及毒血症可导致循环系统、消化系统、神经系统的一系列症状及水、电解质与酸碱平衡紊乱，严重时可发生呼吸衰竭。

【临床表现】

1. 支气管肺炎　为小儿最常见的肺炎，多见于3岁以下婴幼儿。

(1)轻症：仅表现为呼吸系统症状和相应的肺部体征。

①症状：大多起病急，主要表现为发热、咳嗽、气促和全身症状。发热：热型不定，多为不规则热，新生儿和重度营养不良儿可不发热，甚至体温不

升；咳嗽：较频，初为刺激性干咳，以后有痰，新生儿则表现为口吐白沫；气促：多发生在发热、咳嗽之后；全身症状：精神不振、食欲缺乏、烦躁不安、轻度腹泻或呕吐。

②体征：呼吸加快，40～80次/分，可有鼻翼扇动、点头呼吸、三凹征、唇周发绀。肺部可听到较固定的中、细湿啰音，病灶较大者可出现肺实变体征。

(2)重症肺炎：除呼吸系统症状和全身中毒症状外，常有循环、神经和消化系统受累的表现。

①循环系统：常见心肌炎、心力衰竭。心肌炎表现为面色苍白、心动过速、心音低钝、心律失常、心电图显示ST段下移、T波低平或倒置。心力衰竭表现为呼吸突然加快，＞60次/分，极度烦躁不安，明显发绀、面色发灰，心率增快，＞180次/分，心音低钝、有奔马律，颈静脉怒张，肝脏迅速增大，尿少或无尿，颜面或下肢水肿等。

②神经系统：表现为烦躁或嗜睡，脑水肿时出现意识障碍、反复惊厥、前囟隆起、脑膜刺激征等。

③消化系统：常有纳差、腹胀、呕吐、腹泻等；重症可引起中毒性肠麻痹和消化道出血，表现为严重腹胀、肠鸣音消失、便血等。

2. 几种不同病原体所致肺炎的特点

(1)呼吸道合胞病毒肺炎：由呼吸道合胞病毒感染所致，多见于2岁以内，尤以2～6个月婴儿多见。喘憋为突出表现，2～3d病情加重，出现呼吸困难和缺氧症。肺部听诊可闻及哮鸣音、呼气性喘鸣，肺基底部可听到细、湿啰音。临床表现为两种类型。①毛细支气管炎：有上述临床表现，但中毒症状不严重。肺部X线常显示肺气肿和支气管周围炎，有时可见小点片状阴影或肺不张。②间质性肺炎：全身中毒症状较重，呼吸困难明显，肺部体征出现较早，胸部X线呈线条状或单条状阴影增深，或互相交叉成网状阴影，多伴有小点状致密阴影。

(2)腺病毒肺炎：以腺病毒3型、7型为主要病原体。①本病多见6个月至2岁婴幼儿；②起病急骤、全身中毒症状明显，呈稽留热，咳嗽较剧，可出现喘憋、呼吸困难、发绀等；③肺部体征出现较晚，常在发热4～5d开始肺部出现湿啰音，以后因病变融合而呈现肺实变体征；④胸部X线改变出现较肺部体征为早，可见大小不等的片状阴影或融合成大病灶，肺气肿多见，病灶吸收需数周至数月。

(3)葡萄球菌肺炎：包括金黄色葡萄球菌及白色葡萄球菌所致的肺炎。多见于新生儿及婴幼儿。临床起病急、病情重、发展快。多呈弛张热，婴幼儿可呈稽留热。中毒症状明显，面色苍白、咳嗽、呻吟、呼吸困难。肺部体征出现早，双肺可闻及中、细湿啰音，易并发脓胸、脓气胸。常合并循环、神经及消化系统功能障碍。

(4)肺炎支原体肺炎：由肺炎支原体引起，多见于年长儿，婴幼儿发病率也较高。以刺激性咳嗽为突出的表现，有的酷似百日咳样咳嗽，咳黏痰，甚至带血丝，常有发热，热程1～3周。而肺部体征常不明显，仅有呼吸音粗糙，少数闻及干、湿啰音。婴幼儿起病急，呼吸困难、喘憋和双肺哮鸣音较突出。部分患儿出现全身多系统的临床表现，如心肌炎、心包炎、溶血性贫血、脑膜炎等。肺部X线分为4种改变：①肺门阴影增粗；②支气管肺炎改变；③间质性肺炎改变；④均一的实变影。

(5)流感嗜血杆菌肺炎：由流感嗜血杆菌引起。近年来，该病有上升趋势。多见于＜4岁的小儿，常并发于流感病毒或葡萄球菌感染者。起病较缓，病情较重，全身中毒症状明显，有发热、痉挛性咳嗽、呼吸困难、鼻翼扇动、三凹征、发绀等，体检肺有湿啰音或肺实变体征。易并发脓胸、脑脊髓膜炎、败血症、心包炎、中耳炎等。胸部X线表现多种多样。

(6)衣原体肺炎：①沙眼衣原体肺炎多见于6个月以下的婴儿，可于产时或产后感染，起病缓，先有鼻塞、流涕，后出现气促、频繁咳嗽，有的酷似百日咳样阵咳，但无回声，偶有呼吸暂停或呼气喘鸣，一般不发热。胸部X线呈弥漫性间质性改变和过度充气。②肺炎衣原体肺炎多见于5岁以上小儿，发病隐匿，体温不高，咳嗽逐渐加重，两肺可闻及干湿啰音。X线显示单侧肺下叶浸润，少数呈广泛单侧或双侧浸润。

【实验室检查】

1. 外周血检查　①血细胞检查：病毒性肺炎白细胞总数大多正常或降低；细菌性肺炎白细胞总数及中性粒细胞增高，并有核左移；②四唑氮蓝试验(NBT)：细菌感染时NBT阳性细胞增多，正常为10%以下，若超过10%提示细菌感染，病毒感染时则不增加；③C反应蛋白(CRP)：细菌感染时，血清CRP浓度增高，而非细菌感染时则升高不明显。

2. 病原学检查　可做病毒分离或细菌培养，以明确病原体。血清冷凝集试验在50%～70%的支原体肺炎患儿中可呈阳性。

3. 胸部X线检查　支气管肺炎早期肺纹理增粗，以后出现大小不等的斑片阴影，可融合成片，可伴有肺不张或肺气肿。

【治疗要点】 主要为控制感染，改善通气功能，对症治疗，防治并发症。

1. 控制感染　根据不同病原体选用敏感抗生素控制感染；使用原则为早期、联合、足量、足疗程，重症患儿宜静脉给药；用药时间持续至体温正常后5～7d，临床症状消失后 3d；抗病毒可选用利巴韦林等。

2. 对症治疗　止咳、平喘、保持呼吸道通畅；纠正水、电解质与酸碱平衡紊乱、改善低氧血症。

3. 肾上腺糖皮质激素的应用　中毒症状明显或严重喘憋、脑水肿、感染性休克、呼吸衰竭者，可应用肾上腺糖皮质激素，常用地塞米松，疗程3～5d。

4. 防治并发症　发生感染性休克、心力衰竭、中毒性肠麻痹、脑水肿等，应及时处理。脓胸和脓气胸者应及时进行穿刺引流。

【护理措施】

1. 基础护理

(1)保持病室环境舒适，空气流通，温湿度适宜，定时开窗通风，避免直吹或对流风。尽量使患儿安静，避免哭闹，以减少氧消耗。不同病原体肺炎患儿应分室居住，以防交叉感染。

(2)饮食宜给予易消化、营养丰富的流质、半流质饮食，多喂水。少量多餐，避免过饱影响呼吸。喂哺时应耐心，哺母乳者应抱起喂，防止呛咳。重症不能进食时，给予静脉营养。保证液体的摄入量，以湿润呼吸道黏膜，防止分泌物干结，利于痰液排出；同时防止发热导致的脱水。

(3)置患儿于有利于肺扩张的体位并经常更换，或抱起患儿，以减少肺部淤血和防止肺不张。

(4)正确留取标本，以指导临床用药。

2. 疾病护理

(1)保持呼吸道通畅

①及时清除口鼻分泌物，分泌物黏稠者应用超声雾化或蒸汽吸入；分泌物过多影响呼吸时，应用吸引器吸痰。

②帮助患儿转换体位，翻身拍背，其方法是五指并拢，稍向内合掌，由下向上、由外向内的轻拍背部，以帮助痰液排出，防止坠积性肺炎。根据病情或病变部位进行体位引流。

③按医嘱给予祛痰药，指导和鼓励患儿进行有效地咳嗽。

(2)改善呼吸功能

①凡有缺氧症状，如呼吸困难、口唇发绀、烦躁、面色灰白等情况时应立即给氧。一般采用鼻导管给氧。氧流量为 0.5～1L/min，氧浓度不超过40%，氧气应湿化，以免损伤呼吸道黏膜。缺氧明显者可用面罩给氧，氧流量 2～4L/min，氧浓度50%～60%。若出现呼吸衰竭，则使用机械通气正压给氧。

②按医嘱使用抗生素治疗肺部炎症、改善通气，并注意观察药物的疗效及副作用。

(3)维持体温正常：发热者应注意体温的监测，警惕高热惊厥的发生，并采取相应的降温措施。

(4)密切观察病情

①若患儿出现烦躁不安、面色苍白、呼吸加快(>60 次/分)、心率增快(>160～180 次/分)、出现心音低钝或奔马律、肝短期内迅速增大等心力衰竭的表现，应及时报告医生，立即给予吸氧、减慢输液速度。若患儿突然口吐粉红色泡沫痰，应考虑肺水肿，可给患儿吸入经 20%～30%乙醇湿化的氧气，每次吸入时间不宜超过 20min。

②密切观察意识、瞳孔等变化，若患儿出现烦躁、嗜睡、惊厥、昏迷、呼吸不规则等，提示颅内压增高，有脑水肿、中毒性脑病的可能，应立即报告医生并配合抢救。

③若患儿病情突然加重，烦躁不安，体温持续不降或退而复升，咳嗽和呼吸困难加重，面色发绀，患侧呼吸运动受限等，提示并发了脓胸或脓气胸，及时配合医生进行胸穿或胸腔闭式引流。

④密切观察有无腹胀、肠鸣音减弱或消失、呕吐、有无便血等。若腹胀明显伴低钾血症者，按医嘱补钾。有中毒性肠麻痹时给予腹部热敷、肛管排气、禁食、胃肠减压等，以促进肠蠕动，消除腹胀，缓解呼吸困难。

3. 健康教育

(1)向家长介绍患儿病情，讲解疾病的有关知识和护理要点。

(2)宣传肺炎预防的相关知识，如不随地吐痰、咳嗽时用手帕或纸巾捂嘴等良好个人卫生习惯，防止疾病传播。冬春季节注意室内通风，尽量避免带小儿到公共场所。

(3)指导家长给患儿合理营养，提倡母乳喂养；加强体质锻炼，多进行户外活动；注意气候变化，及时增减衣服，避免着凉；按时预防接种和健康检查，积极防治原发病。

第六节　支气管哮喘

支气管哮喘(bronchial asthma)简称哮喘，是由嗜酸性粒细胞、肥大细胞和T淋巴细胞等多种炎性细胞参与的气道慢性炎症性疾患。这种气道炎症使易感者对各种激发因子具有气道高反应性，并可引起气道缩窄。表现为反复发作的喘息、呼吸困难、胸闷或咳嗽等症状，常在夜间和(或)清晨发作、加剧，可自行缓解或治疗后缓解。其发病率近年呈上升趋势，全球有3亿哮喘患者，2000年我国儿科哮喘协作组对43个城市0～14岁儿童进行哮喘患病情况调查，患病率在0.5%～3.3%。以1～6岁患病较多，大多在3岁以内起病。

【病因与发病机制】

1. 病因　哮喘的病因较为复杂，与遗传和环境因素有关。哮喘是一种多基因遗传病，患儿多具有过敏体质(特异性反应性体质)，多数患儿既往有婴儿湿疹、变应性鼻炎、药物或食物过敏史，不少患儿有家族史。

2. 诱发因素

(1)外在过敏原：如接触或吸入螨尘、花粉、真菌、动物毛屑等。

(2)感染：上呼吸道细菌或病毒感染，哮喘儿童体内可存有细菌、病毒等的特异性IgE，如吸入相应的抗原则可引起哮喘。

(3)空气中的刺激物：如烟、汽油、味道强烈化学制剂、油漆等。

(4)气候变化：如寒冷刺激、空气干燥、大风等。

(5)药物：如阿司匹林、β受体阻滞药等。

(6)食物：如牛奶、鸡蛋、鱼虾、食品添加剂等。

(7)其他：如过度兴奋、大哭大笑、剧烈运动等。

3. 发病机制　气道高反应是哮喘的基本特征，气道慢性(变应性)炎症是哮喘的基础病变。机体在发病因子的作用下，免疫因素、神经和精神因素以及内分泌因素的参与导致了气道高反应性和哮喘发作。

【临床表现】

1. 发病前表现　婴幼儿发病前往往有1～2d的上呼吸道感染，起病较缓；年长儿大多在接触过敏原后发作，起病较急。哮喘发作前常有刺激性干咳、连续打喷嚏、流泪等先兆，接着咳大量白黏痰，伴以呼气性呼吸困难和哮吼声，被迫采取端坐位。

体检：可见胸廓饱满，呈吸气状，叩诊鼓音，听诊双肺布满哮鸣音。重症患儿呼吸困难加剧时，呼吸音明显减弱，哮鸣音随之消失。发作间歇期可无任何症状和体征。

哮喘发作以夜间更为严重，一般可不用或用平喘药后缓解。若哮喘急剧严重发作，经合理应用拟交感神经药物，仍不能在24h内缓解，称为哮喘持续状态。

2. 分类特点

(1)婴幼儿哮喘：指年龄＜3岁者。特点：①喘息发作≥3次；②肺部闻及呼气相哮鸣音；③具有特异性体质，如过敏性湿疹、过敏性鼻炎等；④父母有哮喘病史；⑤除外其他引起喘息的疾病。凡具有①②和⑤者为婴幼儿哮喘；如喘息发作只2次，并具有②和⑤者为可疑哮喘或哮喘性支气管炎。

(2)儿童哮喘：指年龄＞3岁者。特点：①喘息反复发作；②发作时双肺闻及哮鸣音；③支气管扩张药有明显疗效；④除外其他引起喘息、胸闷和咳嗽的疾病。

(3)咳嗽变异性哮喘：又称过敏性咳嗽或隐性哮喘。特点：①咳嗽持续或反复发作＞1个月，常在夜间或清晨发生，痰少，运动后加重；②临床无感染征象，或长期抗生素治疗无效；③平喘药(支气管扩张药)可缓解咳嗽发作；④有过敏史或过敏家族史；或气道呈高反应性，支气管激发试验阳性；或过敏原皮试阳性；⑤除外其他引起慢性咳嗽的疾病。

【实验室检查】

1. 外周血检查　嗜酸性粒细胞增高(＞300×10^6/L)。

2. X线检查　肺透亮度增加，呈过度充气状，肺纹理增多，并可见肺气肿或肺不张。

3. 肺功能检查　显示换气流率和潮气量降低，残气容量增加。

4. 血气分析　PaO_2降低，病初$PaCO_2$可降低，病情严重时$PaCO_2$增高，pH下降。

5. 过敏原检测　皮肤点刺试验、特异性IgE测定等，有助于明确过敏原。

【治疗要点】

1. 祛除病因　避免接触过敏原，去除各种诱发因素。

2. 控制发作　解痉和抗炎治疗，用药物缓解支气管痉挛，减轻气道黏膜水肿和炎症，减轻黏痰分泌。常用药物：①支气管扩张药（β肾上腺能受体兴奋药、茶碱类药物、抗胆碱类药物）；②肾上腺糖皮质激素；③抗生素。

吸入治疗是首选的药物治疗方法。

3．处理哮喘持续状态　①吸氧、补液、纠正酸中毒；②静脉滴注糖皮质激素；③应用支气管扩张药；④静脉滴注异丙肾上腺素；⑤给予镇静药；⑥必要时采用机械呼吸。

4、预防复发　①免疫治疗，如脱敏疗法；②应用色甘酸钠、酮替酚等药物，降低气道高反应性；③吸入维持量糖皮质激素，控制气道反应性炎症；④加强体格锻炼，增强体质。

【护理措施】

1．基础护理

(1)保持室内空气清新，温湿度适宜。

(2)活动与休息：提供安静、舒适的环境，以利于患儿休息。协助患儿日常生活，指导合理活动，依病情逐渐增加活动量，尽量避免情绪激动及紧张的活动。患儿活动前后，监测其呼吸和心率情况，活动时如有气促、心率加快可休息，必要时吸氧。

(3)心理护理：哮喘发作时守护并安抚患儿，缓解恐惧心理，满足其合理要求，促使患儿放松。向患儿或家长讲述哮喘的诱因，治疗过程及预后，指导家长以正确的态度对待患儿，充分发挥患儿主观能动性，使其学会自我护理、预防复发，鼓励其战胜疾病的信心。

2．疾病护理

(1)缓解呼吸困难

①取舒适坐位或半坐位，以利患儿呼吸，采用体位引流以协助患儿排痰。

②给予氧气吸入，浓度以40%为宜，根据情况给予鼻导管或面罩吸氧。定时进行血气分析，及时调整氧流量，使 PaO_2 保持在9.3～12.0kPa（70～90mmHg）。

③指导和鼓励患儿做深而慢的呼吸运动。

④监测生命体征，注意有无呼吸困难及呼吸衰竭的表现，必要时立即给予机械呼吸，以及做好气管插管的准备。

⑤按医嘱给予支气管扩张药和肾上腺糖皮质激素，并注意观察疗效和副作用。

(2)维持气道通畅

①给予雾化吸入，胸部叩击，以促进分泌物的排出，病情许可采取体位引流；对痰多无力咳出者，及时吸痰。

②保证患儿摄入足够的水分，以降低分泌物的黏稠度。

③若有感染，遵医嘱给予抗生素。

(3)密切观察病情

①当患儿出现烦躁不安、发绀、大汗淋漓、气喘加剧、心率加快、血压下降、呼吸音减弱、肝在短时间内急剧增大等情况，立即报告医生并积极配合抢救。

②警惕发生哮喘持续状态，若发生哮喘持续状态，应立即吸氧并给予半坐卧位，协助医师共同处理。

(4)用药护理

①使用吸入治疗时应嘱患儿在按压喷药于咽部的同时深吸气，然后闭口屏气10s，可获较好的效果。吸药后清水漱口可减轻局部不良反应。

②氨茶碱的有效浓度与中毒浓度很接近，长期用药，需做药物浓度监测，其有效浓度以10～20μg/ml为宜。注意观察有无胃部不适、恶心、呕吐、头晕、头痛、心悸及心律失常等氨茶碱的副作用。

③拟肾上腺素类药物的副作用主要是心动过速、血压升高、虚弱、恶心、变态反应等，应注意观察。

④肾上腺素糖皮质激素是目前治疗哮喘最有效的药物，长期使用可产生二重感染、肥胖等副作用，当患儿出现身体形象改变时要做好心理护理。

3．健康教育

(1)指导呼吸运动：呼吸运动可以强化横膈呼吸肌，在执行呼吸运动前，应先清除患儿呼吸道的分泌物。呼吸运动包括腹部呼吸运动、向前弯曲运动、胸部扩张运动。

(2)介绍有关防护知识：①增强体质，预防呼吸道感染；②协助患儿及家长确认哮喘发作的原因，避免接触过敏原，去除各种诱发因素；③使患儿及家长能辨认哮喘发作的早期征象、症状及适当的处理方法；④提供出院后使用药物资料（如药名、剂量、用法、疗效及副作用等）；⑤指导患儿和家长选用长期预防及快速缓解的药物，并做到正确安全用药；⑥及时就医，以控制哮喘严重发作。

（马秀芝）

■参考文献

陈育智.2005.儿童支气管哮喘的诊断及治疗[M].北京:人民卫生出版社.

崔炎.2012.儿科护理学[M].5 版.北京:人民卫生出版社.

董声焕.1992.呼吸衰竭基础与临床[M].北京:人民军医出版社.

胡亚美,江载芳.2015.诸福棠实用儿科学[M].8 版.北京:人民卫生出版社.

薛辛东.2006.儿科学[M].北京:人民卫生出版社.

叶春香.2008.儿科护理[M].2 版.北京:人民卫生出版社.

中华医学会中华儿科杂志编委会.2000.常见病毒性急性呼吸道感染的防治[J].中华儿科杂志,38(10):641-645.

朱念琼.2001.儿科护理学[M].北京:人民卫生出版社.

第15章

循环系统疾病的护理

第一节 先天性心脏病

一、概　　述

先天性心脏病，是胎儿时期心脏血管发育异常而导致的畸形，是小儿最常见的心脏病。发病率为活产婴儿的7‰～8‰，年龄越小，发病率越高。心脏在胚胎发育阶段，受到某些因素影响，导致心脏某个部位的发育停顿或异常，均可造成先天性心脏血管畸形。

致病因素可分为两类，遗传因素和环境因素。①遗传因素：单基因突变在先天性心脏血管畸形中，可伴有心脏外畸形，占1%～2%。临床可见Marfan和Noonan。染色体畸变，占4%～5%。多伴有心脏外其他畸形。临床可见唐氏综合征、13三体综合征。多基因突变，多数为心血管畸形不伴有其他畸形。先天性代谢紊乱，体内某种酶的缺乏，如糖原贮积病等。②环境因素：环境因素很多，重要的原因有宫内感染（风疹、流行性感冒、流行性腮腺炎和柯萨奇病毒感染等），孕母缺乏叶酸、与大剂量放射线接触、药物影响（抗癌药、甲苯磺丁脲等）、患有代谢性疾病（糖尿病、高钙血症）或能造成宫内缺氧的慢性疾病。所以，先天性心脏病可能是胎儿周围的环境和遗传因素相互作用的结果。

根据左右心腔或大血管间有无分流和临床有无青紫，可分为3类。

1. *左向右分流型（潜伏青紫型）*　在左、右心之间或与肺动脉之间具有异常通路。正常情况下，体循环的压力高于肺循环的压力，左心压力高于右心压力，血液从左向右侧分流，故平时不出现青紫。当剧烈哭闹或任何原因使肺动脉或右心室压力增高并超过左心室时，血液自右向左分流，可出现暂时性青紫。常见房间隔缺损、室间隔缺损、动脉导管未闭。

2. *右向左分流型（青紫型）*　多见复杂性先天性心脏病，因右心系统发育异常，静脉血流入右心后不能全部流入肺循环，达到氧合作用，有一部分或大部分自右心或肺动脉流入左心或主动脉，直接进入体循环。出现持续性青紫。根据肺血流量的多少，将右向左分流分为肺缺血性（法洛四联症、三尖瓣闭锁）和肺充血性（完全型大动脉转位、总动脉干等）。

3. *无分流型（无青紫型）*　心脏左、右两侧或动、静脉之间无异常通路或分流。通常无青紫，只有在心力衰竭时才发生。梗阻型常见疾病如肺动脉口狭窄和主动脉缩窄等，反流型二尖瓣关闭不全、肺动脉瓣关闭不全等，其他类型的心脏病少见，如主动脉弓畸形、右位心等。

二、常见先天性心脏病

（一）动脉导管未闭

动脉导管未闭（patent ductus arteriosus，PDA）是指出生后动脉导管持续开放，血流从主动脉经导管分流至肺动脉，进入左心，并产生病理生理改变。动脉导管未闭占先天性心脏病发病总数的9%～12%，女比男多，男女之比1∶3。

【临床表现】　临床症状的轻重，取决于导管管径粗细和分流量的大小。动脉导管较细，症状较轻或无症状。导管粗大者，分流量大，表现为气急、咳嗽、乏力、多汗、生长发育落后等。偶见扩大的肺动脉压迫喉返神经而引起声音嘶哑。严重肺动脉高压时，产生差异性发绀，下肢青紫明显，杵状趾。查体可见，胸骨左缘第1～2肋间有响亮的连续性机器样杂音，占据整个收缩期和舒张期，伴震颤，传导广泛。分流量大时心尖部可闻高流量舒张期杂音。P_2增强或亢进。周围血管征阳性：血压脉压增大≥5.3kPa(40mmHg)；可见甲床毛细血管搏动；触到水冲脉；可闻及股动脉枪击音等。常见并发症为充血性心力衰竭，感染性心内膜炎，严重肺动脉高压晚期艾森门格综合征。

【实验室检查】

1. X线检查　分流量小者可正常；分流量大时左心房、左心室增大；肺动脉高压时，右心室也明显增大。

2. 心电图　导管细者，心电图无改变，分流量大左心房、左心室大；双心室增大；肺动脉高压者，以右心室肥厚为主。

3. 超声心动图　对诊断极有帮助，二维超声心动图可以直接探查到未闭合的动脉导管，常选用胸骨旁肺动脉长轴观或胸骨上主动脉长轴观。脉冲多普勒在动脉导管开口处可探测到典型的收缩期与舒张期连续性湍流谱。彩色多普勒血流显像可直接见到分流的方向和大小。

【治疗要点】

1. 药物治疗　吲哚美辛（消炎痛），强心、利尿、抗感染。

2. 导管介入堵闭术

(1)适应证：不合并必须外科手术的其他心脏畸形。年龄通常≥6个月，体重≥4kg，动脉导管最窄直径≥2.5mm。可根据大小及形状选用不同的封堵器。

(2)禁忌证：依赖PDA生存的心脏畸形；严重肺动脉高压导致右向左分流；重症感染性疾病等。

3. 外科手术结扎　手术适宜任何年龄，<1岁婴儿反复发生呼吸道感染、心力衰竭等，合并其他心脏畸形者应手术治疗。

【预后】　动脉导管未闭的介入治疗或手术治疗效果良好，手术病死率<1%。

(二)房间隔缺损

房间隔缺损(atrial septal defect，ASD)，占小儿先天性心脏病10%左右。男女比例为1∶2～1∶3。按缺损部位可分为原发孔（Ⅰ孔型)，占所有房间隔缺损15%，缺损位于心内膜垫与房间隔交接处；常累及房室瓣等结构，引起二尖瓣前瓣裂、三尖瓣隔瓣裂也称部分型心内膜垫缺损；静脉窦型房间隔缺损，占所有房间隔缺损5%，分上腔型和下腔型。上腔型房间隔缺损，缺损位于上腔静脉入口处，右上肺静脉常经此处异位引流右心房；下腔型房间隔缺损，缺损位于下腔静脉开口处，常伴有肺静脉畸形引流入右心房。冠状静脉窦型房间隔缺损，占所有房间隔缺损的2%，缺损位于冠状静脉窦上端与左心房间，造成左心房血流经冠状静脉窦缺口分流右心房。

【临床表现】　房间隔缺损的临床表现随缺损的大小而不同。缺损小者，仅在体检时发现胸骨左缘第2～3肋间有收缩期杂音，婴儿和儿童期多无症状。缺损大者，由于体循环血量减少，表现为气促、乏力和影响生长发育，当哭闹、患肺炎或心力衰竭时，右心房压力可超过左心房，出现暂时性青紫。查体可见生长发育落后、消瘦，心前区较饱满，心尖搏动弥散，心浊音界扩大，胸骨左缘第2～3肋间可闻见3～4级收缩期喷射性杂音，肺动脉瓣区第二音增强或亢进，并呈固定分裂。

【实验室检查】

1. X线检查　心脏外形呈现轻、中度扩大，以右心房、右心室增大为主，肺动脉段突出，肺门血管影增粗，可见肺部“舞蹈”征，肺野充血，主动脉影缩小。

2. 心电图　电轴右偏+90°～+180°。不完全性右束支传导阻滞，部分患儿尚有右心房和右心室肥大。

3. 超声心动图　M型超声心电图可显示右心房和右心室内径增大和室间隔矛盾运动。二维超声心动图可见房间隔回声中断，并可显示缺损的位置和大小。多普勒彩色血流显像可观察到分流的位置、方向且能估测分流的大小。

【治疗要点】

1. 内科治疗　强心、利尿、抗感染、扩张血管及对症治疗。

2. 导管介入堵闭术

(1)适应证：年龄≥3岁，直径≥4mm，不合并必需外科手术的其他心脏畸形。

(2)禁忌证：静脉窦型房间隔缺损，活动性感染性心内膜炎；出血性疾病；重度肺动脉高压导致右向左分流，左心房发育差等。

3. 外科治疗　原发孔型及静脉窦型房间隔缺损，一般外科手术治疗。

【预后】　自然关闭：小型房间隔缺损（直径<3mm，甚至<3～8mm)，1岁前有可能自然关闭。儿童时期大多数可保持正常生活，常因杂音不典型

而延误诊断。缺损较大时，分流量较大，分流量占体循环血量的 30% 以上，不经治疗活至成年时，有可能出现肺动脉高压，一旦出现艾森门格综合征即为手术和介入治疗禁忌证。

(三)室间隔缺损

室间隔缺损(ventricular septal defect，VSD)是最常见的先天性心脏病，占先天性心脏病的 25%～40%，单独存在约占 25%，也可与其他心脏畸形同时存在。按缺损的部位、缺损边缘组织性质，最多见为膜周部缺损，占 60%～70%，位于主动脉下，由膜部与之接触的 3 个区域(流入道、流出道或小梁肌部)延伸而成。肌部缺损，占 20%～30%，又分为窦部肌肉缺损(肌部流入道)、漏斗隔肌肉缺损(嵴上型或干下型)及肌部小梁部缺损。其临床表现与缺损的大小有关。

【临床表现】　见表 15-1。

【实验室检查】

1. *X 线检查*　小到中型缺损者心影大致正常或轻度左心房、左心室增大。大型缺损者，肺纹理明显增粗增多，左心室、右心室均增大。重度肺动脉高压时，右心室大为主，肺动脉段明显凸出，肺门血管呈"残根状"。

2. *心电图*　小型室间隔缺损心电图正常。分流量大者左心房大、左心室肥厚或双心室肥厚，重度肺动脉高压时以右心室肥厚为主。流入部隔瓣下缺损者心电图改变常有类似心内膜垫缺损，电轴左偏，aVF 导主波向下及一度房室传导阻滞。

3. *超声心动图*　二维超声心动图及彩色多普勒血流显像示：室间隔连续性中断可判定室间隔缺损的部位和缺损的直径大小；心室水平有左向右分流束(晚期肺动脉高压可出现右向左分流)；可探测跨隔压差并计算出分流量和肺动脉压力。

【治疗要点】

1. *内科治疗*　强心、利尿、抗感染、扩张血管及对症治疗。用抗生素控制感染，强心苷、利尿药改善心脏功能。对合并肺动脉高压者，应用血管扩张药，合理应用抗生素，控制肺部感染，争取手术时机。

2. *导管介入性堵闭术*

(1)适应证：膜部缺损一般年龄≥3 岁，缺损距主动脉瓣≥3mm；肌部缺损≥5mm 或术后残余分流。

(2)禁忌证：活动性感染性心内膜炎；心内有赘生物、血栓；重度肺动脉高压伴双向分流者。

3. *外科治疗*　小型室间隔缺损不需手术治疗，一般不影响寿命。中到大型可手术治疗。

【预后】　30%～60% 膜部缺损和肌部室间隔缺损可自行关闭，多在 5 岁以前，小型缺损关闭率高。中、重型缺损者，婴儿期可反复出现呼吸道感染，形成重度肺动脉高压，逆向分流形成艾森门格综合征而危及生命。

(四)法洛四联症

法洛四联症(tetralogy of Fallot)是一种常见的青紫型先天性心脏病，占先天性心脏病的 12%～14%。本病 4 种病理改变为肺动脉狭窄、室间隔缺损、主动脉骑跨和右心室肥厚。其中以肺动脉狭窄为主。

【临床表现】

1. *青紫*　主要临床表现为青紫，其程度和出现早晚与肺动脉狭窄程度有关。多于出生后 3～6 个月逐渐出现青紫。见于毛细血管丰富的部位，如唇、指(趾)、甲床、球结膜等处。因患儿长期处于缺氧状态中，可使指、趾端毛细血管扩张增生，局部软组织和骨组织也增生性肥大，出现杵状指。因血液中血氧含量降低，活动耐力差，稍一活动，即可出现气急、青紫加重。

2. *蹲踞症状*　是法洛四联症活动后常见的症状。患儿活动后，常主动蹲踞片刻，蹲踞时下肢屈

表 15-1　室间隔缺损临床表现

缺损程度	缺损直径	临床表现	杂音程度
小型缺损	≤0.5cm	生长发育基本正常	胸骨左缘第 3～4 肋间响亮粗糙的全收缩期杂音，肺动脉第二心音稍增强
中型缺损	0.5～1.0cm	生长发育缓慢，可见乏力、气短、多汗	胸骨左缘第 3～4 肋间可闻 3～4 级粗糙的全收缩期杂音，肺动脉第二心音增强
大型缺损	>1.0cm	生长发育迟缓，喂养困难，可见呼吸急促，常出现心力衰竭	胸骨左缘第 3～4 肋间可闻 3～5/6 级全收缩期反流性杂音，伴有收缩期震颤、肺动脉高压者，肺动脉第二心音亢进

曲，体循环阻力增大，右向左分流减少。蹲踞时下腔静脉回心血量减少，体循环血氧饱和度增加，使缺氧症状暂时得到缓解。

3. 缺氧发作　婴儿期常有缺氧发作史，其机制可能为机动刺激右心室流出道的心肌使之发生痉挛和收缩，右心室流出道阻塞。临床可见患儿呼吸急促、烦躁不安、发绀加重，重者发生晕厥、抽搐、意识丧失，甚至死亡。发作可持续数分钟或数小时。哭闹、排便、感染、贫血或睡眠苏醒后均可诱发。

查体：可见患儿发育落后，口唇、面部、外耳郭亦有青紫，舌色发暗，杵状指(趾)。心前区略隆起，胸骨左缘第2～4肋间有2～3级收缩期喷射性杂音，杂音响度与狭窄程度成反比；肺动脉第二心音减弱。

常见并发症：脑血管意外(栓塞、出血)；脑脓肿；感染性心内膜炎；红细胞增多症或相对性贫血。

【实验室检查】

1. 外周血象　血红蛋白、红细胞计数、血细胞比容均升高。

2. 动脉血氧分压　降低，动脉血氧饱和度低于正常。

3. X线检查　心影呈靴形心，肺动脉段凹陷，肺纹理减少；25%病例合并右位主动脉弓；约5%病例合并永存左上腔静脉畸形。

4. 心电图　典型法洛四联症电轴右偏，右心室肥厚，右心房肥大。

5. 超声心动　二维超声心动图左心室长轴切面可见主动脉内径增宽，骑跨在室间隔上，室间隔中断，可判断主动脉骑跨程度；大动脉短轴切面可见右心室流出道及肺动脉狭窄。右心室、右心房内径增大，左心室内径缩小。彩色多普勒显示收缩期以蓝色为主的血流束从右心室通过室间隔部位进入左心室及主动脉内。

【治疗要点】

1. 缺氧发作　①立即予以膝胸体位；②吸氧、镇静；③吗啡0.1～0.2mg/kg，皮下或肌内注射；④β受体阻滞药普萘洛尔每次0.05～0.1mg/kg加入10%葡萄糖注射液稀释后缓慢静脉注射，必要时15min后再重复1次；⑤纠正代谢性酸中毒，给予碳酸氢钠1mmol/kg，缓慢静脉注入，10～15min可重复应用。

2. 每天摄入足够水分　出现腹泻、发热时，及时补充液体。对缺氧发作频繁者，应长期口服普萘洛尔预防发作，剂量为2～6mg/(kg·d)。分3～4次口服。

【预后】　本病未经治疗者，平均存活年龄15岁。施行根治术治疗预后较好。术后长期随访，远期生存率80%左右。患儿心功能达Ⅰ～Ⅱ级，能从事正常活动。

三、先天性心脏病患儿的护理

【护理措施】

1. 休息　是恢复心脏动能的重要条件。因休息可使组织耗氧量减少，心率减慢，心脏负荷变小，心收缩力增强，射血增多，临床表现有所缓解。

(1)学龄前患儿：在接受治疗和护理中，依从性较差，易出现烦躁，剧烈哭闹，导致病情加重。可遵医嘱给镇静药、避免哭闹、减轻心脏负荷，避免病情恶化。

(2)学龄儿童：能部分服从治疗和护理计划，自我控制能力差，活动量相对较大，不理解休息有利于疾病恢复的原理，护理人员须对患儿耐心讲解疾病知识，使其认识到休息重要性，自觉地遵守作息时间。

(3)青少年患儿：对疾病有部分了解，思想负担重，护理人员须做认真细致思想工作，使患儿树立战胜疾病的信心，积极配合医疗、护理。

(4)对心功能不全的重症患儿，如出现呼吸困难、心率加快、烦躁不安、肝大、水肿等症状，须立即报告医师，遵医嘱给镇静药，须绝对卧床休息、密切观察尿量、严格记录出入量。

2. 病室环境要求

(1)室内温度适宜，20～22℃，湿度55%～60%，空气新鲜，环境安静。

(2)根据患儿病情程度，室内备有抢救设备，如急救车、吸痰器、吸氧设备、心电监护仪等。

3. 体位要求

(1)无心力衰竭时，可采用舒适的任何体位，使身心处于放松环境中，利于疾病恢复。

(2)发生心力衰竭时，可采用半坐位或坐位，使回心血量减少，减轻心脏负荷，减少心肌耗氧量，防止心力衰竭加重。

4. 注意观察病情　防止并发症发生：观察患儿情绪、精神、面色、呼吸、脉率、脉律、血压等。患儿突然烦躁，哭闹、呼吸加快，拒奶，听诊或数脉时发现心律失常、期前收缩、心率加快，立即报告医师，遵医嘱对症处理，详细记录病情变化。

5. 预防并发症

(1)注意观察、防止法洛四联症患儿因活动、哭闹、便秘引起缺氧发作，一旦发生应将小儿置于膝胸卧位，给予吸氧，并与医生配合给予吗啡及普萘洛尔抢救治疗。

(2)法洛四联症患儿血液黏稠度高，发热、出汗、吐泻时，体液量减少，加重血液浓缩易形成血栓，因此要注意供给充足液体，必要时可静脉输液。

(3)观察有无心率增快、呼吸困难、端坐呼吸、吐泡沫样痰、水肿、肝大等心力衰竭的表现，如出现上述表现，立即置患儿于半卧位，给予吸氧，及时与医生取得联系并按心力衰竭护理。

6. 饮食护理　心功能不全的患儿需准确记录出入量，饮食应是高蛋白、高维生素、清淡易消化的食物，对喂养困难的小儿要耐心喂养，以少量多餐为宜。注意控制水及钠盐摄入，学龄儿入量按 60～70ml/(kg・d)，婴幼儿按 70～80ml/(kg・d)，盐量 0.5～1g/d。每日保证热量摄入。

7. 对症护理

(1)呼吸困难的护理：呼吸频率增快，青紫明显或出现三凹征时，让患儿卧床休息，抬高床头，呈半坐位或坐位，低流量氧气吸入，烦躁者遵医嘱给镇静药。

(2)水肿的护理：①给无盐或少盐易消化饮食；②尿少者，遵医嘱给利尿药；③每周测量体重 2 次，严重水肿者，每日测体重 1 次；④定时翻身，预防压疮的发生，如皮肤有破损应及时处理。

(3)咳嗽的护理：抬高床头，备好吸痰器、痰瓶，必要时协助患儿排痰；详细记录痰量、性状，应送痰培养检查，咳嗽剧烈的，应遵医嘱给止咳药物；严重肺水肿，痰稠不易咳出，超声雾化稀释痰液，协助痰液排出，保持呼吸道通畅；病情发生变化，立即配合医师抢救。

(4)注意大便通畅，防止便秘：多食含纤维素丰富的食物。患儿 3d 无大便，应立即报告医师处理，遵医嘱给缓泻药，防止发生意外。

8. 药物治疗护理

(1)服用洋地黄药物前数脉搏 1min，儿童＜60 次/分或＞100 次/分，婴儿＜80 次/分或＞160 次/分应停药。并通知医生。

(2)口服洋地黄药物时，剂量一定要准确。如为地高辛水剂药物，可用 1ml 针管抽取后，直接口服。应避免与其他药物同时服用，如服用维生素 C 药物时，应间隔 30min 以上，以免影响洋地黄药物的疗效。

(3)应用利尿药物时，应熟悉利尿药物的药理作用，注意水、电解质的平衡，防止低钾引起药物的毒性作用。

(4)用药后，应观察药物的作用，如心音有力、脉搏减慢、脉搏搏动增强、呼吸平稳，口唇、指甲发绀好转等。

(5)观察中毒反应，应注意观察以下几项指标的变化：①胃肠道反应；食欲缺乏、恶心、呕吐、腹泻；②神经反应：头晕、嗜睡、黄视、复视；③心血管反应：房室传导阻滞、房性及室性期前收缩、室性心动过速、心室颤动、心律失常。

9. 预防感染　注意天气变化，及时加减衣服，避免受凉引起呼吸系统感染。

10. 健康教育　指导家长掌握先天性心脏病患儿的日常护理，建立合理的生活习惯，合理用药，预防感染和其他并发症。

第二节　病毒性心肌炎

心肌炎是指因感染或其他原因引起的局灶性或弥漫性的心肌间质炎性渗出的心肌纤维的变性或坏死，导致不同程度的心功能障碍和周身症状性的疾病。是小儿时期较常见的心脏病之一。能引起心肌炎的病原有很多种，主要是病毒，现已知病毒有 20 余种，常见的有柯萨奇病毒、脊髓灰质炎病毒、流感病毒、EB 病毒、腺病毒等，大多数无症状，但极少数重症者可暴发而致命。

【病因与发病机制】　本病的发病机制尚不完全清楚。随着分子病毒学、分子免疫学的发展，揭示病毒性心肌炎的发病机制涉及病毒对感染的心肌细胞直接损害和病毒触发人体自身免疫反应而引起心肌损害。

【临床表现】　病毒性心肌炎患儿出现心脏症状前 2～3 周有上呼吸道感染或其他病毒疾病史。根据临床症状和客观检查指标其分期为：

1. 急性期　病程在 6 个月以内，病毒性心肌炎分型，见表 15-2。

2. 迁延期　急性期过后，临床症状反复出现，客观指标迁延不愈，病程多在半年以上。

3. 慢性期　进行性心脏增大，反复心力衰竭或心律失常发生，病情时轻时重，病程长达 1 年以上。

表 15-2　病毒性心肌炎急性期分型

	临床表现	体格检查	心电图	实验室检查
轻型	多汗、面色苍白、心悸、气短、胸闷、头晕、乏力	听诊第一心音低钝	ST-T 改变	心肌肌钙蛋白↑
中型	除有轻型的症状外，乏力为主要表现	心脏略大，心音钝，肝增大	心率过速或过缓，心律失常	心肌肌钙蛋白↑，乳酸脱氢酶同工酶↑
重型	呈暴发性，起病急骤，病情发展迅速，烦躁、呕吐、心前区痛	心音低钝、心脏扩大、肝增大、尿量减少、水肿	各种室上性、室性期前收缩，房室传导阻滞等	心肌肌钙蛋白↑，乳酸脱氢酶同工酶↑

【治疗要点】

1. *休息*　一般应休息至症状消除后 3～4 周，心脏扩大者，休息应不少于 6 个月。在恢复期应限制活动至少 3 个月。

2. *保护心肌药物*

(1)大量维生素 C 治疗：维生素 C 是一种较强的抗氧化剂，有清除自由基的作用，从而保护心肌，改善心肌功能。开始时需大剂量维生素 C，加入葡萄糖液静脉滴注，1 次/日，疗程为 3～4 周。

(2)1,6-二磷酸果糖（FDP）：可改善心肌细胞代谢，增加心肌能量，并可抑制中性粒细胞自由基生成，疗程 1～3 周。

(3)泛癸利酮（辅酶 Q_{10}）：对受病毒感染的心肌有保护作用，持续应用 2～3 个月。

(4)芪冬颐心口服液：主要成分有黄芪、麦冬、金银花、龟甲等。它对柯萨奇病毒有明显的抑制作用，能增强心肌收缩力和改善心肌供血。

【护理措施】

1. 卧床休息至热退后 3～4 周，病情基本稳定后，逐渐增加活动量，但休息不小于 6 个月。有心脏扩大的患儿，卧床休息半年至 1 年以上。

2. 给予高热量、高蛋白、高维生素、清淡易消化营养丰富的饮食，少量多餐，多食新鲜蔬菜及水果（含维生素 C），但不要暴饮暴食，以免胃肠道负担过重，机体抵抗力下降，易外感风寒，引发疾病。

3. 遵医嘱给予营养心肌药物，向患儿及家长讲明药物治疗的重要性，嘱患儿按时服药，坚持服药，不能因自觉症状好转，认为疾病痊愈，而放松治疗，使疾病复发。

4. 保持大小便通畅，防止便秘发生。

5. 保持情绪稳定，避免情绪紧张及激动，调动机体的免疫系统，发挥自身的抗病能力，使疾病得以恢复。

6. 保护性隔离，应积极预防各种感染，避免去人多的公共场所，防止各种感染的发生。

7. 出院后 1 个月、3 个月、6 个月、1 年到医院检查。

第三节　心内膜弹力纤维增生症

心内膜弹力纤维增生症又称心内膜硬化症，是小儿较为常见的一种心肌病。病理改变以心内膜弥漫性增厚为主要特征，也可是原发性，亦可继发。

【病因与发病机制】

1. *病因*　不清，可能与病毒感染有关。流行病调查显示，病毒尤其是柯萨奇 B 病毒流行与心内膜弹力纤维增生症发病率有一定相关性。也有人认为与遗传有关，9%的病例呈家族发病，遗传方式可能为常染色体遗传。

2. *病理改变*　心内膜弹力纤维增生症主要累及左心室，其次为左心房，累及右心房、右心室较少。左心室增大，室间隔向右侧突起，心脏呈球形增大。心内膜弥漫性增厚，以流出道明显，心内膜肌小梁间隙消失，心室内壁平滑光亮。心内膜和内膜下纤维组织增生，心肌细胞肥大。大多数患儿心脏收缩功能减弱，射血分数下降，心排血量减少。因心肌的收缩功能储备不足，机体遇到感染时，容易出现充血性心力衰竭。

【临床表现】 2/3 的患儿发病均在 1 岁以内。根据症状可分为 3 型。

1. *症状*

(1)暴发型：年龄多发生在出生 6 周以内。起病急，突然出现呼吸困难、面色苍白、口周发绀、烦躁不安、拒食、呕吐等症状，肺部可闻及干湿啰音，有肝大、水肿、尿少等心力衰竭的表现，可致猝死。

(2)急性型：常发生于出生后 6 周至 6 个月。起病较快，但心力衰竭不如暴发型急剧。常并发肺炎，部分患儿因心腔内附壁血栓脱落而发生脑栓塞。

(3)慢性型：发病稍缓慢，年龄多在 6 个月以上，症状同急性型，生长发育缓慢，可因反复发作心力衰竭而死亡。

2. *体征*　心脏明显向左扩大，心尖搏动减弱，心音低钝，心力衰竭时常有肝增大。

【实验室检查】

1. *X 线检查*　可见心脏阴影增大，心脏呈球形或普大形，肺血管纹理正常或增多。

2. *心电图*　P-R 间期可轻度延长，左心室肥厚伴有 ST-T 改变。

3. *超声心动图*　左心室腔明显扩大，心肌收缩力减弱，射血分数下降，左心房增大，心内膜回声增强。

【治疗要点】　强心、利尿、抗感染。

【护理措施】

1. 保持室内安静，卧床休息，根据心功能不全时可给予半坐位或坐位。

2. 保证充足睡眠，避免哭闹，必要时，给予镇静药。

3. 给予低钠、高蛋白、高热量、高维生素易消化的流质或半流质饮食，少量多餐，不可 1 次进食量过大，以免引起心力衰竭。吃奶患儿，可给予 4% 的奶糕，并用汤勺喂养。呼吸困难者，餐前给予高流量氧气吸入 5～10min。

4. 对口服洋地黄药物者，使用时，应严格掌握用药剂量，并观察药物作用及毒性反应，心肌病病人对洋地黄药物敏感，易发生毒性反应。

5. 使家长及患儿了解按时服药和控制水钠摄入的重要性，同时，讲解药物的作用与不良反应，出现不良反应时，应及时就诊。

6. 注意天气变化，随时增减衣服，不去人多的公共场所，防止交叉感染。

7. 做好心理护理，帮助家长树立战胜疾病的信心。

8. 做好出院指导工作，定期进行门诊复查，监测病情变化。

第四节　血管迷走性晕厥

血管迷走性晕厥(vasovagal syncope，VVS)是儿童晕厥中最常见的病因，约占所有晕厥患儿的 80%。主要是指患儿在站立时由于过多的血液淤积在下肢和腹腔中，导致回心血量的减少，从而激发了 Bezold Jarisch 反射，导致心脏抑制、血压下降、脑血流减少而发生晕厥。晕厥前兆和发生，使患儿有不良的躯体反应，严重影响儿童身心健康的成长。为了防止和减少晕厥前兆和晕厥的发生，在日常生活中，加强护理是十分必要的。

【临床表现】　以年长儿多见，平均年龄在 12 岁左右。女性多于男性，比例为 2∶1～3∶1，病程长短不一，从 1d 或持续到几年，晕厥发生次数，1 次到几十次不等，晕厥持续时间一般较短，约 5min，其诱发因素常见持久的站立、闷热环境及情绪紧张等，而且大部分患儿在晕厥前有晕厥先兆，包括头晕、面色苍白、视物模糊或眼前发黑、恶心、多汗，少见者包括胸闷、心悸、头痛、呕吐、耳鸣、腹痛等。

【实验室检查】

主要进行倾斜试验　做法是停用血管活性药物至少 5 个半衰期以上，患儿要求至少禁食 3h。让患儿倾斜站立 45min，倾斜角度为 60°～80°。

其结果阳性标准，见表 15-3。

根据阳性结果将血管迷走性晕厥分为 3 型，见表 15-4。

表 15-3　倾斜试验阳性标准

血　压	心　率	心电图
收缩压≤10.17kPa (80mmHg)	4～6 岁＜75 次/分	窦性停搏代之交界性逸搏心率；一过性二度或二度以上房室传导阻滞及长达 3s 的心脏停搏
舒张压≤6.167kPa (50mmHg)	6～8 岁＜65 次/分	
平均压下降≥25%	8 岁以上＜60 次/分	

表 15-4　血管迷走性晕厥分型

分型	心率	血压	发病率
心脏抑制型	心动过缓	收缩压下降	可见
血管抑制型	心率增快或轻度减慢	血压下降明显	最常见
混合型	心率明显下降	血压明显下降	多见

【治疗要点】

1. 药物治疗

(1)β_2受体阻滞药：能减少对心脏压力感受器刺激，阻止循环中高水平的儿茶酚胺。

(2)氟氢可的松(fludrocortisone)：盐皮质激素，能促进肾对钠的重吸收而增加血容量，影响压力感受器敏感性，增加血管对缩血管物质的反应，减轻迷走神经活性，发挥对 VVS 治疗作用。

(3)α_2受体激动药：通过增加外周血管阻力与减少静脉血容量发挥作用。米多君(midodrine)是该类的代表药物。

(4)5-羟色胺再摄取抑制药：5-羟色胺能导致迷走神经介导的心动过缓和血压下降。帕罗西汀(paroxetine)和舍曲林(sertraline)。

2. 起搏器　一般不主张使用起搏器治疗 VVS，除非反复发作心脏停搏，停搏时间渐延长患儿。起搏器主要适用于心脏抑制性占优势的晕厥患者。

【护理措施】

1. 晕厥发生时，立即平卧位，头偏向一侧，给予 0.9%盐水或糖水口服至症状缓解。

2. 发生晕厥前兆时，可做下部身体运动，双脚与肩同宽分开站立，双手扶膝，做蹲起动作；也可以将重心放在一侧腿部，另一侧腿离地，前后有节奏地摆动；等容收缩训练可增加肌肉泵的作用及提高下肢静脉的张力，双腿交叉使大腿和腹部肌肉紧张，使静脉血液回流到动脉系统，也可有效预防晕厥发作。

3. 教育患儿及家长认识血管迷走性晕厥是一种自限性的良性病症，通过训练和药物治疗，可达到痊愈。

4. 避免一种姿势长时间地站立、减少在湿度较大或温度较高房间中的逗留时间。洗澡时，保持室内空气流通，水的温度不易过高等。如有晕厥先兆出现时，应迅速采取平卧位，也可取坐位或蹲位，以减少血液在肢体远端和腹部聚集，增加回心血量和外周血管阻力，增加心排血量，提升血压，增加脑灌注。

5. 日常训练。脚离墙壁 15cm，将头靠在墙壁上站立每日 2 次，第 1 周每天进行 3min，第 2 周每天 5min，第 3 周每天 7min，第 4 周可延长至 15min 以上的训练。也可让患儿或家长每天用干毛巾搓患儿的上肢和下肢的皮肤，每次至少 15min，每天至少 1 次，目的是为了刺激神经，促进血管神经调节功能的恢复。

6. 饮食护理。应给予足够的盐类物质和液体摄入，尤其晨起饮用 250ml 生理盐水，以增加机体血容量。在晕厥先兆发生时，发挥“抵抗重力”的作用，能够有效预防晕厥的发生。在饮食上要比普通儿童多摄入一些含钠食物，如多食用馒头、面条等，菜中多放点盐，可有效地防止晕厥发生。

(陈建军)

参考文献

崔焱.2012.儿科护理学[M].5 版.北京：人民卫生出版社.

洪黛玲.2000.儿科护理学[M].北京：北京医科大学出版社.

胡亚美，江载芳.2015.诸福棠实用儿科学[M].8 版.北京：人民卫生出版社.

沈晓明，王卫平.2008.儿科学[M].7 版.北京：人民卫生出版社.

吴希如，秦炯.2003.儿科学[M].北京：北京大学医学出版社.

徐润华，徐桂荣.2003.现代儿科护理学[M].北京：人民军医出版社.

杨思源.2005.小儿心脏病学[M].3 版.北京：人民卫生出版社.

杨锡强，易著文.2004.儿科学[M].6 版.北京：人民卫生出版社.

第16章

造血系统疾病的护理

第一节　小儿造血和血液特点

【造血特点】 胚胎期造血和出生后造血。

1. 胚胎期造血　造血首先在卵黄囊出现，然后在肝，最后在骨髓。因而形成3个不同的造血阶段。

(1)中胚叶造血期：在胚胎第3周开始出现卵黄囊造血，之后在中胚层组织中出现广泛的原始造血成分，其中主要是原始的有核红细胞。在胚胎第6周后，中胚层造血开始减退。

(2)肝造血期：肝造血约从胚胎9周开始，第4～5个月达高峰期，以后逐渐减退，胎儿期6个月后，肝造血逐渐减退。出生4～5d完全停止。肝造血先是产生有核红细胞，以后产生粒细胞和巨核细胞。

(3)骨髓造血期：胚胎第6周时骨髓腔发育已初具规模，但造血功能在第6个月后才逐渐稳定，其中，红细胞系、粒细胞系及巨核系细胞均增生活跃，出生2～5周，骨髓是唯一的造血场所。

2. 出生后造血

(1)骨髓造血：是胚胎造血的继续。骨髓是出生后主要的造血器官。婴儿期所有骨髓均为红骨髓，全部参与造血，以满足生长发育的需要。5～7岁长骨骨干开始出现黄髓，18岁时红骨髓仅限于在脊柱、胸骨、肋骨、颅骨、锁骨、肩胛骨、骨盆及长骨近端。但黄髓仍有潜在的造血功能，当需要增加造血时，它可转变为红髓而恢复造血功能。小儿在出生后头几年缺少黄髓，造血的代偿潜力低，造血需要增加时，就会出现骨髓外造血。

(2)骨髓外造血：在正常情况下，骨髓外造血极少。婴儿期发生严重感染或溶血性贫血等，造血需要增加，较易出现髓外造血。肝细胞恢复到胎儿时期的造血状态。表现为肝、脾和淋巴结的增大，外周血中可出现有核红细胞或幼稚中性粒细胞。

【血液特点】 各年龄期小儿的血象不同。

1. 红细胞数和血红蛋白量　由于胎儿期组织处于缺氧状态，故红细胞数和血红蛋白量较高，出生时红细胞数(5.0～7.0)$\times10^{12}$/L，血红蛋白量150～230g/L，出生6～12h因进食较少和不显性失水，红细胞数和血红蛋白量往往比出生时高些。因生理性溶血和血容量增加，出生后10d，红细胞数和血红蛋白量比出生时降低20%；随着自主呼吸的建立，血氧含量增加，红细胞生成素减少，骨髓暂时性造血功能降低，而婴儿生长发育迅速，血循环量迅速增加等因素，至2～3个月时红细胞数降至3.0$\times10^{12}$/L左右，血红蛋白量降至110g/L左右，出现轻度贫血，称为生理性贫血。生理性贫血呈自限性经过，3个月以后，红细胞生成素的生成增加，红细胞数和血红蛋白量又缓慢增加。

2. 白细胞数与分类　初生时白细胞总数为(10～30)$\times10^9$/L，出生后10d左右逐渐下降为12$\times10^9$/L；1岁以后(5～10)$\times10^9$/L，8岁以后接近成人水平。

白细胞分类主要是中性粒细胞与淋巴细胞比例的变化。出生时中性粒细胞约占0.65，淋巴细胞约占0.30。随着白细胞总数的下降，中性粒细胞比例也相应下降。出生4～6d时两者比例约相等；之后淋巴细胞约占0.60，中性粒细胞约占0.35，至4～6岁时两者又相等；7岁后白细胞分类与成人相似。

3. 血小板数　血小板数与成人相似，为(150～250)$\times10^9$/L。

4. 血容量　小儿血容量相对较成人多，新生儿血容量约占体重10%，平均300ml，儿童占体重的8%～10%，成人血容量占体重的6%～8%。

5. 血红蛋白的种类　出生时，血红蛋白以胎儿血红蛋白为主，平均占70%，出生后，胎儿血红蛋白迅速为成人型血红蛋白所代替。1岁时胎儿血红蛋白不超过5%，至2岁时不超过2%。胎儿血红蛋白水平升高，为β-珠蛋白生成障碍贫血的特征。

第二节　营养性缺铁性贫血

缺铁性贫血是由于体内铁缺乏使血红蛋白合成减少而引起的一种小细胞低色素性贫血。以6个月至3岁发病率最高，学龄前儿童患病率为23.35%，是我国重点防治的小儿疾病之一。

【病因与发病机制】

1. 铁缺乏常见病因

(1)先天性储铁不足：早产儿、双胎、胎儿失血、孕母患缺铁性贫血可致胎儿储存铁减少。

(2)铁摄入不足：食物中铁供应不足是导致小儿缺铁性贫血的主要原因。单纯牛乳、人乳、谷类等食物含铁量均低。未及时添加铁剂丰富食物喂养的婴儿和偏食儿常导致缺铁。

(3)生长发育快：婴儿期、青春期的儿童生长发育快，早产儿生长发育更快，其铁的需要量相对增多，易发生缺铁。

(4)丢失过多和(或)吸收减少：正常婴儿每日排铁量比成人多。用未经加热的鲜牛奶喂养婴儿、肠息肉、膈疝、钩虫病常因慢性小量肠出血，致铁丢失过多。慢性腹泻、反复感染可减少铁的吸收，增加铁消耗，影响铁利用。

2. 发病机制　铁是构成血红蛋白必需的原料，铁缺乏时，血红蛋白合成减少，而缺铁时对细胞的分裂、增殖影响较小，红细胞数量减少的程度不如血红蛋白减少的明显，而形成小细胞低色素性贫血。同时，缺铁可影响肌红蛋白的合成。可使某些酶(细胞色素C及过氧化酶、单胺氧化酶、腺苷脱氨酶等)的活性降低，这些酶与生物氧化、组织呼吸、神经递质的合成和分解有关。铁缺乏时，因酶活性下降，细胞功能发生紊乱，而导致一系列非血液系统症状，导致小儿神经精神行为、消化、免疫、肌肉运动等功能异常。

【临床表现】　任何年龄均可发病，以6个月至3岁多见。起病缓慢，皮肤黏膜逐渐苍白，以唇、口腔黏膜、甲床最明显。头发枯黄、倦怠乏力、异食癖(喜食泥土、煤渣等)。重者可出现口腔炎、舌乳头萎缩、吸收不良综合征、反甲、心脏扩大或心力衰竭等。铁对神经功能影响，贫血可使患儿行为及智力发生改变。如烦躁不安、精神不集中及记忆力减退，年长儿童可诉头晕、眼前发黑、耳鸣等。由于骨髓外造血反应，肝、脾可轻度大，年龄越小，贫血越重，肝、脾大越明显。由于细胞免疫功能低下，易合并感染等。

【实验室检查】　血象可见红细胞、血红蛋白低于正常。涂片可见红细胞大小不一，以小细胞为主，中央淡染区扩大，平均红细胞容积<80fl；平均红细胞血红蛋白含量<26pg；平均红细胞血红蛋白浓度<0.31；红细胞分布宽度>0.14。网织红细胞数正常或轻度减少，白细胞、血小板无特殊改变。

骨髓象以幼红细胞增生活跃，以中、晚幼红细胞为主。各期红细胞体积均较小，胞质量少，边缘不规则，染色偏蓝，显示胞质成熟程度落后于胞核。骨髓铁染色细胞外铁减少或消失，铁粒幼细胞数<15%。

血清铁<10.7μmol/L，转铁蛋白饱和度<15%。

【治疗要点】　祛除病因，纠正不合理的饮食习惯，给予铁剂，尽快纠正贫血症状。

常用口服铁剂有硫酸亚铁、葡萄糖酸亚铁、富马酸亚铁。口服不能耐受者可肌内注射，常用药物有右旋糖酐铁等。

【护理措施】

1. 注意休息，适量活动，轻度贫血患儿可参加日常活动　对严重贫血者，应根据其活动耐力下降程度，制订规律的作息时间、活动强度及每次活动持续时间。

2. 提倡母乳喂养，及时添加含铁丰富的食物，帮助纠正不良饮食习惯　合理搭配患儿的膳食，让家长了解动物血、黄豆、肉类含铁较丰富，是防治缺铁的理想食品；维生素C及肉类、氨基酸、果糖、脂肪酸可促进铁吸收，茶、咖啡、牛奶等抑制铁吸收，应避免与含铁多的食物同时应用。

3. 服用铁剂的护理　铁剂对胃肠道的刺激，可引起胃肠不适及疼痛、恶心、呕吐、便秘或腹泻，故口服铁剂从小剂量开始，在两餐之间服药。可与维生素C同服，以利吸收；服铁剂后，牙往往黑染，大便呈黑色，停药后恢复正常，应向家长说明其原因，消除顾虑。观察疗效。铁剂治疗有效者，于服药3～4d网织红细胞上升，1周后可见血红蛋白逐渐上升。如服药3～4周无效，应查找原因。注射铁剂时应精确计算剂量，分次深部肌内注射，更换注射部位，以免引起组织坏死。

4. *健康教育*　讲解本病的病因、护理要点、预防知识。合理搭配饮食，纠正不良饮食习惯。介绍服用铁剂时的注意事项。贫血纠正后，仍应坚持合理安排小儿膳食、培养良好饮食习惯。对早产儿、低体重儿2个月给予铁剂补充。

第三节　营养性巨幼细胞性贫血

营养性巨幼细胞性贫血是以骨髓中出现多数巨幼红细胞为突出表现的一类贫血，又称大细胞贫血。由于体内缺乏维生素B_{12}或叶酸，导致骨髓造血细胞DNA合成障碍，红细胞成熟停滞，生成减少。临床特点为贫血、虚胖、反应迟钝、震颤、红细胞减少较血红蛋白减少更明显。

【病因与发病机制】

1. *摄入不足*　人体所需的维生素B_{12}主要从食物中摄取，含量较为丰富的食物有动物的肉、肝、禽蛋及海产品。胎儿经胎盘吸收维生素B_{12}，孕妇在妊娠期间缺乏维生素B_{12}的，则新生儿出生时，维生素B_{12}存量较低，若不及时添加辅食，易发生本病。年长儿长期偏食亦可发生。

2. *吸收障碍*　维生素B_{12}进入胃部，与胃壁细胞分泌的糖蛋白结合，然后经末端回肠吸收，进入血液循环与转钴蛋白结合，再运往肝储存。患儿患有慢性腹泻或吸收不良综合征时，可使叶酸和维生素B_{12}吸收减少。

3. *需要量增加*　机体生长发育迅速或患有严重感染者，使体内维生素B_{12}和叶酸的消耗增加。

4. *其他*　患有肝病变者或长期服用某些药物（新霉素），可导致维生素B_{12}吸收障碍。大量应用广谱抗生素，抑制肠道细菌合成叶酸，可致体内叶酸缺乏。

吸收进体内的叶酸被二氢叶酸还原酶还原成四氢叶酸，后者是合成DNA必需的辅酶，维生素B_{12}在叶酸转变过程中具有催化作用，促进DNA的合成。当维生素B_{12}或叶酸缺乏时，可使DNA的合成减少，幼红细胞内DNA减少可影响细胞核的发育，但其胞质的血红蛋白的合成不受影响，故红细胞的胞体变大，形成巨幼红细胞。细胞体积过大，容易被破坏，形成贫血。

【临床表现】　多见于6个月至2岁幼儿，起病缓慢，皮肤呈蜡黄色，睑结膜、口唇、指甲等处苍白，毛发细、稀黄，颜面轻度水肿或虚胖，常有厌食、恶心、呕吐、腹泻、舌炎、口腔溃疡及舌下溃疡消化道症状，可出现烦躁不安或呆滞、嗜睡、反应迟钝、智力及动作发育落后，肢体或全身震颤，甚至抽搐。常伴有肝、脾大，易发生感染和出血，重症者可有心脏扩大或出现心力衰竭。

【实验室检查】

1. *血象*　血涂片可见红细胞胞体变大，中心淡染区不明显，甚至消失。红细胞数目减少较血红蛋白量降低更明显。血小板计数正常或减低。

2. *骨髓象*　骨髓增生活跃，以红细胞系增生为主。骨髓中出现较多的巨幼红细胞，是诊断本病的重要依据。各期红细胞体积增大，细胞核染色质疏松，细胞核发育落后于细胞质，巨核细胞核分叶过多。

3. *血清维生素B_{12}浓度*　血清维生素B_{12}<100ng/L（正常值200～800ng/L）。血清叶酸<3μg/L（正常值5～6μg/L）。

【治疗要点】　祛除诱因、加强营养、防治感染。

维生素B_{12}肌内注射，每次100μg，每周2～3次，口服叶酸，每次5mg，3次/日，连服数周，至临床症状好转，血象恢复正常。单纯维生素B_{12}缺乏者，不用加叶酸，以免加重精神神经症状。

【护理措施】

1. *疾病护理*

（1）注意休息，劳逸结合，根据患儿的耐力情况，安排其日常活动，协助满足日常生理活动。

（2）母乳喂养的患儿，及时添加辅食，添加含量丰富的维生素及叶酸食品，保证患儿从食物中摄取足够的维生素及叶酸。帮助年长患儿纠正不良饮食习惯，做到不挑食、不偏食。养成良好的进食习惯，保证营养素和能量的摄入。食用含维生素C较多的食物，维生素C能促进叶酸的吸收，可以提高疗效。

（3）对症护理：密切观察患儿的病情变化，对烦躁或肢体震颤的患儿，遵医嘱给予镇静药物。心力衰竭时，卧床休息，遵医嘱输血。积极治疗慢性腹泻，保证叶酸的肠道吸收。

(4)药物观察：治疗后，2～4d 精神症状好转，网织红细胞 1 周增高至高峰，贫血开始好转。

2. 健康教育　讲解本病的病因及发生机制，讲解预防本病发生的卫生知识。提高哺母的营养水平，加添肉类食物。及时为婴儿添加易消化的辅食，保证足够维生素和叶酸的摄入。对于年长儿，注意食物搭配均衡，纠正不良饮食习惯。

【预后】　精神症状发生时间短的患儿，治疗恢复较快。精神病变受累时间长，恢复较慢，甚至需要几个月时间。精神症状出现 6 个月以上开始治疗，恢复较为困难。治疗持续 6～12 个月者，神经系统症状无改善者，可能留下永久性损伤。

第四节　原发性血小板减少性紫癜

原发性(特发性)血小板减少性紫癜在小儿出血性疾病中最常见。年发病率为 1/10 万～8/10 万，临床上前驱感染史，皮肤、黏膜出血，血小板减少，但骨髓巨核细胞数量正常或增多，出血时间延长，血块收缩不良为特征。本病分为急性与慢性两种类型。小儿多见急性型，10%～20%急性型患儿可转为慢性型。

【病因与发病机制】　原发性血小板减少性紫癜是一种自身免疫性疾病。疾病经过呈自限性。体内产生血小板相关抗体(相关自身抗体)与血小板结合，导致单核巨噬系统对血小板吞噬、破坏增加、寿命缩短，从而引起血小板减少，吞噬过程主要发生在脾。患儿发病前 1～2 周多有病毒感染史，病毒感染使机体产生相应的抗体，而这些抗体与血小板发生交叉反应，使血小板破坏。血小板数量减少是导致出血的主要原因，患者血小板的功能减低，毛细血管脆性及通透性增加，是出血的促进因素。

【临床表现】　病程 6 个月内为急性型，病程超过 6 个月为慢性型。儿童中以急性型占多数，常见于 2～10 岁小儿，男女发病率无差异。大多数患儿在起病前 1～3 周有上呼吸道感染、水痘、传染性单核细胞增多症等，偶见接种疫苗后，以自发性皮肤、黏膜出血起病。表现为皮肤瘀点、瘀斑大小不等，遍及全身，四肢较多。常有鼻出血、牙龈出血。偶见便血、呕血、尿血和颅内出血。失血重者伴贫血。

本病为自限性疾病，85%～90%患儿于发病后 1～6 个月自然痊愈，治疗并不能影响该病的自然过程。有 10%～20%患儿转为慢性型，原因不清可能与免疫失调有关。本病病死率为 1%，主要致死原因为颅内出血。

【实验室检查】

1. 血小板　计数<20×10^9/L，血红蛋白、白细胞数一般正常。出血时间延长，凝血时间正常，血块收缩不良。如失血过多，可出现贫血。

2. 骨髓象　巨核细胞正常或增多，成熟障碍。

3. 束臂试验　阳性。

【治疗要点】　急性期避免碰撞，防止外伤出血。出血严重者，卧床休息。

药物治疗：首选肾上腺皮质激素，激素可降低毛细血管通透性，抑制血小板抗体产生，减少血小板在脾的破坏。常用泼尼松口服，1～2mg/kg，2～3 周为 1 个疗程。也可应用大剂量丙种球蛋白[400mg/(kg·d)]，连续 4～5d 静脉输入。严重出血危及生命者，输注血小板和红细胞。免疫抑制治疗，常用药物长春新碱、环孢素等；也可行脾切除。

【护理措施】

1. 疾病护理

(1)密切观察病情，观察皮肤瘀点(斑)、血小板数量变化。及时发现出血倾向。当外周血小板<20×10^9/L 时，常有自发性出血。如鼻出血、内脏出血、颅内出血，定时监测血压、脉搏、呼吸，观察面色的变化，如面色苍白加重，呼吸脉搏增快，出汗、血压下降提示失血性休克。若有烦躁不安、嗜睡、头痛、呕吐，甚至惊厥，颈抵抗，提示颅内出血。颅内出血常危及生命。

(2)止血：鼻、口黏膜出血可用浸有 1%麻黄碱或 0.1%肾上腺素的纱条、棉球或明胶海绵压迫局部。如上述压迫止血无效，立即采用其他止血措施。对严重出血者需配血，输注同血型血小板。

2. 消除恐惧心理　患儿对出血及止血技术操作可能产生惧怕，表现哭闹、躁动、不合作使出血加重。故术前需讲明道理，消除恐惧心理，争取患儿配合。

3. 避免损伤　①床头床栏用软塑料制品包扎，忌玩锐利玩具，限制剧烈活动，以免碰伤、刺伤、摔伤引起出血；②尽量减少肌内注射，防止深部血肿；③禁食坚硬和多刺的食物；④保持大便通畅，以免排便致腹压增高诱发颅内出血。

4. 预防感染　患儿病室应与感染病室分开。注意保持出血部位清洁。

5. 健康教育　指导正确压迫止血与自我保护方法。不与感染患者接触，去公共场所须戴口罩，避免交叉感染。指导家长及患儿识别出血征象，如瘀点、黑粪，一旦发现出血立即回院复查及治疗。

【预后】　慢性型原发性血小板减少性紫癜可在数月或数年后自然恢复，以 10 岁以下发病患儿，5 年内缓解机会较大，但并无确切的预后因素。

第五节　血友病

血友病是一组遗传性凝血功能障碍的出血性疾病。包括①血友病甲，即因子Ⅷ（或抗血友病球蛋白）缺乏症；②血友病乙，即因子Ⅸ或凝血活酶前质缺乏症；③血友病丙，即因子Ⅸ或凝血活酶前质缺乏症。血友病甲和血友病乙均为 X 连锁隐性遗传性疾病。发病率为 5/10 万～10/10 万，以血友病甲较为常见。约 30%病例无阳性家族史。

【病因与发病机制】　血友病甲和乙均为 X 连锁隐性遗传。由女性传递，男性发病。血友病丙属常染色体显性或不完全性隐性遗传，两性均可发病或传递疾病。女性携带者体内的因子水平可低于正常水平，基因突变是引致本病的原因。因子Ⅷ及因子Ⅸ缺乏可使内源性凝血过程的第一阶段中的凝血活酶生成减少，引起凝血障碍。

【临床表现】　出血症状是本病的主要表现。轻微外伤后，出血不止。患者自幼年起常有皮肤瘀斑，皮下及肌肉血肿、黏膜出血、关节积血。膝关节最常受累，且常反复发生在同一关节。急性期出现关节红肿、疼痛，初发者可于数日至数周内血肿完全吸收，疼痛消失，功能恢复正常。反复关节出血者，血肿吸收不全，可致滑膜增厚，持续数月或数年后滑膜及骨质破坏，关节纤维化，导致关节强直畸形、功能丧失，最终导致慢性关节病。

【实验室检查】　凝血时间延长，凝血酶原消耗不良，白陶土部分凝血活酶时间延长；纤维蛋白降解增加；血小板计数、出血时间、凝血酶原时间均正常。可直接测定因子Ⅷ及因子Ⅸ确立诊断。

【治疗要点】

1. 止血　尽快输注凝血因子。血友病甲首选凝血因子Ⅷ（AHG）浓缩剂。其次可选用冷沉淀剂、新鲜冷冻血浆、浓缩血小板、浓缩红细胞。血友病乙首选凝血酶原复合物，次选新鲜冷冻血浆。氨基己酸、巴曲酶有利于止血。避免创伤、尽量避免手术及可能引起出血的护理操作。

2. 基因治疗　血友病乙基因治疗已获成功。

【护理措施】

1. 疾病护理

(1)预防出血的护理：①避免接触有危害或可以造成损伤的物品。②尽量避免肌内注射、深部组织穿刺。必须肌内注射时，应采用细小针头并在注射后延长按压时间。③避免手术。如必须外科手术时，应在术前、术中和术后补充所缺乏的凝血因子。

(2)止血：局部压迫。如皮肤出血时，行加压包扎止血；口腔、鼻黏膜出血可用 1∶1 000 肾上腺素或明胶海绵压迫止血；在关节出血可用弹性绷带加压包扎出血关节，并抬高患肢，保持在功能位，尽快输注所缺乏的凝血因子。出血期应密切观察生命体征变化，及早发现内脏及颅内出血，以便组织抢救。

(3)减轻疼痛：疼痛主要发生在出血的关节和肌肉部位。可选用对乙酰氨基酚，对出血部位可用冰袋冷敷，限制其活动。

2. 预防致残　关节出血停止后，逐渐增加活动。对因反复出血已致慢性关节损害者，需指导其进行康复锻炼。

3. 健康教育　指导家长让患儿养成安静的生活习惯，避免外伤损害引起出血。

【预后】　若能控制诱发因素，恰当治疗并发症，患儿多能完全恢复。严重病例导致器官功能障碍，需积极支持治疗；若 DIC 不能控制，病死率很高。

第六节　急性白血病

白血病是造血系统的恶性增生性疾病。其特点为造血组织中某一血细胞系统过度增生、进入血流并浸润到各组织和器官，从而引起一系统临床表现。15岁以下儿童发病率4/10万左右，好发年龄10岁以内，90％以上为急性白血病，慢性白血病仅占3％～5％。

【病因与发病机制】　白血病为克隆性疾病即白血病有自己的干细胞、祖细胞、前体细胞，呈无限增殖和分化阻滞，失去原有的正常功能。

1. 病因　较为复杂，可能为多种因素相互作用的结果。

(1)病毒感染：至今为止尚未证明某一病毒与儿童白血病有关。

(2)环境因素：电离辐射能引起白血病。小儿对电离辐射较为敏感，在曾经放射治疗胸腺大的小儿中，白血病发病率较正常小儿高10倍；妊娠妇女照射腹部后，其新生儿的白血病发病率比未经照射者高17.4倍。苯及其衍生物、氯霉素、保泰松和细胞毒药物均可诱发急性白血病。

(3)体质因素：白血病不属遗传性疾病，但在家族中有多发性恶性肿瘤的情况，此外，同卵孪生儿中一个患急性白血病，另一个患白血病的概率为20％，比双卵孪生儿的发病数高12倍。以上现象均提示白血病的发生与遗传因素有关。

(4)免疫因素：有人认为白血病的发病与免疫功能异常有关。长期焦虑、紧张、反复病毒感染，导致免疫功能紊乱，推测与免疫监视异常，不能区别、捕获、消灭不正常细胞有关。

2. 分类和分型　急性白血病的分类或分型对于诊断、治疗和提示预后都有一定意义。

根据细胞分化程度分为急性和慢性两大类。急性白血病又分为急性淋巴细胞白血病(急淋)和急性非淋巴细胞白血病(急非淋)，前者在小儿中的发病率较高，约占小儿白血病70％。

分型：分型标准尚无统一意见；根据全国小儿血液病会议提出的标准将急性白血病可分为2型。高危型急性淋巴细胞白血病和标危型急性淋巴细胞白血病。

【临床表现】　各型急性白血病的临床表现基本相同，任何年龄均可发病。表现为贫血、发热、出血和白血病细胞浸润所致肝、脾、淋巴结大和骨关节疼痛。起病大多较急，少数缓慢。早期症状有面色苍白、精神不振、乏力、食欲缺乏，鼻出血或牙龈出血等；并随病情发展，贫血和出血症状加重；肝、脾、淋巴结大，其增大程度以急性淋巴细胞白血病较为显著。约25％患儿以长骨、肩、膝、腕、踝等关节疼痛为首发症状，并常伴有胸骨压痛。白血病细胞侵犯脑实质和(或)脑膜时即引起中枢神经系统白血病。常见症状为颅内压增高，出现头痛、呕吐、嗜睡、视盘水肿等；浸润脑膜时，可出现脑膜刺激征。

【实验室检查】　为确诊白血病和观察疗效的重要方法。

1. 血象　红细胞及血红蛋白均减少，网织红细胞数大多较低，白细胞总数增高，但粒细胞减少，白细胞分类原始细胞和幼稚细胞占多数、血小板减少。

2. 骨髓象　骨髓检查是确立诊断和评定疗效的重要依据。骨髓象为该类型白血病的原始及幼稚细胞极度增生；幼红细胞和巨核细胞减少。但有少数患儿的骨髓表现为增生低下，其预后和治疗均有特殊之处。

脑脊液白细胞$>5\times10^6/L$，同时，发现白细胞，则可诊断中枢性神经性白血病。

【治疗要点】　诱导治疗，常用药物泼尼松、柔红霉素、左旋门冬酰胺酶、长春新碱。巩固治疗中，常用药物为环磷酰胺、阿糖胞苷、巯基嘌呤、大剂量甲氨蝶呤、大剂量地塞米松。中枢神经白血病预防，维持治疗和加强治疗。疗程多在2～3年。

【护理措施】

1. 疾病护理

(1)休息：卧床休息，保持病室温度、湿度适宜，根据病情安排合适的作息时间，以活动后无症状为宜。长期卧床者，应常更换体位，预防压疮。

(2)预防感染：白血病患儿免疫功能减低，化疗药物对骨髓抑制导致成熟中性粒细胞减少或缺乏，使免疫功能进一步下降。所以白血病患儿应与其他病人分室居住，粒细胞及免疫功能明显低下者，应置单人房间，有条件者置于超净单人病室、空气层流室和单人无菌层流床。普通病室或单人病室需定期进行紫外线照射。限制探视者的人数及次数。工作人员及探视者在接触患儿之前要认真洗手。保持患儿口腔清洁,进食前后用温开水或漱口液漱口。选用柔软牙刷刷牙,以免损伤口腔黏膜。每日沐浴1次,减少毛囊炎和皮肤疖肿发生。勤换衣裤,保持大便通畅,便后用温水或盐水清洁肛门,以防止肛周脓肿形成。

2. *应用化疗药物的护理*　掌握化疗方案、给药途径,密切观察化疗药物的作用和毒性反应。鞘内注射时,药物浓度不宜过大,药液量不宜过多,应缓慢推入,术后需平卧4～6h,防止不良反应。化疗药物静脉注射时,需确认静脉通畅后方能注入。某些药物光照引起分解,用黑纸包裹或采用避光性输液器,以免药物分解。

3. *饮食护理*　增加营养,注意饮食卫生。给予高蛋白、高维生素、高热量易消化的饮食。鼓励患儿多进食,增强机体的抗病能力。

4. *心理护理*　让家长了解所用的化疗药物、剂量、副作用以及可能出现的不良反应(如合并感染、出血、血尿、脱发等)。了解定期化验检查(血象、骨髓、肝肾功能、脑脊液等)的必要性,以及患儿所处的治疗阶段。使患儿能积极接受治疗,使治疗方案有效进行。热情帮助、关心患儿,建立起战胜疾病的信心。向家长及年长患儿介绍白血病有关知识。宣传儿童白血病预后的新进展,如急性淋巴细胞白血病完全缓解率达95%以上,5年以上存活者达70%左右,部分患儿已获治愈。

5. *缓解后的护理*　白血病完全缓解后,患者体内仍残存的白血病细胞还需坚持化疗。化疗间歇期可出院,按医嘱给药及休养。已持续完全缓解1～2年者,化疗间歇期可上学,但应监测治疗方案执行情况,并教给家长进行护理的技术。

6. *健康教育*　鼓励患儿学习,注意锻炼,增强抗病能力,使患儿的疾病、心理均获得治疗。持续完全缓解停止化疗者,应嘱定期随访,以便及时发现复发征象。

【预后】　急性淋巴细胞白血病,70%～75%能无病存活5年以上,部分患儿复发后,经再次化疗或移植,能获得持久的二次缓解。总计长期存活者75%～80%。

(陈建军)

第17章

泌尿系统疾病的护理

第一节　概　述

【解剖特点】

1. 肾　位于腹膜后脊柱两侧，左右各一，形似蚕豆。其上极约平第12胸椎，下极约平第3腰椎水平，右肾略低。小儿年龄越小，肾相对越大，位置越低，2岁以后才达到髂嵴以上。肾表面有3层被膜，肾筋膜、肾脂肪囊、肾纤维膜。肾单位是肾的基本结构和功能单位，由肾小体和肾小管组成。其中肾小体似球形，包括肾小球和肾小囊。而肾小管分为近端小管、细端、远端小管。

2. 输尿管　婴幼儿输尿管长而弯曲，管壁肌肉及弹性纤维发育不全，容易扩张受压及扭曲，容易造成尿潴留导致泌尿系感染。

3. 膀胱　婴儿膀胱位置比年长儿和成人高，尿液充盈时，其顶部常在耻骨联合以上，腹部触诊易扩及膀胱；随着年龄的增长，逐渐降入骨盆内，膀胱的容量(ml)约为(年龄+2)×30。

4. 尿道　女婴尿道较短，新生儿尿道长度仅为1cm，尿道外口暴露，且接近肛门，易被粪便污染，上行感染较男婴多。男婴尿道口较长，但常因包茎过长，污垢积聚引起上行感染。

【生理特点】

1. 肾是维持集体内环境稳定的主要器官　新生儿出生时肾单位数量已达成人水平，但其生理功能尚不完善，其肾小球滤过率平均为20ml/(min·1.73m²)，1周时达成人的1/4，3～6个月为1/2，6～12个月为3/4，1～1.5岁达成人水平。所以，新生儿及婴幼儿对水和钠的负荷调节较差，在应急的状态下，往往不能做出相应的反应，容易发生水钠潴留。

2. 酸碱平衡　新生儿及婴幼儿因碳酸氢盐肾阈低至19～21mmol/L，泌H^+产胺能力低，排内源性固定酸量少，血浆中碳酸氢钠水平低，容易发生酸中毒。

【排尿及尿液特点】

1. 排尿　出生后不久开始排尿，最迟至出生后36h，生后头几天摄入量少，4～5次/日，1周后，新陈代谢旺盛、摄入量增多，但膀胱容量小，20～25次/日，1岁，15～16次/日，1岁半后，可自行控制排尿；学龄前及学龄期儿童6～7次/日。

2. 尿液特点　正常小儿的尿液为淡黄色。但个体差异较大。尿量与液体的摄入量、温度、食物种类、活动量及精神因素有关。婴儿每昼夜尿量400～500ml，幼儿500～600ml，学龄前儿童为600～800ml，学龄儿童为800～1400ml。一昼夜学龄儿童尿量<400ml，学龄前儿童<300ml，婴幼儿<200ml为少尿；一昼夜尿量<30～50ml者，为无尿。

第二节　急性肾小球肾炎

急性肾小球肾炎，简称急性肾炎，是一组不同病因所致的感染后免疫反应引起的急性弥漫性肾小球炎性病变，以急性起病、血尿(常伴蛋白尿)、水肿和高血压症状为主要临床表现。本病多见于5～14岁儿童，男女比例为2:1。

【病因与发病机制】　肾小球肾炎最常见的细菌是A组B溶血性链球菌引起的上呼吸道感染或皮肤感染后的一种免疫反应。根据菌体细胞壁的

M蛋白，将其分为若干型。呼吸道感染引起的肾炎，常见的致病型为12，4，1，3，25，49型。

细菌感染后，多数通过抗原刺激机体产生相应的抗体，形成抗原抗体复合物，沉积在肾小球毛细血管并激活补体，释放出多种生物活性产物，引起免疫反应和炎症反应。使肾小球毛细血管丛产生病理和功能变化，导致肾小球毛细血管腔狭窄，甚至阻塞，使肾小球血流量减少，滤过率下降，体内水钠潴留，出现一系列临床表现。

【临床表现】　每年冬、秋季为急性肾炎发病高峰期，可呈局部流行。发病年龄以5～10岁小儿多见，<2岁者少见。本病常有前驱感染史，呼吸道感染潜伏期6～21d，平均10d，皮肤感染者，则相对较长，一般为14～28d。临床表现，轻重不一，起病初期，可有乏力、厌食、恶心、呕吐、头晕及腰部钝痛等非特异性症状。

首先表现为水肿，由眼睑及面部开始，晨起明显，可波及全身，多为轻、中度水肿，指压凹陷不明显。少尿、血尿，30%～50%患儿表现为肉眼血尿；尿色多为洗肉水样或茶色，镜检可见大量红细胞。轻者仅为镜下血尿。肉眼血尿在1～2周消失，镜下血尿可持续3～6个月，个别更长。蛋白尿一般不重，持续时间较短。发病后第1周高血压比较多见，可有头晕、眼花、恶心等感觉，第2周随着尿量增多后降至正常。个别可持续3～4周。

严重病例：少数患儿在起病的2周内出现严重循环充血及心力衰竭、高血压脑病、急性肾衰竭、病情可急剧恶化甚至危及生命。

【实验室检查】

1. 尿常规　尿蛋白阳性，多在+～+++，为非选择性的蛋白尿。镜下可见大量红细胞，可见透明、颗粒、红细胞管型。尿常规一般在6～8周后转为正常。

2. 血液检查　可见轻、中度贫血，血沉轻度增快，多在2～3个月恢复正常。血清总补体C_2及C_3均降低，多在4～8周恢复正常。其下降程度与病情的严重程度及预后无关。

3. 抗链球菌溶血素“O”大多数增高　可持续6个月左右。抗脱氧核糖核酸B滴度均可增高。

4. 肾功能及血生化检查　一过性氮质血症，尿素氮及肌酐可轻度增高。低钠、高钾血症，高氯性代谢性酸中毒。

【治疗要点】　本病属于自限性疾病，目前治疗主要为彻底清除感染灶，对症治疗，防治急性期严重表现。

1. 清除感染病灶、彻底消灭抗原　根据咽拭子培养+药物敏感试验，选择有效的抗生素。一般应用青霉素7～10d。

2. 休息　早期绝对卧床休息，待病情好转后逐渐增加活动量。

3. 饮食　给予低盐、高糖、高维生素，含适量蛋白质和脂肪的饮食。

4. 对症治疗　利尿，常用噻嗪类、襻利尿药物，如氢氯噻嗪、呋塞米等；降压，可用钙通道阻断药或血管紧张素转化酶抑制药，如硝苯地平、卡托普利；严重循环充血时，可应用硝普钠静脉治疗，减轻心脏的前后负荷，也可通过血滤治疗，达到迅速脱水的目的。

【护理措施】

1. 疾病护理

(1)休息：起病2周内卧床休息，增加肾血流量，原尿滤出增多，同时，减轻心肌耗氧量，减轻心脏负荷；防止严重并发症发生。出现高血压和心力衰竭者，则要绝对卧床休息，护理人员应协助一切生活护理。水肿消退、血压正常、肉眼血尿消失，可在室内轻度活动；病后2～3个月尿液检查高倍视野红细胞10个以下，血沉正常后可以上学，但要免体育活动；Addis计数正常后，可恢复正常活动。

(2)饮食管理：给予高糖、高维生素、适量蛋白质和脂肪的低盐饮食。高糖饮食，可防止体内蛋白质分解，加重氮质血症。急性期1～2周，应控制食物中的氯化钠摄入量，1～2g/d。水肿消退后3～5g/d。水肿严重尿少、氮质血症者，应限制水及蛋白的摄入。用简单易懂的语言向患儿及家长讲解饮食治疗的重要性，避免食用含钠食品。水肿消退、血压恢复正常后，逐渐由低盐饮食过渡到普通饮食。因小儿生长发育快，对盐及蛋白质的需要较高，不宜过久的限制。

(3)观察病情

①尿量：每周测体重2次，水肿严重者，每天测体重1次，观察水肿变化的程度。每周留晨尿2次，进行尿常规检查。准确记录24h的液体出入量。

②血压：每30～60min巡视病房，观察患儿有无头痛、呕吐、眼花等症状，发现问题及时通知医生。

2. 预防并发症的护理　密切观察患儿生命体征的变化，水肿严重者如出现烦躁不安、呼吸困难、心率增快，不能平卧，肺底可闻湿啰音，肝增大等，要立即报告医生，立即让患儿半卧位，给予吸氧、遵医嘱给予利尿药，还可静脉滴注硝普钠或酚妥拉明，降低循环血量，减轻心脏负荷，必要时给予洋地黄制剂，剂量宜偏小，症状好转后停药。

通过休息、利尿，血压仍不能控制者可给予降压药，如钙通道阻滞药、肾素-血管紧张素转化酶抑制药等药物进行治疗，如效果不好，可静脉输入硝普钠，其作用是使血管平滑肌舒展，迅速达到降压效果，同时还可扩张肾血管，改善肾血流，并有减轻心脏前后负荷的作用，故对高血压脑病尤其是伴肺水肿者适宜。此药滴入 0.5～1.0min 即起作用，临床应用需监测血压的变化，视血压情况调整速度，此药物滴注过程中应避光（常以黑纸包裹）。配制后 12h 或液体变色，不能再用。应用降压药物时，应定时测量血压，检查降压效果，并防止药物的不良反应的发生。

3. 健康教育　医护人员要充满信心，态度和蔼、亲切地关心体贴患儿，使患儿消除紧张心理。讲解有关肾炎知识，增强患儿和家长战胜疾病的信心。创造一个良好的休养环境，解除活动受限带来的紧张情绪。对恢复期患儿要组织一起讲故事、看电视、下棋、补习文化课学习，丰富住院生活，使患儿精神愉快地接受治疗。

【预后】　急性链球菌感染后肾炎，属自限性疾病，预后良好。通过 2 周内治疗，大部分患儿可消肿，血压恢复正常。肾功能异常者也多于 2 周内恢复。血尿消失可达数月或 1 年左右。少部分患儿留有高血压或肾功能受损，应定期随访。

第三节　原发性肾病综合征

原发性肾病综合征是由多种病因引起肾小球滤过膜对血浆蛋白通透性增高，大量蛋白自尿中丢失并引起一系列病理生理改变的临床症候群。以大量蛋白尿、低蛋白血症、全身性高度水肿和高脂血症为主要特征。原发性肾病综合征分为单纯性肾病、肾炎性肾病、先天性肾病。以单纯性肾病多见。

【病因与发病机制】　原发性肾病的病因尚不十分清楚，可能与机体 T 细胞免疫功能紊乱有关，原发性肾病综合征的患儿 T 淋巴细胞总数及 T 辅助细胞数降低，T 抑制细胞数升高；活动期有 IL-2 受体、CD69 及转铁蛋白受体表达增加等 T 淋巴细胞被激活的征象；患儿单核细胞经刀豆素刺激后，能产生血管通透因子，可增强血管通透性，另发现患儿的 T 淋巴细胞产生肾小球通透因子，导致大量尿蛋白丢失。同时，原发性肾病综合征有较高的变态反应伴发率，血清 IgE 增高，临床可见变态反应性疾病可引起本病复发。在同一家族中发病和单卵双胞胎同时发病，显示本病有遗传基础。

蛋白尿是由于肾小球毛细血管通透性增加，蛋白质滤过性增强，形成大量蛋白尿。大量蛋白从尿中的漏出，导致血浆渗透压下降，水和电解质由血管内向组织间隙渗透，血容量下降，醛固酮分泌增加，抗利尿激素分泌增多，利钠因子减少等作用下，水肿进一步加重。

高脂血症的发生，是由于低蛋白血症促使肝合成蛋白增加，其中，大分子的脂蛋白难以从肾排出，导致高脂血症。

本病分为微小病变型和非微小病变型两大类。微小病变型多见（约占 80%）。非微小病变型则为一组不同类型的原发性肾小球疾病，常见的有系膜增生性肾小球肾炎、局灶段肾小球硬化、膜增殖性肾炎、膜性肾炎和膜性肾病。

【临床表现】

1. 单纯性肾病　单纯性肾病是小儿肾病综合征最常见的类型。发病年龄 2～7 岁，男女性别比2∶1。

多数起病缓慢，初起时一般情况尚好，以后面色苍白、精神萎靡、食欲缺乏。主要表现：高度水肿，水肿呈凹陷性，从眼睑、面部和踝部开始，逐渐加重，波及全身。水肿最显部位为颜面、下肢及阴囊，有时伴有胸腔积液、腹水，胸腔积液、腹水较多时可致呼吸困难，阴囊水肿行走不便，阴囊皮紧张、变薄、透亮、甚至渗液，水肿严重时尿量减少。水肿可反复出现，迁延很久。

大量蛋白尿：尿中有大量蛋白，以中分子量清蛋白为主，每日丢失蛋白＞2g，尿蛋白常与水肿呈平行关系。

低蛋白血症：血浆蛋白显著降低，以清蛋白下降为主，造成清蛋白与球蛋白比例倒置。

高胆固醇血症：血胆固醇明显增加，三酰甘油和低密度脂蛋白亦增高。

2. 肾炎性肾病　患儿年龄常在7岁以上，无性别差异，水肿一般显著，但也可极轻，不易察觉，除有单纯性肾病的四大症状外，常伴有明显的持续性或发作性高血压、血尿、氮质血症及补体低下。

【实验室检查】

1. 单纯性肾病　尿蛋白定性多为＋＋＋～＋＋＋＋，24h定量＞50mg/kg，尿中无红细胞或仅含少量(离心尿＜10个/HP)。

2. 肾炎性肾病　蛋白定性多为＋＋～＋＋＋，可有持续性镜下血尿或发作性肉眼血尿。血浆总蛋白明显降低，清蛋白＜30g/L，清蛋白/球蛋白比例倒置，血胆固醇增高，＞5.72mmol/L，有时超出正常值的2～4倍。血小板增加，血沉明显增快，多在100mm/h以上。肾炎性肾病补体C_3下降，尿素氮＞10.7mmol/L。

【并发症】

1. 感染　本症抗感染力的下降是由于IgG自尿中丢失、血中有免疫抑制因子、巨噬细胞功能障碍，此外，长期服用激素等药使免疫功能下降有关。常见的感染有呼吸道、皮肤、尿路及腹腔感染。

2. 电解质紊乱　由于长期忌盐或应用利尿药过多以及感染、呕吐、腹泻等因素，可引起低钠血症，还可以发生低钾血症，尤其是在应用肾上腺皮质激素的利尿期，如不及时补充钾盐，则易发生。蛋白尿常伴有与蛋白结合的钙的排出，使用肾上腺皮质激素治疗时，肠道钙吸收不良，可发生低钙惊厥或引起骨质疏松。

3. 高凝状态及血栓形成　低蛋白血症时，肝合成凝血物质也增加(高脂血症的血小板聚集力增强)。血容量减少，血流缓慢，易促使血栓形成。以肾静脉血栓形成多见。此时，患儿突发腰痛、血尿、少尿甚至肾衰竭。

4. 低血容量甚至休克　多见于起病或复发的患儿，或有呕吐、腹泻的患儿，由于利尿药的使用，加重了组织脱水的发生，表现为血压偏低，直立性低血压、皮肤发花等症状，重者可出现休克。

5. 急性肾衰竭　是由血容量不足，导致肾前性肾衰竭，也可因肾小球滤过滤下降、伴发间质性肾炎、间质性水肿等原因，阻塞肾小管，使近端肾小管和肾小囊内静水压增高，导致肾小球有效滤过滤下降。

【治疗要点】　休息、应用肾上腺皮质激素、对症治疗、利尿、防治感染、免疫抑制药治疗、抗凝治疗。

1. 激素疗法　常用泼尼松，根据病情的类型及患儿对药物的反应，分别采用8周短疗程、4～6个月中疗程、9～12个月长疗程的治疗方法。短疗程常用于初治的单纯性肾病，中、长疗法用于复治的、多发的单纯性肾炎或肾炎性肾病。

2. 复发或反复治疗　延长激素治疗时间、免疫抑制药，如环磷酰胺、环孢素、氮芥等。

皮质激素耐药治疗继续诱导缓解，也可采用甲泼尼龙冲击疗法。

3. 辅助治疗　抗凝、降脂治疗。

【护理措施】

1. 疾病护理　保持床铺清洁、干燥、平整无渣屑，衣服应宽松以免损伤皮肤。卧床患儿每2h翻身1次，骨隆突处可用温水或30%红花酒精擦浴，防止压疮发生。阴囊水肿者，可用丁字带将阴囊托起，局部保持干燥，有渗出者应垫上消毒敷料以防感染。除去皮肤胶布时，动作要轻柔，避免损伤皮肤。夏季应避免蚊虫叮咬，引起皮肤感染，同时剪短指甲避免抓破皮肤。护理操作时，应注意无菌操作，水肿严重者，避免肌内注射，以免引起注射部位感染及深部脓肿。与感染患儿分室居住，每日用紫外线照射房间2次，减少探视，保证室内空气清新，温度适宜，预防呼吸道感染。做好会阴部清洁，每日用3%硼酸坐浴2次，预防尿路感染。护理人员要关心、体贴患儿，做好生活护理，解决患儿的需要。鼓励患儿表达自己的感受，主动听取患儿及家长的意见，了解其对有关治疗、预后的想法。讲解此病出现的临床表现、治疗的重要性、疾病用药知识。组织同室患儿讲故事、看书、做活动量小的游戏。创造良好的环境，使患儿愉快接受治疗。

2. 休息　重度水肿者卧床休息，一般患儿可在室内做轻微活动，病情缓解3～6个月(包括服用激素者)，可逐渐恢复就近上学。免体育活动。

3. 饮食管理　保证热量的摄入，给予易消化的高热量、高维生素、优质蛋白饮食。大量蛋白尿时，蛋白质摄入量不宜过多，每日在2g/kg。水肿严重者，应短时间限制盐的摄入。服用激素食欲增加者，应适当限制热量的摄入，防止体重增加过快。补充钙和维生素D，以防骨质疏松。服用环磷酰胺后出现食欲缺乏，要调整饮食谱，增进食欲。

4. 使用利尿药护理　注意观察病情，当患儿出现食欲缺乏、精神萎靡、全身肌肉无力、腹胀、肠鸣音减弱、心音低钝等低钾表现时要报告医生。定期抽血查电解质，遵医嘱补钾。

5. *肾上腺皮质类固醇治疗的护理*　肾上腺皮质类固醇治疗时，其不良反应有库欣综合征、高血压、糖尿、骨质疏松、易感染等，一般无须治疗，停药后可消失，数月可恢复正常。用药物期间要密切观察病情变化，防止感染及自发性骨折发生。病情好转后，可改为隔日晨起顿服疗法。隔日顿服可大大减轻其对体内自身皮质醇分泌的抑制作用。

6. *免疫抑制药治疗的护理*　①频繁复发或病情反复者；②激素依赖者；③激素耐药者；④激素治疗有严重不良反应者，可联合使用免疫抑制药治疗，常用环磷酰胺，口服 2～3mg/(kg·d)，8～12周 1 个疗程，总量不超过 200～250mg/kg。静脉冲击疗法每次用量 8～12mg/kg，连用 2d，停 2 周再用，2～3 个月后改为每月 1 次，总量 100～120mg/kg。该药不良反应有骨髓抑制、肝功能损害、脱发、胃肠反应、出血性膀胱炎以及性腺损害等，所以药物冲击时，鼓励患儿多饮水，同时观察尿量、尿色的变化。每周复查白细胞和血小板 1～2 次，当白细胞＜4×10^9/L，血小板＜50×10^9/L 时应停止用药，待回升后再继续用药。

7. *健康教育*　介绍本病的病程、预后及护理要点，讲解激素对本病治疗的重要性，取得患儿及家长的配合。合理休息，有计划地安排作息时间。注意安全，避免摔伤或骨折。积极预防各种感染，预防变态反应性疾病。

8. *预后*　原发性肾病综合征预后与病理类型和激素治疗效应密切相关。激素敏感者预后良好。激素耐药者预后较差，长期随访，10～15 年，40%～50%的患儿可发展为肾功能不全，并发症可影响预后，部分患儿可死于感染或栓塞并发症。

第四节　泌尿道感染

泌尿道感染是小儿常见的感染性疾病，指病原体侵入泌尿系统而引起的尿路炎症，感染可累及尿道、膀胱、肾盂和肾实质，临床以脓性尿液或菌尿为特征，可有尿路刺激症状、发热、腰痛等全身症状。本病可发生于各年龄组儿童，发病率，新生儿期泌尿道感染发病率为 1.0%～1.4%，男女比例为(2.8～5.4)∶1男多于女；学龄前男女比例无显著差异，学龄期，一般女性多于男性，男女比例 1∶3。

【病因与发病机制】

1. *病原体*　主要为细菌感染，常见的致病菌为革兰阴性菌，主要是大肠埃希菌，占首次泌尿道感染 80%，其次为变形杆菌、克雷伯杆菌及副大肠埃希菌等，少数为粪链球菌和金黄色葡萄球菌，偶见病毒、支原体、真菌。

2. *易感因素*　小儿易患泌尿系感染与其解剖生理特点有关。①由于婴幼儿肾盂和输尿管较宽，管壁肌层发育不全，弯曲度较大，容易压扁，出现扭转，引起尿潴留和上行性感染。②新生儿、小婴儿的免疫功能差，感染多为血行播散。③小儿再发性和慢性泌尿系感染常与先天畸形和膀胱输尿管尿液反流有关，小儿肾盂输尿管连接处狭窄，后尿道瓣膜较成人多见，易引起尿路梗阻。婴幼儿时期由于在膀胱壁内行走的输尿管短，排尿时关闭不完全而致反流，细菌随反流上行导致感染。

3. *感染途径*　①上行感染：致病菌由尿道口至膀胱，经输尿管上行至肾盂、肾实质，而发生感染。粪便污染尿道口，是小儿泌尿道感染的主要途径。女婴多于男婴。②血行感染：多发生于新生儿及小婴儿败血症或体内化脓性病灶所致，以金黄色葡萄球菌多见。③其他：少数可由淋巴通路及邻近器官或组织直接扩散所致，尿路检查和器械操作也可引起。

小儿时期的泌尿道感染易引起肾瘢痕形成，瘢痕形成不仅影响肾的正常发育，其后 10%发生高血压，少数患儿还将发展为肾功能不全。

【临床表现】　根据临床病程长短而分为急性泌尿道感染(病程＜6 个月者)或慢性泌尿道感染(病程＞6 个月者)。

1. *急性泌尿道感染*　患儿的年龄不同，症状亦有差异。小儿泌尿道感染若无症状，仅在普查时发现，称之无症状菌尿。

(1)新生儿期：多为血行感染所致。症状轻重不等，以全身症状为主，如发热、食欲缺乏、呕吐、腹泻、烦躁或嗜睡、体重不增、发灰等，部分患儿可有惊厥或黄疸，尿常规检查和尿培养检查阳性。

(2)婴幼儿期：以全身症状为主，如发热、轻咳、腹泻、腹痛、腹胀、生长发育迟缓、尿臭、嗜睡、惊厥等。部分患儿排尿时出现哭闹、排尿中断或夜间遗尿。

(3)儿童期：下尿路感染时多仅表现为尿频、尿急、尿痛等膀胱刺激症状，少数可伴有终末血尿及遗尿。上泌尿道感染时，全身症状较为突出，表现为发热、寒战、腰痛、呕吐全身症状明显。下尿道感染以膀胱刺激症状为主，表现为尿频、尿急、尿痛。

2. 慢性泌尿道感染　病情迁延或复急性发作达6个月以上，症状轻重不一，患儿常有间歇性发热、腰酸、进行性贫血，可有脓尿及细菌尿。

【实验室检查】

1. 尿常规　清洁中段尿，离心沉淀后白细胞>5个/HP应考虑泌尿道感染，若白细胞聚集成堆或见白细胞管型则可诊断。

2. 尿培养及菌落计数　菌落计数>10万/ml，提示真性血尿；若菌落计数为1万～10万/ml，男童有诊断价值，女童可疑；但若有明显症状或2次培养为同一细菌，仍有诊断价值。

3. 尿液直接涂片找菌　若在油镜下每个视野都能找到1个以上细菌，则提示可能有尿路感染。

4. B型超声检查和静脉肾盂造影　了解肾受损程度和有无畸形、梗阻等。

5. 核素扫描　肾动态扫描有助于了解肾功能，判断尿路梗阻；二巯基琥珀酸扫描了解肾瘢痕形成有诊断价值。

6. 肾实质损伤指标　血尿素氮、肌酐和内生肌酐清除率，了解肾小球滤过功能；尿浓缩试验，了解肾远端小管功能；肾小管近端重吸收功能则可通过尿β_2-微球蛋白、α_1-微球蛋白来判断。

【治疗要点】　积极控制感染，消灭致病菌，防止复发，保护肾。

1. 一般治疗　休息、多饮水、注意外阴清洁。

2. 用药原则　选择广谱、强效杀菌、血、尿及肾组织浓度高、毒性小、不易产生耐药性的药物，如氨苄西林、头孢类，或根据尿培养及药敏试验结果选择抗生素。对上尿路感染的患儿常采用血药浓度高的广谱抗生素，下尿路感染选用尿浓度高的抗生素；治疗有效时，24h菌尿消失，2～3d症状好转。若2～3d症状无改善或菌尿持续存在，则应调整药物，也提示患儿存在尿路畸形的可能，及时调整药物。

3. 用药方案　急性上尿路感染可选择一种抗生素静脉给药，或同时加用口服药物。7～14d。新生儿及有全身症状的婴幼儿均可按上尿路感染治疗。下尿路感染的患儿，可选择一种口服敏感药物口服给药，疗程5～7d。慢性感染或频复发者，急性症状应足量用药，疗程相对延长2～4周；尿培养正常后，采用小剂量长疗程预防治疗。

4. 常用抗生素　青霉素类、头孢菌素类、磺胺类、呋喃妥因、喹诺酮类。

【护理措施】

1. 一般护理　急性期卧床休息。高热时应给予清淡易消化的半流食；无发热者给予富含营养的普通饭。大量饮水，必要时静脉输液以增加尿量，减少细菌在尿道的停留时间，促进细菌毒素及炎性分泌物排出。保持外阴清洁，勤换内裤，婴幼儿勤换尿布，3%硼酸坐浴每日2次。保持皮肤清洁，避免汗腺阻塞，可用温热水擦浴，并及时更换被汗液浸泡的衣被。幼儿不穿开裆裤，便后清洗臀部，保持清洁。女婴清洗外阴时从前向后擦，避免污染机会。

2. 体温过高的护理　①每4小时测体温1次，并准确记录。②6个月以下患儿以物理降温为主。体温>38.5℃时，给予物理或药物降温。降温30～60min测体温1次，并记录。

3. 感染的护理　遵医嘱给予抗生素药物治疗。①呋喃妥因剂量为8～10mg/(kg·d)，分3次口服。可引起胃肠反应，宜在饭后服用。②磺胺药常用制剂为复方磺胺甲噁唑，其剂量为50mg/(kg·d)，分2次口服，一般疗程1～2周。因在尿中形成结晶故应多饮水，并注意有无血尿、尿闭、药物疹等。还可选用氨苄西林、阿莫西林、头孢类等抗生素。

4. 采集尿标本送检　尿标本必须新鲜清洁，使用抗生素前做尿培养。

5. 健康教育　注意个人卫生，尤其是会阴部清洁。小婴儿勤更换尿布，指导幼儿不穿开裆裤，大便后清洗臀部，保持局部皮肤清洁。清洗外阴时，女婴自前向后擦洗，防止肠道细菌污染尿道，引起上行性感染。男性婴儿，注意清洗包皮，防止污垢引起感染发生。保持常饮水，不憋尿，保持大便通畅的好习惯；如患有蛲虫症，一定要根治。预防脓疱病、肺炎、败血症等疾病，以免细菌通过血液侵入泌尿道引起感染。

【预后】　急性感染患儿经合理应用抗生素治疗，绝大多数者可迅速恢复。50%的泌尿道感染的患儿可复发或再次感染，尤其是合并尿路畸形或尿路梗阻的患儿，如不及时纠正，最终可发展为肾功能不全，预后不良。

（陈建军）

第18章

神经系统疾病的护理

第一节 概 述

中枢神经系统是人体各种活动的最高调节部位，借兴奋和抑制两种活动过程，来实现机体内部的各个器官和组织之间的生理功能相互协调和统一，以保证人体生理功能的正常进行。

1. 大脑　小儿出生时大脑的重量约370g，占体重的10%～12%，为成年人脑重(1500g)25%。3岁时神经细胞分化基本完成，8岁接近成年人。小儿的脑耗氧量，在基础代谢状态下占总耗氧的50%，而成年人则为20%，缺氧的耐受性较成年人差。长期营养不良可引起脑发育落后。

2. 脑脊液　小儿时期脑脊液正常值压力0.69～1.96(新生儿0.29～0.78)kPa，外观清凉透明，潘氏试验阴性，白细胞[0～5(新生儿或小婴儿0～20)]$\times 10^6$/L，蛋白0.2～0.4(新生儿0.2～1.2)g/L，糖2.2～2.4mmol/L。

3. 脊髓　小儿脊髓的发育，在出生时，发育已经较为成熟，重2～6g，是成人脊髓的1/5～1/4，脊髓的发育与运动发展的功能相平行，随着年龄的增长，脊髓加长增重。胎儿时，脊髓的末端在第2腰椎下缘，新生儿时达第3腰椎水平，随年龄增长，4岁时达第1腰椎上缘。所以腰椎穿刺时，应以3～4间隙为宜。

4. 神经反射　小儿神经系统发育不成熟，神经反射具有相应的特点。出生时，既存在而以后逐渐消失的反射，如觅食反射、握持反射、拥抱反射在出生后3～4个月消失，颈肢反射在出生后5～6个月消失，吸吮反射1岁左右完全消失。出生时存在以后永不消失的反射，如角膜反射、瞳孔对光反射、咽反射、吞咽反射等，如这些反射减弱或消失，表示神经系统出现异常。出生时并不存在以后渐出现且永不消失的反射，腹壁反射提睾反射(4～6个月后明显)四肢肌腱反射。

5. 反射检查

(1)深反射：肱二头肌腱反射、肱三头肌腱反射、膝腱反射、跟腱反射等。

(2)浅反射，如角膜反射、咽反射、腹壁反射、提睾反射等。病理反射，如巴宾斯基征(2岁以下小儿巴宾斯基征阳性可考虑为生理现象)、戈登征、霍夫曼征、查多克征等。

(3)脑膜刺激征：颈强直、凯尔尼格征、布鲁津斯基征等。

第二节 化脓性脑膜炎

化脓性脑脊髓膜炎又称化脓性脑膜炎，简称“化脑”。是小儿时期常见的神经系统感染性疾病之一。其临床表现以发热、呕吐、头痛、烦躁、嗜睡、惊厥、脑膜刺激征及脑脊液改变为主要特征。随着以抗生素为主的综合治疗措施的临床应用，化脓性脑脊髓膜炎的预后已大为改观，但仍有较高的死亡率，神经系统后遗症也较为常见。根据美国资料显示，化脓性脑脊髓膜炎的人群中年发病率5/10万～10/10万。5岁以下小儿发病率达87/10万，5岁以上者2.2/10万。2岁以内发病率75%，高峰发病率在6～12个月。各种原因所致脑解剖缺陷和机体免疫功能异常者增加化脓性脑脊髓膜炎的发病率。

【病因与发病机制】　化脓性脑脊髓膜炎常见的致病菌有脑膜炎双球菌、流感嗜血杆菌、大肠埃希菌、肺炎双球菌、葡萄球菌等，其中脑膜炎双球菌、流感嗜血杆菌最为多见。新生儿及出生＜2 个月的患儿则以革兰阴性细菌为主，如大肠埃希菌、副大肠埃希菌等，阳性球菌可见金黄色葡萄球菌感染。出生 2 个月至儿童期时，以流感嗜血杆菌、脑炎双球菌和肺炎双球菌为主。其传播途径主要是通过上呼吸道感染或皮肤等处的化脓性感染，致病菌由感染灶入血，致病菌经血液循环波及脑脊髓膜，致病菌繁殖引起脑脊髓膜和脑组织的炎性改变。患儿脑组织表面特别脑沟部位的蛛网膜下腔可见炎性病变，脊髓表面也可波及。在病变及其伴有浅表皮质肿胀，脑实质出现不同程度的受累，可见脑室炎性改变。血管受累十分常见，炎性细胞浸润、内皮细胞增加及广泛地血管痉挛，可引起血管管腔狭窄和闭塞，继发脑缺血或梗死。病理表现皮质神经元可见固缩病变，局部皮质及白质可见苍白区或伴有出血。脑脊髓膜炎症的刺激和血管炎均可引起脑实质的水肿、坏死，促使细胞因子释放和血管通透性增加，炎症病变可使脑脊液循环发生障碍，导致脑水肿和颅压增高，甚至发生脑疝。

【临床表现】　任何年龄均可发病。90％以上的病例可在出生后 1 个月至 5 岁发生。化脓性脑膜炎起病可分为两型。

(1)急骤起病：患儿起病急，发热、头痛、呕吐、烦躁、抽搐等，皮肤可迅速出现出血点或瘀斑，意识障碍、血压下降和弥散性血管内出血等进行性休克的症状，脑膜刺激征阳性。若不及时治疗 24h 内则会导致死亡。病原菌常见于脑膜炎双球菌。

(2)急行起病：发病前数日可有上呼吸道或胃肠道感染的症状，年长儿可诉头痛、肌肉酸痛，婴幼儿则表现发热、呕吐、烦躁、易激惹、精神萎靡、目光凝视、惊厥、昏迷。病原菌常见于流感嗜血杆菌或肺炎双球菌。查体可见脑膜刺激征(颈抵抗、布氏征及克氏征阳性)和颅内压增高(婴幼儿可有前囟饱满、颅缝增宽、双侧瞳孔反射不对称)。常见并发症为硬脑膜下积液、脑室管膜炎、脑积水、抗利尿激素异常分泌综合征失明或耳聋等。

【实验室检查】

1. 外周血象

(1)白细胞总数明显增高，可高达(20～40)×10^9/L。

(2)分类以中性粒细胞增加为主占 0.8 以上，伴有明显核左移。

2. 脑脊液

(1)压力升高，外观浑浊或呈脓性，白细胞数明显增多达(500～1000)×10^6/L 以上，以中性粒细胞为主；蛋白升高多＞1g/L，糖和氯化物下降。

(2)涂片革兰染色找菌(阳性率 70％～90％)。

3. 特异性细菌抗原测定　利用免疫学方法检查患儿的脑脊液、血、尿等标本中的细菌抗原，是快速确定致病菌的特异方法，常见有对流免疫电泳、乳胶凝剂试验、免疫荧光试验等。

【治疗要点】　早期用药、联合用药、坚持用药、对症处理。

1. 抗生素治疗　及早采用敏感的，且脑脊液药物浓度能达到杀菌水平。第三代头孢菌素脑脊液透过率较高。常用药物头孢噻肟、头孢曲松。病原菌明确后，治疗应参照细菌药物敏感试验的结果，选用病原菌敏感的抗生素。

2. 抗生素的选择

(1)流感嗜血杆菌：氨苄西林、头孢呋辛、头孢曲松。

(2)肺炎链球菌：青霉素，对青霉素相对耐药者，常选用头孢曲松、头孢噻肟，高度耐药者，可选择万古霉素。

(3)脑膜炎球菌：首选青霉素、第三代头孢菌素。

(4)革兰阴性菌：头孢噻肟、阿米卡星。

(5)金黄色葡萄球菌：萘夫西林、氨基糖苷类、头孢噻肟、头孢呋辛、万古霉素。

(6)新生儿脑脊髓膜炎：氨苄西林、头孢呋辛、阿米卡星、头孢曲松。

3. 疗程　不少于 2～3 周。或治疗至临床症状消失，复查脑脊液，如正常时可按规定停止。所以早期、及时、正确的诊断对预后和恢复极为关键。如发热并伴有神经系统异常症状体征者，应及时做脑脊液检查，明确诊断。以免贻误治疗。

4. 对症及支持治疗

(1)保持水电质的平衡。

(2)给予 20％甘露醇注射液降低颅内压，防止脑疝的发生。

(3)对症处理：降温、止惊及纠正休克。

(4)加强支持治疗。

(5)并发症的治疗。①硬膜下积液：少量液体不必穿刺及处理，积液量大时，出现明显的颅内压增高及局部刺激症状，应穿刺放液，并根据病情需要注入对病原菌敏感的抗生素；②脑室管膜炎：可做侧脑室引流，以减轻脑室压力，并局部注入抗生素；③脑性低钠血症：适当限制液体入量，逐渐补充钠盐，纠正低钠血症。

【护理措施】

1. *一般护理* 协助患儿洗漱、进食大小便及个人卫生等生活护理。保持皮肤(尤其注意臀部)清洁、干燥，大小便不能控制者应及时更换床单位并冲洗肛周，及时更换污染的衣服，保持臀部皮肤清洁、干净，防止皮肤溃烂。每1～2h翻身1次，并用人工皮粘贴骨隆突出，保护皮肤。翻身时避免拖、拉、抻等动作防止擦伤。减少探视的人员及探视次数，绝对卧床休息，治疗及护理工作应相对集中，减少不必要的干扰。保持患儿肢体在功能位上，防止足下垂等并发症的发生。

2. *高热的护理* 保持病室的温度在18～22℃，湿度50%～60%。鼓励患儿多饮水，体温>38.5℃时，应在30min内使体温降至正常水平。降温的方法可用物理降温(头枕冰袋、乙醇擦浴、温水浴)，药物降温(百服宁、泰诺、阿司匹林等)每4小时测体温1次，并记录。降温后30min测体温1次，并用降温曲线标明。

3. *饮食护理* 保证足够的热量摄入，根据患儿的热量需要制订饮食计划，给予高蛋白、高热量、高维生素饮食，少量多餐，4～6次/日。以减轻胃的饱胀，防止胃反流。每次进餐前后，做好口腔护理。观察患儿进食和呕吐情况，必要时，给予静脉输液补充热量。

4. *观察病情对症处理* 每15～30min巡视病房1次，定时测量心率、脉搏、呼吸、血压并记录。嘱患儿侧卧位或头偏向一侧，防止窒息发生。密切观察患儿生命体征、神志、瞳孔的变化，如有异常(脉搏减慢、呼吸节律不规则、瞳孔不等大等圆、对光反射减弱或消失)立即报告医生并做好抢救准备。遵医嘱给予抗生素、镇静、脱水药。观察患儿皮肤弹性、黏膜湿润的程度，准确记录24h出入量，防止体液不足的发生。备好抢救药品及急救设备(氧气、吸痰器、人工呼吸机等)。

5. *药物治疗的护理* 了解各种药物的作用及副作用，了解各种药物配伍禁忌及使用要求，保证药物发挥最大的治疗效果。如脱水药，应在30min进入体内，有利于迅速提高血浆渗透压，降低颅内压力，防止脑疝发生。抗生素应按药物血浓度的周期给药，保持血浆中药物的浓度，减少细菌对药物产生耐药性。

6. *心理护理* 鼓励患儿及家长战胜疾病的信心，根据患儿及家长的情况，介绍病情、治疗和护理的目的，取得患儿及家长的配合及信任。

7. *健康教育* 预防化脓性脑膜炎，首先预防细菌引起的上呼吸道感染。对恢复期的患儿，应积极进行各种功能训练，减少或减轻后遗症。

第三节 病毒性脑膜脑炎

中枢神经系统病毒感染是世界各国儿童神经系统感染和死亡的主要原因之一。虽然疫苗接种能够预防部分病毒引起的神经系统严重疾病，但仍有许多病毒对中枢神经系统的结构与功能造成严重危害。国外报道70%的病毒性脑炎和脑膜炎发生在6～11个月，儿童发病者约占50%，男孩发病稍多，男女比例1.4∶1。由于各种病毒对神经组织部位具有不同的致病性，故临床特点不同，轻者可自行缓解，危重者可呈急进性过程，导致死亡及后遗症。

【病因与发病机制】 常见病毒有疱疹病毒、肠道病毒和呼吸道病毒，其次为虫媒体病毒(乙型脑炎病毒)、腮腺炎病毒。病毒感染人体大多通过皮肤、呼吸道、胃肠道，经过侵入部位的初期复制后释放入血，形成病毒血症，在扩散至远处器官，特别是网状内皮系统，产生全身症状如寒战、发热、腹痛、腹泻、皮疹或关节疼痛。多数侵犯神经系统的病毒在经血进入神经系统，病毒在神经细胞内繁殖，可引起相应的细胞功能受损并刺激机体的免疫反应。脑炎的典型的神经病理改变包括软脑脊髓膜炎、血管周围白细胞浸润及小胶质细胞增殖形成小胶质细胞小结。病理改变轻微，仅表现为脑水肿，重症者可发生严重的病理改变，如神经元死亡、组织坏死、胶质增生和囊性脑软化。

【脑炎与脑脊髓膜炎的临床表现】 病前1～3周多有上呼吸道及胃肠道感染史。患儿呈急性或亚急性起病，主要症状为发热、恶心、呕吐，表情淡漠、嗜睡、意识障碍，重症者神志不清、谵妄、昏迷。神经系统的体征，可根据受累的不同部位出现不同的症状，常见有意识障碍、行为异常、持续或频繁惊厥、弥漫性或局灶性神经系统体征。

【实验室检查】 早期患儿脑脊液压力增高，以细胞增多，以淋巴细胞为主，蛋白质轻中度增高，糖和氯化物一般正常。

脑电图均有异常改变，主要为高波幅慢活动，呈弥漫性分布。疱疹病毒脑炎时，脑电图可记录到特征性异常改变，如周期性一侧痫样放电。

神经影像学检查对急性脑炎的诊断与评价具有重要的意义。

【治疗要点】 抗病毒治疗，疑为疱疹病毒脑炎，应尽早给予阿昔洛韦。

1. 对症治疗(降温、止惊)、改善脑循环、抢救呼吸和循环衰竭。

2. 控制脑水肿和颅内压力，可限制液体入量，脱水药物应用。

【护理措施】

1. 一般护理 主动向患儿介绍病房的环境与设施，介绍与同病室的病友相识，减轻患儿的恐惧与焦虑心理。保持病室的清洁、整齐、干净、舒适，床单位干净、整齐、无渣屑。采用适当的保护措施，保护患儿安全。卧床期间，协助患儿洗漱、进食、大小便及个人卫生等。定时翻身，每2～4h 1次，预防压疮发生。做各种护理操作时，动作要轻柔，尽量集中操作，减少不必要的刺激。鼻饲患儿，每日口腔护理2～3次。保持口腔清洁，防止感染。保持瘫痪肢体的功能位，病情稳定后，进行肢体的主动和被动锻炼，促进患儿及早康复。

2. 体温过高的护理 监测体温，观察体温热型及伴随的症状。每2～4h测体温1次，体温>38.5℃时，给予物理或药物降温。降温30～60min时，再测体温，并记录。

3. 营养失调护理 给予高热量、高蛋白、高维生素易消化的饮食，保证机体对能量的需求。昏迷或吞咽困难者，应给予鼻饲。

4. 昏迷的护理 患儿上身可抬高20°～30°，头偏向一侧，利于静脉回流，降低脑静脉窦压力，减轻颅内压。每2～4小时观察患儿的面色、神志、瞳孔的变化，测心率、脉搏、呼吸、血压1次，并记录。保持呼吸道通畅，痰液黏稠不易咳出时，遵医嘱给予翻身、拍背、雾化吸入、吸痰，防止坠入性肺炎。烦躁者，遵医嘱给予镇静药，防止加重脑缺氧。

5. 健康教育 向家长讲明病情的恢复时间，取得家长的配合。按时接种各种疫苗，进行被动免疫。对恢复期的患儿，应积极进行各种功能训练，减少或减轻后遗症。

第四节 急性感染性多发性神经根神经炎

急性感染性多发性神经根炎又称吉兰-巴雷综合征，是病毒感染而引起的免疫功能紊乱，诱发的脱髓鞘病变。临床表现为急性、对称性、弛缓性肢体瘫痪，伴有周围性感觉障碍病情严重者可引起呼吸肌麻痹而危及生命。本病全年发病，但以夏秋季为疾病的高发季节，农村多于城市，其好发年龄常见10岁以内小儿，发病率1.6/10万。

【病因】 急性感染性多发性神经根神经炎，发病机制仍在研究之中。可能与细菌、病毒等前驱感染疾病所诱发得脱髓鞘病变，与细胞和(或)体液免疫功能紊乱有关。65%以上患儿患病前曾有病毒感染史，我国资料还证实，患本病的病人的空肠弯曲菌感染率显著高于对照组人群。此外，受凉、疲劳也是本病的诱发因素。其病变主要发生在脊神经根，外周神经及脑神经也均可受累。病理改变为神经水肿，神经内膜淋巴细胞浸润，节段性髓鞘脱失等。

【临床表现】

1. 前驱感染 本病多发生在儿童，以3～6岁多见。一年四季匀可发病，7～9月为高峰。多发生在起病前1～4周，为非特异性病毒感染，有数天的上呼吸道感染症候或轻度的肠道感染病史，部分患儿有受凉或劳累诱发因素。

2. 起病初期 先有肌肉不适或疼痛，常出现下肢肢体无力、麻木、疼痛，尤其在大腿前后侧，疼痛感觉尤为明显，可伴有发热，2周内达到高峰。

3. 运动障碍 自肢体远端开始，首先表现为行走无力，易摔倒，肌肉无力呈对称性的，2～3d，发展到上肢、腰背、躯干，患儿不能坐起和翻身，手足下垂，肢体瘫痪等，随着病情的逐渐发展，肢体近端也呈弛缓性瘫痪。

4. 脑神经障碍 表现为不能抬头，吞咽困难、进食时有呛咳，患侧眼裂增大，鼻唇沟变浅或消失，口角向健侧歪斜。

5. 呼吸障碍 呼吸肌麻痹后，可使呼吸浅表、咳嗽无力、声音微弱、呼吸困难。单纯的肋间肌麻痹，吸气时胸廓下陷，上腹隆起。如单纯的膈肌麻痹，则吸气时上腹部下陷。

6. 自主神经障碍　自主神经受累时，表现可有视物不清、多汗、面色潮红、腹痛、直立性低血压、心律失常，甚至发生心脏骤停。

7. 感觉障碍　年长儿可诉手足麻木、疼痛，早期可出现手套或袜套状感觉减退。

病情进展迅速者，24h内即可出现包括肢体、呼吸肌及部分脑神经的完全瘫痪，少数病例可先有脑神经受累，从上往下进展，神经受累的程度和恢复的时间有显著个体差异，病情多在起病数日至1～2周发展最快，2～3周开始恢复，3～6个月完全恢复。疾病高峰3周后，仍无恢复迹象者，一般预后不良，7%患者数月、甚至数年内仍不恢复，或间歇加重。

【实验室检查】

1. 血液　中性粒细胞增高，血清免疫球蛋白IgM、IgA、IgG均有增高。IgM增高最为显著。肌酸激酶可轻度升高。

2. 脑脊液检查　发病时，蛋白含量逐渐增高，2～3周可达正常时的2倍，4周后，逐渐下降。细胞数正常，蛋白细胞分离现象为本病的特征，糖含量正常，细菌培养阴性。

3. 肌电图检查　运动及感觉神经传导速度显著减慢，10岁以上的病人神经传导速度更慢，神经传导速度的减慢往往与其外周神经髓鞘抗体升高是一致。肌电图显示急性肌肉失神表现，混合肌肉动作电位幅度减低有纤颤电位。

【治疗要点】　生命支持　对症处理。

【护理措施】

1. 呼吸功能维持　保持室内空气新鲜、温湿适宜，温度20～22℃，湿度55%～60%，每2小时观察患儿的神志、面色、呼吸、心律、心率、血压及胸廓起伏的深度，了解患儿呼吸肌及膈肌麻痹的情况。保持呼吸道通畅，鼓励患儿咳嗽、有咳嗽动作时应双手挤压膈肌，协助排痰。及时清理口鼻腔分泌物。每日口腔护理2～3次。呼吸困难者应给予低流量氧气吸入。

患儿自主呼吸不能提供足够的氧气量时，可遵医嘱给予机械人工呼吸。评估患儿不能提供氧气的程度。保持最佳卧位及安静状态，烦躁者可给予镇静药。氯丙嗪、异丙嗪每次各1mg/kg，间隔6h。每1～2小时监测呼吸机的各项指标，观察患儿的生命体征，每1～2小时给予翻身、拍背、雾化吸入1次，每次15～20min。气管滴药后5min，吸痰1次，分泌物增多时，可增加吸痰的次数。

2. 皮肤的护理　保持床单位的干净、整洁、无渣屑。衣服无皱褶，可将衣服反穿在身上，便于进行操作。骨隆突处给予棉垫或气垫圈保护，也可用30%～50%红花乙醇定时按摩，定时翻身，减轻局部皮肤压力，防止压力性溃疡发生。每日用温水擦浴1次，并做全身按摩。保持肢体的功能位，防止足下垂，对瘫痪的肢体做被动活动。每日评估皮肤的完整程度。

3. 营养维持　监测患儿的营养摄入情况。每周测体重1次。给予高蛋白、高热量、高维生素易消化的饮食，少量多餐，根据患儿的咀嚼和吞咽能力，给予流食或半流食，并添加患儿喜爱的食品，促进食欲。不能进食者，遵医嘱留置胃管，必要时，静脉给予高营养支持疗法。

4. 预防感染　保持病室空气新鲜、温湿适宜。病室温度18～22℃，湿度55%～60%。病室每日空气消毒2次，缩短探视的时间与次数。严格执行无菌操作技术。与感染的病人分室居住，尽量避免接触。根据天气变化增减衣服，防止受凉。

5. 运动障碍的护理　评估躯体障碍的损伤程度。急性期，肢体做被动锻炼。恢复期，鼓励患儿自主活动，如吹气球、手握笔、持物、抬腿等，恢复肢体活动功能。协助生活护理，完成日常生活能力。

6. 用药护理　在病程2周内给予静脉注射大剂量免疫球蛋白，400mg/(kg·d)，连用5d，是目前首选的治疗方案。应用血液用品前，向家属详细讲解其可能情况并签署知情同意书，并注意输液速度。对危重病人可采用糖皮质激素治疗，但存在争议，应用激素治疗时注意激素治疗的副作用。

7. 对症护理　每4h测体温1次。保持体温在36～37.4℃。体温＞38.5℃时可给予物理降温或药物降温。遵医嘱给予抗生素。

8. 健康教育　向家长解释病情、治疗、护理及预后，以取得家长和患儿的密切配合，并树立战胜疾病的信心。指导家属对患儿进行功能康复训练，恢复呼吸、运动功能。

第五节　小儿癫痫

癫痫是一种发作性疾患，是由于大脑神经元异常过度同步化活动所引起的一过性体征及症状，是神经系统常见疾病之一。其患病率为3‰～6‰。因脑内异常放电的部位和范围不同，临床表现出来的症状也不相同。有的为全面发作，有的为部分性发作。其形式有的为一过性的意识障碍，运动性抽搐、自主神经功能紊乱、感觉、情感异常或精神行为的异常。

【病因与分类】 引起癫痫的病因很多，可分为特发性、症状性、隐源性3种：特发性癫痫是指根据现有的知识和诊断技术找不到大脑结构上的异常和代谢异常，可能与遗传有关；如3种家族性癫痫综合征的基因已定位在不同的染色体上，如少年肌阵挛癫痫Ⅰ型、良性家族性新生儿惊厥、进行性肌阵挛中Unverricht-Lundborg型。症状性癫痫，病因多种多样，常见的原因有中枢神经系统畸形、脑外伤、脑脊髓膜炎、脑炎、脑血管病、脑肿瘤、中毒性脑病等、一些代谢性疾病，如先天性脂类、糖、氨基酸等代谢异常等，或中毒，如药物、重金属等；隐源性未找到病因。

【临床表现】 癫痫的发作形式多种多样，可分为两部分，部分性发作及全面性发作。其主要区别为脑电图异常及临床有无意识丧失。

1. 部分性发作　又称局灶性或局限性发作，神经元过度放电起源于脑的某一部位。主要包括简单部分性发作及复杂部分性发作，这两种发作均可继发性全身性发作。

运动性发作：发作形式多样，与脑运动皮质某一部位受损有关，表现为躯体某个部位发生抽动，如肢体、手、足、手指或面部某部位抽动，不伴有意识丧失。感觉性发作：表现为发作性躯体感觉异常及特殊感觉异常，如针刺感、麻木感、幻视、幻嗅、发作味觉异常等。自主神经症状性发作：发作时表现为上腹部不适、呕吐、面色苍白或潮红、出汗、竖毛、瞳孔散大或尿失禁等。精神症状发作：发作时常伴有不同程度的意识障碍但意识不丧失。如对熟悉的环境感到陌生、人格解体等。

复杂性发作：发作时脑电图为单侧或双侧放电，弥散性或局限性于颞区或额颞区。伴有意识障碍。临床常见两种或两种以上简单部分发作内容，一般都有精神症状发作的表现。如不合时宜运动，事后不能回忆等。

部分性发作演变为复杂性发作：表现全身强直-阵挛性发作、强直性发作或阵挛性发作。

2. 全身性发作　指发作一开始两侧半球同时放电，发作时伴有意识障碍。如失神发作，没有先兆，发作突然意识丧失，正在进行的活动停止，表现为谈话突然中断，行走时突然不前，发作过程短2～3s，长者可达30s或更长。肌阵挛发作，发作时某个肌肉或肌群突然快速有利的收缩，表现为突然点头、躯干前倾或后仰等。阵挛性发作，有意识丧失，同一组肌群有规律地长时间地肌阵挛，躯干和肢体有节律性抽动。强直性发作，是一种僵硬的强烈的肌肉收缩，躯体固定在某种姿势，持续时间为5～20s。强直-阵挛性发作，发作时突然意识丧失，全身骨骼肌强直性痉挛，跌倒，发出尖锐的叫声，之后面色青紫、双眼凝视、眼球上翻，10s后进入阵发痉挛期，全身成节律性地抽动，口吐白沫，阵挛进入昏睡状态，时间从数分钟至数小时不等，醒后可诉头痛，对发作情形不能忆及。失张力发作：突然发生肌张力丧失，不能维持正常姿势。

3. 分类不明的发作　按标准无法归为全身性发作和部分性发作的，包括新生儿发作，节律性眼运动、咀嚼动作、游泳式动作、颤抖和呼吸暂停等。

4. 癫痫持续状态　癫痫发作持续30min以上，或反复发作30min以上，发作间期意识不恢复者，为癫痫持续状态。其癫痫持续状态的发作的形式是以强直-阵挛样发作，开始为反复的强直期，以后则为长时间地反复地全身阵挛，发作间期意识不恢复。常见于癫痫治疗过程中突然停用抗癫痫药物，颅内感染、高热惊厥电解质紊乱、缺氧缺血性脑病等。癫痫持续状态是儿科急症之一，需要及时地给予治疗，尽快控制抽搐发作，减少并发症，保持生命功能。

5. 实验室检查　如血糖、血钙、血脂、脑脊液等。脑电图是诊断癫痫极为有价值的辅助手段，间歇期检查其阳性率可达50%以上。若重复检查，并适当选用过度换气、闪光刺激、睡眠及药物等诱发试验，其异常率可增加到90%。目前临床多应用头皮电极脑电图，有常规脑电图、录像脑电图、24h脑电图等。神经影像学方面认为凡癫痫为部分性发作者、有局灶性神经系统体征者、发病年龄较小者、脑电图有局限性异常慢波者、用抗癫痫药物治疗不佳者等，应做CT，MIR，颅内B超等。

【治疗原则】 完全控制发作，避免药物不良反应，提高生活质量。多数患儿在发作2次以上才需要用药。在合理用药的前提下，75%～80%的患儿发作可得到理想的控制。

1. 按照癫痫及癫痫综合征的类型选择用药，以单种药物治疗为主。单药治疗无效和具有多种发作类型，可考虑联合用药。药物剂量个体化，并坚持长期规律服药。

2. 药物开始使用时，从总量的1/2～2/3剂量用起，逐渐增加全量（在医生指导下服用）。

3. 服药至癫痫病末次发作后，3～5年，其中包括1年减药过程。药物减量停药过程要缓慢，与服药的时间长短成正比，服药时间长者，减量期相对较长。一般间隔3～6个月减量1次，每次减少全日总剂量1/6～1/4。

4. 监测药物血浓度，根据发作控制程度调整药物的剂量和种类。同时，避免发生剂量相关性药物不良反应。

5. 常用药物，根据病情选用。

(1)苯巴比妥：用于各种形式部分发作、强直-阵挛性发作和新生儿惊厥。也可用于小儿热性惊厥的预防治疗。

(2)卡马西平（得理多）：为临床一线用药。对复杂部分性发作及有精神症状的癫痫有效。

(3)丙戊酸钠（德巴金）：失神发作、肌阵挛、失张力发作，也可用于其他抗癫痫药物无效的各型癫痫。

(4)氯硝西泮：用于婴儿痉挛征、失张力发作。

(5)托吡酯（妥泰）：抗痫谱广，除失神发作外其他类型癫痫均有效。

(6)开浦兰（左乙拉希坦）：与其他抗癫痫药物无相互作用，适宜联合用药。治疗部分性发作、儿童肌阵挛性癫痫。

(7)苯妥英钠：用于癫痫持续状态。

【护理措施】

1. 培养生活习惯，注意安全 坚持学习，培养良好的生活习惯，保证充足的睡眠和休息。精神要愉快，情绪要稳定，避免危险的活动，如登高、游泳等。避免过度的兴奋和疲劳，指导学校和病儿对癫痫有正确的认识，防止各种诱发因素。

2. 饮食管理 合理安排饮食，给予高营养、高热量、高维生素饮食，多食新鲜蔬菜或水果，不要暴饮暴食，不饮含兴奋剂饮料，保持大便通畅。

3. 预防感染 积极预防上呼吸道道感染，坚持凉水洗脸，增强自身机体的抵抗力。保持口腔清洁，每日盐水漱口2～4次，并与感染病人分室居住，防止交叉感染的发生。

4. 药物治疗的护理 坚持服药，按时服药，是癫痫病治愈和好转的关键。要做好家长及患儿的思想工作，使其对服药有正确的认识，自觉地坚持服用药物。同时，在服药期间，要定期检查血象、肝肾功能、药物血浓度等，防止药物的副作用的发生。

5. 发作时的护理 了解患儿抽搐的诱发因素，并祛除。了解癫痫发作时的前驱症状或表现，嘱患儿出现前驱症状时，应立即下蹲或平卧，大声呼叫，防止摔伤，如在床上发作时，可拉起床档防止坠床。癫痫发作时，应立即解开衣领，去枕平卧，头偏向一侧，清除口腔分泌物，保持呼吸道通畅，防止误吸或窒息。在上下牙齿之间，可放置牙垫等物品，防止咬伤舌头。牙关紧闭时，不要强行撬开，以免损伤牙齿。密切观察患儿发作过程、间隙时间，每30～60分钟观察患儿神志、瞳孔、呼吸、脉搏及面色变化，并记录。连续抽搐者，不可强行按压肢体以免导致骨折，并应及时清除口腔分泌物，保持呼吸道通畅。遵医嘱给予抗癫痫药物，如静脉注射地西泮药物时，应缓慢推入，同时，应注意观察患儿呼吸及心率的变化。用脱水药物时，应快速静脉滴入，防止脑水肿导致脑疝的发生。深昏迷的患儿口腔应放置口咽通道，防止舌后坠引起呼吸道阻塞。如有呼吸困难者应立即吸氧并备好人工呼吸机。患儿未彻底清醒前，应有专人陪护，防止患儿应精神恍惚而发生意外。如遇高热时，应立即给予物理和药物降温。

6. 健康教育 在癫痫的治疗过程中，能不能坚持服药，按时服药，是癫痫治愈或好转的主要原因之一。在医生指导下，长期有规律地服药，是防止癫痫复发和控制药物副作用发生的有效保证。应告诫患儿和家长，不要急于求成，自行加大药物剂量，或者没有耐心，反复更换药物或治疗方案，这样反而延误了病情治疗。也不能在病情反复发作未能及时控制时，对治疗失去信心，自行停药，丧失治愈的时机。一般说来，癫痫在发作间期，同正常人没有什么区别，有50%～60%的患者，通过个体化的合理治疗完全控制发作，健康地生活和学习，甚至有少数人还可不治自愈。

【预防】 做好婚前检查，防止近亲结婚，产前注意保护母体身体健康，避免产生对胎儿生长不利的影响因素，围生期防止产伤、窒息、感染等因素的发生。对有遗传代谢病倾向家族的新生儿应及早筛查并及时治疗。对高热惊厥的患儿，要防止其反复发作。

第六节 脑性瘫痪

脑性瘫痪简称脑瘫，是出生前到出生后1个月内各种原因所致的非进行性脑损伤，主要表现为中枢性运动障碍及姿势异常，可伴有智力低下、癫痫、语言和视觉功能障碍。我国发病率为1.8‰～4‰。

【病因与发病机制】 多种原因可引起脑性瘫痪。一般将致病因素分为出生前、出生时和出生后；出生前因素常见胎儿时期感染、出血、缺氧和发育畸形及母亲的妊娠高血压综合征、糖尿病、腹部外伤和接触放射线等；出生时可见羊水吸入或胎粪吸入、脐带绕颈等所造成的窒息，或难产、产钳所致产伤、颅内出血等；出生后可见脑缺氧、严重的感染、外伤、胆红素脑病等。缺氧与出血在发病中占重要地位，脑组织对缺氧非常敏感容易受累的部位依次为脑室周围白质、皮质下白质、大脑皮质背外侧部尾状核头部、尾状核丘脑沟、基底神经节、丘脑、下丘脑、脑桥、中脑、延髓。常有不同程度大脑皮质萎缩及脑室扩大，可有神经细胞减少及胶质细胞增生。脑室周围白质软化、变性，有多个坏死区或变性区及囊腔形成。近年来，发现部分脑瘫伴有癫痫的患儿，脑组织有脑沟回发育不良、神经元移行异常和灰质异位等早期脑发育缺陷。

【临床表现】 根据临床脑性瘫痪运动性质，临床分为：痉挛型、手足徐动型、肌张力低下型，强直型、震颤型、共济失调型、混合型。脑瘫除运动障碍外，可合并其他功能异常，如智力低下、癫痫、视力异常、听力障碍、认知行为异常等。

1. *痉挛型* 约占全部病人75%，是最常见的脑瘫类型。病变波及锥体束系统，表现为多为双侧屈肌张力过高，肩关节内收，肘关节屈曲，手指屈曲呈紧握拳状，拇指内收，紧握掌心中。下肢大腿内收肌张力增高，髋关节内旋，大腿外展困难。手足徐动型，踝关节跖曲。抱起时，两腿交叉成剪刀样，足跟悬空、足尖着地、上肢屈曲内收。轻症两手动作不灵敏，步态不稳。腱反射亢进或活跃、踝阵挛阳性，2岁以后巴宾斯基征仍阳性。瘫痪形式可有四肢瘫、偏瘫、截瘫和单瘫。

2. *手足徐动型* 约占脑性瘫痪20%，病变主要在锥体外系统，伴有难以用意志控制的不自主的动作，当进行有意识运动时，不自主、不协调及无效的运动增多。异常动作睡眠时消失，情绪激动时增强。有肌张力增高和肌张力减低两型。

3. *共济失调型* 占脑性瘫痪1%～2%病变主要在小脑，表现为步态不稳，旋前旋后交替动作差，肌张力低下，指鼻试验阳性等。

4. *强直型* 此型少见。病变主要在锥体外系由于全身肌张力显著增高，身体异常僵硬，运动减少。常伴有严重智力低下。

5. *震颤型* 很罕见，主要锥体外系病变为主，婴儿期肌张力降低和腱反射减弱，2岁后震颤和步态不协调，常伴有轻度智力低下。

6. *肌张力低下型* 表现为肌张力低下，四肢呈软瘫状俯卧位时，头不能抬起。

7. *混合型* 以痉挛型和运动障碍型混合并存多见。此型常见智力低下、运动障碍，严重者可伴有癫痫发作、语言障碍、视觉和听觉障碍等。当网状结构受损时，可出现注意力不集中、动作过多，当病变损害延髓时，患儿可出现吞咽困难等。

【实验室检查】 脑干听觉诱发试验阳性率约占患儿总数的1/3。

影像学检查可见脑萎缩、脑室扩大、脑室密度减低、脑积水、钙化灶及畸形等表现。

部分脑电图检查可见异常。

排除所有遗传代谢疾病，目前可进行血液或尿液的有机酸、氨基酸分析，也可进行基因分析。

【治疗要点】 早期发现，早期治疗，促进各系统功能的恢复和正常发育，纠正异常姿势，减轻伤残程度。可采取功能训练（躯体训练、技能训练、语言训练）及手术治疗。

【护理措施】

1. *营养失调的护理* 根据患儿的需要制订饮食计划，给予高蛋白、高热量、高维生素饮食，少量多餐，每日4～6次，提供愉快的进餐环境，鼓励患儿自己进食，挑选容易咽下的食品，同时，鼓励家长带患儿吃爱吃的食物，增加患儿的食欲感，保证足够的热量摄取。进餐时，患儿注意力要集中，如有疲劳感时，可适当休息，疲劳缓解后，继续用餐。协助进餐时，态度要和蔼，进食不可过快，保证患儿有充分的咀嚼时间。进食中，嘱患儿不要说话，以免发生误吸。每次进餐前后，做好口腔护理。吞咽有困难者遵医嘱给予鼻饲。

2. 防止外伤与意外　床上需加床档保护，防止坠床。勿强行按压患侧肢体，以免引起骨折。采取锻炼活动时，注意周围环境，移开阻挡物体，并加以保护。

3. 制订个性化的康复计划　进行运动、语言功能训练，可同时采取多种方法帮助患儿训练。

4. 药物治疗护理　在早期，可应用促神经生长的药物，如神经节苷脂、恩经复(鼠神经生长因子)等。对于伴有癫痫的患儿，正规应用抗癫痫药物，注意事项详见癫痫药物指导。

5. 健康教育　向家属讲解疾病的特点，是非进行性的，说明活动及锻炼的重要性，鼓励患儿每天活动各个关节。指导并协助患儿移动。对痉挛形患儿，除做按摩、推拿治疗外，应鼓励患儿多做某些动作及语言训练，锻炼肌肉的力量和耐力，协助肢体恢复。经过积极的康复训练，患儿的状况可得到有效改善，帮助家属树立战胜疾病的信心。

对患儿注意力不集中、学习困难、行为异常等要具有耐心，并可与心理医生咨询，采取适当的教育方法教育患儿，使患儿全面发展。

附　注意缺陷多动障碍

儿童注意缺陷多动障碍又称儿童多动综合征，以下简称多动症，主要表现为与年龄不相符的注意力分散，注意广度缩小，不分场合活动，情绪冲动并伴有认知障碍和学习困难，智力正常或接近正常。是儿童期最为常见的精神卫生问题，其突出表现为注意力缺陷，以多动为主的行为障碍及冲动性。患病率3%～5%，男孩比女孩发病率高，为4∶1～9∶1。

【病因与发病机制】　病因不清，多项研究表明，儿童多动症患者的家庭成员此障碍的患病率较高。说明遗传因素在本病中占有相当大的作用。环境因素如吸烟、饮酒均可导致儿童尾状核和额叶发育出现异常。中度或重度铅暴露可损伤大脑组织。根据神经生理研究，儿童多动症可能存在脑发育迟缓和(或)脑发育偏离正常，脑觉醒水平异常，从而出现注意力缺陷多动性疾病，是以多动、注意力不集中、参与事件能力差，但智力基本正常为其特点的一组症候群。

【临床表现】　多动症的症状多种多样，并常因年龄、环境和周围人对待态度的不同而有所不同。主要表现为4个面：①活动过度始于幼儿时期，如从小摇篮或小车外爬；②注意力不集中，小儿易受环境影响，注意力集中时间短暂；③患儿还有情绪不稳，任性冲动，不能控制自己等；④学习困难，学龄儿童则表现上课不能遵守纪律，小动作多，容易激动，听觉辨别能力差、语言表达能力差，学习能力低，但智力正常。

【治疗要点】　多动症的治疗有6项主要治疗：认知行为治疗、社会化技能、躯体训练项目、父母管理班、药物(精神兴奋药，如哌甲酯、苯丙胺)治疗等；联合治疗较单独治疗效果好。

【护理措施】

1. 一般护理　在患儿认知的范围内，参与治疗。训练患儿讲话时要慢，吐字清晰，音调柔和，简明扼要。提供适宜环境，减少感知刺激。针对患儿的行为特点，制订行为疗法计划，给予治疗。指导患儿不做危险动作，防止受伤等。

2. 心理护理　根据患儿临床表现，寻找病因，驱除致病因素。理解关心患儿，避免打骂、呵斥等不良刺激，要善于发现患儿的优点，给予表扬，以提高患儿的自信心。引导患儿开展正常的文体活动，克服冲动破坏行为。培养良好的生活习惯，引导患儿遵守公共秩序和道德准则，循序渐进地培养注意力，提高办事效率。对于攻击行为，应制止。家长应与学校取得联系，不要歧视患儿，共同教育，共同管理，使患儿的行为得到控制。

3. 药物治疗的护理　除心理护理和教育外，应用精神兴奋药有一定的疗效，如哌甲酯、苯丙胺、匹莫林等，用药要从小剂量开始，定期用量表监测患儿症状及药物的副作用。

4. 认知行为治疗　对控制多动行为、冲动和侵略行为有效的，通过教个人停下来，看一看，听一听，想一想，改善和矫正行为。

5. 社会化的技能　是根据患儿的冲动行为而进行的训练，能减少攻击行为，提高儿童的社交能力及解决问题的技能。可让多动症儿童与富有同情心儿童多接触，也可参加团队活动，提高社会化技能。

6. 对父母双方的教育

(1)向他们讲解 ADHD 的理论知识和应付儿童异常行为的方法,父母必须学习如何建立良好的方式来限制患儿的某些行为,指导患儿完成力所能及的家务劳动并负有一定责任。父母需要学习前后一致的、正确的、有效行为矫正方式。

(2)对学校方面的教育:与学校老师建立联系,向他们讲解 ADHD 的理论知识,以得到学校的帮助,教师能够经常观察患儿的不良行为,并针对其不良行为采取相应的对策,利于纠正其不良行为。让教师清楚了解患儿多动症病的主要特征,采取适当方法教育。

(陈建军)

参考文献

崔焱.2012.儿科护理学[M].5 版.北京:人民卫生出版社.

吴光煜.2002.护理评估[M].北京:北京医科大学出版社.

吴希如,林庆.2000.小儿神经系统疾病基础与临床[M].北京:人民卫生出版社.

吴希如,秦炯.2003.儿科学[M].北京:北京大学医学出版社.

左启华.2002.小儿神经系统疾病[M].北京:人民卫生出版社.

第19章

内分泌系统疾病的护理

第一节　先天性甲状腺功能减低症

先天性甲状腺功能减低症(congenital hypothyroidism)简称甲低，是由于甲状腺激素合成或分泌不足所引起的疾病，又称呆小病或克汀病，是小儿最常见的内分泌疾病。根据病因不同可分为两类。①散发性：系因先天性甲状腺发育不良、异位或甲状腺激素合成途径中酶缺陷所致；②地方性：多见于甲状腺肿流行的山区，系由于该地区水、土和饮食中缺碘所致。

【病因与发病机制】

1. 散发性先天性甲低

(1)甲状腺不发育或发育不良(亦称原发性甲低)：是造成先天性甲状腺功能低下的最主要的原因，约占90%。患儿甲状腺在宫内阶段即因不明原因发育不全，或形成异位甲状腺。

(2)甲状腺激素合成途径障碍(亦称家庭性甲状腺激素合成障碍)：是引起先天性甲状腺功能低下的第2位原因。多由于甲状腺激素合成途径中相关的酶缺陷造成。

(3)促甲状腺素(TSH)缺乏(亦称下丘脑-垂体性甲低)：因垂体分泌TSH障碍而造成甲状腺功能低下，常见于特发性垂体功能低下或下丘脑发育缺陷。

(4)母亲因素(亦称暂时性甲低)：母亲在妊娠期服用抗甲状腺药物或母体存在抗甲状腺抗体，均可通过胎盘，影响胎儿，造成暂时性甲低。

(5)甲状腺或靶器官反应性低下：均为罕见病。

2. 地方性先天性甲低　多因孕妇饮食中缺碘，致使胎儿在胚胎期即因碘缺乏而导致甲状腺功能低下，从而可造成不可逆的神经系统损害。

【临床表现】　甲状腺功能减低症的症状出现早晚及轻重程度与患儿残留的甲状腺组织多少及功能有关。有的在新生儿期即有症状，也有出生后数年才出现症状。主要特征为生长发育落后、智能低下、基础代谢率降低。

1. 新生儿甲低　生理性黄疸时间延长达2周以上，同时伴有反应迟钝、喂养困难、哭声低、腹胀、便秘、声音嘶哑、脐疝、体温低、前囟较大、后囟未闭、末梢循环差、四肢凉、皮肤出现斑纹或硬肿现象等。

2. 婴幼儿甲低　多数先天性甲低患儿常在出生6个月后出现典型症状。

(1)特殊面容：头大，颈短，皮肤苍黄，干燥，毛发稀少，面部黏液水肿，眼睑水肿，眼距宽，眼裂小，鼻梁宽平，唇厚舌大，舌常伸出口外。

(2)生长发育落后：身材矮小，躯干长而四肢短，上部量/下部量>1.5，囟门关闭迟，出牙迟。

(3)生理功能低下：精神、食欲差，不善活动，安静少哭，嗜睡，低体温，怕冷，脉搏及呼吸均缓慢，心音低钝，腹胀，便秘，第二性征出现晚等。

(4)智力低下：动作发育迟缓，记忆力和注意力降低，智力低下，表情呆板、淡漠等。

3. 地方性甲低　因胎儿期缺碘而不能合成足量的甲状腺激素，以至影响神经系统的发育。临床表现为两组不同的症候群，有时会交叉重叠。

(1)"神经性"综合征：以共济失调、痉挛性瘫痪、聋哑和智力低下为特征，但身材正常且甲状腺功能正常或仅轻度减低。

(2)"黏液水肿性"综合征：以显著的生长发育和性发育落后、黏液水肿、智能低下为特征，血清

T_4降低、TSH 增高。

【实验室检查】

1. 新生儿筛查　即采用出生后 2～3d 的新生儿干血滴纸片检查 TSH 浓度作为初筛，结果＞20mU/L 时，再采集血标本检测血清 T_4和 TSH 以确诊。为患儿早期确诊、避免神经精神发育严重缺陷的极佳防治措施。

2. 血清 T_3、T_4和 TSH 测定　T_3、T_4下降，TSH 增高。

3. 骨龄测定　手和腕部 X 线拍片可见骨龄落后。

4. TRH 刺激试验　用于鉴别下丘脑或垂体性甲低。若试验前血 TSH 值正常或偏低，在 TRH 刺激后引起血 TSH 明显升高，表明病变在下丘脑；若 TRH 刺激后血 TSH 不升高，表明病变在垂体。

5. 甲状腺扫描　可检查甲状腺先天缺如或异位。

6. 基础代谢率测定　基础代谢率低下。

【治疗要点】

1. 不论何种原因引起者，应尽早开始甲状腺素的替代治疗，先天性甲状腺发育异常或代谢异常起病者需终身治疗，以维持正常生理功能。

2. 常用药物有甲状腺素干粉片和左旋甲状腺素钠，开始剂量应根据病情轻重及年龄大小而不同，并根据甲状腺功能及临床表现随时调整剂量，应使：①TSH 浓度正常，血 T_4正常或略偏高，以备部分 T_4转化为 T_3；②每日 1 次正常大便，食欲好转，腹胀消失，心率维持在儿童 110 次/分、婴儿 140 次/分，智能进步。

3. 一般在出生 3 个月内即开始治疗者，不致遗留神经系统损害，因此治疗开始时间越早越好。

【护理措施】

1. 基础护理

(1)保暖：注意室内温度，适时增减衣服，避免受凉。加强皮肤护理。

(2)保证营养供给：指导喂养方法，供给高蛋白、高维生素、富含钙及铁剂的易消化食物。对吸吮困难、吞咽缓慢者要耐心喂养，提供充足的进餐时间，必要时用滴管喂或鼻饲，以保证生长发育所需。

(3)保持大便通畅：指导防治便秘的措施：提供充足液体入量；多吃水果、蔬菜；适当增加活动量；每日顺肠蠕动方向按摩数次；养成定时排便的习惯；必要时采用大便缓泻药、软化剂或灌肠。

2. 疾病护理　加强行为训练，提高自理能力，通过各种方法加强智力、行为训练，以促进生长发育，使其掌握基本生活技能。加强患儿日常生活护理，防止意外伤害发生。

3. 健康教育

(1)指导用药：使家长及患儿了解终身用药的必要性，以坚持长期服药治疗，并掌握药物服用方法及疗效观察。甲状腺制剂作用缓慢，用药 1 周左右方达最佳效力。服药后要密切观察患儿生长曲线、智商、骨龄，以及血 T_3及 T_4和 TSH 的变化等，随时调整剂量。药量过小，影响智力及体格发育；药量过大，则可引起烦躁、多汗、消瘦、腹痛和腹泻等症状。因此，在治疗过程中应注意随访，治疗开始时，每 2 周随访 1 次；血清 TSH 和 T_4正常后，每 3 个月随访 1 次；服药 1～2 年，每 6 个月随访 1 次。

(2)宣传新生儿筛查的重要性：本病在内分泌代谢性疾病中发病率最高。早期诊断至为重要，生后 1～2 个月即开始治疗者，可避免严重神经系统损害。

第二节　性　早　熟

性早熟(precocious puberty)指性发育启动年龄显著提前(较正常小儿平均年龄提前 2 个标准差以上)。一般认为女孩在 8 岁、男孩在 9 岁以前呈现第二性征，临床可判断为性早熟。本病女孩多见，男女之比约为 1∶4。

【病因与发病机制】　性早熟的病因很多，可按下丘脑-垂体-性腺轴功能是否提前发动，将性早熟分为中枢性和外周性两类。

1. 中枢性性早熟(central precocious puberty，CPP)　亦称真性或完全性性早熟，是由于下丘脑-垂体-性腺轴功能过早启动，导致性腺发育和功能成熟。性发育的过程和正常青春期发育的顺序一致，只是年龄提前。主要包括特发性和继发性性早熟两大类。

(1)特发性性早熟：又称体质性性早熟，是由于下丘脑对性激素的负反馈的敏感性下降，使促性腺激素释放激素过早分泌所致。女性多见，占女孩 CPP 的 80%～90%。

(2)继发性性早熟：继发于中枢神经系统的器质性病变，男孩多见，约占男孩CPP的60%。

2. 外周性性早熟　亦称假性或部分性性早熟，是非受控于下丘脑-垂体-性腺轴功能所引起的性早熟，有性激素水平升高，并促使第二性征发育，但下丘脑-垂体-性腺轴不成熟，无性腺发育。包括：①性腺肿瘤；②肾上腺疾病；③外源性：含雌激素的药物、食物、化妆品等；④其他。

【临床表现】

1. 中枢性性早熟

(1)其临床特征是提前出现的性征发育，与正常青春期发育程序相似，女孩首先表现为乳房发育，男孩首先表现为睾丸增大，但临床变异较大，症状发展快慢不一。

(2)在性发育过程中，男孩和女孩皆有骨骼生长加速和骨龄提前，小儿早期身高虽较同龄儿高，但成年后反而较矮小。在青春期成熟后，患儿除身高矮于一般群体外，其余均正常。

2. 外周性性早熟

(1)性发育过程与上述规律迥异。

(2)男孩性早熟应注意睾丸的大小，若睾丸容积>3ml，提示中枢性性早熟；如果睾丸未增大，但男性化进行性发展，则提示外周性性早熟，其雄性激素可能来自肾上腺。

(3)颅内肿瘤所致者在病程早期常仅有性早熟表现，后期始见颅内压增高、视野缺损等定位征象。

【实验室检查】

1. GnRH刺激试验　亦称黄体生成素释放激素(LHRH)刺激试验。静脉注射GnRH，2.5μg/kg(最大剂量≤100μg/kg)，于注射前(基础值)和注射后30,60,90及120min分别采血测定血清LH和FSH。当LH峰值>15U/L(女)、或>25U/L(男)，LH/FSH峰值>0.7，LH峰值/基值>3时，可以认为其性腺轴功能已经启动。

2. 骨龄测定　根据手和腕部X线片评定骨龄，判断骨骼发育是否超前。

3. B超检查　根据需要，选择盆腔B超检查。

4. CT或MRI检查　对疑有颅内肿瘤或肾上腺皮质病变患儿应选择进行脑部或腹部扫描。

【治疗要点】　本病治疗依病因而定。中枢性性早熟的治疗目的：①抑制或减慢第二性征发育，特别是阻止女孩月经来潮；②抑制性激素引起的骨骼成熟，改善成人期最终身高；③恢复相应年龄应有的心理行为。

1. 病因治疗　肿瘤引起者应手术摘除或进行化疗、放疗；甲状腺功能低下者给予甲状腺素治疗；先天性肾上腺皮质增生者采用皮质激素治疗。

2. 药物治疗

(1)促性腺激素释放激素类似物(GnRHa)：其作用是竞争性抑制自身分泌的GnRH，减少垂体促性腺激素的分泌。可按0.1mg/kg给药，每4周肌内注射1次。本药可延缓骨骺愈合，其作用为可逆性，若能尽早治疗可改善成人期最终身高。

(2)性腺激素：采用大剂量性激素反馈抑制下丘脑-垂体促性腺激素分泌，但不能改善成人期最终身高。如甲孕酮(又称安宫黄体酮)、环丙孕酮。

【护理措施】

1. 基础护理　心理支持：鼓励患儿表达自己的情感，帮助其正确地看待自我形象，树立正向的自我概念。

2. 健康教育　指导用药：促性腺激素释放激素类似物治疗可延缓骨骺愈合，应尽早使用，注意掌握药物剂量。

第三节　儿童糖尿病

糖尿病(diabetes mellitus，DM)是由于胰岛素绝对或相对不足引起的糖、脂肪、蛋白质代谢紊乱，致使血糖增高、尿糖增加的一种病症。糖尿病可分为：①胰岛素依赖型(IDDM)，即1型糖尿病，98%儿童期糖尿病属此类型，必须使用胰岛素治疗；②非胰岛素依赖型(NIDDM)，即2型糖尿病，儿童发病甚少；③其他类型：包括青年成熟期发病型(MODY)，继发性糖尿病，某些遗传综合征伴随糖尿病等。

【病因与发病机制】　1型糖尿病的发病机制迄今尚未完全阐明，目前认为与遗传易感性、自身免疫及环境因素等密切相关。

1. 遗传易感性　1型糖尿病为多基因遗传病。

2. 自身免疫　免疫系统对自身组织的攻击可认为是发生1型糖尿病的病理生理基础。

3. 环境因素　除遗传、自身免疫因素外，尚有外来激发因子的作用,如病毒感染、化学毒素、饮食中某些成分、胰腺遭到缺血损伤等因素的触发。

【临床表现】

1. 儿童糖尿病起病较急剧,多数患儿常因感染、饮食不当或情绪激惹而诱发。

2. 典型症状为多尿、多饮、多食和体重下降,即三多一少。但婴儿多饮、多尿不易被察觉,很快可发生脱水和酮症酸中毒。学龄儿可因遗尿或夜尿增多而就诊。消瘦、精神不振、倦怠乏力等体质显著下降症状在病史较长的年长患儿中颇为突出。

3. 约有 40%糖尿病患儿首次就诊时即表现为糖尿病酮症酸中毒,常由于急性感染、过食、诊断延误或突然中断胰岛素治疗等诱发,且年龄越小者发生率越高。

4. 体格检查除发现体重减轻、消瘦外,一般无阳性体征。

【实验室检查】

1. *尿液检查*　尿糖阳性,其呈色强度可粗略估计血糖水平。餐前 30min 内的尿糖定性更有助于胰岛素剂量的调整。尿酮体阳性提示有酮症酸中毒;尿蛋白阳性提示可能有肾的继发损害。

2. *血糖*　空腹全血或血浆血糖分别≥6.7mmol/L,≥7.8mmol/L(120mg/dl,140mg/dl)。1d 内任意时刻(非空腹)血糖≥11.1mmol/L(200mg/dl)。

3. *糖耐量试验(OGTT)*　仅用于无明显临床症状、尿糖偶尔阳性而血糖正常或稍增高的患儿。通常采用口服葡萄糖法:试验当日自 0 时起禁食,在清晨按 1.75g/kg 口服葡萄糖,最大量不超过 75g,每克加水 2.5ml,于 3～5min 服完,在口服前(0 分钟)和服后 60、120 和 180min,分别采血测定血糖和胰岛素浓度。正常人 0 分钟血糖<6.2mmol/L(110mg/dl),口服葡萄糖后 60 和 120min 时血糖分别低于 10.0mmol/L 和 7.8mmol/L(180mg/dl 和 140mg/dl),糖尿病患儿 120min 血糖>11.1mmol/L(200mg/dl),且血清胰岛素峰值低下。

4. *糖化血红蛋白(HbA_{1c})检测*　明显高于正常(正常人<7%)。

5. *血气分析*　酮症酸中毒时,pH<7.30,HCO_3^-<15mmol/L。

6. *其他*　胆固醇、三酰甘油及游离脂肪酸均增高,胰岛细胞抗体可呈阳性。

【治疗要点】　采用胰岛素替代、饮食控制和运动锻炼相结合的综合治疗方案。治疗目的:消除临床症状,预防并纠正糖尿病酮症酸中毒,纠正代谢紊乱,防止糖尿病引起的血管损害,使患儿获得正常生长发育,保证其正常的生活活动。

1. *胰岛素治疗*　胰岛素是治疗 IDDM 最主要的药物。开始治疗一般先用短效胰岛素(RI)。根据血糖调整胰岛素用量。

2. *饮食控制*　根据患儿年龄和饮食习惯制订每日的总能量和食物成分,以维持正常血糖和保持理想体重。

3. *运动治疗*　通过运动增加葡萄糖的利用,利于血糖控制。

4. *糖尿病酮症酸中毒处理*

(1)液体疗法:纠正脱水、酸中毒和电解质紊乱。酮症酸中毒时脱水量约为 100ml/kg,可按此计算输液量,再加继续丢失量后为 24h 总液量。补液开始先给生理盐水 20ml/kg 快速静脉滴入,以扩充血容量,改善微循环,以后根据血钠决定给予 1/2 张或 1/3 张不含糖的液体。要求在开始 8h 输入总液量的一半,余量在此后的 16h 输入,同时见尿补钾。只有当 pH<7.2 时,才用碱性液纠正酸中毒。

(2)胰岛素应用:采用小剂量胰岛素持续静脉输入。

【护理措施】　糖尿病是终身性的疾病,患儿必须学会将饮食控制、胰岛素治疗及运动疗法融入自己的生活,护士应帮助患儿及其家长熟悉各项治疗及护理措施,并提供有效的心理支持。

1. *基础护理*　心理支持:针对患儿不同年龄发展阶段的特征,提供长期的心理支持,帮助患儿保持良好的营养状态、适度的运动、并建立良好的人际关系以减轻心理压力。指导家长避免过于溺爱或干涉患儿的行为,应帮助患儿逐渐学会自我护理,以增强其战胜疾病的自信心。

2. *疾病护理*

(1)对症护理

①饮食控制:食物的能量要适合患儿的年龄、生长发育和日常活动的需要,每日所需能量(卡)为 1 000+[年龄×(80～100)],对年幼儿宜稍偏高。饮食成分的分配为:糖类 50%、蛋白质 20%、脂肪 30%。全日热量分三餐,早、午、晚分别占 1/5,2/5,2/5,每餐留少量食物作为餐间点心。每日进食应定时、定量,勿吃额外食品。饮食控制以能保持正常体重,减少血糖波动,维持血脂正常为原则。

②运动锻炼:糖尿病患儿应每天做适当运动,但注意运动时间以进餐 1h 后、2～3h 为宜,不在空

腹时运动，运动后有低血糖症状时可加餐。

(2)专科护理

①指导胰岛素的使用：每次注射时尽量用同一型号的1ml注射器以保证剂量的绝对准确。注射部位可选用股前部、腹壁、上臂外侧、臀部，每次注射须更换部位，1个月内不要在同一部位注射2次，以免局部皮下脂肪萎缩硬化。

②监测：根据血糖、尿糖监测结果，每2～3天调整胰岛素剂量1次，直至尿糖不超过"＋＋"。鼓励和指导患儿及家长独立进行血糖和尿糖的监测，教会其用纸片法检测末梢血糖值。

(3)注意事项

①防止胰岛素过量或不足；根据病情发展调整胰岛素剂量。

②防治糖尿病酮症酸中毒：密切观察病情变化，监测血气、电解质及血和尿液中糖和酮体的变化。纠正水、电解质、酸碱平衡的紊乱，保证出入量的平衡。协助胰岛素治疗，严密监测血糖波动。

③预防感染：保持良好的卫生习惯，避免皮肤的破损，坚持定期进行身体检查，特别是口腔、牙齿的检查，维持良好的血糖控制。

预防并发症：按时做血糖、尿糖测定，根据测定结果调整胰岛素的注射剂量、饮食量及运动量，定期进行全面身体检查。

（陈京立）

■参考文献

陈京立.2000.儿科护理学[M].北京：科学出版社.

崔焱.2012.儿科护理学[M].5版.北京：人民卫生出版社.

沈晓明，王卫平.2009.儿科学[M].7版.北京：人民卫生出版社，425-429.

沈晓明，王卫平.2009.儿科学[M].7版.北京：人民卫生出版社，437-443.

第20章

风湿性疾病的护理

第一节 风 湿 热

风湿热(rheumatic fever)是一种与A组乙型溶血性链球菌感染密切相关的免疫炎性疾病。发病年龄以5～15岁多见。冬春季节发病率高，慢性反复发作可形成慢性风湿性心瓣膜病。

【病因与发病机制】 风湿热与A组乙型溶血性链球菌感染后的两种免疫反应相关：①变态反应；②自身免疫反应。

【临床表现】 急性风湿热发病前1～5周有上呼吸道链球菌感染史，如未经治疗，一般发作不超过6个月；如不预防，可反复发作。临床主要表现为心脏炎、关节炎、舞蹈病、环形红斑和皮下结节。

1. *一般表现* 发热，热型不规则，有面色苍白、食欲差、多汗、疲倦、腹痛等症状。

2. *心脏炎* 是本病最严重的表现，占风湿热患儿的40%～50%，以心肌炎及心内膜炎多见，亦可发生全心炎。

(1)心肌炎：常见心率增快与体温升高不成比例，心界扩大，心尖区第一心音减弱，可出现期前收缩、心动过速等心律失常，心尖部可闻及收缩期杂音。心电图示P-R间期延长、ST段下移、T波改变等。

(2)心内膜炎：主要侵犯二尖瓣，其次为主动脉瓣。二尖瓣关闭不全表现为心尖部全收缩期杂音，向腋下传导，有时可闻及二尖瓣相对狭窄所致舒张期杂音；主动脉瓣关闭不全，在胸骨左缘第3肋间可闻及舒张期叹气样杂音。多次复发可使心瓣膜形成永久性瘢痕，导致风湿性心瓣膜病。

(3)心包炎：表现为心前区疼痛、心动过速、呼吸困难，部分患儿心底部可闻及心包摩擦音。X线检查心影向两侧扩大呈烧瓶状；心电图示低电压，早期ST段抬高，随后ST段回到等电线，并出现T波改变。

3. *关节炎* 占风湿热患儿的50%～60%，以游走性和多发性为特点，常累及膝、踝、肘、腕等大关节，局部出现红、肿、热、痛，活动受限。治疗后关节可不留强直或畸形。

4. *舞蹈病* 占风湿热患儿的3%～10%，也称Sydenham舞蹈病。女童多见，表现为面部和四肢肌肉不自主、无目的地快速运动，在兴奋或注意力集中时加剧，入睡后消失。可单独存在或与其他症状并存。

5. *皮肤症状*

(1)皮下小节：见于5%～10%患儿，好发于肘、腕、膝、踝等关节伸侧，圆形、质硬、无痛、可活动，粟粒或豌豆大小，经2～4周自然消失。

(2)环形红斑：见于2%～5%患儿，呈环形或半环形边界清楚的淡色红斑，大小不等，中心苍白，边缘可轻度隆起，分布于躯干及四肢屈侧，可反复出现，不留痕迹。

【实验室检查】

1. *风湿热活动指标* 血沉增快、C反应蛋白(CRP)阳性、黏蛋白增高为风湿活动的重要标志，但对诊断本病无特异性。

2. *抗链球菌抗体测定* 80%的患儿抗链球菌溶血素“O”(ASO)升高，同时测定抗脱氧核糖核酸酶B(anti-DNase B)、抗链球菌激酶(ASK)和抗透明质酸酶(AH)阳性率可提高到95%。

【治疗要点】

1. *一般治疗* 卧床休息，其时间取决于心脏受累程度和心功能状态。并应加强营养，补充维生素等。

2. 清除链球菌感染　大剂量青霉素静脉滴注，持续2～3周。青霉素过敏者改用红霉素。

3. 抗风湿热治疗　心脏炎时早期用糖皮质激素治疗，总疗程8～12周，无心脏炎者可用阿司匹林，总疗程4～8周。

4. 其他治疗　有充血性心力衰竭时加用地高辛，但剂量宜小，并加用卡托普利、呋塞米和螺内酯。舞蹈病时可用苯巴比妥、氯丙嗪等镇静药。关节肿痛时应予制动。

【护理措施】

1. 基础护理

(1)加强饮食管理：给予易消化、营养丰富的食物，少量多餐，心力衰竭患儿适当限制盐和水，并详细记录出入水量，保持大便通畅。

(2)心理护理：关心爱护患儿，以小儿能接受的方式耐心解释各项检查、治疗、护理措施的意义，争取合作。及时解除患儿的各种不适感，增强其战胜疾病的信心。

2. 疾病护理

(1)对症护理：①减轻关节疼痛。关节疼痛时，可让患儿保持舒适的体位，避免患肢受压，移动肢体时动作要轻柔，也可用热水袋热敷以止痛。注意患肢保暖，避免寒冷潮湿，做好皮肤护理。②降低体温，密切观察体温变化，注意热型。高热时用物理降温。

(2)专科护理

①防止发生严重的心功能损害。

观察病情：注意患儿面色、呼吸、心率、心律及心音的变化，如有衰竭的表现，应及时处理。

限制活动：急性期卧床休息2周，有心脏炎时轻者绝对卧床4周，重者6～12周，至急性症状完全消失，血沉接近正常时方可下床活动，伴心力衰竭者待心功能恢复后再卧床3～4周，活动量依据心率、心音、呼吸、有无疲劳而调节。一般恢复至正常活动量所需时间是：无心脏受累者1个月，轻度心脏受累者2～3个月，严重心脏炎伴心力衰竭者6个月。

按医嘱抗风湿治疗。

②用药护理：服药期间应注意观察药物副作用；应密切观察应用泼尼松引起的副作用；发生心肌炎时对洋地黄敏感且易出现中毒，用药期间应注意观察有无恶心、呕吐、心律失常、心动过缓等不良反应。

3. 健康教育

(1)讲解疾病的有关知识和护理要点，使家长学会观察病情、预防感染和防止疾病复发的各种措施。

(2)指导家长合理安排患儿的日常生活，避免剧烈的活动，以及防止受凉，定期到医院门诊复查。

(3)强调预防复发的重要性，预防药物首选长效青霉素120U深部肌内注射，每月1次，至少持续5年，最好持续到25岁，有严重风湿性心脏病者，宜终身药物预防。青霉素过敏者可改用红霉素或其他抗生素。

第二节　幼年特发性关节炎

幼年特发性关节炎（juvenile idiopathic arthritis，JIA）是一种以慢性关节滑膜炎为特征的自身免疫性疾病，表现为长期不规则发热及关节肿痛，伴皮疹、肝及脾、淋巴结增大，若反复发作可致关节畸形和功能丧失。年龄越小，全身症状越重，年长儿以关节症状为主。

【病因与发病机制】　病因不明，可能与感染、免疫、遗传等因素有关。

【临床表现】　本病可发生于任何年龄，以2～3岁和8～10岁小儿多见，形成两个发病高峰。根据关节症状与全身症状分为3型。

1. 全身型　约占20%，多见于2～4岁小儿。以全身症状起病，发热和皮疹为典型症状。发热呈弛张热，高达40℃以上，伴一过性多形性淡红色皮疹；皮疹可融合成片，多见于躯干和四肢近端，随体温升降时隐时现。

2. 多关节型　占30%～40%，女孩多见，多见于学龄儿童。受累关节在5个以上，多为对称性，先累及膝、踝、肘、腕等大关节，表现为肿痛与活动受限。晨僵是本型的特点。约1/4患儿类风湿因子(RF)阳性，最终50%以上关节发生强直变形影响关节功能。

3. 少关节型　占40%～50%，女孩多见，多见于较大儿童。受累关节不超过4个，多为非对称性，以膝、踝、肘、腕大关节为主，多无严重的关节活动障碍。可并发虹膜睫状体炎。

【实验室检查】

1. 血液检查　在活动期可有轻度或中度贫血，多数患儿白细胞数增高，以中性粒细胞增高为主；血沉加快，C 反应蛋白阳性。

2. 免疫学检测　IgG、IgM、IgA 均增高，部分病例类风湿因子和抗核抗体可为阳性。

3. X 线检查　早期可见关节附近软组织肿胀，关节周围骨质稀疏；晚期关节面骨膜破坏，关节腔变窄，关节融合，关节半脱位。

【治疗要点】　治疗原则为控制临床症状，维持关节功能，防止关节畸形；控制炎症，促进健康地生长发育。

1. 一般治疗　除急性发热外，不主张过多地卧床休息，应适当运动，采用医疗体育、理疗、热敷、红外线照射、按摩等减轻关节强直和软组织挛缩。必要时做矫形手术。

2. 药物治疗　选用非甾体类抗炎药物（萘普生、布洛芬等）、病情缓解药（甲氨蝶呤、青霉胺等）、糖皮质激素等进行抗 JIA 治疗。

【护理措施】

1. 基础护理　心理护理：关心患儿，多与患儿及家长沟通，了解患儿及其家长的心理感受，并及时给予情感支持。

2. 疾病护理

(1)对症护理

①降低体温：密切监测体温变化，注意热型。观察有无皮疹、眼部受损及心功能不全的表现。高热时物理降温（有皮疹者忌用乙醇擦浴），及时擦干汗液，更换衣服，以保持皮肤清洁，防止受凉。保证患儿摄入充足水分及能量，给予高热量、高蛋白、高维生素、易消化饮食。

②减轻关节疼痛，维护关节的正常功能：急性期卧床休息，并注意观察关节炎症状。可利用夹板、沙袋固定患肢于功能位置或用支架保护患肢不受压等以减轻疼痛。也可教给患儿用放松、分散注意力的方法控制疼痛或局部湿热敷止痛。急性期过后尽早开始关节的康复治疗，指导家长帮助患儿做关节的被动运动和按摩，同时将治疗性的运动融入游戏中，以恢复关节功能，防止畸形。若运动后关节疼痛肿胀加重可暂时停止运动。鼓励患儿在日常生活中尽量独立，并提供帮助独立的设备。对关节畸形的患儿，注意防止外伤。

(2)专科护理：用药护理。非甾体类抗炎药常见副作用有胃肠道反应，对凝血功能、肝、肾和中枢神经系统也有影响。故长期用药的患儿应每 2～3 个月检查血象和肝、肾功能。

3. 健康教育

(1)介绍本病的治疗进展和有关康复的信息，以提高他们战胜疾病的信心。

(2)指导患儿及家长做好受损关节的功能锻炼，帮助患儿克服因慢性病或残疾造成的自卑心理。

(3)指导父母不要过度保护患儿，多让患儿接触社会，并且多尝试一些新的活动，对其独立性进行奖赏。

(4)鼓励患儿参加正常的活动和学习，促进其身心健康的发展。

第三节　过敏性紫癜

过敏性紫癜（anaphylactoid purpura），又称舒-亨综合征（Schonlein-Henoch）是小儿时期最常见的一种血管炎，以小血管炎为主要病变的血管炎综合征。临床特点除皮肤紫癜外，有关节肿痛、腹痛、便血和血尿等。主要见于学龄儿，男孩多于女孩，四季均有发病，但冬、春季多见。

【病因与发病机制】　病因不清，目前认为与某种致敏因素引起的自身免疫反应有关。发病机制可能是以病原体（细菌、病毒、寄生虫等）、药物（抗生素、磺胺药、解热镇痛药等）、食物（鱼虾、蛋、牛奶等）及花粉、虫咬、疫苗注射等作为致敏因素，作用于具有遗传背景的个体，激发 B 细胞克隆扩增而导致 IgA 介导的系统性血管炎。

【临床表现】　多为急性起病，病前 1～3 周常有上呼吸道感染史。

1. 皮肤紫癜　常为首发症状，多见于下肢和臀部，分批出现，伸侧较多，对称分布，躯干和面部少见。典型紫癜变化规律为初起出现紫红色斑丘疹，高出皮肤，压不褪色，此后颜色加深呈暗紫色，最后呈棕褐色而消退。可伴有荨麻疹和血管神经性水肿。少数重症患儿紫癜可大片融合形成大疱伴出血性坏死。

2. 消化道症状　约有 2/3 患儿可出现消化道症状，常出现脐周或下腹部疼痛，伴恶心、呕吐或便血。偶可发生肠套叠、肠梗阻、肠穿孔及出血坏死性小肠炎。

3. 关节症状　约1/3患儿出现关节肿痛，多累及膝、踝、肘等关节，表现为关节肿胀、疼痛和活动受限，呈游走性，多在数日内消失而不遗留关节畸形。

4. 肾脏症状　30%～60%患儿有肾损害的临床表现。多发生于起病1个月内，症状轻重不一。多数患儿出现血尿、蛋白尿及管型，伴血压增高及水肿，称为紫癜性肾炎。少数呈肾病综合征表现。一般患儿肾损害较轻，大多数都能完全恢复。少数发展为慢性肾炎，死于慢性肾衰竭。

5. 其他　偶因颅内出血导致失语、瘫痪、昏迷、惊厥。个别患儿有鼻出血、牙龈出血、咯血等。

【实验室检查】

1. 血象　白细胞数正常或轻度增高，中性和嗜酸性粒细胞可增高。血小板计数正常甚至升高，出血和凝血时间正常，血块退缩试验正常，部分患儿毛细血管脆性试验阳性。

2. 其他　肾受损可有血尿、蛋白尿、管型。血清IgA浓度往往升高，IgG、IgM升高或正常。

【治疗要点】　本病无特效疗法，主要采取支持和对症治疗。有荨麻疹或血管神经性水肿时，用抗组胺药和钙剂；腹痛时用解痉药；消化道出血时禁食，静脉滴注西咪替丁，必要时输血。给予大剂量维生素C改善血管通透性；应用阿司匹林等抗凝；应用肾上腺皮质激素缓解腹痛和关节疼痛，重症可加用免疫抑制药。

【护理措施】

1. 疾病护理

(1)对症护理

①恢复皮肤的正常形态和功能：观察皮疹的形态、颜色、数量、分布，是否反复出现等，每日详细记录皮疹变化情况。保持皮肤清洁，防擦伤和小儿抓伤，如有破溃及时处理，防止出血和感染。患儿衣着宽松、柔软，保持清洁、干燥。避免接触可能的各种致敏原，同时遵医嘱使用止血药、脱敏药等。

②减轻或消除关节肿痛与腹痛：观察患儿关节肿胀及疼痛情况，保持关节的功能位置。据病情选择合适的理疗方法，教会患儿利用放松、娱乐等方法减轻疼痛。患儿腹痛时应卧床休息，尽量在床边守护，并做好日常生活护理。按医嘱使用肾上腺皮质激素，以缓解关节痛和解除痉挛性腹痛。

(2)专科护理：病情观察。①观察有无腹痛、便血等情况，同时注意腹部体征并及时报告和处理。有消化道出血时，应卧床休息，限制饮食，给予无渣流食，出血量多时要考虑输血并禁食，经静脉补充营养。②观察尿色、尿量，定时做尿常规检查，若有血尿和蛋白尿，提示紫癜性肾炎，按肾炎护理。

2. 健康教育

(1)过敏性紫癜可反复发作和并发肾损害，给患儿和家长带来不安和痛苦，故应针对具体情况予以解释，帮助其树立战胜疾病的信心。

(2)做好出院指导，有肾及消化道症状者宜在症状消失后3个月复学。

(3)同时教会患儿和家长继续观察病情，合理调配饮食，定期来院复查，及早发现肾并发症。

第四节　皮肤黏膜淋巴结综合征

皮肤黏膜淋巴结综合征(mucocutaneous lymph node syndrome，MCLS)又称川崎病(kawasaki disease)，是一种以全身中、小动脉炎为主要病变的急性发热出疹性疾病。表现为急性发热、皮肤黏膜病损和淋巴结肿大。本病以婴幼儿多见，男孩多于女孩。

【病因与发病机制】　病因不明。目前认为川崎病是一定易患宿主对多种感染病原触发的一种免疫介导的全身性血管炎。

【临床表现】　一般为自限性，有心血管症状时可持续数月至数年。

1. 主要表现

(1)发热：体温38～40℃，呈稽留热或弛张热，持续1～2周，抗生素治疗无效。

(2)皮肤表现：皮疹在发热或发热后出现，呈向心性、多形性，常见为斑丘疹、多形红斑样或猩红热样；手足硬性水肿，掌跖红斑，恢复期指、趾端膜状脱皮，重者指、趾甲可脱落。肛周皮肤发红、脱皮。

(3)黏膜表现：双眼球结膜充血，但无脓性分泌物；口唇红肿、皲裂或出血，舌乳头突起、充血呈草莓舌。

(4)颈淋巴结肿大：单侧或双侧，质硬有触痛，表面不红无化脓，热退后消散。

2. 心脏表现 于病后 1～6 周可出现心肌炎、心包炎和心内膜炎等；冠状动脉瘤常在疾病的第 2～4 周发生，心肌梗死和冠状动脉瘤破裂可导致心源性休克甚至猝死。

3. 其他 可有间质性肺炎、无菌性脑膜炎、消化系统症状、关节疼痛和肿胀。

【实验室检查】

1. 血液检查 轻度贫血，白细胞计数升高，以中性粒细胞增高为主，有核左移现象。血沉增快，C 反应蛋白增高，免疫球蛋白增高，为炎症活动指标。

2. 免疫学检测 血清 IgG、IgM、IgA、IgE 和血液循环免疫复合物均增高。

3. 心血管系统检查 心脏受损者可见心电图和超声心动图改变，必要时行冠状动脉造影。心电图主要为 ST 段和 T 段改变、P-R 间期和 Q-T 间期延长、低电压、心律失常等。

【治疗要点】 尽早联合采用阿司匹林和丙种球蛋白，以控制炎症，预防或减轻冠状动脉病变发生；病情严重者可考虑使用皮质激素。血小板显著增多或冠状动脉病变、血栓形成者加用双嘧达莫。同时，根据病情给予对症和支持治疗。

【护理措施】

1. 疾病护理

(1)对症护理

①降低体温：急性期患儿应绝对卧床休息。维持病室适宜的温湿度。监测体温变化、观察热型及伴随症状，警惕高热惊厥的发生，并及时采取必要的治疗护理措施。评估患儿体液状态，给予营养丰富、清淡易消化的流质或半流质饮食。鼓励患儿多饮水，必要时静脉补液。按医嘱用药并注意观察应用阿司匹林有否出血倾向和静脉注射丙种球蛋白有无过敏反应，一旦发生及时处理。

②皮肤护理：保持皮肤清洁，衣被质地柔软而清洁；剪短指甲，以免抓伤和擦伤；每次便后清洗臀部；对半脱的痂皮用消毒剪刀剪除，切忌强行撕脱，防止出血和继发感染。

③黏膜护理：观察口腔黏膜病损情况，每日口腔护理 2～3 次，口唇干裂者涂润唇油；禁食生、辛、硬的食物。每日用生理盐水洗眼 1～2 次，也可涂眼膏，以保持眼的清洁，预防感染。

(2)专科护理：密切监测患儿有无心血管损害的表现，并根据心血管损害程度采取相应的护理措施。

2. 健康教育

(1)及时向家长交待病情，并给予心理支持。

(2)指导家长观察病情，定期带患儿复查，对于无冠状动脉病变患儿，于出院后 1 个月、3 个月、6 个月及 1 年全面检查 1 次。有冠状动脉损害者密切随访。

(陈京立)

参考文献

陈京立.2000.儿科护理学[M].北京:科学出版社.

崔焱.2012.儿科护理学[M].5 版.北京:人民卫生出版社.

沈晓明,王卫平.2009.儿科学[M].7 版.北京:人民卫生出版社.

第21章

遗传性和代谢性疾病的护理

第一节　概　述

基因在广义上讲是遗传信息的基本单位;基因组是在一个细胞或有机体中全部遗传信息的总和。遗传学则是研究基因与基因组的学科。随着遗传学的迅速发展,对遗传性疾病的认识已由细胞水平进入分子水平,对多种疾病的发病机制有了新的认识及临床NICU的救助功能的不断完善,早产儿童存活率增高,患遗传性疾病患儿具有增多的趋势,迄今已知遗传性疾病达13 800种。常见的疾病为染色体病、单基因遗传病和多基因遗传及线粒体病。

(一)遗传病的物质基础

遗传是指子代与亲代之间在形态结构、生理、生化等功能方面的相似而言。基因是遗传的物质基础,是一个带有遗传信息DNA分子片段,在染色体上有其特定位点。染色体的主要化学结构是DNA(脱氧核糖核酸)与组蛋白构成,是遗传信息的载体。每一种生物都具有一定数目和形态稳定的染色体。DNA分子是由两条多核苷酸链组成的双螺旋结构,核苷酸是由脱氧核糖核酸、磷酸和碱基组成。其中碱基有4种,腺嘌呤(A)、鸟嘌呤(G)、胞嘧啶(C)、胸腺嘧啶(T)。每个DNA是由两条方向相反的多核苷酸链连接而成,而在两条多核苷酸之间需进行碱基配对,A与T,C与G,通过氢键连接再一起,并形成扭曲的双螺旋结构。

基因表达是将DNA分子储存的遗传信息经过转录,形成mRNA,释放入细胞质作为蛋白质合成的模板,有tRNA按照密码子的选择相应的氨基酸,在核蛋白体上合成蛋白质。

当某种原因引起DNA基因的突变,而体内又缺乏DNA修复损伤的核酸内切酶时,则造成染色体上的DNA发生改变,制造蛋白质的模板发生误差,不能合成具有正常功能的酶和蛋白质,造成机体内的酶的缺陷和蛋白质的异常,引起疾病的发生。

(二)遗传性疾病的传递方式

遗传性疾病是指生殖细胞和受精卵的遗传物质(染色体或基因)发生变化引起的疾病,通常具有由上一代传给下一代的特性,常见的有常染色体显性和隐性、性染色体的显性和隐性及多基因遗传。

1. 常染色体显性遗传　致病基因在常染色体上,其性质是显性,在等位基因中只要有一个为致病基因,则表现性状。其特点父母中有一人患常染色体显形遗传病时,子代中患病数为1/2,男女均可发病。如寻常型鱼鳞病、遗传性出血性毛细血管扩张症等。

2. 常染色体隐性遗传　致病基因位于常染色体上,其性质为隐性的。只有当一对等位基因都是致病基因(即纯合子)时,才表现出遗传病的性状,杂合子则无症状。也就是说,仅有一个病理隐性基因的个体,并不发病。只有双方均带有隐性病理基因时,才有纯合子的患者可能。所以,父母双方均为致病基因携带者,其表型正常,其子女发病概率为1/4,携带者概率为1/2,正常子女概率只有1/4,如苯丙酮尿症、胰腺囊性纤维化、白化病、肝豆状核变性等。

3. X连锁显性遗传　致病基因位于X染色体上。女性患者将疾病传给男性和女性,患病概率为1/2。男性患者可将疾病传给女性,但不传给男性,因此,其女孩患病,男孩正常。这类遗传性疾病比较少见。如抗维生素D佝偻病、遗传性肾炎

(Alport)等，目前仅发现 10 种左右。

4. X 连锁隐性遗传　致病基因在 X 染色体上，临床上常以男性病人为多见。这是因为男性只有一条 X 染色体，只要一条 X 染色体上有致病基因，就可表现出疾病的症状。而女性则有两条 X 染色体，一条染色体带有致病基因，而另一个为正常基因时，为疾病的携带者，临床表现为正常的个体。除非女性两条染色体都带有致病基因或女性基因 45，XO，临床上才会出现症状。

(三)遗传性疾病分类

根据遗传物质的结构和功能的不同，可将遗传性疾病分为：

1. 基因病　遗传物质改变仅涉及基因水平，可见单基因遗传病、线粒体病、分子病和多基因遗传病。

2. 染色体病　染色体数目、形态或结构的异常，如排列顺序出现倒位、重复、缺失、易位等，使遗传物质失去正常状态，从而引起疾病可分为常染色体和性染色体两大类。

3. 体细胞遗传病　是指由于体细胞中的遗传物质改变所致的疾病。如各种肿瘤的发病都涉及特定的组织细胞中的染色体和癌基因的变化，属于体细胞遗传病。

(四)遗传病基因的诊断

基因诊断是以 DNA 和 RNA 为诊断材料，应用分子生物技术，通过检查基因的结构图来表达诊断遗传性疾病的方法和过程。常采用直接诊断和间接诊断两种诊断方法。

1. 直接诊断　直接揭示导致疾病发生的各种遗传缺陷。前提是检测的基因的正常序列和结构已被阐明。

2. 间接诊断　在现证者中确定具有遗传缺陷的染色体，然后在家系其他成员中判断被检者是否也存在此类染色体。

(五)遗传咨询

向患有遗传性疾病的病人或可疑的遗传病人及其家属讲解疾病的诊断、遗传方式、预防、治疗和预后等知识，利于遗传性疾病的防治。遗传性疾病的预防方法有携带着检出、医学咨询、产前诊断、出生缺陷检测和预防。其中，及时检出携带者，并在检出后积极进行婚前指导或产前诊断，这样，可以在胚胎早期进行选择性的流产，对预防和减轻遗传病患儿和携带者的出生具有重要的现实意义。

第二节　21-三体综合征

21-三体综合征又称唐氏综合征(先天愚型)，是儿科中最先确认的染色体疾病，也是最常见的染色体疾病之一。由于 21-号染色体呈三体型，是生殖细胞在减数分裂过程中，由于某种因素的影响发生不分离所引起。主要特征为特殊面容、身体发育落后，智力发育差，可伴多发畸形。其发病率为 0.56‰～0.64‰。

【病因与发病机制】　由于亲代(常见母系)的生殖细胞在减数分裂时或受精卵在有丝分裂时发生不分离，使胚胎体细胞内存在一额外的 21 号染色体。生殖细胞或受精卵不发生分离的原因与多种因素有关，如母体妊娠时的年龄、妊娠时应用化学药物坠胎、放射线照射、自身免疫性疾病及病毒感染等均可成为诱发因素。其中，母体的生育年龄与 21-三体综合征的发病率密切相关，妊娠年龄越大，本病的发病率越高。

根据染色体的核型分析，将其分为标准型、易位型、嵌合型。

标准型：核型为 47，XX(XY)，＋21，约占全部患儿的 95%，主要生殖细胞在减数分裂时不分离。

易位型：又分 D/G 异位和 G/G 型，以 D/G 异位最常见，D 组染色体以 14 号染色体为主，核型为 46，XX(或 XY)，－14，＋t(14q21q)。G/G 异位是 G 组中两个 21 号染色体发生着丝粒融合，形成等臂染色体，核型为 46，XX(或 XY)，－21，＋t(21q21q)。

嵌合型：是受精卵在早期分裂过程中染色体不分离引起，患儿体内存在两种细胞株，即正常细胞株和 21-三体细胞株，核型为 46，XX(或 XY)/47，XX(XY)，＋21。

【临床表现】　21-三体综合征的主要临床表现为智能低下、愚笨面容及身体发育迟缓，可伴有先天性心脏病。患儿的愚笨面容临床表现为，眼距宽，眼裂小，外眼角上斜，内眦赘皮，鼻根低平，腭弓高尖等，新生儿常患有第三囟门，舌大外伸，流涎，称伸舌样痴呆。身材矮小，头围小于正常，骨龄落后于年龄，四肢短，肌张力降低，关节可过度屈伸，又称软白痴。约有 40%的患者伴有先天性心脏病

(常见房间隔缺损、室间隔缺损),因免疫功能低下,易患各种感染性疾病。皮纹特征为:通贯手,atd角增大,胫侧弓形纹和第5指只有一指褶纹等。

【实验室检查】

1. 细胞遗传学检查　21号染色体长臂2区2带呈三体性,其中典型的21-三体,即标准型、易位型,为D/G或G/G易位、嵌合型。

2. 酶活性改变　患儿红细胞超氧化物歧化酶活性增高50%,碱性磷酸酶增高。

3. 免疫改变　T淋巴细胞转化反应受抑制,血胸腺因子水平、丙种球蛋白含量下降。

【治疗要点】　目前尚无有效治疗方法,如伴有畸形,可行手术矫正。主要进行针对性教育康复训练,达到生活自理和具有完成简单劳动的能力。

【预防】　进行遗传咨询,根据染色体畸变类型对子代发病进行风险估计,指导生育。对可能生育21-三体综合征孕妇进行产前诊断,如高龄初产高危人群受孕后,可采用绒毛取样、羊膜穿刺做产前诊断。如小儿有畸形时,双亲也应做染色体检查。妇女受孕后,应保持心情愉快,情绪稳定,不服用对蛋白质有影响的药物,避免接触过量的放射性的物质,预防各种细菌感染和病毒感染性疾病。

【护理措施】

1. 加强生活护理,协助患儿穿衣、吃饭、排便等,提供有关患儿家庭照顾知识,帮助患儿家庭制订教育、训练方案,培养患儿的自理能力。

2. 养成良好的卫生习惯,预防或减少感染的发生。

第三节　苯丙酮尿症

苯丙酮尿症是一种较常见的先天性氨基酸代谢障碍性疾病,是遗传代谢性疾病和新生儿筛查领域最成功、最经典的病种。由于苯丙氨酸在体内代谢通路中酶的缺陷,导致苯丙氨酸及其酮酸蓄积,并从尿中大量排出而获得此名。本病为常染色体隐性遗传性,其发病率随种族而异,我国约为1:11 000。父母均为携带者,下一胎发病概率为1/4。

【病因与发病机制】　苯丙氨酸羟化酶相关基因位于第12号染色体长臂,由13个外显子组成,全长约为90kDa。1986年以来,世界范围内报告了近500种基因突变,并发现突变与人种、民族、临床特点均有关。目前,我国患儿中已发现近百种突变,属常染色体隐性遗传疾病。天然食品中含有4%～6%的苯丙氨酸,机体摄入后,部分为机体蛋白质合成所利用,其余部分经肝苯丙氨酸羟化酶的作用转变酪氨酸,进一步转化为多巴胺、肾上腺素、黑色素等重要的生理活性物质。患儿肝苯丙氨酸羟化酶的水平仅为正常人的1%或更低,使经食物中苯丙氨酸的正常代谢途径受阻,不能将苯丙氨酸转化为酪氨酸,而只能转变为苯丙酮酸,从而导致苯丙氨酸在血、脑脊液各种组织中和尿液中浓度增高,并且酪氨酸、多巴胺、去甲肾上腺素、肾上腺素、黑色素等重要生理活性物质生成障碍,引起一系列临床症状。

【临床表现】　苯丙酮尿症的主要损害神经系统。未经治疗患儿,数月则可出现不同程度的智力发育落后,近50%患儿合并癫痫,其中婴儿痉挛症占1/3。患儿在新生儿时期发育基本正常,生后1～3个月可出现湿疹、呕吐、腹泻、喂养困难等非特异性症状。生后3～6个月时则出现表情呆滞、烦躁、易激惹、抑郁、多动等症状,智力发育明显落后于正常儿童。部分患儿伴有步态不稳、行走困难,80%的患儿有脑电图异常,25%～35%患儿有癫痫发作,且不易控制。由于黑色素缺乏,90%的患儿的毛发逐渐变为棕色或黄色、皮肤变白、虹膜色泽变浅。经苯丙氨酸旁路代谢转化为苯丙酮酸、苯乙酸,自尿液、汗液中大量排出,导致患儿有鼠尿样体臭。

【实验室检查】

1. 新生儿期筛查　Guthrie是国际采用的筛选方法,将干的血滤纸片放入与苯丙氨酸结构相似的细菌抑制剂的培养板上。当血标本中的苯丙氨酸含量在0.244mmol/L(4mg/dl)时,能使受抑制的枯草杆菌生长,出现菌环。环的大小与苯丙氨酸的浓度成正比。Guthrie测定在给小儿喂奶后2～3d,正常人血清苯丙氨酸浓度<120μmol/L(2mg/dl),经典型苯丙酮尿症>1200μmol/L。

2. 尿三氯化铁试验和2,4二硝基苯肼试验　仅用于较大儿童临床初筛。

3. 尿蝶呤分析　鉴别各型苯丙酮尿症。

【诊断】　根据病史、体征和血生化检查为临床初步判断。

【治疗要点】　早期诊断、及时治疗,防止智力低下的发生。低苯丙氨酸饮食治疗是目前国内外治疗苯丙酮尿症唯一有效的方法。

【护理措施】

1. 控制天然蛋白质摄入，苯丙氨酸的摄入维持在最低生理需要量，使血中丙氨酸浓度控制在理想范围，见表 21-1 和表 21-2。

表 21-1　各年龄组苯丙酮尿症患儿苯丙氨酸推荐摄取量

年龄	苯丙氨酸摄取量[mg/(kg・d)]
0～3 个月	70～50
3～6 个月	60～40
6～12 个月	50～30
1～2 岁	40～20
2～3 岁	35～20
3 岁以上	35～15

表 21-2　各年龄组苯丙酮尿症患儿血苯丙氨酸浓度的理想范围

年龄	血苯丙氨酸浓度(mg/dl)
0～2 岁	2～4
2～8 岁	3～6
8～12 岁	3～8
12～15 岁	3～10
15 岁以上	3～15

2. 鼓励母乳喂养。母乳中的苯丙氨酸的含量为 2.4mmol/L，比牛奶含量低，相当牛乳的 1/3。停止母乳喂养后，适量补充牛乳、蛋类、肉类、豆类等优质蛋白补充苯丙氨酸。患儿辅食的添加时间、方法与正常婴儿相同。

3. 初诊患儿按制订的食谱喂养后，要在 3d、5d、10d 测定血苯丙氨酸浓度。根据血苯丙氨酸浓度高低调整喂养食谱，将血苯丙氨酸浓度调整到正常范围。饮食治疗期间要定期监测血苯丙氨酸浓度，新制订和新调整的食谱，应在食用后 5d、7d、10d 测定血苯丙氨酸浓度，以确定食谱是否合适。

4. 可选择低或无苯丙氨酸的奶粉或氨基酸粉作为补充蛋白质来源的饮食。这样可减少苯丙氨酸的产生，避免脑损害。同时，配以天然食品补充机体所需最小量的苯丙氨酸和其他营养成分，保证足够的热量、维生素、微量元素的需求。

5. 理想糖类、蛋白质、脂肪的比例为 60∶15∶25。随着年龄的增长，饮食可根据年龄、体重、蛋白质、热量、苯丙氨酸需要量和血苯丙氨酸浓度来选择，如大米、小米、白菜、土豆、菠菜等。根据年龄、体重、所需营养成分及量，制订成食谱并交给家长。既限制了苯丙氨酸的摄入，又能保证患儿的生长发育的需要，还可避免患儿神经损害的发生。

6. 定期检测血苯丙氨酸、血红蛋白、血清蛋白水平及体格、智力发育的情况。必要时，进行血氨基酸分析、测定酪氨酸水平、支链氨基酸与芳香族氨基酸的比值，保证患儿的健康成长。

7. 脑损伤引起的智力落后是不可逆的，应对患儿进行智力康复的训练，康复训练可使患儿的智商有不同程度的提高，部分患儿可能有显著进步。对于智力严重落后的患儿，主要培养其基本生活自理能力，而对于轻、中度落后的患儿，在训练其生活能力自立的基础上，还应进行相应的生存技能的培训，保证患儿的生存质量。

8. 婴儿期保持皮肤清洁。剪短指甲或带防护手套，预防抓伤皮肤。每次便后用温水冲洗，局部给予鞣酸软膏涂抹。瘙痒处可用炉甘石擦洗。及时更换衣服，保持衣服清洁、干燥，减少对皮肤的刺激。有湿疹时，应及时给予治疗。

9. 向患病家长讲解本病的发病机制、护理措施及预后状态，强调饮食控制与患儿智力和体格发育的关系。国内外近 40 年的经验证明，经新生儿筛查发现，1 个月内开始治疗，智力水平可达正常水平，IQ 均可达 100。3～6 个月开始治疗的患儿，部分患儿可能有神经损害的发生，IQ 可在 90 左右。6 个月至 2 岁未开始治疗的患儿，神经系统损坏有急速进展趋势。1 岁以后治疗患儿，IQ 均多在 60 以下。可见早期发现，及时干预，对患儿预后具有重要意义。

（陈建军）

参考文献

崔焱.2012.儿科护理学[M].5 版.北京：人民卫生出版社.

胡亚美，江载芳.2015.诸福棠实用儿科学[M].8 版.北京：人民卫生出版社.

吴希如，林庆.2009.小儿神经系统疾病基础与临床[M].2 版.北京：人民卫生出版社.

吴希如，秦炯.2003.儿科学[M].北京：北京大学医学出版社.

第 22 章

感染性疾病的护理

第一节　麻　疹

麻疹(measles)是麻疹病毒引起的一种急性出疹性呼吸道传染病。临床上以发热、上呼吸道炎(咳嗽、流涕)、结膜炎、口腔麻疹黏膜斑(又称柯氏斑 Koplik spot)及全身斑丘疹为主要表现。本病传染性强,易并发肺炎。病后免疫力持久,大多终身免疫。随着麻疹减毒活疫苗的普遍接种,麻疹的流行已得到控制,目前我国的总发病率低于 0.1‰。

【病因与发病机制】　麻疹病毒是一种副黏液病毒,仅有一个血清型。抗原性稳定。病毒不耐热,对日光和消毒剂均敏感,但在低温下能长期存活。

麻疹病毒侵入易感儿后出现 2 次病毒血症。麻疹病毒侵入呼吸道上皮细胞及局部淋巴结,在这些部位繁殖,同时有少量病毒侵入血液形成第 1 次病毒血症;此后病毒在全身单核-巨噬细胞系统内大量复制、繁殖,大量病毒再次侵入血流,造成第 2 次病毒血症,引起全身广泛性损害而出现一系列临床表现如高热和出疹,此时传染性最强。

【临床表现】

1. *典型麻疹*　临床经过可分为以下 4 期。

(1)潜伏期:6～18d,平均 10d 左右。在潜伏期末可有轻度发热、精神差、全身不适。

(2)前驱期(出疹前期):发热开始至出疹,一般为 3～4d。主要有以下症状。

①发热:为首发症状,多为中度以上发热。

②上呼吸道炎:在发热同时出现咳嗽、喷嚏、流涕、咽部充血等卡他症状,眼结合膜充血、流泪、畏光及眼睑水肿是本病特点。

③麻疹黏膜斑:见于 90%以上患儿,具有早期诊断价值。在发疹前 24～48h 出现,在两侧颊黏膜上相对于下臼齿对应处,于出疹后 1～2d 迅速消失。

④其他:部分病例可有一些非特异性症状,如全身不适、精神不振、食欲缺乏、呕吐、腹泻等。

(3)出疹期:一般为 3～5d。皮疹多在发热 3～4d 后按一定顺序出现,先见于耳后、发际、颈部到颜面部,然后从上而下延至躯干、四肢,最后到手掌、足底。皮疹为略高出皮肤的斑丘疹,疹间皮肤正常,3～5d 出齐。出疹时全身毒血症状加重,体温升高、嗜睡或烦躁、厌食、呕吐,腹泻,肺部有少量啰音。易并发肺炎、喉炎等并发症。

(4)恢复期:一般为 3～5d。出疹 3～4d 皮疹按出疹先后顺序逐渐隐退,可有麦麸样脱屑及浅褐色色素沉着。1～2 周完全消失。

2. *非典型麻疹*　少数病人,病程呈非典型经过。体内尚有一定免疫力者呈轻型麻疹,常无黏膜斑,皮疹稀而色淡,疹退后无脱屑和色素沉着,无并发症。体弱、有严重继发感染者呈重型麻疹,持续高热、中毒症状重,皮疹密集融合,常有并发症或皮疹骤退、四肢冰冷、血压下降等循环衰竭表现。此外,注射过麻疹减毒活疫苗的患儿还可以出现皮疹不典型的异型麻疹(非典型麻疹综合征)和无典型黏膜斑、无皮疹的无疹型麻疹。

3. *常见并发症*　在麻疹病程中患儿可并发支气管肺炎、中耳炎、喉炎、心肌炎、脑炎、营养不良和维生素 A 缺乏等,并可使原有的结核病恶化。

(1)肺炎:是麻疹最常见的并发症,多见于 5 岁以下患儿。继发细菌感染性肺炎时,肺炎症状加剧,体征明显,易合并心力衰竭,预后差。

(2)喉炎:麻疹患儿常有轻度喉炎表现,但继发细菌感染所致的喉炎，严重者可窒息死亡。

(3)心肌炎：轻者仅有心音低钝、心率增快、一过性心电图改变，重者可出现心率衰竭、心源性休克。

(4)脑炎：大多发生在出疹后 2～6d，脑炎的轻重与麻疹轻重无关。

【实验室检查】

1. 一般检查　血白细胞总数减少，淋巴细胞相对增多。中性粒细胞增多提示继发细菌感染。

2. 病原学检查　从呼吸道分泌物中分离出麻疹病毒，或检测到麻疹病毒均可作出特异性诊断。

3. 血清学检查　出疹 1～2d 可从血中检出特异性 IgM 抗体，有早期诊断价值。

【治疗要点】　治疗原则：加强护理，对症治疗，预防感染。

1. 一般治疗　注意补充维生素，尤其是维生素 A 和维生素 D。保持水、电解质及酸碱平衡，必要时静脉补液。

2. 对症治疗　体温超过 40℃者酌情给予小量(常用量的 1/3～1/2)退热药，伴有烦躁不安或惊厥者给予镇静药，咳嗽重者可服止咳药并行超声雾化吸入。

3. 中药治疗　前驱期以辛凉透表为主，出疹期以清热解毒透疹为主，恢复期则以养阴清余热、调理脾胃为主。

4. 并发症治疗　有并发症者给予相应治疗。

【护理措施】

1. 基础护理

(1)卧床休息：卧床休息至皮疹消退、体温正常为止。室内温度维持在 18～22℃，湿度 50%～60%。衣被合适，勿捂汗。

(2)保证营养的供给：饮食以清淡、易消化、营养丰富的流食、半流食为宜，少量多餐。鼓励多饮水，必要时按医嘱补液。恢复期应添加高蛋白、高能量及多种维生素的食物。

2. 疾病护理

(1)对症护理

①监测体温，观察热型：处理麻疹高热时需兼顾透疹，不宜用药物及物理方法强行降温，尤其禁用冷敷及乙醇擦浴。如体温升至 40℃以上时，可用小剂量退热药或温水擦浴。

②保持皮肤黏膜完整性。

皮肤护理：保持皮肤清洁，勤换内衣。勤剪指甲，避免患儿抓伤皮肤引起继发感染。

口、眼、耳、鼻部的护理：多喂白开水，常用生理盐水或 2%硼酸溶液洗漱，保持口腔清洁、舒适；眼部因炎性分泌物多而形成眼痂者，应用生理盐水清洗双眼，再滴入抗生素眼药水或眼膏，并加服鱼肝油预防干眼症；防止眼泪及呕吐物流入耳道，引起中耳炎；及时清除鼻痂，保持鼻腔通畅。

(2)专科护理

①观察病情：出疹期间出现高热不退、咳嗽加剧、呼吸困难及肺部细湿啰音等为并发肺炎的表现；出现声嘶、气促、吸气性呼吸困难、三凹征等为并发喉炎的表现；出现抽搐、嗜睡、脑膜刺激征等为脑炎的表现。

②预防感染的传播。

管理传染源：隔离患儿至出疹后 5d，并发肺炎者延长至出疹后 10d，密切接触的易感儿，应隔离观察 3 周，若接触后接受过免疫制药者则延至 4 周。

切断传播途径：每天用紫外线消毒患儿房间或通风 30min，患儿衣物在阳光下暴晒。医护人员接触患儿前后应洗手、更换隔离衣或在空气流动处停留 30min。

保护易感人群：流行期易感儿应尽量避免去公共场所。8 个月以上未患过麻疹者均应接种麻疹减毒活疫苗，7 岁时进行复种，流行期间可应急接种。体弱患儿接触麻疹后，应及早注射免疫血清球蛋白。

3. 健康教育　由于麻疹传染性较强，为控制疾病的流行，应向家长介绍麻疹的流行特点、隔离时间、早期症状等，使其有充分的心理准备，积极配合治疗。无并发症的患儿可在家中治疗护理。指导家长做好消毒隔离、皮肤护理及病情观察等，防止继发感染。

第二节　水　　痘

水痘(varicella，chickenpox)是由水痘-带状疱疹病毒(varicella-zoster virus，V-Z virus)引起的小儿常见的急性出疹性疾病，传染性极强，临床特征为皮肤和黏膜相继出现并同时存在斑疹、丘疹、疱疹及结痂，全身症状轻微。患儿感染后可获得持久免疫，但以后可以发生带状疱疹。

【病因与发病机制】 水痘-带状疱疹病毒即人类疱疹病毒3型，仅一个血清型。在小儿时期，该病毒原发感染为水痘，恢复后病毒可长期潜伏在脊髓后根神经节或脑神经的感觉神经节内，少数人在青春期或成年后，病毒可以被激活，再次发病，表现为带状疱疹。

病毒经口、鼻进入人体，在呼吸道黏膜细胞内繁殖，2～3d进入血液，产生病毒血症，可在单核-巨噬细胞系统内再次增殖后入血，引起第2次病毒血症而发病。人群普遍易感，以2～6岁为高发。病变主要损害皮肤表皮棘细胞层，病变表浅，预后不留瘢痕。由于病毒侵入血液往往是间歇性的，故临床表现为皮疹分批出现。

【临床表现】

1. *典型水痘* 潜伏期多为2周。表现为低热、不适、厌食、流涕、咳嗽等。常在起病当天或次日出现皮疹。其特点为：①皮疹分批出现，开始为红色斑疹或斑丘疹，迅速发展为清亮、椭圆形小水疱，周围伴有红晕。疱液先透明而后浑浊，且疱疹出现脐凹现象，易破溃，常伴瘙痒，2～3d开始干枯结痂。由于皮疹演变过程快慢不一，故同一时间内可见上述3种形态皮疹同时存在，这是水痘皮疹的重要特征。皮疹脱痂后一般不留瘢痕。②皮疹呈向心性分布，躯干多，四肢少，这是水痘皮疹的又一特征。③黏膜疱疹可出现在口腔、咽、眼结膜、生殖器等处，易破溃形成溃疡，疼痛明显。水痘多为自限性疾病，10d左右自愈。

2. *重型水痘* 发生于肿瘤或免疫功能低下的患儿，患儿全身中毒症状较重，高热，皮疹分布广泛，可融合形成大疱型疱疹或出血性皮疹，可继发感染甚至引起败血症，病死率高。

3. *先天性水痘* 孕妇患水痘时可累及胎儿。妊娠早期感染，可致新生儿患先天性水痘综合征，导致多发性先天性畸形和自主神经系统受累，患儿常在1岁内死亡，存活者留有严重神经系统伤残。接近产期感染水痘，新生儿病情多严重，死亡率高。

4. *并发症* 常见为皮肤继发性细菌感染。少数病例可发生心肌炎、肝炎等。水痘肺炎小儿少见，临床症状迅速恢复，X线肺部病变可持续6～12周。

【实验室检查】

1. *血常规* 白细胞总数大多正常，继发细菌感染时可增高。

2. *疱疹刮片检查* 用瑞氏染色可见多核巨细胞，用苏木素-伊红染色查见核内包涵体，可供快速诊断。直接荧光抗体染色查病毒抗原也简捷有效。

3. *血清学检查* 补体结合抗体高滴度或双份血清抗体滴度4倍以上升高可明确病原。

【治疗要点】

1. *对症治疗* 皮肤瘙痒时可局部应用炉甘石洗剂或口服抗组胺药。高热时给予退热药。有并发症时进行相应对症治疗。

2. *抗病毒治疗* 阿昔洛韦(acyclovir)为目前首选抗V-Z virus药物。但须在水痘发病后24h内应用才有效。此外，尚可酌情选用干扰素。

【护理措施】

1. *基础护理* 室内温度适宜，保持衣被清洁、合适，以免增加痒感。勤换内衣，保持皮肤清洁、干燥。剪短指甲，小婴儿可戴连指手套，避免搔破皮疹，引起继发感染或留下瘢痕。

2. *疾病护理*

(1)对症护理

①减少皮疹瘙痒：温水洗浴，疱疹无破溃者，可涂炉甘石洗剂或5%碳酸氢钠溶液，也可遵医嘱口服抗组胺药物；疱疹已破溃者、有继发感染者，局部用抗生素软膏，或遵医嘱口服抗生素控制感染。

②降低体温：患儿多有中低度发热，不必用药物降温。如有高热，可用物理降温或适量退热药，忌用阿司匹林，以免增加Reye综合征的危险。卧床休息到退热，症状减轻。给富含营养的清淡饮食，多饮水，保证机体足够的营养。

(2)专科护理

①观察病情：水痘临床过程一般顺利，偶可发生播散性水痘，并发肺炎、心肌炎，应注意观察及早发现，并给予相应的治疗及护理。

②预防感染传播。

管理传染源：大多数无并发症患儿多在家中隔离治疗，应隔离至疱疹全部结痂或出疹后7d为止。易感儿接触后应隔离观察3周。

保护易感患儿：保持室内空气新鲜，托幼机构应做好晨间检查、空气消毒，防止扩散，尤其对体弱、免疫力低下者更应加强保护。对使用大剂量激素、免疫功能受损、恶性病患儿及孕妇，在接触水痘后72h肌内注射水痘-带状疱疹免疫球蛋白(varicella-zoster immune giobulin，VZIG)，可起到预防或减轻症状的作用。国外已开始使用水痘减毒活疫苗，接触水痘后立即给予可预防发病，即使患病症状也很轻微。

3. 健康教育　由于水痘是一种传染病，对社区人群除进行疾病病因、表现特点、治疗护理要点知识宣教外，为控制疾病的流行，重点应加强预防知识教育，如流行期间避免易感儿去公共场所。介绍水痘患儿隔离时间，使家长有充分思想准备，以免引起焦虑。指导家长给予患儿足够的水分和营养。为家长示范皮肤护理方法，注意检查，防止继发感染。

第三节　流行性腮腺炎

流行性腮腺炎（mumps，epidemic parotitis）是由腮腺炎病毒引起的小儿时期常见的急性呼吸道传染病。以腮腺肿大、疼痛为特征，可累及其他腺体及器官，系非化脓性炎症。

【病因与发病机制】　腮腺炎病毒为 RNA 病毒，属副黏液病毒，仅一个血清型，存在于患者唾液、血液、尿液及脑脊液中。此病毒对理化因素抵抗力不强，加热至 56℃ 20min 或甲醛、紫外线等很容易使其灭活，但在低温条件下可存活较久。人是病毒的唯一宿主。

腮腺炎病毒经口、鼻侵入人体，在局部黏膜上皮细胞中增殖，引起局部炎症反应，然后入血液产生病毒血症。病毒经血液至全身各器官，首先使腮腺、颌下腺、舌下腺、胰腺、性腺等发生炎变，也可侵犯神经系统。在这些器官中病毒再度繁殖，散布至第一次未曾侵入的其他器官，引起炎症，临床上呈现不同器官相继出现病变的症状。病人和隐性感染者为传染源，好发于 5～15 岁的儿童。

【临床表现】　典型病例临床上以腮腺炎为主要表现。潜伏期 14～25d，平均 18d。

本病前驱期很短，可有发热、头痛、乏力、肌痛、厌食等。腮腺肿大常是疾病的首发体征。通常先起于一侧，2～3d 波及对侧，也有两侧同时肿大或始终局限于一侧者。肿胀以耳垂为中心，向前、后、下发展，局部不红，边缘不清，轻度压痛，咀嚼食物时压痛加重。在上颌第 2 磨牙旁的颊黏膜处，可见红肿的腮腺管口。腮腺肿大 3～5d 达高峰，1 周左右逐渐消退。颌下腺和舌下腺也可同时受累。不典型病例可无腮腺肿胀而以单纯睾丸炎或脑膜炎的症状出现。

腮腺炎病毒有嗜腺体和嗜神经性，故病毒常侵入中枢神经系统、其他腺体或器官而产生下列症状。

1. 脑膜脑炎　可在腮腺炎出现前、后或同时发生，也可在发生在无腮腺炎时。表现为发热、头痛、呕吐、颈项强直，少见惊厥或昏迷。脑脊液呈无菌性脑脊髓膜炎样改变。大多数预后良好，但也偶见死亡及留有神经系统后遗症。

2. 睾丸炎　是男孩最常见的并发症，多为单侧受累，睾丸肿胀疼痛，约 50％病例可发生萎缩，双侧萎缩者可导致不育症。

3. 急性胰腺炎　较少见。常发生于腮腺炎肿胀数日后。出现中上腹剧痛，有压痛和肌紧张，伴发热、寒战、呕吐、腹胀、腹泻或便秘等。

4. 其他　可有心肌炎、肾炎、肝炎等。

【实验室检查】

1. 血常规　白细胞总数正常或稍低，淋巴细胞相对增多。有并发症时白细胞总数及嗜中性粒细胞可增高。

2. 血清、尿淀粉酶测定　90％患儿血、尿淀粉酶增高，并与腮腺肿胀平行，第 1 周达高峰，第 2 周左右恢复正常。血脂肪酶增高，有助于胰腺炎的诊断。

3. 特异性抗体测定　血清特异性 IgM 抗体阳性提示近期感染。

4. 病毒分离　患者唾液、脑脊液、尿或血中可分离出病毒。

【治疗要点】　主要为对症处理及支持治疗。严重头痛和并发睾丸炎者可酌情应用镇痛药。也可采用中医中药内外兼治。并发睾丸炎者应局部冷敷并用阴囊托将睾丸抬高以减轻疼痛。重症脑膜脑炎、睾丸炎或心肌炎者必要时可用中等量激素治疗 3～7d。氦-氖激光局部照射治疗腮腺炎，对止痛、消肿有一定疗效。

【护理措施】

1. 基础护理　保持口腔清洁，常用温水漱口，多饮水，以减少口腔内残余食物，防止继发感染。

2. 疾病护理

(1)对症护理

①减轻疼痛：给予富有营养、易消化的半流质或软食，忌酸、辣、干、硬食物，以免因唾液分泌及咀嚼使疼痛加剧。局部冷敷，以减轻炎症充血及疼痛。亦可用中药湿敷。

②减低体温，保证休息，防止过劳，减少并发症

的发生。高热者给予物理或药物降温。鼓励患儿多饮水。发热伴有并发症者应卧床休息至退热。

(2)专科护理

①观察病情变化:注意有无脑膜炎、睾丸炎、急性胰腺炎等临床征象,并给予相应治疗及护理。发生睾丸炎时可用丁字带托起阴囊,局部间歇冷敷以减轻疼痛。

②预防感染传播:发现腮腺炎患儿后立即采取呼吸道隔离措施,直至腮腺肿大消退后3d。有接触史的易感儿应观察3周。流行期间应加强托幼机构的晨检。居室应空气对流,对患儿口、鼻分泌物及污染物应立即消毒。易感儿可接种减毒腮腺炎活疫苗。

3. *健康教育*　无并发症的患儿一般在家中隔离治疗,指导家长做好隔离、饮食、用药等护理,学会观察病情,若有并发症表现,应及时送医院就诊。做好患儿及家长的心理护理,介绍减轻疼痛的方法,使患儿配合治疗。

第四节　手 足 口 病

手足口病(hand foot and mouth disease, HFMD)是由肠道病毒感染导致的临床症候群,患病人群以婴幼儿为主,大多数临床症状轻微,主要表现出发热和手、足、口腔等部位皮疹或疱疹等症状,少数可并发无菌性脑脊髓膜炎、脑炎、急性弛缓性麻痹、呼吸道感染、心肌炎等,个别重症患儿病情进展快,易发生死亡。近年来,手足口病发病率显著升高,并呈现季节性流行和全年散发趋势。

【病因与发病机制】　手足口病主要由肠道病毒属的柯萨奇病毒(Cox,A组16,4,5,7,9,10型,B组2,5,13型)、艾柯病毒(Echo)和肠道病毒71型(EV71)引起,其中以EV71及CoxA16型最常见。

EV71感染造成机体损害属于细胞免疫反应。细胞免疫功能低下,可延迟病毒清除,导致病毒扩散,造成持续炎症反应,最后导致肺水肿。机体免疫功能也发挥重要作用,在细胞免疫发育尚不成熟的HFMD患儿中,若自身细胞免疫弱于体液免疫,感染EV71后有进展为重症HFMD的倾向。

【临床表现】

1. *发热*　发热为HFMD的临床症状之一。多数HFMD患儿可突然起病,约50%患儿于发病前1～2d或发病同时伴发热,体温约为38℃,持续2～3d,少数患儿持续3～4d。有中枢神经系统并发症的HFMD患儿伴发热的持续时间常较长。HFMD初期,部分患儿有轻度上呼吸道感染症状,如咳嗽、流涕、恶心、呕吐等。

2. *口腔改变*　口腔黏膜疹在HFMD的临床症状中出现较早,溃疡是最常见的口腔黏膜疹,由于口腔溃疡疼痛,患儿常流涎、拒食。HFMD患儿的口腔症状也可表现为疱疹性咽峡炎或无口腔损害。

3. *皮肤改变*　HFMD患儿的手、足、臀、膝等处的皮疹,为散在或融合红色斑丘疹、丘疱疹及呈椭圆形周围有红晕的灰白色水疱,直径为1～3mm,疱壁较厚且紧张,部分水疱长轴与皮纹一致。手、足等远端部位出现斑丘疹或疱疹,5d左右斑丘疹由红变暗,然后消退。疱疹呈圆形或椭圆形扁平凸起,一般无疼痛及痒感,愈后不留瘢痕。皮疹约1周干涸、结痂,愈后不留瘢痕。HFMD患儿的手、足、口病损在同一患者中,不一定全部出现。

4. *并发症表现*　HFMD重症患儿病情进展迅速,可在出现心动过速、呼吸增快、外周循环不良后迅速进展,有的甚至只有几小时,即发生致死性肺水肿、中枢性呼吸衰竭、难治性心力衰竭,死亡率很高。HFMD患儿的早期神经系统表现主要为手、足、口腔疱疹、疱疹性咽峡炎、呕吐、食欲缺乏、持续发热3d左右。继而出现神经系统紊乱,在皮疹或持续发热2～5d,表现为无菌性脑膜炎,急性弛缓性瘫痪和脑干炎。少数HFMD患儿在EV71感染3～4周出现Guillain-Barré综合征和眼球震颤综合征。HFMD患儿在发病的第1～3天,常发生急性肺水肿,与脑干炎同时发生,并出现气急、酸中毒、咳粉红色泡沫痰症状,可很快死亡。

【实验室检查】

1. *血常规*　一般白细胞计数正常,重症者可明显升高。

2. *病毒分离*　是确定手足口病病原的金标准。主要方法为收集疱疹液、咽拭子或粪便标本,制备标本悬液接种于RD细胞或HEp-2细胞进行培养。但该过程需5～10d,无法在流行期间同时处理大量标本。RT-PCR技术克服了以上缺点,是快速诊断的重要手段。

3. *血清学检查*　是目前手足口病病原诊断的

常用方法。取发病早期和恢复期双份血清行中和试验，若血清特异性抗体有4倍及以上增长，则有诊断意义；亦可检测其特异性IgM抗体。

4. 核酸检验 近年来基因芯片技术用于微生物感染诊断。自患者血清、脑脊液、咽拭子或咽喉洗液、粪便或肛拭子、脑脊液或疱疹液以及脑、肺、脾、淋巴结等组织标本中检测到病原核酸。

【治疗要点】 目前尚缺乏特异、高效的抗病毒药物，对症和支持治疗是主要治疗措施。早期应用IFN-α治疗EV71引起的中枢神经系统感染，结果表明，可逆转病毒对神经系统的损伤。在疾病早期（出现口腔溃疡和皮疹的1～2d）应用阿昔洛韦或更昔洛韦治疗可能有效。另外，静脉注射丙种球蛋白（IVIC）对EV71引起的中枢神经系统感染有一定疗效。

【护理措施】

1. 基础护理

（1）消毒隔离：确诊后，立即给予隔离治疗。隔离室内应经常通风，保持空气新鲜，温度适宜，每日紫外线照射1～2h。患儿的粪便、剩余食品、玩具等应彻底消毒。接触过患儿的医护人员用肥皂清洗双手后，再用消毒液浸泡。隔离时间为症状消失后约2周。

（2）合理饮食：患儿因发热、口腔疱疹而不愿进食，应给予营养丰富的流质、半流质易消化的食物；饮食不能过热、过咸，避免辛辣，以减少对口腔溃疡的刺激。鼓励患儿多饮水，以补充能量及水分，对疼痛明显而拒食的患儿要适当给予静脉补液。

（3）心理护理：护士在接待患儿时，态度要亲切、热情、和蔼，取得患儿的信任；要根据患儿的心理特点，利用音乐、图画等特殊语言，减轻患儿的紧张心理，使其配合诊疗。同时，应与患儿家长建立良好的护患关系，做好健康宣教，如指导家长做好病情观察，教会其口腔、皮肤护理及饮食调理的方法等。

2. 疾病护理

（1）对症护理

①高热的护理：密切观察体温变化，对于高热的患儿可采用温水擦浴，减少衣被等物理降温方法，也可遵医嘱用解热药，以防高热惊厥。

②口腔护理：由于大多数患儿有口腔溃疡、疱疹，所以加强口腔护理可有效减轻疼痛症状。进食前后可用生理盐水或温开水漱口，局部涂以0.2%冰硼甘油，对疼痛明显的患儿可涂地卡因甲紫溶液。

③皮肤护理：保持皮肤清洁，每晚给患儿洗澡，并更换柔软的棉质内衣。洗澡时不用肥皂、沐浴露等刺激性的化学用品，用温水即可。患儿皮肤的炎性丘疹、疱疹易发生继发感染，而且抓破疱疹会引起病毒的传播。因此，应勤剪指甲，防止患儿搔抓，应尽量穿长衣袖、长裤脚将手脚包住，必要时可给患儿戴棉织手套。皮疹或疱疹已破裂者，局部可用炉甘石洗剂或阿昔洛韦软膏涂抹。

（2）专科护理

①呼吸系统护理：注意观察患儿口周皮肤黏膜颜色，监听肺部呼吸音、心音，观察患儿有无呼吸急促、咳嗽、喘憋，肺部听诊有无湿啰音，咳痰时观察痰液的颜色和性状等。若出现红色泡沫样痰，立即通知医生，指导患儿采取端坐位以减少静脉回流，给予高流量吸氧，同时遵医嘱应用止血、镇静、脱水、利尿等药物，控制好输液速度，密切观察病情变化，备好急救用品。

②并发症的护理：主要为心肌炎、脑炎、多发性神经根炎的护理。

心肌炎的护理：暴发性心肌炎常没有任何先兆症状和体征，临床表现为突然的抽搐，心力衰竭或血压突发性降低出现心源性休克。护士应密切观察患儿有无胸闷、气短乏力、面色苍白等现象；心脏彩超有无心脏扩大，心脏听诊有无心音低钝，心电图有无心律失常，ST段改变及病理性Q波等。若出现高热、白细胞不明原因地增高而查不出其他感染灶时，要警惕暴发性心肌炎的发生；若出现体温升高与心动过速不成比例，提示并发心肌炎的可能。疑并发心肌炎时，每1～2天抽血监测心肌酶，心肌酶可精确反映心肌损害程度。对患儿实施持续心电监护。加强巡视，认真观察并识别心律失常，若出现异常征象，须立即报告医生，紧急处理，并遵医嘱给予适当镇静药，使患儿安静，降低心肌耗氧量。

脑炎的护理：脑炎患儿常出现呕吐症状，应密切观察并记录呕吐次数、呕吐物的颜色及量，若伴发高热、剧烈头痛、颈部抵抗、易烦躁、睡眠不安，非特异性红丘疹、点状出血点等，警惕并发无菌性脑炎。此时应严密监测血常规，脑脊液中淋巴细胞、蛋白含量，肝肾功能。定时监测患儿的意识，瞳孔、生命体征和颅内压，呕吐的性质，颈部抵抗程度等。出现频繁呕吐的患儿应将其头偏向一侧，保持呼吸道的通畅，及时清除口腔内的分泌物，防止误吸。

颅内压升高时应遵医嘱应用糖皮质激素或20%甘露醇注射液等药物，酌情应用镇静药。

多发性神经根炎的护理：观察患儿的肢体活动、皮肤温度、汗液分泌情况等，观察有无行走不便或肌无力现象。尤其要注意观察双下肢麻木及无力的范围、持续时间，有无损伤平面以下部位感觉缺失及尿潴留等症状，警惕多发性神经根炎的发生。注意预防因感觉缺失导致的压疮发生，保持患儿床铺的清洁、柔软、无皱褶，衣服宽松舒适；大、小便后及时清洗会阴部，保持皮肤清洁、干燥。可进行肢体按摩以促进血液循环预防肌肉萎缩。对于卧床患儿应保持其肢体的功能位置，定时运动，防止关节挛缩和畸形。

3. *健康教育*　告知患儿家长手足口病为婴幼儿常见的传染病，但由于传染性强、传播快，主要由粪-口途径和接触传播传染，潜伏期2～7d，最多可达21d，病程7～10d，每年7月份发病率最高，使家长对本病有一定的认识。应指导家长做好婴幼儿卫生保健，做到饭前、便后应洗手，玩具、餐具要定时消毒。本病流行时，应少带孩子去拥挤的公共场所，一旦确诊，嘱家长2周内勿送患儿上幼儿园或到公共场所，以免造成暴发流行。

第五节　传染性单核细胞增多症

传染性单核细胞增多症（infectious mononucleosis，IM）是由EB病毒（Epstein-Barrvirus，EBV）所致的急性传染性疾病，临床以发热、咽喉痛、肝脾和淋巴结肿大、外周血中淋巴细胞增多并出现单核异样淋巴细胞等为其特征。

【病因及发病机制】　EBV是本病的病原体，EBV属疱疹病毒属，是一种嗜淋巴细胞的DNA病毒，主要侵犯B淋巴细胞。

本病的发病机制尚未完全阐明。EBV进入口腔后，引起腭扁桃体炎和咽炎症状，局部淋巴结受累肿大。病毒还可在腮腺和其他涎腺细胞中繁殖，并可长期或间歇向唾液中排放。然后进入血液，通过病毒血症或受感染的B淋巴细胞进行播散，继而累及周身淋巴系统。受感染的B淋巴细胞表面抗原发生改变，引起T淋巴细胞的强烈免疫应答而转化为细胞毒性T细胞。此外，本病发病机制除主要由于B与T细胞间的交互作用外，还有免疫复合物的沉积以及病毒对细胞的直接损害等因素。

【临床表现】　潜伏期5～15d。起病急缓不一，多数患者有乏力、头痛、畏寒、鼻塞、恶心、食欲缺乏、轻度腹泻等前驱症状。发病期典型表现如下。

1. *发热*　体温38～40℃不等，无固定热型，热程大多1～2周，少数可达数月。

2. *咽颊炎*　咽部、腭扁桃体、腭垂充血肿胀，可见出血点，伴有咽痛，少数有溃疡或假膜形成。咽部肿胀严重者可出现呼吸及吞咽困难。

3. *淋巴结肿大*　大多数患者有浅表淋巴结肿大，在病程第1周就可出现。全身淋巴结均可受累，以颈部最为常见。肘部滑车淋巴结肿大常提示有本病可能。肿大淋巴结直径很少超过3cm，中等硬度，无明显压痛和粘连，常在热退后数周才消退。肠系膜淋巴结肿大时，可引起腹痛。

4. *肝、脾大*　肝大者占20%～62%，大多数在2cm以内，可出现肝功能异常，并伴有急性肝炎的上消化道症状，部分有轻度黄疸。约50%患者有轻度大，伴疼痛及压痛，偶可发生脾破裂。

5. *皮疹*　部分患者在病程中多出现多形性皮疹，如丘疹、斑丘疹、出血性皮疹等。多见于躯干。皮疹大多在4～6d出现，持续1周左右消退。

6. *并发症*　重症患者可并发神经系统疾病，在急性期可发生心包炎、心肌炎。约30%的患者出现咽部继发细菌感染。其他少见的并发症包括间质性肺炎、胃肠道出血、肾炎等。脾破裂虽然少见，但极严重，轻微创伤即可诱发。

【实验室检查】

1. *血常规*　外周血象改变是本病的重要特征。早期白细胞总数可正常或偏低，以后逐渐升高$>10\times10^9/L$，高者可达$(30\sim50)\times10^9/L$。白细胞分类早期中性粒细胞增多，以后淋巴细胞数可达0.60以上，并出现异型淋巴细胞。异型淋巴细胞超过10%或其绝对值超过$1.0\times10^9/L$时，具有诊断意义。血小板计数常见减少。

2. *血清嗜异凝集试验*　患者血清中出现IgM嗜异性抗体，能凝集绵羊或马红细胞，阳性率达80%～90%。凝集效价在1∶64以上，经豚鼠吸收后仍阳性者，具有诊断价值。5岁以下小儿试验多为阴性。

3. *EBV特异性抗体检测*　VCA-IgM阳性是新近EBV感染的标志，EA-IgG阳性一过性升高是近期感染或EBV复制活跃的标志，均具有诊断价值。

4. EBV-DNA 检测　采用聚合酶链反应(PCR)方法能快速、敏感、特异地检测患儿血清中含有高浓度EBV-DNA，提示存在病毒血症。

【治疗要点】 本病系自限性疾病，若无并发症，预后大多良好。临床上无特效的治疗方法，主要采取对症治疗。由于轻微的腹部创伤就有可能导致脾破裂，因此脾大的患者2～3周应避免与腹部接触的运动。抗菌药对本病无效，仅在继发细菌感染时应用。抗病毒治疗可用阿昔洛韦口服，更昔洛韦静脉注射亦可改善病情。静脉注射丙种球蛋白可使临床症状改善，缩短病程，早期给药效果更好。α-干扰素亦有一定治疗作用。重型患者短疗程应用肾上腺皮质激素可明显减轻症状。发生脾破裂时，立即输血，并做手术治疗。

【护理措施】

1. 基础护理

(1)饮食护理：由于发热，咽峡炎均影响食欲，选择高蛋白质，易消化的流质、半流质软食，避免粗纤维，干硬，辛辣食物；待患儿体温恢复正常，咽部症状减轻后，给予高热量、高蛋白、高维生素少油腻饮食。

(2)心理护理：该病临床表现多样，需与白血病进行鉴别，会给家长造成心理负担。诊断明确后由于担心会并发脾破裂，会出现焦虑情绪。针对家长及患儿的这些心理状态，应首先安慰家长，告知该病预后良好，其脾破裂虽是最严重的并发症，但临床少见，只要加强护理，可将危险降低到最低，鼓励家长及患儿积极配合相关检查及治疗。

2. 疾病护理

(1)对症护理

①高热的护理：由于患儿高热易惊厥，因此护理显得十分重要。应密切观察患儿体温变化。对体温在38.5～39.0℃的患儿，先行物理降温，对持续高热或超高热的患儿，使用冰枕，并遵医嘱给予药物降低体温。给患儿多喂水，保持静脉补液通畅，维持水、电解质平衡。

②咽部的观察与护理：患儿易出现咽部充血及腭扁桃体肿大，可给予雾化吸入，以减轻局部肿胀并缓解呼吸道阻塞，并积极配合医生做咽拭子培养。给予流质、半流质及软食，进餐宜慢，餐后30min抬高床头，取半坐卧位，吃药时把药片碎成糊状。

(2)专科护理

①皮肤淋巴结的观察与护理：患儿易出现颈部淋巴结肿大，可给予50%硫酸镁溶液热敷及激光照射。出现一过性红色丘疹的患儿，给予温水擦浴，清洁皮肤及柔软宽松的棉质衣裤，剪短指甲，避免搔抓。避免食用易致敏的食物，避免乙醇擦浴，若皮疹反复出现并伴有瘙痒，可按医嘱使用抗过敏药物，并以炉甘石洗剂涂抹缓解症状。

②腹部的观察与护理：脾破裂是本病最严重的并发症，常发生在疾病的第2周。本病患儿脾有自然破裂的可能，故应了解其破裂的临床征象。密切观察患儿的血压、心率、心律及尿量变化，绝对卧床休息，避免撞击腹部，向患儿及家长讲述其重要性，体检时动作轻柔，防止用力过猛。同时应注意肝脏情况，每日检测肝脏变化及有无黄疸、出血点，监测肝功能，出现异常时，及时予以保肝治疗。每日叩诊腹部是否有浊音，并监测患儿腹围变化。

3. 健康教育　帮助家长对此疾病有一定的认识，使其了解本病可引起多系统受累，如心、肝、肺、脑、肾、血液等重要脏器，重症者病死率高，后遗症严重，使家长重视并积极配合治疗。患儿急性期后疲劳可持续数月，出院后应让患儿注意休息，避免剧烈运动及免上体育课、劳动课。对肝功能、心肌受损及特发性血小板减少性紫癜的患儿，应遵医嘱服用保肝、保心及升血小板药物并定期复查。

第六节　中毒型细菌性痢疾

细菌性痢疾(bacillary dysentery)是由志贺菌属引起的肠道传染病，中毒型细菌性痢疾(bacillary dysentery, toxic type)是急性细菌性痢疾的危重型，起病急骤，临床以突发高热、嗜睡、反复惊厥、迅速发生休克和昏迷为特征。病死率高。

【病因与发病机制】 细菌性痢疾的病原菌为痢疾杆菌，属志贺菌属，分A,B,C,D 4群(痢疾志贺菌、福氏志贺菌、鲍氏志贺菌、宋内志贺菌)，我国以福氏志贺菌多见，其次为宋内志贺菌。痢疾杆菌对外界抵抗力较强，耐寒、耐湿，但不耐热和阳光，一般消毒剂均可将其灭活。

中毒性痢疾发病机制尚不十分清楚，可能和机体对细菌毒素产生异常强烈的过敏反应(全身炎症反应综合征)有关。

痢疾杆菌经口进入人体后,侵入结肠上皮细胞并生长繁殖,细菌裂解后可释放大量内毒素和少量外毒素。大量内毒素进入血液循环,致发热、毒血症及全身微血管障碍。内毒素作用于肾上腺髓质及兴奋交感神经系统释放肾上腺素、去甲肾上腺素等,使小动脉和小静脉发生痉挛收缩。内毒素直接作用或通过单核-巨噬细胞系统,使组氨酸脱羧酶活性增加,或通过溶酶体释放,导致大量血管扩张物质释放,使血浆外渗,血液浓缩;还可使血小板聚集,释放血小板因子3,促进血管内凝血,加重微循环障碍。

中毒性菌痢的上述病变在脑组织中最为显著。可发生脑水肿甚至脑疝,出现昏迷、抽搐及呼吸衰竭,是中毒性菌痢死亡的主要原因。

【临床表现】 潜伏期通常为1～2d,但可短至数小时,长至8d。起病急骤,患儿突然高热,体温可达40℃以上,常在肠道症状出现前发生惊厥,短期内(一般在数小时内)即可出现中毒症状。肠道症状往往在数小时或数十小时后出现,故常被误诊为其他热性疾病。

根据临床特点,可将本病分为4种类型。

1. 休克型(皮肤内脏微循环障碍型) 主要表现为感染性休克。早期为微循环障碍,患儿面色苍白、肢端厥冷、脉搏细数、呼吸增快、血压正常或偏低、脉压差小;随着病情进展,微循环淤血、缺氧,面色青灰、肢端冷湿、皮肤花纹、血压明显降低或测不出、心音低钝、少尿或无尿;后期可伴心、肺、肾等多系统功能障碍。

2. 脑型(脑微循环障碍型) 以颅内压增高、脑水肿、脑疝和呼吸衰竭为主。患儿有剧烈头痛、呕吐、血压增高,心率相对缓慢,肌张力增高,反复惊厥及昏迷。严重者可呈现呼吸节律不齐,瞳孔两侧大小不等,对光反应迟钝。此型较重,病死率高。

3. 肺型(肺循环障碍型) 主要表现为呼吸窘迫综合征。以肺微循环障碍为主,常由脑型或休克型基础上发展而来,病情危重,病死率高。

4. 混合型 同时或先后出现以上两型或三型的表现,极为凶险,病死率更高。

【实验室检查】

1. 血常规 白细胞总数与中性粒细胞增高。当有DIC时,血小板减少。

2. 大便常规 有黏液脓血便的患儿,镜检可见大量脓细胞、红细胞和巨噬细胞。怀疑为中毒性痢疾而未排便者,可用冷盐水灌肠,必要时多次镜检大便。

3. 大便培养 分离出志贺菌属痢疾杆菌是确诊的直接证据。

4. 免疫学检查 可采用免疫荧光抗体等方法检测粪便的细菌抗原,有助于早期诊断,但应注意假阳性。

【治疗要点】

1. 降温止惊 高热时可采用物理降温、药物降温或亚冬眠疗法。持续惊厥患儿可用地西泮0.3mg/kg肌内注射或静脉注射(最大量每次≤10mg);或用水合氯醛保留灌肠;或苯巴比妥钠肌内注射。

2. 抗生素治疗 为迅速控制感染,通常选用两种痢疾杆菌敏感的抗生素,如阿米卡星、头孢噻肟钠或头孢曲松钠等静脉滴注,病情好转后改口服。

3. 防治循环衰竭 扩充血容量,纠正酸中毒,维持水、电解质平衡;在充分扩容的基础上应用血管活性药物,改善微循环,常用药物有东莨菪碱、酚妥拉明、多巴胺等;及早使用肾上腺皮质激素。

4. 防治脑水肿和呼吸衰竭 保持呼吸道通畅,给氧。首选20%甘露醇注射液,每次0.5～1g/kg静脉注射,每6～8小时1次,疗程3～5d,可与利尿药(呋塞米)交替使用。也可短期静脉推注地塞米松。若出现呼吸衰竭及早使用呼吸机治疗。

【护理措施】

1. 基础护理

(1)保证营养供给:给予营养丰富、易消化的流质或半流质饮食,多饮水,促进毒素的排出。禁食易引起胀气、多渣等刺激性食物。

(2)心理护理:提供心理支持,减轻焦虑心情。

2. 疾病护理

(1)对症护理

①降低体温、控制惊厥:保持室内空气流通新鲜,温湿度适宜。检测患儿体温变化。高热时给予物理降温或药物降温,对持续高热不退甚至惊厥不止者采用亚冬眠疗法,控制体温在37℃左右。

②维持有效血液循环:对休克型患儿,适当保暖以改善周围循环。迅速建立并维持静脉通道,保证输液通畅和药物输入。遵医嘱进行抗休克治疗。

(2)专科护理

①密切观察病情:专人监护,密切观察神态、面

色、体温、脉搏、瞳孔、血压、尿量、呼吸节律变化和抽搐情况，准确记录 24h 出入量。

观察患儿排便次数和大便性状，准确采集大便标本送检，注意应采取黏液脓血部分化验以提高阳性率。大便次数多时或病初水样泻时防止脱水的发生。遵医嘱给予抗生素。

②防治脑水肿和呼吸衰竭：遵医嘱使用镇静药、脱水药、利尿药等，控制惊厥，降低颅内压。保持呼吸道通畅，做好人工呼吸、气管插管、气管切开的准备工作，必要时使用呼吸机治疗。

③预防感染传播：对患儿采取肠道隔离直到临床症状消失后 1 周或 3 次便培养阴性。在菌痢流行期间口服痢疾减毒菌苗。有密切接触者应医学观察 7d。

3．健康教育　指导家长与患儿注意饮食卫生，不吃生冷、不洁食物，养成饭前便后洗手的良好卫生习惯。向患儿及家长讲解菌痢的传播方式和预防知识。

第七节　猩　红　热

猩红热(scarlet fever)是由 A 组 β 溶血性链球菌所致急性传染病。以发热、咽炎、草莓舌、全身弥漫性鲜红色皮疹、疹退后片状脱皮为特征。少数患儿病后 2～3 周可发生急性肾小球肾炎或风湿热。

【病因、发病机制及流行病学】　病原菌为 A 组 β 型溶血性链球菌所致急性传染病，对热及干燥的抵抗力较弱。细菌侵入局部组织如咽颊、腭扁桃体、皮肤伤口等发生急性炎症和脓性渗出物。细菌所产生的透明质酸酶等可溶解纤维蛋白和组织，使感染向四周扩散，亦可经血源播散。溶血性链球菌产生的红疹毒素可引起皮肤的炎症病变，真皮质毛细血管充血、水肿、白细胞浸润和上皮细胞增生，形成典型丘状鸡皮疹，最后表皮死亡而脱落，形成特征性脱皮。肝、脾、心肌、肾、淋巴结、关节滑膜等组织有不同程度充血、混浊、肿胀等炎症变化。病人及带菌者是传染源，主要通过飞沫直接传播，亦可间接传播。人群普遍易感，以 3～7 岁儿童发病率高，春季多见。

【临床表现】

1．潜伏期　1～7d，通常为 2～3d。

2．前驱期　从发病到出疹为前驱期。起病急、发热、头痛、咽痛、全身不适。

(1)发热：轻者发热 38～39℃，重者可高达 40℃。

(2)咽颊炎：咽部与腭扁桃体红肿明显，上覆较易拭掉的白色脓性分泌物，软腭处有细小红疹或瘀点。并可伴有颈部淋巴结肿大。除咽痛外，有的患儿因肠系膜淋巴结炎可出现腹痛。

(3)白草莓舌：初期肿胀的舌乳头突出覆以白苔的舌面。

3．出疹期

(1)皮疹：起病 12～48h 出疹，皮疹最先于颈部、腋下和腹股沟处，通常 24h 内布满全身。其特点为全身皮肤在弥漫性充血发红的基础上，广泛存在密集而均匀的红色小丘疹，疹间无正常皮肤，触之似砂纸感，以手按压可出现苍白的手印。

(2)口周苍白圈：患儿面颊潮红，唯有口唇周围苍白。

(3)帕氏线：在皮肤皱褶处，如腋窝、肘弯和腹股沟等处，皮疹密集并伴有出血点而呈现紫色横纹线。

(4)杨梅舌：白草莓舌 2d 后，舌苔脱落舌面光滑呈绛红色，舌乳头突出形成杨梅舌。

4．恢复期　一般情况好转，体温降至正常，按出疹的先后顺序退疹，疹退 1 周后开始脱皮，皮疹愈多脱皮愈明显，轻症呈糠屑样，重症则大片脱皮，不留色素沉着。

除上述典型表现外，尚有其他临床类型。

轻型：近年多见，表现为轻至中度发热，咽颊炎轻微，皮疹亦轻且仅见于躯干部，疹退后脱屑不明显，病程短，但仍有发生变态反应并发症之可能。

中毒型：中毒症状明显，可出现中毒性心肌炎、中毒性肝炎及中毒性休克等。近年少见。

脓毒型：罕见。主要表现为咽部严重的化脓性炎症、坏死及溃疡，常可波及邻近组织引起颈淋巴结炎、中耳炎、鼻窦炎等。亦可侵入血液循环引起败血症及迁徙性化脓性病灶。

外科型及产科型：病原菌经伤口或产道侵入而致病，咽颊部无炎症，皮疹始于伤口或产道周围，然后延及全身，中毒症状较轻，预后良好。

5．并发症　为变态反应所致，多发生于病程 2～3 周。主要有风湿病、肾小球肾炎和关节炎等。

【实验室检查】

1．血象　白细胞总数可达$(10～20)\times 10^{9}/L$，

中性粒细胞可达0.80以上。

2. 细菌培养　治疗前，取鼻咽拭子或伤口脓液培养可分离出致病菌。

3. 血清学检查　于感染后1～3周至病愈后数月可检出链球菌溶血素“O”抗体。

【治疗要点】　首选青霉素，3万～5万U/(kg·d)，分2次肌内注射，重症者青霉素加量。疗程7～10d。对青霉素过敏或耐药者，可用红霉素或头孢菌素治疗。

【护理措施】

1. 疾病护理

(1)对症护理

①皮肤护理：注意皮肤清洁，常更换衣服。可用温热水清洁皮肤，忌用肥皂，以免刺激。出疹期皮肤有瘙痒感，可涂炉甘石洗剂，落屑脱皮时，皮肤半脱落处可用剪刀修去，切勿强行剥离，以免损害皮肤而导致继发感染。还可涂油保护皮肤。

②发热时给予物理或药物降温及对症处理，忌用冷水或乙醇擦浴。

(2)专科护理

①口、鼻、咽护理：注意口、鼻、咽的清洁，溶血性链球菌主要侵入上呼吸道黏膜，故应注意口、鼻、咽的清洁。年长儿用朵贝尔液或生理盐水含漱，幼儿用生理盐水清洗，经常饮用白开水。唇部涂液状石蜡，以防干裂。

②密切观察，及早发现，及时处理并发症：起病后3周复查尿常规，除外肾小球肾炎，注意有无出现发热、皮疹、关节损害等症状以除外风湿热。

③预防感染传播：采取以下措施。

隔离患者：住院或家庭隔离，直至症状消失或咽拭子培养3次阴性后，即解除隔离。

切断传染途径：严格执行消毒隔离制度。病人分泌物及污染物应消毒处理，用2‰过氧乙酸喷雾或醋熏室内空气，居室通风换气每日1～2次。

保护易感者：对密切接触者应疫检1周，并可口服复方新诺明或红霉素3～5d以预防疾病发生。集体儿童机构的工作人员，如为溶血性链球菌的带菌者，需经10d青霉素治疗，咽拭子培养3次阴性后，才可返回工作。

2. 健康教育　托幼单位及小学校如有病例发生应做好接触者的检查及处理，认真进行清晨检查，争取做咽拭子细菌培养，对可疑患者应尽早治疗。在流行期间，儿童应尽量不去公共场所，外出戴口罩。

（陈京立）

参考文献

陈京立.2000.儿科护理学[M].北京：科学出版社.

崔焱.2012.儿科护理学[M].5版.北京：人民卫生出版社.

洪黛玲，张玉兰.2008.儿科护理学[M].2版.北京：北京大学医学出版社.

沈晓明，王卫平.2009.儿科学[M].7版.北京：人民卫生出版社.

第23章

小儿结核病的护理

结核病(tuberculosis)是由结核杆菌引起的一种慢性感染性疾病。可累及全身各脏器,但以肺结核最常见,严重病例可引起血行播散而发生粟粒型结核或结核性脑膜炎,后者是小儿结核病致死的主要原因。

第一节　原发性肺结核

原发性肺结核(primary pulmonary tuberculosis)是结核杆菌初次侵入人体后发生的原发感染,是小儿肺结核的主要类型,包括原发综合征(primary complex)和支气管淋巴结结核(tuberculosis of trachebronchial lymphnodes)。原发综合征由肺原发病灶、局部淋巴结病变和两者相连的淋巴管炎组成,支气管淋巴结结核以胸腔内肿大淋巴结为主。

【病因与发病机制】　结核杆菌属分枝杆菌,革兰染色阳性,抗酸性染色呈红色,分为4型:人型、牛型、鸟型、鼠型。对人类致病的主要是人型和牛型,我国小儿结核病大多由人型结核杆菌引起。

【临床表现】

1. *症状*　肺结核症状轻重不一。轻者可无症状,仅在体检做X线检查时发现。一般起病缓慢,可有低热、盗汗、食欲不佳、疲劳等结核中毒症状。症状较重者,可突起高热39～40℃,但一般情况尚好,与发热不相称,持续2～3周转为低热,并伴有结核中毒症状。部分患儿可有疱疹性结膜炎、皮肤结节性红斑或多发性、一过性关节炎等结核变态反应表现。若胸内淋巴结高度肿大,可产生压迫症状,出现类似百日咳样的痉挛性咳嗽、喘鸣、声嘶等。

2. *体征*　周围淋巴结有不同程度肿大,婴儿可伴肝脾大。肺部体征不明显,与肺内病变不一致。

【实验室检查】

1. *胸部X片检查*　是诊断小儿肺结核的重要方法之一。局部炎性淋巴结相对较大而肺部的初染灶相对较小是原发性肺结核的特征。原发综合征在X线胸片上呈现典型哑铃状双极影者已少见。X线表现:①炎症型:肺门部肿大淋巴结阴影,边缘模糊;②结节型:肺门区域圆形或卵圆形致密阴影,边缘清楚,突向肺叶;③微小型:肺纹理紊乱,肺门形态异常,肺门周围呈小结节及小点片状模糊阴影。

2. *结核菌素试验*　呈强阳性或由阴性转为阳性。

【治疗要点】　主要应用抗结核药物治疗,其原则是早期、联合、适量、规律和全程治疗。抗结核药物包括杀菌药物和抑菌药物。杀菌药物有全杀菌药物如异烟肼(INH)和利福平(RFP),以及半杀菌药物如链霉素(SM)和吡嗪酰胺(PZA)。抑菌药物常用者有乙胺丁醇(EMB)及乙硫异烟胺(ETH)。

1. *无明显症状的原发性肺结核*　选用标准疗法,每日服用INH,RFP和(或)EMB,疗程9～12个月。

2. *活动性原发型肺结核*　宜采用直接督导下短程化疗(DOTS)。强化治疗阶段联用3～4种杀菌药:INH,RFP,PZA或SM,2～3个月以INH,RFP或EMB巩固维持治疗。常用方案为2HRZ/4HR。

【护理措施】

1. *基础护理*　建立合理生活制度:保持居室空气流通,阳光充足。保证患儿有充足的睡眠时间，减少体力消耗，促进体力恢复。除严重的结核病应绝对卧床休息外，一般不过分强调绝对卧床。可做适当的室内、外活动，呼吸新鲜空气，增强抵抗力。积极防治各种急性传染病，避免受凉引起上呼吸道感染。肺结核患儿出汗多，尤其是夜间，应及时更换衣服。

2. 疾病护理

(1)对症护理：保证营养供给，肺结核是一种消耗性疾病，加强饮食护理特别重要，应给予高能量、高蛋白、高维生素的饮食，以增强抵抗力，促进机体修复能力和病灶愈合。尽量提供患儿喜欢的食品，注意食物的制作，以增加食欲。

(2)专科护理

①合理用药：大多抗结核药物(利福平、吡嗪酰胺、对氨基水杨酸钠等)都有胃肠道反应，故应注意患儿的食欲变化。异烟肼、利福平、吡嗪酰胺、乙胺丁醇均有肝脏损害，应定期复查肝功能。使用链霉素时要观察有无发呆、抓耳挠腮等听神经受损的表现，发现异常及时与医生联系，还要定期复查尿常规。乙胺丁醇可出现球后视神经炎，应定期查视力、视野和辨色力。为预防异烟肼产生的周围神经炎，按医嘱同服维生素 B_6。

②预防感染传播：结核病患儿活动期应实行呼吸道隔离措施，对患儿呼吸道分泌物、痰杯、餐具等进行消毒处理。避免与其他急性传染病接触，以免加重病情。

3. 健康教育

(1)向家长和患儿介绍肺结核的病因、传播途径及消毒隔离措施。指导家长对居室、痰杯、食具、便盆等进行消毒处理。

(2)告诉家长应用抗结核药物是治愈肺结核的关键，治疗期间应坚持全程正规服药。积极防治各种急性传染病、营养不良、佝偻病等，以免加重病情。

(3)指导家长做好患儿的日常生活护理和饮食护理，注意定期复查，以了解治疗效果和药物使用情况，便于根据病情调整治疗方案。

第二节　急性粟粒型肺结核

急性粟粒型肺结核(acute military tuberculosis of the lungs)或称急性血行播散性肺结核，是结核杆菌、经血行播散而引起的肺结核，常是原发综合征发展的后果，主要见于小儿时期，尤其是婴幼儿。

【病因与发病机制】　致病菌同原发性肺结核。多在原发感染后3～6个月发生。

【临床表现】

1. 起病多急骤，婴幼儿多突然高热(39～40℃)，呈稽留热或弛张热，常持续数周或数月，多伴有寒战、盗汗、食欲缺乏、咳嗽、面色苍白、气促和发绀等。

2. 约50%以上的患儿在起病时就出现脑脊髓膜炎征象。

3. 部分患儿伴有肝脾以及浅表淋巴结肿大等。

4.6个月以下婴儿粟粒型结核的特点为发病急、症状重而不典型，累及器官多，特别是伴发结核性脑脊髓膜炎者居多，病程进展快，病死率高。

5. 全身性粟粒型结核患者的眼底检查可发现脉络膜结核结节，后者分布于视网膜中心动脉分支周围。

【实验室检查】

1. 胸部X线片　常对诊断起决定性作用。早期因粟粒阴影细小而不易查出，至少在起病2～3周胸部X线片方可发现大小一致、分布均匀的粟粒状阴影，密布于两侧肺野。

2. 结核菌素试验　呈强阳性或由阴性转为阳性。

3. 肺部CT　肺部CT扫描可见肺影显示大小、密度、分布一致粟粒影，部分病灶有融合。

【治疗要点】　早期抗结核治疗甚为重要。

1. 抗结核药物　目前主张将抗结核治疗的全疗程分为两个阶段进行，即强化抗结核治疗阶段及维持治疗阶段，此方案可提高疗效。前者于治疗开始时即给予强有力的四联杀菌药物如INH，RFP，PZA和SM。

2. 糖皮质激素　有严重中毒症状及呼吸困难者，在应用足量抗结核药物的同时，可用泼尼松1～2mg/(kg·d)，疗程1～2个月。

【护理措施】

1. 基础护理

(1)观察体温变化，给予降温处理。

(2)卧床休息，保持安静，保持呼吸道通畅，必要时吸氧。

(3)供给充足的营养。

2. 疾病护理

(1)密切观察病情变化：定时测体温、呼吸、脉搏及神志变化，如出现烦躁不安、嗜睡、头痛、呕吐、惊厥等脑脊髓膜炎症状及时通知医生，并积极配合抢救。

(2)观察药物副作用，及时给予处理。

第三节　结核性脑膜炎

结核性脑膜炎(tuberculous meningitis)是结核菌侵犯脑脊髓膜所引起的炎症，常为血行播散所致的全身性粟粒性结核病的一部分，是小儿结核病中最严重的类型。常在结核原发感染后 1 年内发生，尤其是初次感染结核 3～6 个月最易发生结脑。多见于 3 岁以内的婴幼儿。

【病因与发病机制】　致病菌同原发性肺结核。

【临床表现】　典型结核性脑膜炎起病较缓慢，临床上大致可分为 3 期。

1. 早期(前驱期)　1～2 周。主要症状为性格改变，精神呆滞，对周围事物不感兴趣，易疲倦或烦躁不安，可有低热、厌食、盗汗、消瘦、便秘及不明原因的呕吐，年长儿可诉头痛。

2. 中期(脑膜刺激期)　1～2 周。由于颅内压逐步增高，患儿出现持续性头痛、喷射性呕吐、感觉过敏、体温升高、两眼凝视，意识逐渐模糊，以后进入昏睡状态，并可有惊厥发作。患儿脑膜刺激征明显(颈项强直、Kernig 征和 Brudzinski 征阳性)，婴幼儿则以前囟隆起、骨缝裂开为特征。此期可出现脑神经障碍，最常见为面神经瘫痪。

3. 晚期(昏迷期)　1～3 周。上述症状逐渐加重，由意识朦胧、半昏迷进入昏迷。痉挛性或强直性惊厥频繁发作。患儿极度消瘦，呈舟状腹。常出现水、电解质代谢紊乱。最终因颅内压急剧增高导致脑疝死亡。

【实验室检查】

1. 脑脊液检查　脑脊液压力增高，外观透明或呈毛玻璃状；白细胞增高，分类以淋巴细胞为主；蛋白定量增加；糖和氯化物均降低是结核性脑膜炎的典型改变。脑脊液静置 12～24h，取之表面薄膜涂片可查到抗酸杆菌。脑脊液结核菌培养阳性则可确诊。

2. 抗结核抗体测定　PPD-IgG，PPD-IgM 抗体测定有助于早期诊断。

3. 胸部 X 线检查　85%结核性脑膜炎患儿 X 线胸片有结核病改变，胸片证实有血行播散对确诊结核性脑膜炎很有意义。

4. 结核菌素试验　阳性对诊断有帮助，但晚期可呈假阴性。

5. 眼底检查　可见脉络膜上有粟粒状结节病变。

【治疗要点】　主要抓住两个重要环节，一是抗结核治疗，二是降低颅内高压。

1. 抗结核治疗　联合应用易透过血-脑脊髓屏障的抗结核杀菌药物，分阶段治疗。

(1)强化治疗阶段：联合使用 INH，RFP，PZA 及 SM，疗程 3～4 个月。开始治疗的 1～2 周，将 INH 全日量的一半加入 10%葡萄糖注射液中静脉滴注，余量口服，待病情好转后改为全日量口服。

(2)巩固治疗阶段：继续应用 INH，RFP 或 EMB。RFP 或 EMB 9～12 个月。抗结核药物总疗程不少于 12 个月，或待脑脊液恢复正常后继续治疗 6 个月。

2. 降低颅内压

(1)脱水药：常用 20%甘露醇注射液，一般剂量每次 0.5～1g/kg，于 30min 内快速静脉注入，4～6h 1 次。脑疝时可加大剂量至每次 2g/kg。2～3d 后逐渐减量，7～10d 停用。

(2)碳酸酐酶抑制剂：一般于停用甘露醇前 1～2d 加用乙酰唑胺，每日 20～40mg/kg(＜0.75g/d)，分 2～3 次口服，可减少脑脊液生成。

(3)其他：视病情可考虑做侧脑室穿刺引流、腰穿减压、分流手术等。

3. 应用糖皮质激素　早期使用糖皮质激素可减轻炎症反应，降低颅内压，并可减少粘连，防止或减轻脑积水的发生。一般使用泼尼松，每日 1～2mg/kg(＜45mg/d)，1 个月后逐渐减量，疗程 8～12 周。

【护理措施】

1. 基础护理

(1)改善患儿营养状况：给予患儿营养丰富、易消化的饮食。清醒的患儿采取舒适体位并协助进食，对昏迷、不能吞咽者，可鼻饲和静脉补液，以维持水、电解质平衡。

(2)心理护理:对患儿应和蔼可亲,关怀体贴,了解其心理需求,及时为其提供全身心的照顾。应加强与患儿家长的沟通,及时了解他们的心理状态,体会他们的感受,并给予耐心解释和心理上的支持,使其克服焦虑心理,配合治疗护理。

2. 疾病护理

(1)对症护理:惊厥发作时,应在上下齿之间安置牙垫,以防舌咬伤;有呼吸功能障碍时,给予吸氧,保持呼吸道通畅,必要时进行人工辅助呼吸。

(2)专科护理

①密切观察病情变化,维持正常生命体征。

密切观察患儿体温、呼吸、脉搏、血压、神志、瞳孔大小和尿量,及早发现颅内高压或脑疝,以便及时采取急救措施。

保持室内安静,避免一切不必要的刺激,治疗、护理操作尽量集中完成。

遵医嘱给予脱水药、利尿药、肾上腺皮质激素、抗结核药物等,注意液体的速度和药物的副作用。

配合做好腰穿术、侧脑室引流术,以减低颅内压。做好术后护理。定期复查脑脊液结果。

②维持皮肤、黏膜的完整性:保持床铺清洁、平整。及时清除呕吐物和大小便,保持皮肤清洁、干燥。对昏迷及瘫痪患儿,每 2 小时翻身、拍背 1 次,以防止压疮和坠积性肺炎。对昏迷眼不能闭合者,可涂眼膏并用纱布覆盖,保护角膜。每日清洁口腔 2～3 次,以免因呕吐致口腔不洁细菌繁殖或并发吸入性肺炎。

③消毒隔离:大部分结脑患儿伴有肺部结核病灶,应采取呼吸道隔离措施。

3. 健康教育 患儿出院后,应给予下述家庭护理指导。

(1)自觉执行治疗计划,坚持全程、合理用药,并做好病情及药物毒副作用的观察,定期门诊复查。

(2)为患儿制订良好的生活制度,保证休息时间,适当地进行户外活动。注意饮食,供给充足的营养。

(3)避免继续与开放性结核病人接触,以防重复感染。积极预防和治疗各种急性传染病,防止疾病复发。

(4)对有后遗症的患儿,指导家长对瘫痪肢体进行被动活动等功能锻炼,帮助肢体功能恢复,防止肌挛缩。对失语和智力低下者,进行语言训练和适当教育。

(陈京立)

■参考文献

陈京立.2000.儿科护理学[M].北京:科学出版社.

崔焱.2009.儿科护理学[M].5 版.北京:人民卫生出版社.

江载芳,申昆玲,沈颖.2015.诸福棠实用儿科学[M].8 版.北京:人民卫生出版社.

沈晓明,王卫平.2009.儿科学[M].7 版.北京:人民卫生出版社,212-217.

第24章

小儿急症的护理

第一节　急性中毒

急性中毒是指具有毒性作用的物质通过不同途径进入人体后，引起某些组织和器官的功能性和器质性损害，出现一系列的中毒症状和体征，甚至危及生命。

【病因与发病机制】

1. *误食*　小儿由于年幼无知，缺乏生活经验，不能辨别一些物质有毒或无毒而致误食。

2. *母婴途径*　妊娠和哺乳期妇女服用的某些药物或毒物可通过胎盘屏障和泌乳使胎儿和婴幼儿中毒。

3. *疏忽和粗心*　家长或保育员的疏忽和粗心，把毒物误作食物给儿童食入。

4. *接触毒物*　吸入或皮肤接触毒物引起中毒，如有机磷中毒等。

【中毒的诊断】　急性中毒的诊断主要依据毒物的接触史、患儿的临床症状体征和毒物鉴定。

1. *病史*

(1)询问毒物接触史：了解进食或接触过哪些毒物、进食量和时间。

(2)了解患儿出现的症状、时间和发展过程。

(3)对过去一向健康而突然出现难以解释的症状如腹痛、恶心、呕吐、青紫或皮肤潮红、多汗等，要考虑有急性中毒的可能性。应详细了解患儿的生活环境有无与毒物接触的可能。

2. *体格检查*

(1)注意一般情况及神志状态、呼吸、脉搏、体温、血压。

(2)观察特征性症状和体征，有无惊厥、昏迷和狂燥；有无喉头水肿和肺水肿；有无特殊的气味；瞳孔有无扩大或缩小；皮肤的颜色和温度有无异常等。

(3)毒物鉴定：对未明或不明原因的患儿，可收集剩余毒物、呕吐物、洗胃内容物或根据线索分别采用血浆、尿液或粪便进行毒物鉴定。

【中毒的处理】　立即终止毒物对机体的接触，进行早期治疗，对中毒原因不明者，在诊断的同时，先做一般急救处理，防治中毒程度的发展。

1. *清除毒物*

(1)口服毒物中毒，采用催吐、洗胃、洗肠和导泻等方法清除消化道毒物。

①催吐：适用于食入食物4～6h，神志清楚、合作和年龄较大的儿童。一般采用压舌板或手指刺激患儿的咽喉部和咽喉壁引起呕吐。催吐的禁忌证：神志不清、躁动不合作、年龄小、腐蚀剂和油剂中毒者。

②洗胃：适用于服入流质或水溶性毒物4～6h的患儿。常用洗胃液有温开水或生理盐水；也可根据毒物性质来采用有特殊作用的洗胃液，如氰化物中毒，可选用5%的硫代硫酸钠溶液或1∶5000的高锰酸钾溶液洗胃。强酸强碱切忌洗胃，以免引起胃黏膜损伤，甚至导致食管或胃穿孔，但可采用中和方法：强酸中毒可用镁乳、氢氧化铝凝胶等弱碱作中和剂，但不宜使用碳酸氢钠，以免产气过多形成胃肠胀气甚至穿孔。强碱中毒可选用食醋、果汁、3%的醋酸等作为中和剂。

③洗肠：适用于食物已食入4h以上且仍存留于小肠和大肠者，尤以巴比妥类和重金属类中毒洗肠为必要。常用的洗肠液有1%的温盐水和1%的肥皂水。

④导泻：中毒6h以上者，毒物大多已进入肠

道，服用泻药使毒物尽快排出。强酸、强碱中毒及严重腹泻者忌使用导泻方法。

(2)吸入中毒：立即将病人撤离现场，吸入新鲜空气或吸入氧气，并保持呼吸道通畅。

(3)皮肤接触中毒：立即脱去污染的衣服，暴露皮肤用清水冲洗。强酸、强碱类污染皮肤时，应先用干布沾干后冲洗。

2. 促进毒物排泄

(1)利尿：毒物进入人体后多由肾排泄肝毒物。口服大量水或静脉滴注5%葡萄糖溶液，可以稀释毒物在血液内的浓度，增加尿量促进毒物排泄，并具有保护肝的作用。

(2)透析疗法：适用于某些急性中毒伴肾功能不全者。

3. 使用特效解毒药　有机磷中毒选用解磷定或氯磷定治疗；亚硝酸盐中毒可用亚甲蓝治疗等。

4. 阻滞毒物吸收　在使用催吐或洗胃治疗以达到吸附毒物的目的。牛奶、蛋清、豆浆、浓茶能分别与不同毒物发生沉淀作用，从而延缓或阻止毒物吸收。

5. 对症治疗　根据患儿在救治过程中出现的具体情况，区分轻重缓急，有针对性地进行。主要针对以下几个问题：如休克和循环衰竭、呼吸衰竭、重要脏器功能异常、电解质紊乱和贫血、惊厥、继发感染等。

【护理措施】

1. 疾病护理

(1)对症护理：对高热的患儿采取物理降温；对体温不升者应注意保暖；对昏迷者，应2h变换1次体位，防止压疮。

(2)专科护理

①保持呼吸道通畅：松开患儿衣物，置患儿于平卧，头偏向于一侧，随时清除呼吸道分泌物防止误吸。对于昏迷、惊厥患儿应用牙垫和舌钳，谨防舌后坠引起的通气障碍。

②密切观察病情：详细记录体温、脉搏、呼吸、血压、瞳孔、皮肤等。

③防止受伤：对于意识不清，有惊厥的婴儿，必须专人看护，加床档，防止受伤。特别对中毒症状重伴有惊厥的患儿，应在控制惊厥后采用洗胃措施。

④预防并发症。

2. 其他治疗　如患儿有其他疾病可另行治疗。

第二节　小儿惊厥

惊厥(convulsions)是指全身或局部骨骼肌群突然发生不自主收缩，常伴意识障碍。惊厥是儿科常见急症，以婴幼儿多见，反复发作可引起脑组织缺氧性损害。

【病因与发病机制】

1. 感染性疾病

(1)颅内感染：各种病原体引起的脑膜炎、脑炎及脑脓肿。

(2)颅外感染：高热惊厥最常见。

2. 非感染性疾病

(1)颅内疾病：原发癫痫、脑占位性病变。

(2)颅外疾病：窒息、脑缺氧、各类中毒等。

【临床表现】

1. 惊厥

(1)典型表现：突然意识丧失，面部四肢呈强直性或阵挛性收缩、眼球固定，口吐白沫，牙关紧闭，面色青紫，持续时间为数秒至数分或更长。

(2)局限性抽搐：新生儿及婴儿惊厥不典型，多为微小动作，如反复眨眼等，一般意识清楚。

2. 惊厥持续状态　指惊厥持续30min以上，或2次发作间歇期意识不能完全恢复者。惊厥持续状态为惊厥危重型，多见于癫痫大发作、破伤风、严重的颅内感染等。

3. 高热惊厥　多见于6个月～3岁的小儿，是由单纯发热诱发的惊厥，是小儿惊厥常见的原因。

(1)单纯型高热惊厥：多呈全身强直-阵挛性发作，持续数秒至10min；发作后，除原发病的表现外，一切如常；1次热性疾病中，大多只发作1次，很少连续发作多次。

(2)复杂型高热惊厥：惊厥形式呈部分性发作，发作后有暂时性麻痹，惊厥发作持续15min以上；在24h以内发作1次以上；反复发作5次以上；发作后清醒；体温不太高时即出现惊厥；可有高热惊厥家族史。

【实验室检查】　根据病情的需要做血常规、便常规、尿常规、血糖、尿素氮及脑脊液等检查。

【治疗要点】

1. 镇静止惊　首选地西泮；苯巴比妥钠是新

生儿惊厥首选药；苯妥英钠适用于癫痫持续状态（地西泮无效时）。

2. 对症治疗　高热者给予物理或药物降温，脑水肿者可静脉应用 20% 甘露醇。

3. 病因治疗　针对感染、缺氧、中毒等病因进行治疗。

【护理措施】

1. 疾病护理

（1）对症护理

①预防窒息：发作时立即让患儿平卧，头偏向一侧，解开衣领，清除口鼻分泌物；遵医嘱给予止惊药物。

②预防外伤：惊厥发作时在小儿上下臼齿之间放牙垫，防止舌咬伤；床边放床档，以防坠床；专人守护，以免发作时受伤。

（2）专科护理：病情观察：密切观察生命体征、意识、瞳孔变化，若出现脑水肿征象立即通知医生。惊厥较重或时间较长者给予吸氧。

2. 健康教育

（1）及时控制体温是预防高热惊厥的关键。

（2）癫痫患儿应按时服药，不能随便停药、间断或不规律用药。

（3）对惊厥发作时间较长的患儿应指导家长观察有无神经系统后遗症，如耳聋、肢体活动障碍等。

第三节　急性颅内压增高

急性颅内压增高（acute intracranial hypertension）是由多种原因引起脑实质和（或）颅内液体量增加所致的一种临床综合征，重者迅速发展成脑疝而危及生命。

【病因与发病机制】

1. 感染　最常见，如各种脑膜炎、脑炎、脑脓肿、颅内寄生虫等。

2. 脑缺血缺氧　如呼吸衰竭、窒息、溺水、休克等。

3. 颅内占位性病变　如颅内出血、外伤所致硬膜下或硬膜外血肿、神经胶质瘤等。

4. 脑脊液动力学障碍　如脑外伤、脑积水等。

【临床表现】

1. 头痛　晨起加剧，咳嗽、用力大便或头部位置改变时加剧；婴儿早期头痛不明显，表现为烦躁不安、尖叫；新生儿表现为睁眼不睡和尖叫。

2. 呕吐　晨起明显，常为喷射性，与进食无关，呕吐后头痛减轻。

3. 眼征　复视、落日眼、视物模糊、甚至失明，多有双侧视盘水肿。

4. 意识障碍　早期表情淡漠，反应迟钝，后期可昏迷。

5. 头部体征　1 岁内小儿有诊断价值，可见前囟隆起、迟闭，颅缝裂开等。

6. 生命体征改变　一般血压先升高，继而脉搏变慢，呼吸变慢且不规则。

7. 惊厥和四肢肌张力增高　颅内压增高刺激大脑皮质运动区可出现惊厥；脑干网状结构受刺激可出现肌张力增高。

8. 脑疝　小脑幕切迹疝表现为四肢肌张力升高，意识障碍加重，同侧瞳孔先缩小后扩大，对光反射消失，两侧瞳孔不等大是早期诊断小脑幕切迹疝的可靠依据；枕骨大孔疝可表现为患儿颈项强直，突然出现中枢性呼吸衰竭，双侧瞳孔先缩小后扩大、眼球固定，昏迷加深。

【实验室检查】

1. 血、尿、便常规检查及肝肾功能等血液生化检查。

2. 腰椎穿刺用以确定炎症、出血、肿瘤或颅内其他病变。

3. B 型超声波检查可发现脑室扩大、脑血管畸形及占位性病变。

4. CT 及 MRI 成像、脑血管造影有助于颅内占位性病变的诊断。

5. 眼底检查可见神经视盘水肿等改变。

【治疗要点】

1. 降低颅内压　首选 20% 甘露醇。重者可使用利尿药如呋塞米静脉注射，可在 2 次应用脱水药之间或与脱水药同时用，也可给予肾上腺皮质激素如地塞米松。

2. 对症治疗　如抗感染、降温、改善通气、纠正缺氧等。

【护理措施】

疾病护理

（1）避免颅内压增高加重：保持患儿绝对安静，护理师动作轻柔，集中进行；抬高床头 30°左右，使头部处于正中位以利颅内血液回流，疑有脑疝时以平卧为宜，但要保证呼吸道通畅。

(2)专科护理

①呼吸道管理：吸氧，保持呼吸道通畅，及时清除分泌物。备好呼吸器，必要时人工辅助通气。

②用药护理：遵医嘱应用脱水药、利尿药减轻水肿，观察药物不良反应。

③病情观察：定时监测生命体征、瞳孔、意识的变化，一旦发生脑疝，及时通知医生处理。

第四节　急性呼吸衰竭

急性呼吸衰竭(acute respiratory failure, AFR)，是小儿时期的常见急症之一。是指累及呼吸中枢和(或)呼吸器官的各种疾病导致呼吸功能障碍，出现低氧血症，或低氧血症与高碳酸血症并存，并由此引起一系列生理功能和代谢紊乱的临床综合征。

【病因与发病机制】

1. 中枢性呼吸衰竭　由呼吸中枢病变引起，如颅内感染、脑损伤、肿瘤。

2. 周围性呼吸衰竭　由呼吸器官或呼吸肌病变引起，如急性喉炎、肺炎、哮喘、重症肌无力等。

【临床表现】

1. 呼吸系统症状

(1)中枢性呼吸衰竭：表现为呼吸节律和频率改变，如潮式呼吸、毕奥呼吸。

(2)周围性呼吸衰竭：表现为呼吸困难，辅助呼吸肌参与呼吸。

2. 低氧血症表现

(1)发绀：缺氧的典型表现，以唇、口周、甲床等处最为明显。

(2)神经系统：早期可有睡眠不安、烦躁、易激惹，继而神志模糊、意识障碍，严重时可出现脑疝的表现。

(3)循环系统：早期血压升高、心率加快，严重时可引起休克。

(4)肾功能衰竭：出现无尿或少尿，尿中有蛋白、红细胞、白细胞、管型。

(5)消化系统：食欲缺乏、恶心等，严重时消化道出血。

3. 高碳酸血症　$PaCO_2$轻度升高，患儿出现多汗、摇头，皮肤潮红，瞳孔缩小，血压升高；$PaCO_2$进一步升高，昏睡、肢体颤动、心率加快；$PaCO_2$继续升高，惊厥、昏迷、视盘水肿。

【实验室检查】　做血气分析测定 PaO_2，$PaCO_2$，SaO_2，动脉血 pH，SB，BE，BB，以判断呼吸衰竭的类型、程度及酸碱平衡紊乱的程度。

Ⅰ型呼吸衰竭：即低氧血症型呼吸衰竭。$PaO_2 < 6.7$kPa(50mmHg)，$PaCO_2$正常。

Ⅱ型呼吸衰竭：即低氧血症伴高碳酸血症型呼吸衰竭。$PaO_2 < 6.7$kPa(50mmHg)，$PaCO_2 > 6.7$kPa(50mmHg)。

【治疗要点】

1. 病因治疗　针对肝炎、喉炎等疾病进行治疗。

2. 改善呼吸功能　保持气道通畅，吸氧、拍背、吸痰，雾化吸入，用支气管扩张药。

3. 维持重要脏器功能　脑水肿者给予20%甘露醇；伴有心力衰竭时给予强心药，使用肾上腺皮质激素缓解支气管痉挛，改善通气。

4. 纠正内环境　处理水电解质酸碱平衡紊乱。

5. 机械通气　指征为病情加重，急性呼吸衰竭，$PaCO_2 > 8$kPa(60mmHg)，pH<7.3，经治疗无效；吸入纯氧时，$PaO_2 < 6.7$kPa(50mmHg)；呼吸骤停。

【护理措施】

1. 基础护理　合理营养：给予高热量、高蛋白、高维生素饮食。

2. 疾病护理

(1)对症护理

①保持呼吸道通畅：协助排痰、吸痰，给予雾化吸入；遵医嘱给予扩支气管药物。

②吸氧：给氧的原则是能缓解缺氧但不能抑制颈动脉窦和主动脉体低氧分压的敏感性为准，故应低流量持续给氧，常用鼻导管、面罩和头罩给氧。

(2)专科护理

①人工呼吸机的护理：使用呼吸机时要有专人监护，应经常检查各项参数是否符合要求，观察胸部起伏、患儿面色及周围循环情况；防治继发感染，做好消毒工作；限制探视人数，接触患儿前后要洗手，以防交互感染。

出现以下指征可考虑撤机：患儿病情改善，呼吸循环系统功能稳定；能够维持自主呼吸 2～3h 以上无异常改变；吸入 50% 氧时，$PaO_2 > 6.7$kPa

(50mmHg),$PaCO_2$<6.7kPa(50mmHg);在间歇指令通气等辅助通气条件下,能以较低的通气条件维持血气正常。

②病情观察:监测生命体征、意识变化,观察皮肤颜色、肢体温度、末梢循环、尿量的变化;昏迷患儿还应观察肌张力、瞳孔的变化;监测体温、白细胞的变化,发现感染征象时及时处理。

③药物治疗的护理:密切观察药物的不良反应。

第五节　充血性心力衰竭

充血性心力衰竭(congestive heart failure)是指在静脉回流正常的前提下,心肌收缩力下降使心排血量不能满足机体代谢的需要,组织器官灌注不足,同时出现肺循环和(或)体循环淤血的一种临床综合征。

【病因与发病机制】

1. 心血管因素　小儿1岁内发病率最高,其中先天性心脏病引起者最常见。

2. 非心血管因素　小儿常见支气管肺炎、支气管哮喘、严重贫血、电解质紊乱等均可导致心力衰竭发生。

【临床表现】

1. 年长儿心力衰竭的症状与成人相似,主要表现为①心排血量不足:乏力、多汗、食欲缺乏、心率增快、呼吸浅快等;②体循环淤血:颈静脉怒张,肝大、压痛,肝颈静脉回流征阳性;③肺静脉淤血:呼吸困难、气促、端坐呼吸、肺部湿啰音。

2. 婴幼儿常出现喂养困难、烦躁多汗、哭声低弱。

3. 心力衰竭的临床诊断指征为①安静时心率加快,婴儿>180次/分,幼儿>160次/分,不能用发热或缺氧解释者;②呼吸困难青紫突然加重,安静时呼吸>60次/分;③肝在短时间内增大,不能以横膈下移等原因解释者;④心音明显低钝或出现奔马律;⑤突然烦躁不安,面色苍白或发灰,不能用原有疾病解释者;⑥尿少和下肢水肿,除外其他原因者。

【实验室检查】

1. 胸部X线检查　心影增大,心脏搏动减弱,肺纹理增多,肺淤血。

2. 心电图检查　有助于诊断和指导洋地黄的应用。

3. 超声心动图检查　可见心房和心室腔扩大。

【治疗要点】

1. 一般治疗　卧床休息,烦躁患儿适当给予镇静药,限制水钠摄入。

2. 洋地黄类药物　洋地黄能增强心肌的收缩力、减慢心率,从而增加心排血量,有效地改善心脏的功能。地高辛为小儿时期最常用的洋地黄类药物。

3. 利尿药　能促使水、钠排出,减轻心脏负荷,以利心功能改善。当使用洋地黄类药物而心力衰竭未完全控制者,可选用呋塞米等快速强力利尿药。

4. 血管扩张药　常用的有硝普钠、卡托普利。

【护理措施】

1. 基础护理

(1)休息:病室应安静,避免各种刺激,患儿宜取半卧位。

(2)保持大便通畅:鼓励患儿多吃水果,必要时用开塞露,避免用力大便。

(3)合理营养:轻者给予低盐饮食;重者给予无盐饮食;尽量减少静脉输液或输血。

2. 疾病护理

(1)对症护理:急性肺水肿时吸氧,采用20~30%乙醇湿化氧气吸入。

(2)专科护理

①病情观察:密切观察生命体征变化,脉搏测量必须数满1min,详细记录出入量。

②用药护理:主要是3种药物。

洋地黄制剂:密切注意有无洋地黄中毒症状;每次用药前数脉搏,婴儿脉率<90次/分,年长儿<70次/分时应暂停用药并报告医生;当出现心率过慢、心律失常、食欲缺乏、黄视、视物模糊、头晕等毒性反应时,停服洋地黄,并通知医生处理。用药时静脉输注速度要慢(不少于5min),同时注意不与其他药物混合注射。

利尿药:定时测体重及尿量;鼓励患儿进食含钾丰富食物,如牛奶、香蕉等;观察有无低钾血症的表现。

血管扩张药:密切观察血压和心率的变化,硝普钠应避光滴注,药液要现配现用。

第六节　感染性休克

感染性休克是严重感染致微循环障碍，造成毛细血管血流灌注不足、组织器官缺血缺氧、代谢紊乱、细胞功能损害、导致重要生命器官功能衰竭的综合征。

【病因与发病机制】

1. 微循环障碍　当致病微生物及其毒素侵入人体后，引起全身微循环反应性调节紊乱，相继出现痉挛、扩张，发展至衰竭状态。

微血管的痉挛使血流灌注量不足，血流缓慢，血液浓缩，再加之血管壁受内毒素的损伤，毛细血管内易有凝血及血栓形成，严重影响了毛细血管的循环通畅，这种病称为弥散性血管内凝血。

2. 神经-体液调节失衡　交感神经兴奋，促使儿茶酚胺分泌增加，引起血管收缩，心率增快，心肌耗氧增加，肺泡通气量增加。

3. 细胞代谢功能障碍　微循环障碍所引起的组织缺血缺氧，以及内毒素的直接作用，均可损伤细胞膜，使其通透性增加，最终导致细胞能量衰竭。

4. 内源性炎症介质释放　炎症介质如自由基、白细胞介素-1 和肿瘤坏死因子的大量产生，均可损伤血管或心肌，使血流动力学急剧变化而发生感染性休克。

【临床表现】　患儿除有严重感染症状外，表现微循环功能不全和组织缺血缺氧，重要器官的代谢和功能障碍。临床上休克分为轻、重两型(表 24-1)。

【实验室检查】

1. 血、尿、便常规及细菌培养

2. 血生化分析　了解电解质和肝肾功能。

3. 血气分析　有助于了解呼吸功能和酸中毒性质。

4. 凝血机制检查　血小板计数，出、凝血时间，纤维蛋白原定量等。

【治疗要点】

1. 液体复苏　充分液体复苏是逆转病情、降低病死率最关键的措施。

2. 血管活性药物　在液体复苏的基础上休克难以纠正，血压仍低或仍有明显灌注不良，可考虑使用血管活性药物以提高血压、改善脏器灌流。如多巴胺、肾上腺素、去甲肾上腺素、莨菪类药物、正性肌力药物、硝普钠。

3. 去除病因　控制感染和清除病灶。

4. 肾上腺皮质激素　对重症休克疑有肾上腺素皮质功能低下(如流脑)、ARDS 及长期使用肾上腺皮质激素或出现儿茶酚胺抵抗性休克时可以使用。目前主张小剂量、中疗程。

5. 纠正凝血障碍　早期可给予小剂量肝素 5～10μg/kg 皮下或静脉输注，每 6h 1 次。

6. 其他治疗　保证氧供及通气；注意各脏器功能支持；保证能量营养供给。

【护理措施】

1. 基础护理　加强基础护理。

表 24-1　感染性休克分型

临床表现	轻型	重型
心率	心率快	心音低钝
脉搏	脉细速	脉微弱或摸不到
血压	正常或偏低	明显下降或测不出
脉压	4.0～2.66kPa(30～20mmHg)	<2.66kPa(20mmHg)
呼吸	增快	深长或浅慢，呼吸困难或节律不整
神志	尚清楚，但有烦躁或萎靡	模糊、昏迷或惊厥
面色、肢温	面色苍白、手足发凉	面色青紫，四肢湿冷，皮肤明显花纹
尿量	稍减少	少尿或无尿
眼底检查	小动脉痉挛	小动脉痉挛，小静脉淤张

2. 疾病护理

(1)对症护理:控制感染:根据病因及致病菌种类选择抗生素。原则是:用药早、用量足、有针对性地联合用药。

(2)专科护理

①扩充有效血容量,纠正代谢紊乱。

扩充循环血量:快速输液扩容阶段:多选 2:1等张含钠液,补液量按 10～20ml/kg,总量不超过每次 300ml;继续输液阶段:继续用 1/2～2/3 等张含钠液静脉滴注,补液量按 30～50ml/kg 计算,分批前 8h 内输入,直至休克基本纠正;维持输液量阶段:继用 1/5 等张含钾维持液。

纠正代谢性酸中毒:纠正代谢性酸中毒常用 2:1等张含钠液或 1.4%碳酸氢钠液扩容纠酸。

②调整血管舒缩功能:血管扩张药,如抗胆碱药、α 受体阻断药。扩血管兼强心药,如多巴胺、异丙肾上腺素、血管收缩药、血管舒张药。

③维持重要脏器功能:应积极建立有效循环,纠正缺氧缺血,维持酸碱平衡。

第七节　心搏呼吸骤停

心搏呼吸骤停是指呼吸循环功能停止,意识丧失或抽搐,脉搏消失,血压测不出。心电图示心动极缓-停搏型或心室纤颤。

【病因与发病机制】

1. 病因　窒息、意外事件、各种感染、药物中毒和过敏、电解质与酸碱平衡紊乱、医源性因素、心源性、婴儿猝死综合征(SIDS)。

2. 发病机制

(1)缺氧:呼吸心搏骤停时首先导致机体缺氧。当机体组织缺氧时遂出现无氧糖酵解,产生过多的乳糖,引起代谢性酸中毒。严重缺氧时,脑组织首先受到损害。心搏呼吸停止 4～6min 即可导致脑细胞死亡。

(2)二氧化碳潴留:二氧化碳浓度增高可抑制窦房结的传导,引起心动过缓和心律失常,并抑制心肌收缩力,可引起脑血管扩张,导致脑水肿。

【临床表现】

1. 意识突然丧失,大动脉搏动消失,心音消失或心动过缓,年长儿心率<30 次/分,婴幼儿<80 次/分,新生儿<100 次/分。

2. 可有短暂抽搐,瞳孔散大,对光反射消失。

3. 呼吸停止或严重呼吸困难,大小便失禁。

【实验室检查】　心电图监护:心电图出现心搏徐缓、心室颤动、心室停搏。

【治疗要点】　心搏呼吸骤停患儿的处理包括 5 个基本方面:①立即开始评估;②基础生命支持;③高级生命支持;④心搏骤停后处理;⑤长期治疗。心肺复苏成功的关键是速度。

【护理措施】

1. 疾病护理

(1)对症护理:做好基础生命支持,即 C、A、B。

①C——人工循环(circulation):检查有无大动脉搏动,未触及搏动表明心搏已停止,应立即采用胸外心脏按压。8 岁以上的年长儿,使用双掌按压法;幼儿使用单掌按压法;婴儿用双指按压或双手环抱按压法。按压频率至少 100 次/分,新生儿 120 次/分;按压幅度至少达到胸廓前后径的 1/3。按压 1min 判断有无改善,观察颈动脉(对于 1～8 岁儿童)、股动脉搏动,瞳孔大小及皮肤颜色等。

②A——气道通畅(airway):抢救心搏呼吸停止的患儿,应开放气道、清除口咽分泌物、呕吐物及异物。保护头轻度后仰,使气道平直,并防止舌后坠堵塞气道。

③B——人工呼吸(breathing):若患儿无自主呼吸或呼吸不正常,应采用人工辅助通气,以维持气体交换。常用的方法包括在院外采用口对口人工呼吸,如在院内可使用气囊面罩通气,最好使用 100%的氧气。

(2)专科护理:包括 D 和 E。

①药物治疗(drugs,D)大多数患儿,呼吸建立后心搏可恢复。如胸外心脏按压仍无效,可试用药物。最好静脉内给药。如肾上腺素(为复苏的首选药物)、碳酸氢钠、阿托品、利多卡因、纳洛酮等。

②电击除颤复律(electricity,E):当出现心室颤动、室性心动过速和室上性心动过速时,可用电击除颤复律。

2. 其他　其他相关治疗。

(陈京立)

参考文献

陈京立.2000.儿科护理学[M].北京:科学出版社,149-152.
陈京立.2000.儿科护理学[M].北京:科学出版社,232-234.
陈京立.2000.儿科护理学[M].北京:科学出版社,239-249.
崔焱.2012.儿科护理学[M].5 版.北京:人民卫生出版社,304-308.
崔焱.2012.儿科护理学[M].5 版.北京:人民卫生出版社,311-314.
江载芳,申昆玲,沈颖.2015.诸福棠实用儿科学[M].8 版.北京:人民卫生出版社.
沈晓明,王卫平.2009.儿科学[M].7 版.北京:人民卫生出版社,203-206.
沈晓明,王卫平.2009.儿科学[M].7 版.北京:人民卫生出版社,311-315.
沈晓明,王卫平.2009.儿科学[M].7 版.北京:人民卫生出版社,400-402.
沈晓明,王卫平.2009.儿科学[M].7 版.北京:人民卫生出版社,444-456.

附　　录

附录A　高级卫生专业技术资格考试大纲
(儿科护理学专业——副高级)

一、专 业 知 识

(一)本专业知识

1. 熟练掌握儿科护理学专业理论。

2. 掌握儿科常见疾病的临床表现,主要护理诊断和相关护理措施。

3. 掌握整体护理和护理程序理论。

(二)相关专业知识

1. 掌握儿科各系统常见疾病(心血管、呼吸、消化、泌尿、血液、神经、内分泌、感染性疾病、急症等)的护理评估、护理查体、护理心理、健康教育。

2. 掌握儿科护理学相关的解剖、生理、病理生理、药理学等知识。

3. 掌握儿科常用诊疗技术原理及临床应用。

4. 熟悉儿科常用辅助检查的临床意义。

二、学科新进展

1. 熟悉本专业国内外现状及发展趋势,了解新理论、新知识、新技术,并用于护理实践和科学研究。

2. 掌握专科护理新技术、诊疗技术和护理新进展。

3. 对相关学科近年来的进展有一定了解。

三、专业实践能力

1. 熟练掌握儿科疾病的病因、发病机制、临床特点及治疗和护理措施。

2. 熟练掌握本专业危重病人的抢救和护理。

3. 掌握儿童各年龄阶段的生理、心理特点。掌握儿童保健的相关知识,并能针对性地做好群体或个体的健康教育。

4. 掌握小儿分诊的方法,能正确区分传染病与非传染病,正确判断各种出疹性疾病并进行初步处理,如隔离病人、健康宣教等。

5. 熟悉儿科各种专科操作,掌握小儿心电监护仪、呼吸机、蓝光箱、小儿静脉留置针的应用及维护,指导临床护理工作。

6. 熟练掌握儿科液体疗法、给药方法、药物剂量计算。了解儿科常用药物的药理作用、不良反应及用药注意事项。

四、本专业病种及相关知识

1. 小儿年龄分期和各期特点
2. 生长发育规律及影响因素
3. 小儿体格生长发育及评价
4. 小儿神经心理发育及评价
5. 小儿生长发育中特殊问题及干预
6. 各年龄期儿童的保健
7. 体格锻炼
8. 意外事故的预防
9. 传染病管理与计划免疫
10. 小儿健康评估的特点
11. 小儿液体平衡特点及液体疗法
12. 小儿能量与营养素的需要
13. 小儿喂养与膳食安排
14. 小儿营养状况评估
15. 新生儿分类
16. 正常足月儿的特点及护理
17. 早产儿的特点及护理
18. 新生儿重症监护及呼吸道护理
19. 新生儿窒息
20. 新生儿缺氧缺血性脑病
21. 新生儿颅内出血
22. 新生儿肺透明膜病

23. 新生儿肺炎
24. 新生儿黄疸
25. 新生儿败血症
26. 新生儿寒冷损伤综合征
27. 新生儿破伤风
28. 新生儿糖代谢紊乱
29. 蛋白质-热能营养障碍
30. 小儿肥胖症
31. 维生素 D 缺乏性佝偻病
32. 维生素 D 缺乏性手足搐搦症
33. 维生素 A 缺乏症
34. 锌缺乏症
35. 小儿口炎
36. 小儿腹泻
37. 急性坏死性肠炎
38. 肠套叠
39. 先天性巨结肠
40. 急性上呼吸道感染
41. 急性感染性喉炎
42. 肺炎
43. 支气管哮喘
44. 先天性心脏病
45. 病毒性心肌炎
46. 充血性心力衰竭
47. 急性肾小球肾炎
48. 肾病综合征
49. 泌尿道感染
50. 急性肾衰竭
51. 营养性缺铁性贫血
52. 营养性巨幼红细胞性贫血
53. 原发性血小板减少性紫癜
54. 血友病
55. 急性白血病
56. 化脓性脑膜炎
57. 病毒性脑膜脑炎
58. 小儿癫痫
59. 急性感染性多发性神经根炎
60. 脑性瘫痪
61. 先天性甲状腺功能减低症
62. 性早熟
63. 儿童糖尿病
64. 原发性免疫缺陷病
65. 风湿热
66. 幼年特发性关节炎
67. 过敏性紫癜
68. 皮肤黏膜淋巴结综合征
69. 21-三体综合征
70. 苯丙酮尿症
71. 麻疹
72. 水痘
73. 流行性腮腺炎
74. 手足口病
75. 传染性单核细胞增多症
76. 中毒性细菌性痢疾
77. 传染性单核细胞增多症
78. 原发性肺结核
79. 粟粒性肺结核
80. 结核性脑膜炎
81. 急性中毒
82. 小儿惊厥
83. 急性颅内压增高
84. 急性呼吸衰竭
85. 感染性休克
86. 心搏呼吸骤停

附录B 高级卫生专业技术资格考试大纲（儿科护理学专业——正高级）

一、专 业 知 识

（一）本专业知识

1. 熟练掌握儿科护理学专业理论。

2. 熟练掌握儿科常见疾病的临床表现，主要护理诊断和相关护理措施。

3. 熟练掌握整体护理和护理程序理论，并应用于临床。

（二）相关专业知识

1. 熟练掌握儿科各系统常见疾病（心血管、呼吸、消化、泌尿、血液、神经、内分泌、感染性疾病、急症等）的护理评估、护理查体、护理心理、健康教育。

2. 熟练掌握儿科护理学相关的解剖、生理、病理生理、药理学等知识。

3. 熟练掌握儿科常用诊疗技术原理及临床应用。

4. 熟练掌握儿科常用辅助检查的临床意义。

二、学科新进展

1. 熟悉本专业国内外现状及发展趋势，了解新理论、新知识、新技术，并用于护理实践和科学研究。

2. 掌握专科护理新技术、诊疗技术和护理新进展。

3. 对相关学科近年来的进展有一定了解。

三、专业实践能力

1. 熟练掌握儿科疾病的病因、发病机制、临床特点及治疗和护理措施。

2. 熟练掌握本专业危重病人的抢救和护理。

3. 掌握儿童各年龄阶段的生理、心理特点。掌握儿童保健的相关知识，并能针对性地做好群体或个体的健康教育。

4. 掌握小儿分诊的方法，能正确区分传染病与非传染病，正确判断各种出疹性疾病并进行初步处理，如隔离病人、健康宣教等。

5. 熟悉儿科各种专科操作，掌握小儿心电监护仪、呼吸机、蓝光箱、小儿静脉留置针的应用及维护，指导临床护理工作。

6. 熟练掌握儿科液体疗法、给药方法、药物剂量计算。了解儿科常用药物的药理作用、不良反应及用药注意事项。

四、本专业病种及相关知识

1. 小儿年龄分期和各期特点
2. 生长发育规律及影响因素
3. 小儿体格生长发育及评价
4. 小儿神经心理发育及评价
5. 儿童发展理论
6. 小儿生长发育中特殊问题及干预
7. 各年龄期儿童的保健
8. 体格锻炼
9. 意外事故的预防
10. 传染病管理与计划免疫
11. 小儿健康评估的特点
12. 小儿液体平衡特点及液体疗法
13. 小儿能量与营养素的需要
14. 小儿喂养与膳食安排
15. 小儿营养状况评估
16. 新生儿分类
17. 正常足月儿的特点及护理
18. 早产儿的特点及护理
19. 新生儿重症监护及呼吸道护理
20. 新生儿窒息
21. 新生儿缺氧缺血性脑病
22. 新生儿颅内出血
23. 新生儿肺透明膜病
24. 新生儿肺炎
25. 新生儿胃食管反流
26. 新生儿黄疸
27. 新生儿败血症
28. 新生儿寒冷损伤综合征
29. 新生儿破伤风
30. 新生儿糖代谢紊乱
31. 蛋白质-热能营养障碍
32. 小儿肥胖症
33. 维生素D缺乏性佝偻病
34. 维生素D缺乏性手足搐搦症

35. 维生素A缺乏症
36. 锌缺乏症
37. 缺碘性疾病
38. 小儿口炎
39. 小儿腹泻
40. 急性坏死性肠炎
41. 肠套叠
42. 先天性巨结肠
43. 急性上呼吸道感染
44. 急性感染性喉炎
45. 肺炎
46. 支气管哮喘
47. 先天性心脏病
48. 病毒性心肌炎
49. 充血性心力衰竭
50. 急性肾小球肾炎
51. 肾病综合征
52. 泌尿道感染
53. 急性肾衰竭
54. 营养性缺铁性贫血
55. 营养性巨幼红细胞性贫血
56. 原发性血小板减少性紫癜
57. 血友病
58. 急性白血病
59. 遗传性球形红细胞增多症
60. 红细胞葡萄糖-6-磷酸脱氢缺乏症
61. 珠蛋白生成障碍性贫血
62. 弥散性血管内凝血
63. 化脓性脑膜炎
64. 病毒性脑膜脑炎
65. 小儿癫痫
66. 急性感染性多发性神经根炎
67. 脑性瘫痪
68. 注意缺陷多动障碍
69. 先天性甲状腺功能减低症
70. 中枢性尿崩症
71. 性早熟
72. 儿童糖尿病
73. 原发性免疫缺陷病
74. 风湿热
75. 幼年特发性关节炎
76. 过敏性紫癜
77. 皮肤黏膜淋巴结综合征
78. 21-三体综合征
79. 苯丙酮尿症
80. 糖原贮积症
81. 麻疹
82. 水痘
83. 流行性腮腺炎
84. 手足口病
85. 传染性单核细胞增多症
86. 中毒性细菌性痢疾
87. 传染性单核细胞增多症
88. 原发性肺结核
89. 粟粒性肺结核
90. 结核性脑膜炎
91. 急性中毒
92. 小儿惊厥
93. 急性颅内压增高
94. 急性呼吸衰竭
95. 感染性休克
96. 心搏呼吸骤停

《儿科护理学高级教程》网络练习题及答案

（注：答案前标号表示本书的篇-章-练习题序号-案例分析题第几问，如 2-10-5-1 表示第二篇第 10 章的第 5 题第 1 问，最后一位标号只有共用题干题与案例分析题有，其他题型没有）

一、二维码（见各章答案后）

二、答案

第一篇　护理学总论

第 1 章　护理管理

1-1-1A
1-1-2B
1-1-3D
1-1-4B
1-1-5A
1-1-6B
1-1-7D
1-1-8A
1-1-9A
1-1-10C
1-1-11D
1-1-12ABCD
1-1-13ABC
1-1-14ABCDE
1-1-15ACD
1-1-16ABCE
1-1-17ABCDE
1-1-18ABCD
1-1-19ABCD
1-1-20ABCDE
1-1-21ABCE
1-1-22ABCE
1-1-23ABE
1-1-24-1B
1-1-24-2A
1-1-24-3E
1-1-25-1B
1-1-25-2D
1-1-25-3D
1-1-25-4C
1-1-26-1B
1-1-26-2A
1-1-26-3A
1-1-27-1D
1-1-27-2A
1-1-27-3D

第 2 章　护理伦理

1-2-1B
1-2-2C
1-2-3C
1-2-4B
1-2-5C
1-2-6D
1-2-7A
1-2-8ABCDE
1-2-9ABC
1-2-10ACE
1-2-11AB
1-2-12ABCDE
1-2-13ABCDE
1-2-14-1C
1-2-14-2E
1-2-14-3D
1-2-15-1B
1-2-15-2E
1-2-15-3A
1-2-16-1BC
1-2-16-2BF
1-2-16-3ADEF
1-2-16-4BCDEF
1-2-17-1ABCE
1-2-17-2A
1-2-17-3CDE

第 3 章　心理护理

1-3-1B
1-3-2B
1-3-3A
1-3-4D
1-3-5D
1-3-6C
1-3-7A
1-3-8D
1-3-9C
1-3-10A
1-3-11D
1-3-12E
1-3-13B
1-3-14ABC
1-3-15ABCDE
1-3-16ABCE
1-3-17BC
1-3-18ABCDE
1-3-19ABCDE
1-3-20ABCDE
1-3-21ABCD
1-3-22ABCDE
1-3-23-1C
1-3-23-2E

1-3-23-3E
1-3-24-1E
1-3-24-2C
1-3-24-3A
1-3-25-1D
1-3-25-2E
1-3-25-3C
1-3-25-4A
1-3-25-5B
1-3-26-1A
1-3-26-2A
1-3-27-1E
1-3-27-2B
1-3-27-3C
1-3-27-4ACDE
1-3-28-1ABE
1-3-28-2ABCD
1-3-28-3CDF
1-3-29-1B
1-3-29-2D
1-3-29-3D
1-3-30-1AC
1-3-30-2D
1-3-30-3ABCDEF
1-3-31-1E
1-3-31-2B
1-3-31-3DEFG
1-3-32-1ABCD
1-3-32-2ABCDE
1-3-32-3ABCDE
1-3-33-1BCE
1-3-33-2ABCD
1-3-33-3ABCDE
1-3-34-1A
1-3-34-2ABCDE
1-3-34-3E
1-3-34-4BD
1-3-34-5ABCDE

第 4 章　护理教育学

1-4-1A
1-4-2C
1-4-3B
1-4-4A
1-4-5B
1-4-6D
1-4-7A
1-4-8D
1-4-9ABCDE
1-4-10ACDE
1-4-11ABC
1-4-12ABCDE
1-4-13BCD
1-4-14ABC
1-4-15ABCD
1-4-16ABCDE
1-4-17-1C
1-4-17-2D
1-4-17-3C
1-4-18-1A
1-4-18-2A
1-4-18-3E
1-4-19-1D
1-4-19-2E
1-4-20-1ABCDEF
1-4-20-2ABCDE
1-4-20-3ABCE
1-4-20-4ABCDEF
1-4-20-5ABCDE

第 5 章　医院感染护理

1-5-1B
1-5-2C
1-5-3E
1-5-4D
1-5-5E
1-5-6C
1-5-7E
1-5-8A
1-5-9A
1-5-10D
1-5-11D
1-5-12E
1-5-13C
1-5-14C
1-5-15A
1-5-16E
1-5-17A
1-5-18B
1-5-19D
1-5-20E
1-5-21C
1-5-22A
1-5-23B
1-5-24D
1-5-25ABC
1-5-26ABCD
1-5-27ABD
1-5-28ABCE
1-5-29AD
1-5-30DE
1-5-31BC
1-5-32ACE
1-5-33CDE
1-5-34ADE
1-5-35-1C
1-5-35-2E
1-5-35-3D

第 6 章　护理研究

1-6-1A
1-6-2C
1-6-3D
1-6-4D
1-6-5ACE

1-6-6ACDE
1-6-7ACDE
1-6-8AD
1-6-9-1B
1-6-9-2C
1-6-9-3D
1-6-10-1B
1-6-10-2C
1-6-10-3D
1-6-11-1E
1-6-11-2A
1-6-11-3E
1-6-12-1B
1-6-12-2C
1-6-12-3C
1-6-13-1E
1-6-13-2A
1-6-13-3E
1-6-14-1A
1-6-14-2B
1-6-14-3D
1-6-15-1B
1-6-15-2C
1-6-15-3B
1-6-15-4C
1-6-15-5C
1-6-16-1A
1-6-16-2B
1-6-16-3D
1-6-17-1B
1-6-17-2C
1-6-17-3E
1-6-17-4E
1-6-18-1C
1-6-18-2A
1-6-18-3C

第 7 章　护理健康教育学

1-7-1A
1-7-2B
1-7-3B
1-7-4C
1-7-5A
1-7-6A
1-7-7ABD
1-7-8ACD
1-7-9ABC
1-7-10ABCD
1-7-11-1A
1-7-11-2C
1-7-11-3E
1-7-12-1A
1-7-12-2D
1-7-12-3B
1-7-13-1A
1-7-13-2B
1-7-13-3C
1-7-14-1A
1-7-14-2B
1-7-14-3C
1-7-15-1ABCEF
1-7-15-2ABCDEF
1-7-15-3AC
1-7-16-1ABCEF
1-7-16-2ADEF
1-7-16-3A

第 8 章　患者的疼痛管理

1-8-1D
1-8-2B
1-8-3E
1-8-4C
1-8-5C
1-8-6C
1-8-7B
1-8-8C
1-8-9B
1-8-10E
1-8-11ACD
1-8-12ABDE
1-8-13ABCDE
1-8-14BCDE
1-8-15BDE
1-8-16ACDE
1-8-17ABE
1-8-18ACD
1-8-19ABCDE
1-8-20ABCE
1-8-21ABCDE
1-8-22ABCD
1-8-23-1B
1-8-23-2D
1-8-23-3A
1-8-23-4E
1-8-24-1B
1-8-24-2D
1-8-24-3B
1-8-25-1C
1-8-25-2D
1-8-26-1A
1-8-26-2D
1-8-27-1E
1-8-27-2B
1-8-27-3C
1-8-28-1C
1-8-28-2A
1-8-28-3B
1-8-29-1CDE
1-8-29-2CEF
1-8-29-3ABCDEF
1-8-29-4BCE
1-8-29-5AEFGH
1-8-30-1BCDEF
1-8-30-2ACDEF
1-8-30-3CEG
1-8-30-4E
1-8-30-5ABDEF
1-8-31-1BCEF
1-8-31-2ACE

1-8-31-3ABCDEF
1-8-31-4ABCDEF
1-8-31-5ABCDE
1-8-31-6ABCDEF

第 9 章　社区护理

1-9-1D
1-9-2D
1-9-3C
1-9-4E
1-9-5A
1-9-6E
1-9-7C
1-9-8E
1-9-9A
1-9-10C
1-9-11B
1-9-12E
1-9-13A
1-9-14C
1-9-15D
1-9-16AB
1-9-17ABDE
1-9-18ABCE
1-9-19DE
1-9-20ABCE
1-9-21ABCDE
1-9-22ABDE
1-9-23ADE
1-9-24ABDE
1-9-25ABDE
1-9-26ADE
1-9-27BCD
1-9-28CDE
1-9-29AC
1-9-30ABCE

第二篇　儿科护理学

第 10 章　儿童生长发育与保健

2-10-1B
2-10-2C
2-10-3C
2-10-4E
2-10-5B
2-10-6C
2-10-7ABDE
2-10-8ABCE
2-10-9ACE
2-10-10ABD
2-10-11BCD
2-10-12ABCE
2-10-13-1B
2-10-13-2A
2-10-13-3D
2-10-14-1D
2-10-14-2E
2-10-14-3D
2-10-15-1D
2-10-15-2B
2-10-15-3C
2-10-16-1C
2-10-16-2BDEFGHI
2-10-16-3ABEF

第 11 章　新生儿及新生儿疾病

2-11-1D
2-11-2B
2-11-3C
2-11-4E
2-11-5A
2-11-6D
2-11-7C
2-11-8A
2-11-9E
2-11-10E
2-11-11E
2-11-12B
2-11-13A
2-11-14E
2-11-15D
2-11-16C
2-11-17B
2-11-18B
2-11-19C
2-11-20D
2-11-21C
2-11-22B
2-11-23A
2-11-24B
2-11-25D
2-11-26ABE
2-11-27BDE
2-11-28BCD
2-11-29ABDE
2-11-30ABCD
2-11-31AE
2-11-32ABCE
2-11-33ABCE
2-11-34ABCD
2-11-35ACDE
2-11-36-1E
2-11-36-2D
2-11-36-3E
2-11-36-4C
2-11-36-5BCDE
2-11-37-1C
2-11-37-2B
2-11-37-3F
2-11-37-4B
2-11-38-1B
2-11-38-2D
2-11-38-3E
2-11-38-4ACDF

2-11-39-1E
2-11-39-2B
2-11-39-3A
2-11-39-4F
2-11-39-5ABCEF
2-11-40-1E
2-11-40-2D
2-11-40-3F
2-11-40-4ABCD
2-11-41-1A
2-11-41-2C
2-11-41-3E
2-11-41-4D
2-11-42-1B
2-11-42-2F
2-11-42-3A

第 12 章　营养性疾病

2-12-1C
2-12-2D
2-12-3B
2-12-4ABCE
2-12-5AE
2-12-6ABD
2-12-7-1B
2-12-7-2E
2-12-7-3C
2-12-7-4D
2-12-7-5D
2-12-8-1ABDEFIJ
2-12-8-2ADE
2-12-8-3ABCDEFG
2-12-8-4ACDFI
2-12-8-5C

第 13 章　消化系统疾病

2-13-1B
2-13-2B
2-13-3D
2-13-4B
2-13-5ACD
2-13-6ABCE
2-13-7ABCE
2-13-8ABCE
2-13-9BE
2-13-10BD
2-13-11-1D
2-13-11-2B
2-13-11-3C
2-13-12-1C
2-13-12-2E
2-13-12-3A
2-13-13-1ABD
2-13-13-2CF
2-13-13-3DEGI
2-13-13-4DG
2-13-13-5D
2-13-13-6ACGHI

第 14 章　呼吸系统疾病

2-14-1D
2-14-2E
2-14-3B
2-14-4A
2-14-5B
2-14-6E
2-14-7A
2-14-8B
2-14-9B
2-14-10C
2-14-11D
2-14-12B
2-14-13E
2-14-14A
2-14-15D
2-14-16B
2-14-17A
2-14-18C
2-14-19C
2-14-20ABCE
2-14-21BCDE
2-14-22ACDE
2-14-23ABDE
2-14-24-1A
2-14-24-2D
2-14-24-3E
2-14-24-4ABCDE
2-14-25-1C
2-14-25-2B
2-14-25-3C
2-14-26-1C
2-14-26-2ABCEF
2-14-26-3C
2-14-26-4A
2-14-26-5C
2-14-27-1A
2-14-27-2C
2-14-27-3B
2-14-27-4B
2-14-28-1C
2-14-28-2A
2-14-28-3ACDEF
2-14-28-4C
2-14-28-5B
2-14-28-6ABDEF

第 15 章　循环系统疾病

2-15-1D
2-15-2C
2-15-3E
2-15-4D

2-15-5E
2-15-6A
2-15-7C
2-15-8D
2-15-9A
2-15-10C
2-15-11ABC
2-15-12ABCD
2-15-13ABDE
2-15-14AB
2-15-15-1E
2-15-15-2D
2-15-15-3B
2-15-16-1C
2-15-16-2D
2-15-16-3E
2-15-17-1ACDE
2-15-17-2C
2-15-17-3ABCDE

第 16 章　造血系统疾病

2-16-1C
2-16-2B
2-16-3D
2-16-4A
2-16-5E
2-16-6C
2-16-7E
2-16-8ABCD
2-16-9ACD
2-16-10ABC
2-16-11BCD
2-16-12-1E
2-16-12-2C
2-16-12-3A
2-16-12-4D
2-16-13-1C
2-16-13-2B
2-16-13-3E

第 17 章　泌尿系统疾病

2-17-1C
2-17-2C
2-17-3B
2-17-4C
2-17-5A
2-17-6A
2-17-7B
2-17-8E
2-17-9B
2-17-10E
2-17-11ABD
2-17-12ABC
2-17-13ACDE
2-17-14ABDE
2-17-15AB
2-17-16-1C
2-17-16-2B
2-17-16-3E
2-17-17-1B
2-17-17-2D
2-17-17-3A
2-17-18-1C
2-17-18-2AC
2-17-18-3ABCDEF

第 18 章　神经系统疾病

2-18-1A
2-18-2E
2-18-3A
2-18-4B
2-18-5E
2-18-6E
2-18-7B
2-18-8B
2-18-9AE
2-18-10ABD
2-18-11BCDE
2-18-12CD
2-18-13ACDE
2-18-14CDE
2-18-15ABCD
2-18-16ABD
2-18-17ABCD
2-18-18-1B
2-18-18-2B
2-18-18-3B
2-18-18-4C
2-18-19-1D
2-18-19-2E
2-18-19-3A
2-18-20-1A
2-18-20-2C
2-18-20-3ABCD
2-18-20-4ABD

第 19 章　内分泌系统疾病

2-19-1C
2-19-2BCD
2-19-3ACE
2-19-4-1D
2-19-4-2C
2-19-4-3A
2-19-5-1ABCDE
2-19-5-2D
2-19-5-3BCDE

第 20 章　风湿性疾病

2-20-1E
2-20-2B
2-20-3ABCDE
2-20-4BE
2-20-5-1C
2-20-5-2A
2-20-5-3E
2-20-6-1B
2-20-6-2BDEF
2-20-6-3ABF

第 21 章　遗传性和代谢性疾病

2-21-1E
2-21-2A
2-21-3C
2-21-4C
2-21-5A
2-21-6D
2-21-7ABDE
2-21-8ABD
2-21-9-1B
2-21-9-2B
2-21-9-3A
2-21-9-4B

第 22 章　感染性疾病

2-22-1C
2-22-2D
2-22-3E
2-22-4E
2-22-5ACE
2-22-6ABCE
2-22-7ABCD
2-22-8ABCDE
2-22-9-1A
2-22-9-2E
2-22-9-3B
2-22-10-1B
2-22-10-2B
2-22-10-3A
2-22-11-1A
2-22-11-2ACDF
2-22-11-3ABCDEF

第 23 章　小儿结核病

2-23-1A
2-23-2C
2-23-3AE
2-23-4ABCD
2-23-5-1A
2-23-5-2C
2-23-5-3A
2-23-6-1ABCEF
2-23-6-2B
2-23-6-3ACDE

第 24 章　小儿急症

2-24-1E
2-24-2B
2-24-3ABC
2-24-4BDE
2-24-5-1B
2-24-5-2C
2-24-5-3D
2-24-6-1C
2-24-6-2D
2-24-6-3BCF